本书由深圳市基础研究项目
（JCYJ20220530151413031）资助出版

U0265472

医用变点统计分析

Change Point Statistical Analysis with Application in Medicine

主编 康春阳
编委 周飞龙 陈海燕
李旺涛 闻立芳

四川大学出版社
SICHUAN UNIVERSITY PRESS

图书在版编目（CIP）数据

医用变点统计分析 / 康春阳主编. — 成都 : 四川大学出版社, 2023.11
ISBN 978-7-5690-6511-4

Ⅰ. ①医… Ⅱ. ①康… Ⅲ. ①医学统计－统计分析 Ⅳ. ①R195.1

中国国家版本馆 CIP 数据核字 (2023) 第 227948 号

书　　名：医用变点统计分析
　　　　　Yiyong Biandian Tongji Fenxi
主　　编：康春阳

选题策划：龚娇梅　唐　飞
责任编辑：唐　飞
责任校对：龚娇梅
装帧设计：墨创文化
责任印制：王　炜

出版发行：四川大学出版社有限责任公司
　　　　　地址：成都市一环路南一段 24 号（610065）
　　　　　电话：（028）85408311（发行部）、85400276（总编室）
　　　　　电子邮箱：scupress@vip.163.com
　　　　　网址：https://press.scu.edu.cn
印前制作：四川胜翔数码印务设计有限公司
印刷装订：成都市新都华兴印务有限公司

成品尺寸：185mm×260mm
印　　张：19
字　　数：463 千字

版　　次：2023 年 11 月 第 1 版
印　　次：2023 年 11 月 第 1 次印刷
定　　价：98.00 元

扫码获取数字资源

四川大学出版社
微信公众号

本社图书如有印装质量问题，请联系发行部调换

版权所有 ◆ 侵权必究

序

20 世纪 80 年代末我开始学习卫生统计学，研究关于出生缺陷统计的监测方法，并得益于我的导师杨树勤教授和杨建伯教授的指导。杨树勤教授是我国杰出的卫生统计学家，杨建伯教授是我国杰出的流行病学家、地方病学家及社会医学家，本书的写作受到他们渊博学识及严谨学风的深刻影响。

20 世纪 90 年代末我来到深圳，曾作为主研人员完成了两项国家自然科学基金资助项目和一项博士点基金资助项目；同时主持完成了一项广东省卫生厅关于变点分析方面的科研项目，主要是完善了疾病监测方面的一些统计方法，并以结题的形式撰写了一本专著，由于当时略感内容单薄，就没有出版，这一拖就是二十余年！

近几年来，我再次温习曾经做过的工作、发表的文章，以及现有的国内外变点统计分析方面的文献，深感当时研究中在出生缺陷监测及疾病监测中对基线稳定性分析引进变点分析理论的思路是非常正确的，一般情况下对基线的划分略武断，而变点分析方法不需要武断地划分基线，并且变点分析方法本身也可用于对出生缺陷的监测和疾病的监测。

本书第 1 章介绍了变点分析的发展概况及常用的变点分析方法等，也介绍了本人曾经完成的部分工作；第 2 章介绍了连续分布下的变点统计分析方法；第 3 章介绍了离散分布下的变点统计分析方法；第 4 章介绍了多元正态分布下的变点分析方法；第 5 章介绍了非参数变点分析方法；第 6 章介绍了回归模型的变点分析方法；第 7 章介绍了贝叶斯变点分析方法；第 8 章介绍了基于最小二乘法的变点分析方法；第 9 章介绍了基于局部比较法的变点分析方法；第 10 章介绍了其他分布类型的变点模型，如指数分布、Gamma 分布等变点模型；第 11 章介绍了 AUC 变点统计分析、基于二次（三次）多项式回归的变点分析方法在公共卫生中的应用；第 12 章介绍了 Logistic 回归模型的变点问题；第 13 章介绍了 Cox 比例风险模型的变点问题；第 14 章介绍了新型冠状病毒感染的变点分析方法；第 15 章介绍了多变点检测方法。

本书第 8 章由周飞龙编写，第 9 章由陈海燕编写，第 12 章由闻立芳编写，第 13 章由李旺涛编写，其余章节由康春阳编写；本书所有章节由康春阳审校。

本书第 16 章介绍了基于小波变换的变点统计分析方法；第 17 章介绍了角度资料的变点统计分析方法；第 18 章介绍了混合分布变点模型；第 19 章介绍了高维时间序列的变点分析方法，包括主成分降维的变点分析及因子模型的变点分析等；第 20 章介绍了带季节性的变点统计分析方法，包括似然比原理下带季节性的累计和法、基于平均运行长度的带季节性的累计和法以及贝叶斯原理下带季节性的变点分析方法等；第 21 章介绍了相依序列的变点分析方法。限于篇幅，以上章节作为附加的电子版内容，读者可扫描本书的二维码进行阅读。

本书对出生缺陷数据、灾害数据、医院管理数据及公共卫生数据等进行了较为详细的分析研究。本书的一般方法的计算过程可在 Excel 下完成，便于方法的推广应用。本书介绍的有些方法未进行实例分析，需要借助专门的软件或程序包完成。

本书适合具备一定微积分、高等代数、概率统计、随机过程知识的数学和统计学专业人员及预防医学专业人员阅读，特别适合卫生统计学专业及理论流行病学专业方向的博士生阅读。

本书对公式定理做了理解性叙述，对涉及渐近分布的定理未进行详细证明，因为其背景知识复杂，有需要的读者可参考相关文献。

本书介绍的方法具有可操作性，且便于实际应用。至今尚未见变点统计分析方法在疾病监测方面的系统性研究，也尚未见变点统计分析方法在医院管理方面的研究。本书的出版或将填补变点统计分析方法在我国卫生统计学和理论流行病学领域的研究空白，促进和推动卫生统计学学科的发展。本书介绍的一些方法也可用于保险精算研究及金融领域的相关研究和应用。

本书由深圳市基础研究项目（JCYJ20220530151413031）资助出版，课题名称为“变点统计分析方法在医学和医院管理中的应用研究”。

在编写本书的过程中，我们参考了一些文献，在此向文献的作者表示感谢；感谢四川大学出版社的支持。特别感谢四川省西充县三会观学校、四川省西充县义兴中学、四川省西充中学、四川大学以及哈尔滨医科大学对我的悉心培养。

限于作者的水平，本书难免存在错漏与不妥，敬请读者给予批评指正。

康春阳

二〇二三年夏于深圳

目　录

1 概　论

本章首先介绍了变点分析的发展状况、常用变点分析方法以及变点分析方法在医学研究中的应用，其次介绍了出生缺陷监测中常用的统计分析方法以及平均运行长度的计算，最后介绍了本书的编写目的。

1.1 变点分析的发展概况

本节简要介绍变点分析的概述、变点的定义和分类。

1.1.1 变点分析概述

早在 1954 年，Page[1]提出用于工业生产过程质量控制的累计和法（Cumulative Sum Technique，CUSUM），标志着变点统计分析研究的开始。目前变点统计分析方法已成为统计学的一个新分支。

所谓变点（Change point），是指模型中某些量有突然变化的时刻。变点常常反映事物某些质的变化，它可以是均值、概率值和回归系数等的变化点。

处理变点问题的分析方法很多，有最小二乘法、最大似然法、贝叶斯方法、非参数方法、局部比较法（滑窗法）和小波原理等。变点理论研究涉及统计理论的众多内容和研究方法，结合了统计控制理论、估计理论、假设检验和贝叶斯理论等，是统计理论中的一个非常有理论意义的研究分支。在应用方面，早期的变点问题在工业自动控制中有大量的实际应用，现在已发展到在诸如经济、气象、交通和医学等方面都有应用背景。当前一些综述性的文献和专著的作者有：陈希孺[2,3]，Csorgo 和 Horvath[4]，Chen 和 Gupta[5]，杨树勤、陈峰、康春阳等[6]，王兆军、邹长亮、李忠华等[7]。

陈希孺[2,3]是我国较早介绍变点统计分析方法的学者。Csorgo 和 Horvath[4]对似然函数途径、非参数方法、线性模型以及相依观察值的变点分析方法进行了总结，这是开创性的工作。Chen 和 Gupta[5]对变点问题做了许多理论研究和总结，包括一元正态变点模型、多元正态变点模型、变点回归模型、Gamma 变点模型、指数变点模型、离散变点模型等，并应用于股票市场分析、质量控制、交通死亡率分析、地理数据分析、遗传数据分析（DNA 拷贝数变动）等。杨树勤、陈峰、康春阳等[6]系统介绍了用于监测出生缺陷的系统统计方法及季节性分析方法，这些方法也属于变点分析方法的范畴。王兆军、邹长亮、李忠华等[7]详细介绍了统计过程控制的理论方法。

项静恬、史久恩[8]在《非线性系统中数据处理的统计方法》中介绍了均值变点分析、概率变点分析及模型变点分析的实用性方法，并对气候演变、唐山地震前后形变资料等进行了变点分析。李泽正[9]采用动态 Copula 模型，对中国股市的相关结构进行变点分析。

鉴于统计质量控制中的统计方法如单样本法（O/E 法）、累计和法、EWMA 法、报警线控制图法和集合法（Sets technique）等已在国内外的著作以及医学研究中有较为广泛和系统研究，本章第 3 节仅简要介绍上述部分方法的基本原理。本书将重点介绍基于最小二乘法、最大似然法、贝叶斯方法、非参数方法、局部比较法（滑窗法）和小波原理的变点统计分析方法等，对医学和医院管理中的时间序列数据进行分析研究。

1.1.2 变点的定义和分类

定义：设 x_1，x_2，…，x_n 是一个相互独立的随机变量序列，若 $k(1 \leqslant k \leqslant n)$ 满足：$x_i \sim F_1(i=1, 2, \cdots, k)$，$x_i \sim F_2(i=k+1, k+2, \cdots, n)$，其中 F_1，F_2 是两个不同的分布函数，则称 k 为变点。

在医学统计学研究中，变点统计分析的主要目的有三个方面：首先，识别出时间序列或随机过程中概率分布发生变化的时间点，即找到变点的数量和位置；其次，研究变点发生的机理，找出外生的控制变量，以便对未来的状况变化进行拟合和预测；最后，将变点分析方法和模型应用到医学研究中。

常见的变点研究内容的分类：第一种，根据不同的抽样方式，如果对某一随机过程进行连续不间断观察，则称这种变点问题为在线（On-line）变点检测问题；如果在已经获得的样本中检测是否存在变点，则称为事后变点检测问题，也称离线（Off-line）变点检测问题。本书的实例分析都属于事后变点检测。第二种，按照实际变点数目的不同，变点问题又可分为单变点检测和多变点检测，本书的实例分析多见于单变点分析。多变点分析方法一般可在单变点分析方法的基础上，按照二元分割的原理来进行。第三种，根据样本所服从分布是否已知，可分为参数变点问题和非参数变点问题。第四种，根据序列数据之间的相关性，可分为独立和相依的变点问题。通常情况下，大多数研究问题都是基于样本独立性假设的基础上进行，本书介绍的研究方法基本都基于这种假设。但相依序列的变点问题在医学研究中具有强烈的应用背景。第五种，从分布参数变化的角度，变点问题可分为只有均值发生变化的均值变点问题、只有方差发生变化的方差变点问题，以及均值和方差都发生变化的均值方差变点问题三类。第六种，依据变点处变化的形式不同，变点问题可分为突变点（Abrupt change point）、渐变点（Gradual change point）和流行变点（Epidemic change point）。第七种，根据序列数据维度的不同，变点检测问题可分为一维变点问题和高维变点问题。第八种，根据样本所服从的分布是连续分布还是离散分布，变点检测问题可分为连续分布变点问题和离散分布变点问题。此外还有其他分类，这里就不再列出。

1.2 变点分析常用方法简介

本节简要介绍常用的变点分析方法的概念和发展概况，详细的原理、算法和应用分别在第 2 章到第 21 章介绍。通过本节的学习，读者可了解变点分析方法的基本原理和用途。

1.2.1 基于似然比的变点识别

基于似然比的变点分析方法是最常用的方法。基于似然比的方法，通常是以似然统计量为监测对象，运用假设检验的方法识别与变点相对应的最大似然比（率）出现的位置。以单变点来表述，设时间序列 x_1，x_2，…，x_n 服从正态分布，其无效假设和备择假设分别为：

$$H_0: \mu_1=\mu_2=\cdots=\mu_n=\mu$$

$$H_1: \mu_1=\mu_2=\cdots=\mu_k=\mu'\neq\mu_{k+1}=\cdots=\mu_n=\mu''$$

其中，$\mu\in\Theta$，$\mu'\in\Theta_1$，$\mu''\in\Theta_2$。则似然比统计量为：

$$LR_k=\prod_{i=1}^{k}f(x_i, \theta_1)\prod_{i=k+1}^{n}f(x_i, \theta_2)/\prod_{i=1}^{n}f(x_i, \theta)$$

其中，θ 为 x_1，x_2，…，x_n 的参数最大似然估计；θ_1 为 x_1，x_2，…，x_k 的参数最大似然估计；θ_2 为 x_{k+1}，x_{k+2}，…，x_n 的参数最大似然估计。找出 $LR_{\hat{k}}=\max\limits_{1\leqslant k\leqslant n-1}(LR_k)$ 的 $\hat{k}$ 值，当 $\max\limits_{1\leqslant k\leqslant n-1}(LR_k)$ 大于界值时，$\hat{k}$ 是确定的变点。

多个变点的检测原理与单变点相似。

针对正态分布数据中的均值偏移，Hinkly[10] 提出了似然比估计的方法识别时间序列中的单变点；Worsley[11] 研究了 Cusum 统计量在正态分布假设下的单变点问题；Worsley[12] 提出了在序列服从二项分布的情形下，基于最大似然比原理的单变点分析方法，并与累计和检验进行了效率比较，同时对 1960—1976 年新西兰北部某地怀孕第一个月的畸形足的发生进行了变点分析；Fu 和 Curnow[13] 针对独立分类随机变量序列提出用最大似然率估计序列中的多变点。

杨喜寿[14] 介绍了正态分布均值变点的似然比检验统计量的分布；杨喜寿、杨洪昌[15] 应用似然比检验统计量的变点分析方法分析了气候阶段的划分，这是变点分析方法在我国的较早期应用。

赵俊[16] 提出了参数未知的条件下基于广义似然比的 Poisson 过程的变点识别模型，并应用仿真实验验证了模型计算变点的性能准确性。

纪兆华、郑爱军、吴云艳等[17] 将似然比检测方法应用到差异表达基因检测中，用来检测潜在的癌症基因，给出了变点位置的估计，为理解、分析癌症基因的数据特性提供帮助。

刘媚、张晓冉、房祥忠[18] 对肿瘤标记物数据建立变点模型，给出了模型参数的最大似然估计，给出了用于检验个体是否发生病变的不依赖于模型参数的似然比检验统计量，并给出了卵巢癌的早期筛查方法。

Takeshi Emura 和 Ho[19]提出了根据二项分布累计和控制图的变点与根据二项分布变点的最大似然估计量的加权的一种新的变点统计量，给出了权重函数，并对珠宝生产过程中的缺陷数资料进行了分析。

Yau 和 Zhao[20]提出了似然比扫描方法对分段平稳过程进行多变点估计；Chen，Xu 和 Li[21]应用秩似然比扫描统计方法估计逐段厚尾时间序列数据的多变点，并对中国股票市场的日收益率对数值的两个数据集进行了分析。

Gregow，Laaksonen 和 Alper[22]应用似然比检验，对由大规模风暴引起的森林损失时间序列进行了变点分析。

Wang，Wei 和 Li[23]利用基于似然比检验基础上的变点分析方法，确定通过第二代 RNA 测序的 3′非编码片段（3′UTR）是否发生突变。

Lee，Lin 和 Chang 等[24]在对单分子荧光共振能量转移（FRET）数据的自动去噪研究中，应用变点探测的似然比统计量来研究 FRET 的状态，报告每一个状态的停留时间。

Watkins 和 Yang[25]应用广义似然比检验确定单光子到达时间的强度变点位置。

1.2.2 基于非参数的变点识别

除了较多采用基于似然比原理的变点识别方法外，还有一大类是基于非参数检验的变点分析方法。该法通过构造检验统计量并结合假设检验方法来实现变点识别。

Pettitt[26]在秩统计量的基础上提出了 Mann－Whitney 统计量，利用非参数的方法检测单个变点的存在性。设 x_1，x_2，…，x_n 是相互独立的连续型随机变量，x_1，x_2，…，x_i 同分布于分布函数 $F(X)$，x_{i+1}，x_{i+2}，…，x_n 同分布于分布函数 $F(X-\theta)$，其中 $-\infty<\theta<+\infty$ 为未知参数，$1\leqslant i<n$ 为未知自然数，当 $\theta\neq 0$ 时，i 称为变点。Pettitt[26]讨论了下列 3 个问题：

$$\mathrm{H}_0:\ \theta=0,\ \mathrm{H}_1:\ \theta\neq 0$$
$$\mathrm{H}_0:\ \theta=0,\ \mathrm{H}_1:\ \theta>0$$
$$\mathrm{H}_0:\ \theta=0,\ \mathrm{H}_1:\ \theta<0$$

并对 3 个问题提出了检验统计量：

$$WW=\max_{1\leqslant i<n}|W_i|,\ W=\max_{1\leqslant i<n}W_i,\ W'=\min_{1\leqslant i<n}|W_i|$$

其中

$$W_i=2(U_{i,n-1}-EU_{i,n-1})=2U_{i,n-1}-i(n-i),\ i=1,2,\cdots,n-1$$
$$U_{i,n-1}=\{X_j>X_k\text{ 的}(j,k)\text{ 的组数},1\leqslant k\leqslant i,\ i+1\leqslant j<n\}$$

Schechtman 和 Wolfe[27]也对上述 3 个问题提出了下列统计量：

$$VV=\max_{1\leqslant i<n}|V_i|,\ V=\max_{1\leqslant i<n}V_i,\ V'=\min_{1\leqslant i<n}V_i$$

其中

$$\begin{aligned}V_i&=\{U_{i,n-i}/[i(n-i)]-EU_{i,n-i}/[i(n-i)]\}/D\{U_{i,n-i}/[i(n-i)]\}^{1/2}\\&=\{U_{i,n-i}/[i(n-i)]-1/2\}/\{(n+1)/[12i(n-i)]\}^{1/2},\ i=1,2,\cdots,n\end{aligned}$$

其中，V_i 相当于 U_i 的标准化形式。

王黎明[28]引入 Fisher－Yates 计分函数和 Vander－Waerden 计分函数，对上述 3 个问题给出了检验统计量。Ross 和 Adams[29]提出了两种非参数统计量，即 Kolmogorov－

Smirnov(K-S) 和 Cramer-von-Mises(CvM) 统计量，可通过检测自身的变化来确定变点的存在性。Zhou 和 Zhang[30]提出了两种基于经验似然和似然比的非参数方法。

还有一大类是基于聚类分析的。其原理是：将数据进行自然分类，使一个类的数据差异最小而使类与类之间的差异最大。

层次聚类包括凝聚层次聚类和划分层次聚类。

凝聚层次聚类将单个数据看出是一类，不断对这些小类进行合并重组，直到所有数据都组合成一类或者满足某终止条件终止聚类，这是自下而上的聚类方法，可参考文献 King[31]；Karypis，Han 和 Kumar[32]；Ying 和 Karypis[33]。

划分层次聚类则正好相反，是从上向下的聚类方法，可参考文献 Jain 和 Dubes[34]；Boley[35]；Ding，He 和 Zha 等[36]。

胡文静、聂斌[37]将两种层次聚类方法结合提出了一种变点分析方法，首先以划分聚类层次算法对数据进行分类，运用似然比（率）统计量 ZB 判断类与类之间差异的显著性，然后以 Mann-Whitney *U* 检验进行凝聚层次聚类，最后识别变点位置。鉴于 Mann-Whitney *U* 检验是非参数检验方法，不依赖于数据的正态分布特征，故将该方法纳入非参数变点识别方法。

聂斌、王超霞、何耀东[38]对观察时间序列数据提出了基于 K-S 检验的变点识别流程，该方法不需要对过程分布做任何假设，同时对上证 A 股日收盘价序列数据为依据验证了方法的有效性。

王丹[39]指出，在经济学中，许多金融资产收益率分布具有尖尾或厚尾等特征，无法用正态分布来描述，基于 Wilcoxon 秩和统计量，构造了非参数检验统计量，证明了在备择假设下统计量的相合性，并在原假设下得到其渐近分布为正态分布。

Frick，Munk 和 Sieling[40]利用联合多尺度变点估计量的 SMUCE（Simultaneous Multiscale Change-point Estimator）方法进行了多变点的统计推断。Li 和 Munk[41]在 SMUCE 方法的基础上，通过引进控制惩罚项来找到变点的方法。该法克服了 SMUCE 方法找到的变点数过多的缺点，称为 FDR-SMUCE 方法。王红玉、施三支[42]采用 Kolmogorov-Smirnov 拟合检验，验证了上海地铁 1 号线人民广场进口闸机口行人数据服从对数正态分布；采用 FDR-SMUCE 方法寻找变点，并选取中位数极差方法来确定 σ 估计量，对轨道交通客流量数据进行变点检验。

罗丽莎、潘婉彬、缪柏其[43]基于自正则化的 K-S 方法的均值变点检验对我国上证指数综指进行了实证分析；潘婉彬、丁瑜、罗丽莎[44]也基于自正则化的 K-S 方法对 QFⅡ羊群行为的均值变点进行检验。

Hawkins 和 Deng[45]提出了非参数变点控制图；周茂袁、刘志敏、罗晓[46]通过整合 Wilcoxon 秩和检验和 Ansari-Bradley 检验到变点模型，提出了新的非参数控制图。

吴学龙、徐维超[47]从模式识别角度出发，将 AUC 原理应用到变点检测中。变点检测分为两个阶段：预分析阶段，对样本数据进行加窗处理，通过计算窗口中样本数据的 AUC 值的方式间接得到其均值与方差；检测阶段，通过假设检验方法对经过处理后的样本数据进行变点检测。

Mohammadi 和 Ebrahimi[48]应用非参数的 Mann-Kendall 方法来进行年降雨和径流的变点分析。

Modarres，Ouarda 和 Vanasse 等[49]应用非参数的 Mann-Kendall 方法对髋部骨折率进行了变点评估，季节性分析表明冬天和夏天的髋部骨折率相差很大。

Wang，Wu 和 Ji 等[50]提出非参数变点分析方法探测基因芯片技术基因表达数据，以正常样本的数据作为输入，探测肿瘤样本基因表达谱的位置。

Yau，Papaspiliopoulos 和 Roberts 等[51]应用贝叶斯非参数隐马尔科夫模型分析哺乳动物基因组拷贝数变异分析。

Pastor-Barriuso，Banegas 和 Damian 等[52]使用非参数的变点分析方法分析全因死亡率和心血管死亡率对血压成分的联合影响。

此外还有其他方法可以在非参数模型下实现变点识别，如 Baron 和 Michae[53]利用核密度法估计变点，可检测分布中的任何变化。

1.2.3 基于最小二乘法的均值变点识别

最小二乘法是一种常用的研究变点问题的方法。最小二乘法是以观察值与理论值之差的平方和作为目标函数，以其达到最小值的点作为参数的点估计（参见陈希孺[54]）。

Hawkins[55]应用最小二乘法估计独立随机变量序列的均值变点问题。

Yao 和 An[56]在跳跃数已知的情况下，应用最小二乘法研究了跳跃位置和阶跃函数（Step function）水平的估计量，并导出了它们的极限分布。

Bai[57]采用最小二乘法讨论了误差为线性过程的一个未知均值变点的估计问题。

Lavielle 和 Moulines[58]导出了变点数未知时随机过程均值变化的最小二乘估计的一般结果。

Tomotaka，Tadashi 和 Hiroyuk[59]基于最小二乘估计对软件可靠性进行了变点分析和预测。

王晓原、隽志才、贾洪飞等[60]结合均值变点模型，对突变存在与否的检验、变点个数的判别以及变点搜索的最小二乘法等问题进行了详细论述，并用英国南安普敦市交通流的实际数据验证了方法的有效性；黄志坚、张志华、金家善[61]利用最小二乘法研究基于分组数据的可靠性变点问题，并对变点是否存在及变点的位置进行估计，模拟结果表明该法具有较高的准确性和稳定性，为制定产品维修策略及确定产品报废期提供依据；屈斐、张志华、王树宗[62]利用最小二乘法原理研究了软件可靠性模型的变点估计，给出了变点估计的计算方法，模拟结果表明基于变点的软件可靠性混合模型相对于传统的单模型，具有更好的稳健性和预测有效性。

黎昵、黄振东、李学强[63]应用最小二乘法的均值变点分析理论，对输油管道 DTS 系统监测数据进行变点探查。

骆桦、刘兴[64]利用一元方差分析的原理研究正态分布均值变点检测，实例分析及数值模拟均表明：本法与均值变点检测的最小二乘法同样能够有效检测出变点位置。

胡俊迎、谭常春、张雪莲[65]针对面板数据，基于最小二乘法均值变点检测统计量，探讨了均值共同变点的存在性及估计，并对六大股市的日收益率进行了实证研究。

郑义林、刘永强、梁兆文等[66]提出基于均值变点模型的识别算法，通过滑动窗口，利用最小二乘法计算目标函数，以确定变点个数；它能自动检测、辨识负荷开关而产生电气量变点。

Duan，Zhang 和 Deng 等[67]对拷贝数变化通过对第二代测序技术的读长深度信号进行变点分析，变点分析基于对总变异的惩罚最小二乘模型来实现。

Roy Choudhury，Kasman 和 Plowman[68]在应用相变自适应分段二次模型对异种移植动物的多臂肿瘤生成实验分析中，提出了对分段变点位置应用惩罚最小二乘法来拟合。

Friedman 和 Priebe[69]应用最小二乘估计对刺激反应潜伏期进行变点分析。

Pastor 和 Guallar[70]应用最小二乘法研究了两阶段的 Logistic 回归模型，用于研究心肌梗死与酒精摄入量之间的关系。

1.2.4 基于贝叶斯方法的变点识别

贝叶斯方法是把包括变点在内的模型的参数看成随机变量，引进先验分布，然后根据先验分布和样本分布确定变点参数后验分布，并做出统计推断。

Booth 和 Smith[71]以及 Hsu[72]第一次将贝叶斯分析方法应用于变点分析，他们根据贝叶斯比率检测了时间序列的单个方差变点。Inclan[73]利用贝叶斯方法研究了股票收益率的方差变点问题，并以 IBM 股价时间序列数据验证了模型的有效性。

早在 1995 年，Kass 和 Raftery[74]介绍了贝叶斯因子的计算，为贝叶斯方法的变点分析奠定了应用基础。

钟颖、田茂再[75]针对稀有事件中的变点问题，假设事件发生服从 Poisson 分布，根据贝叶斯方法建立了判断变点是否存在、计算变点位置的模型，并利用蒙特卡洛马尔科夫方法（MCMC）估计出变点和分布参数，并对美国煤矿灾难和我国关中地区干旱灾害的数据进行了验证。

王维国、王霞[76]利用贝叶斯方法研究了股票分月数据的变化趋势，发现从 1993 年 1 月到 2008 年 5 月存在 4 个变点；同时利用 Gibbs 抽样技术来解决积分问题，计算难度较大。

孟勇[77]利用贝叶斯分析方法，应用 Poisson 分布建立了矿山死亡事故变点预测模型；张梦琇、罗倩、罗菊玲[78]也介绍了此方法，并对上证指数数据结合贝叶斯因子对变点模型进行了检验；廖远甦、朱平芳[79]研究了均值和方差双重变点的贝叶斯检测，发现从 2006 年 1 月到 2010 年 12 月上证指数存在 5 个变点，其中 2 个是方差变点，3 个是均值和方差双重变点；何朝兵[80]应用 MCMC 方法研究了泊松分布单变点模型参数估计，利用泊松分布与二项分布的关系，通过引入潜在变量得到了泊松分布单变点模型的简洁的似然函数，基于 Gibbs 样本对参数进行估计，模拟结果表明贝叶斯估计精度较高。

周影辉、倪中新、杨爱军[81]对于 0−1 序列中的变点问题，提出了确定变点个数和位置的贝叶斯方法，借助二分法把变点个数的确定问题转化为一系列没有变点和仅有一个变点的模型进行比较的问题，然后通过贝叶斯因子进行模型比较。本研究得到的贝叶斯因子和未知变点的后验分布具有显示表达，具有很强的应用性。周影辉、倪中新、谢琳[82]利用独立泊松分布具有可加性的性质，构造了泊松分布之和的新变量，按照新变量序列，提出了快速识别变点是否存在，以及当变点存在时确定变点位置的变点统计方法。本方法减少了贝叶斯方法的复杂性，并对两个煤矿灾难数据进行了变点分析。

赵江南、庞冬、樊森德[83]应用非迭代 Bayes 抽样的 IBF 算法研究了二项分布的变点识别问题；同时用本方法对 1960—1976 年新西兰北部某地怀孕第一个月的畸形足的发生进行了变点分析。

颜含、潘鸿、高彦伟等[84]建立了周期单变点的 Poisson 过程模型，研究了参数的满条件分布。

何朝兵、刘华文[85]利用 MCMC 方法，对带有不完全信息随机截尾试验下负二项分布各参数的满条件分布进行了抽样，把 Gibbs 样本均值作为各参数的贝叶斯估计，随机模拟结果表明各参数贝叶斯估计的精确度较高。

Ellis，Stanford 和 Goodman 等[86]对湖泊生态系统营养级联的长期效应研究中，应用贝叶斯变点分析方法表明：初级生产量伴随着肿瘤入侵而显著增加，随营养物质含量不断增加而变化较小。

Roth，Kohli 和 Rihm 等[87]应用贝叶斯条件下的变点分析方法，从山地生态系统的经验数据中估计氮的经验临界载荷。

Assareh 和 Mengersen[88]应用贝叶斯分层模型计算出变点，分析了接受心脏手术患者的平均存活时间的阶跃变化。

Huang，Harlow 和 Elliott[89]应用贝叶斯原理下的带 8 个参数变点模型，对妇女在过渡更年期月经出血模式进行分类。

Assareh，Smith 和 Mengersen 等[90]应用贝叶斯原理对贝努利过程进行了变点分析，应用贝叶斯分层模型得到变点模型，应用 MCMC 算法得到变点参数的后验分布，并用于血管形成术结果的监测。

Gende，Hendr 和 Harris[91]应用贝叶斯原理的变点分析模型分析表明：当船速超过 6.1m/s，船和鲸鱼距离少于 114m 时，鲸鱼会遇到船只；建议减少船速，以降低鲸鱼与船只相撞的可能性。

Thomson，Kimmerer 和 Brown 等[92]应用贝叶斯原理的变点分析方法分析了 4 种鱼类丰盛的趋势。变点模型确认了绝对数量和逐年增长的突然变化。

Belisle，Joseph 和 MacGibbon 等[93]应用变点分析方法的贝叶斯分层模型分析了神经元刺激序列的时间变点。

Kiuchi，Hartigan 和 Holford 等[94]应用分层贝叶斯变点模型来估计当 $\ln(T_4)$ 数快速减少时发展成艾滋病前的时间分布。

1.2.5 局部比较法

局部比较法也称滑动窗口法，是考察某种统计量在各个局部内的变化，取其最显著之处作为变点位置的估计。Chen[95]对至多一个跳变的均值变点模型提出了检验统计量，得到了原假设的渐近分布；Miao[96]推广至坡变的情形；谭智平[97]进一步研究了同时存在跳变和斜率变点的模型。

陈希孺[98]介绍了局部比较法的思想、检验临界值的确定、检验的功效估计以及变点的区间估计问题。

王晓原、隽志才、朴基男等[99]依据交通流理论并结合均值变点模型，建立局部比较方法分析交通流突变的变点统计理论。

李慧柳、谭常春、缪柏其[100]对线性模型中至多一个斜率变点的模型，利用局部分析法给出了变点估计的强、弱相合性和强、弱收敛速度。

传统的K－S检验对均值变点检测涉及滑动窗口的带宽选择问题，在实际应用中带宽选择是非常困难的，Shao和Zhang[101]和罗丽莎、潘婉彬、缪柏其[102]提出了基于自正则化的K－S统计量，避免了滑动窗口宽带的选择问题，并应用于我国上证综指的均值变点检测。

郭君、孔锋[103]将包括局部比较法在内的变点分析方法引入自然灾害概率风险历史时间序列资料进行变点检验。常见的方法包括滑动t检验法、Cramer法、Yamamoto信噪比法。

Fearhead和Rigaill[104]在有异常值存在时的变点探测中应用了滑窗估计量，Bacher和Kojadinovic[105]在非参数统计量的变点探测中也应用了滑窗估计量。

1.2.6 基于小波包和小波变换的变点识别

小波原理应用于变点分析的方法本身应属于非参数的范畴，鉴于应用非常活跃，在此作为一个单独的方法来看待和介绍。

最具代表性的有：Mallat和Hwang[106]于1992年提出的基于小波变换模极大值原理的时间序列异常点检测方法，即将函数（信号）的局部奇异性与小波变换后的局部极大值联系起来，通过小波变换后的模极大值在不同尺度上的衰减速度来衡量信号的局部奇异性；Wang[107]应用小波方法检测并估计非参数回归模型变点；Sharifzadeh，Azmoodeh和Shahabi[108]提出一种基于小波足迹法的突变点检测方法；Alarcon－aquino和Barria[109]提出两窗口结构检测方法，通过比较参考窗口与滑动窗口所服从分布的方差是否相等来检验突变点，实现在线检测；Gombay和Serban[110]提出的基于有效分数向量的突变点检测算法，通过检测时间序列所服从分布中的某些参数的变化来判断序列的变化，找出突变点的位置。

张德丰[111]应用小波多分辨率分析将突变信号进行多尺度分解，并对分解后的信号来确定突变信号的突变点；齐培艳、田铮、段西发等[112]应用小波方法对噪声为单位根的非参数函数的变点进行检测；赵文芝、夏志刚[113]研究了一般随机设计下非参函数变点的小波检测与估计问题；苏卫星、朱云龙、刘芳等[114]提出基于小波变换有效分数向量的异常点、突变点检测算法；商明菊、胡尧、周江娥[115]基于改进递归小波变换对变点进行快速检测，并应用到交通流实时监控与预警。

当时间序列出现变点时，变点之前的时间序列和变点之后的时间序列的幅频特征和相频特征会有明显改变。因此，变点前的信号与变点后的信号相比，相同频带内信号的能量会存在较大的差别。基于此，李订芳、胡文超、章文[116]设计了利用能量的变化来判断存在的变点探测方法。基于小波包分析的变点探测方法不需要系统的模型结构，直接利用各频率成分能量的变化来探测变点。其基本思想是：首先建立能量变化到变点的映射关系，得到表征信号的特征向量；其次采用一种度量来表示变点前后信号的特征向量之间的距离，对距离超过阈值的可能变化进行符号秩和检验，给定显著性水平；最后得到变点最可能发生的位置，并将其应用于判断年径流资料系列中可能存在的变点分析。

杨静、朱经纬、刘博等[117]提出一种基于变点分析模型、小波变换、自回归滑动平均模型的组合预测模型，对城市轨道交通短时客流进行预测，预测效果优于单一的自回归滑动平均模型。

Qi，Qi 和 Zhang[118]在二项搜索树和改进的 K－S 统计量的基础上提出了突变点分析方法，二项搜索树由 Haar 小波变换来构建，并用于合成时间序列样本和实时脑电描记数记录数据，结果表明本方法较 K－S 统计量和奇异谱分析方法能更快和更有效地检测到变点；Qi，Zhang 和 Zhu 等[119]还基于 Haar 小波变换和 K－S 统计量来构建了新的方法，并应用于模拟时间序列和心电图资料的快速变点探查。

Shavit 和 Lio[120]应用基于小波的变点方法和贝叶斯因子的联合对染色体相互作用数据进行分析。

Khalfa，Bertrand 和 Boudet 等[121]应用小波变换来计算低频带和高频带的谱密度能，用变点分析来监测心率调节的变化。

Lio 和 Vannucci[122]应用小波技术的变点分析方法预测跨膜蛋白的螺旋线的位置。

1.3 出生缺陷统计监测方法简介

出生缺陷统计监测方法主要包括单样本法、累计和法、报警线控制图法及集合法。这些方法均属于变点分析的范畴。鉴于单样本法原理较为简单，可参考相关文献。本节主要介绍累计和法、报警线控制图法及集合法的基本原理，需要详细了解的读者可参考文献[6]。

本节重点介绍杨树勤、陈峰、康春阳等[6]，康春阳、杨树勤、包广泽等[123]，康春阳、杨树勤、刘元珍等[124]的研究结果。

1.3.1 累计和法

早在 1954 年，Page[1]提出了累计和法（Cumulative Sum Technique，简称 Cusum），用于检验工业生产过程中的质量控制，同时被学界认为这是变点统计分析研究的开始。1960 年，Ewan 和 Kemp[125]系统地讨论了此法的基本原理。后来，很多学者致力于其研究，提出了许多改进方法。1987 年在马德里举行的国际出生缺陷信息交换所第十四届年会上，推荐使用该法。1989 年，杨树勤、万崇华、肖坤则等[126]进一步阐述了该法的原理，并应用于中国出生缺陷监测。1994 年，万崇华、杨树勤[127]对该法在似然比原理下几种分布的参数的求法进行了深入讨论。下面介绍几种常用的累计和法及其参数确定，以便应用于医学和医院管理的研究中。

1.3.1.1 经典累计和法

令 x_i 是随机变量（$i=1, 2, \cdots, n$），k，h 是正整数，则累计和随机变量为：

$$S_n = \max\{0, S_{n-1} + x_n - k\}, \quad n = 1, 2, \cdots$$
$$S_0 = 0$$

其报警规则是：若 S_n 达到或超过 h，则引起一次报警，并重置为零。因此，重置后的 S_n 仅取有限个值 0，1，…，h。若 $S_n = i$，则称此系统处于状态 E_i（$i = 0, 1, \cdots, n$）。

令 x 为某观察单位某事件（如出生缺陷）的发生数，则状态 $E_i(i=0, 1, \cdots, n)$ 的转移概率由 x 的分布函数决定，即

$$P_{i0}=p(E_i \to E_0)=p(x \leqslant k-j)$$
$$P_{ij}=p(E_i \to E_j)=p(x=k+j-i), j=1, 2, \cdots, h-1$$
$$P_{ih}=p(x \geqslant k+h-i)$$

为了说明转移概率矩阵的构造，引入记号

$$p_r=p(x=k+r), F_r=p(x \leqslant k+r)$$

则转移概率矩阵 $\boldsymbol{p}$ 有如下形式：

$$\boldsymbol{p}=\begin{bmatrix} F_0 & p_1 & p_2 & \cdots & p_{h-1} & 1-F_{h-1} \\ F_{-1} & p_0 & p_1 & \cdots & p_{h-2} & 1-F_{h-2} \\ \vdots & \vdots & \vdots & \vdots & \vdots & \vdots \\ F_{-i} & p_{1-i} & p_{2-i} & \cdots & p_{h-1-i} & 1-F_{h-1-i} \\ \vdots & \vdots & \vdots & \vdots & \vdots & \vdots \\ F_{1-h} & p_{2-h} & p_{3-h} & \cdots & p_0 & 1-F_0 \\ 0 & 0 & 0 & \cdots & 0 & 1 \end{bmatrix}$$
$$=\begin{bmatrix} \boldsymbol{R} & * \\ 0 & 1 \end{bmatrix}$$

平均运行长度（Average Run Length，ARL，有些文献也称为平均链长）由 $(\boldsymbol{I}-\boldsymbol{R})^{-1}$ $(1, 1, \cdots, 1)^{\mathrm{T}}$ 的第一个元素决定，故只要知道了 x 的概率函数以及 x 的分布函数，即能求出 $\boldsymbol{R}$，进而可求出平均运行长度。

累计和法在实际应用中通常先假定出基线条件下的平均运行长度 ARL_0 和“流行”条件下的平均运行长度 ARL_1，再确定出参数 k、h。

例 1.3.1 假设某类出生缺陷的月发生数服从 Poisson 分布，基线期的月平均发生数为 $\lambda_0=0.22$，“流行”期的月平均发生数 $\lambda_1=1.71$，参数 $h=2$，$k=1$。试计算其 ARL_0 和 ARL_1。

在基线期时

$$p(x=i)=\frac{\lambda_0^i \mathrm{e}^{-\lambda_0}}{i!}$$

$$F_0=p(x \leqslant k)=p(x \leqslant 1)=p(x=0)+p(x=1)$$
$$=\frac{0.22^0 \mathrm{e}^{-0.22}}{0!}+\frac{0.22^1 \mathrm{e}^{-0.22}}{1!}=0.9791$$

$$F_{-1}=p(x \leqslant k-1)=p(x \leqslant 0)=\frac{0.22^0 \mathrm{e}^{-0.22}}{0!}=0.8025$$

$$p_1=p(x=k+1)=p(x=2)=\frac{0.22^2 \mathrm{e}^{-0.22}}{2!}=0.0194$$

$$p_0=p(x=k+0)=p(x=1)=\frac{0.22^1 \mathrm{e}^{-0.22}}{1!}=0.1766$$

$$\boldsymbol{R}=\begin{bmatrix} 0.9791 & 0.0194 \\ 0.8025 & 0.1766 \end{bmatrix}$$

$$(\boldsymbol{I}-\boldsymbol{R})^{-1}=\begin{bmatrix}500.0054 & 11.7924\\487.2907 & 17.7732\end{bmatrix}$$

$$(\boldsymbol{I}-\boldsymbol{R})^{-1}(1,1)^{\mathrm{T}}=(511.8,505.1)^{\mathrm{T}}$$

故 $ARL_0=511.8$。

同理，在“流行”期时

$$(\boldsymbol{I}-\boldsymbol{R})^{-1}=\begin{bmatrix}2.2696 & 0.8689\\0.6271 & 1.6753\end{bmatrix}$$

$$(\boldsymbol{I}-\boldsymbol{R})^{-1}(1,\ 1)^{\mathrm{T}}=(3.14,\ 2.30)^{\mathrm{T}}$$

故 $ARL_1=3.14$。

这与 Ewan 和 Kemp[125]的结果较接近。

Ewan 和 Kemp[125]给出了$ARL_0=500$、$ARL_1=3$ 时部分 λ_0 所对应的参数 k、h。其参数是针对一定的增长因子或流行水准 ν 而言的，λ_0 小，ν 大；λ_0 大，ν 小。

我国的出生缺陷监测也是按照$ARL_0=500$、$ARL_1=3$ 来进行的。

当某类出生缺陷的月发生数不服从于 Poisson 分布时，可按照相应的概率函数和密度函数来计算。

下面再看一个例子。

例 1.3.2 假设由基线所得的 $\lambda_0=0.62$，试用经典累计和法对下列资料作监测（假设服从 Poisson 分布）。

表 1.1 月发生数及报警（$k=1$，$h=5$）

月份	畸形数 x	S_n
1	0	0
2	2	1
3	4	4
4	2	5*
5	2	1
6	0	0
7	5	4

注：* 表示报警。

由上述计算结果可知：4 月报警一次。但从各月的发生数来看，3 月和 7 月的发生数较大，但均未报警，这似乎会引起人们对该方法敏感性的怀疑。

1.3.1.2 快速初始反应累计和法（Fast Iinitial Response，FIR）

在经典累计和法中，初始累计和 $S_0=0$，Lucas[128]提出快速初始反应累计和法，建议 $S_0=h/2$，以改善累计和的敏感性。其平均运行长度也可通过马氏途径导出，其计算步骤与经典累计和法类似，这里不赘。

例 1.3.3 应用 FIR 累计和法对例 1.3.2 作监测。

表 1.2 月发生数及其报警（$k=1$，$h=5$，$S_0=h/2$）

月份	畸形数 x	S_n
1	0	1.5
2	2	2.5
3	4	5.5*
4	2	3.5
5	2	4.5
6	0	3.5
7	5	7.5*

注：* 表示报警。

由上述计算结果可知：在 3 月和 7 月各报警一次。从各月的发生数来看，3 月和 7 月的发生数较大，也均报警，这似乎更符合实际，比经典累计和法更易获得满意的解释。在上述参数假定下，其$ARL_0=250$，$ARL_1=2.314$，即 α 增大，β 减少，即说明误报的可能性要增大。

1.3.1.3 累计分法（Cumulative Score，简称 Cuscore）

Munford[129]提出了累计分法，其基本原理是：根据每一观察值 x_i 大于或小于等于 k 而分别给予 -1 和 $+1$ 分，记为 y_i，再以 y_i 作为观察值，按累计和原理进行累加和报警。以监测增加的情形阐述如下：

令 x_1，x_2，…是连续的各观察单位的发生数，k 是参考值，每一 x_i 的分 y_i 定义如下：

$$y_i=\begin{cases}1, & x_i>k\\ -1, & x_i\leqslant k\end{cases}$$

若 x_i 服从参数为 λ 的 Poisson 分布，k 为正整数，则有

$$p(y_i=1)=p(x_i>k)=1-p(x_i\leqslant k)=1-\sum_{x=0}^{k}\frac{\lambda^x e^{-\lambda}}{x!}=p$$

$$p(y_i=-1)=p(x_i\leqslant k)=\sum_{x=0}^{k}\frac{\lambda^x e^{-\lambda}}{x!}=q$$

注意：$p+q=1$。考虑累计分规则：

$$S_n=\max\{0,S_{n-1}+y_n-k\},\ n=1,2,\cdots$$
$$S_0=0$$

当累计分达到临界水平 n，则引起报警。此时重置累计和为零，再继续累加。

此报警规则下的平均运行长度为：

$$ARL=\begin{cases}n(n+1)/(2p), & p=q=1/2\\ n/(p-q)-q[1-(q/p)^n]/(p-q)^2, & p\neq q\neq 1/2\end{cases}$$

仍对例 1.3.1 用累计分计算，$ARL_0=2331.2$，$ARL_1=5.8$，这种报警方法较经典累计和法的ARL_0 和ARL_1 均增大，表明 α 减少，β 增大。

不难看出：从监测的目的是及时发现消长而言，以 FIR 累计和法为优，即以 FIR 累计和法较敏感。

1.3.2 报警线控制图法

1.3.2.1 基本原理

按某种规则制定两种界限——警告线（Warning lines，包括上警告线和下警告线）和警报线（Alarming lines，包括上警报线和下警报线），然后按某种规则进行判定。此即本方法的基本思想。

其报警规则是出现下列情形之一者则报警，提示有“异常变化”：一是一个观察值高于上警报线（Upper alarming lines）或低于下警报线（Lower alarming lines）；二是连续两个观察值落入上警报线与上警告线（Upper warning lines）之间或下警告线（Lower warning lines）与下警报线之间。

1.3.2.2 平均运行长度的导出

康春阳、杨树勤、包广泽等[130]详细给出了平均运行长度的导出。

令 p_0、p_1、p_2 分别表示观察值落入上警告线与下警告线之间、上警告线和上警报线或下警告线和下警报线之间，以及高于上警报线或低于下警报线的概率。

上述规则形成了 3 个可能状态的马尔科夫链（Markov Chain）。其一步转移概率为：

$$\boldsymbol{P}(1)=\begin{bmatrix} p_0 & p_1 & p_2 \\ p_0 & 0 & 1-p_0 \\ p_0 & p_1 & p_2 \end{bmatrix}$$

由数学归纳法得 n 步转移概率为：

$$\boldsymbol{P}(n)=\begin{bmatrix} p_0 & \dfrac{p_1+(-1)^{n+1}p_1^{n+1}}{1+p_1} & \dfrac{1+(-1)^n p_1^{n+1}}{1+p_1}-p_0 \\ p_0 & \dfrac{p_1+(-1)^n p_1^n}{1+p_1} & \dfrac{1+(-1)^{n+1}p_1^{n+1}}{1+p_1}-p_0 \\ p_0 & \dfrac{p_1+(-1)^{n+1}p_1^{n+1}}{1+p_1} & \dfrac{1+(-1)^n p_1^{n+1}}{1+p_1}-p_0 \end{bmatrix}$$

显然，

$$\lim_{n\to\infty} p_{ij}(n)=\begin{cases} p_0, & j=0 \\ p_1/(1+p_1), & j=1 \\ 1/(1+p_1)-p_0, & j=2 \end{cases}$$

因此状态 $j=0$，1，2 均为马尔科夫链的遍历状态，即为遍历链，故其平稳分布为：

$$(\pi_0,\pi_1,\pi_2)=(p_0,\ p_1/(1+p_1),\ 1/(1+p_1)-p_0)$$

故平均发生一次报警的观察单位数为：

$$ARL=1/\pi_2=(1+p_1)/(1+p_0-p_0p_1)$$

1.3.2.3 报警线的计算

在ARL_0、ARL_1 以及“流行”水准 ν 已知的条件下，结合基线的不同分布来计算警告线和警报线。

设某类出生缺陷的基线数据服从 Poisson 分布，ARL_0、ARL_1 及 ν 已知。λ_0 为基线的月平均发生数，则在基线条件下，警告线与警报线如图 1.1 所示。

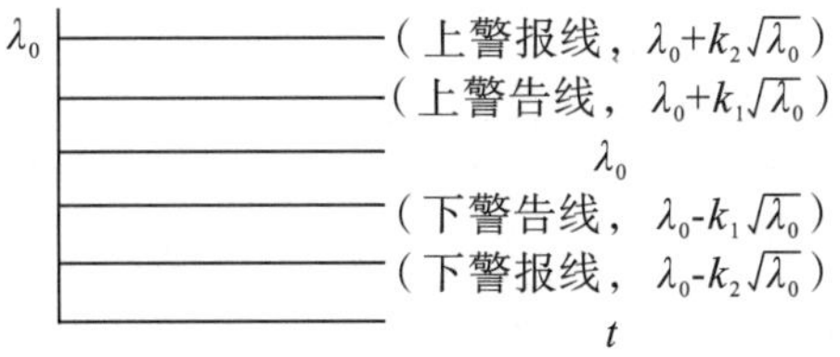

图 1.1　基线时的报警线示意

其中，k_1、k_2 为需确定的参数。下面仅就监测增加的情形进行介绍，此时其规则改为出现下列情形之一者判为有显著性性增加：一是一个观察值高于上警报线；二是连续两个观察值落入上警报线与上警告线之间。令 p_0、p_1、p_2 分别表示观察值低于上警告线、位于上警告线和上警报线之间，超出上警报线的概率。在基线条件下，有

$$p_0 = p(x < \lambda_0 + k_1\sqrt{\lambda_0}) = p[(x - \lambda_0)/\sqrt{\lambda_0} < k_1] = \Phi(k_1)$$

$$p_1 = p(\lambda_0 + k_1\sqrt{\lambda_0} \leqslant x \leqslant \lambda_0 + k_2\sqrt{\lambda_0}) = \Phi(k_2) - \Phi(k_1)$$

在“流行”条件下，有

$$p_0 = p(x < \lambda_0 + k_1\sqrt{\lambda_0}) = p\{(x - \nu\lambda_0)/\sqrt{\nu\lambda_0} < [(1-\nu)\lambda_0 + k_1\sqrt{\lambda_0}]/\sqrt{\nu\lambda_0}\}$$
$$= \Phi\{[(1-\nu)\lambda_0 + k_1\sqrt{\lambda_0}]/\sqrt{\nu\lambda_0}\}$$

$$p_1 = \Phi\{[(1-\nu)\lambda_0 + k_2\sqrt{\lambda_0}]/\sqrt{\nu\lambda_0}\} - \Phi\{[(1-\nu)\lambda_0 + k_1\sqrt{\lambda_0}]/\sqrt{\nu\lambda_0}\}$$

上面给出的在基线条件和“流行”条件的 p_0、p_1 利用正态近似来表达，显得简洁，也可直接使用 Poisson 分布的累积分布函数来表达。

1.3.3　集合法

这里以出生缺陷来说明。

单样本法、累计和法和报警线控制图法都是基于观察单位内（通常为一个月）的畸形数呈 Poisson 分布、二项分布及其他分布原理导出的。集合法（Sets technique）是基于两个连续的同类出生缺陷儿间的围产儿数呈几何分布（Geometric distribution）的原理导出的。几何分布在医学中有深刻的应用背景。

两个连续的同类出生缺陷儿之间的围产儿数叫作一个集合。围产儿的数目即为集合的大小，用 x 表示，x 服从几何分布。令π表示出生缺陷率，则 x 的概率函数和数学期望分别为：

$$p(x) = \pi(1-\pi)^x,\ x = 0,\ 1,\ \cdots$$
$$E(x) = \pi/(1-\pi)$$

设基线率为π_0，则基线期望为 $\eta_0 = (1-\pi_0)/\pi_0$。给定一个参考值 $T = k\eta_0$（$k>0$，为参数）。若 $x<T$ 时记为事件 A，则当π_0很小时，在基线条件下 A 事件发生的概率为：

$$p_0(A) = p(x < T) \approx 1 - \mathrm{e}^{-k}$$

有增加时的出生缺陷发生率为$\pi_1 = \nu\pi_0$（$1<\nu<1/\pi_0$，ν 为增长因子）。则在增加条件下，发生 A 事件的概率为：

$$p_1(A) \approx 1 - e^{-k\nu}$$

1.3.3.1 基本思想与报警规则

若观察值 $x<T$，则表示这两个同类出生缺陷儿之间的围产儿数较少。若有多个 $x<T$，则说明出生缺陷的发生在增加，可引起报警。

报警的规则及相关的详细研究结果见文献 [124，131]，有兴趣的读者可自行参考。本书仅介绍其中一种规则：连续 n 个 A 事件引起一次报警。

1.3.3.2 平均链长的导出

上述报警规则可按下列过程进行：

(1) $i=0$；

(2) 若 $x<T$，则 $i=i+1$，否则 $i=0$；

(3) 若 $i=n$，则报警，并回到过程 (1)。

上述过程形成了 $(n+1)$ 个可能状态 $(i=0, 1, \cdots, n)$ 的马尔科夫链。以 $n=7$ 为例，其状态空间 $E=\{0, 1, \cdots, 7\}$。上述过程的一次转移概率 $p_{ij}(i=0, 1, \cdots, 7; j=0, 1, \cdots, 7)$ 为：

$$p_{ij}=\begin{cases} p, & j=i+1 \\ q, & j=0, i=0, 1, \cdots, 6 \\ 0, & \text{其他} \end{cases}$$

其中，$p=p(x<T)$，$q=p(x \geqslant T)$。由上述一步转移概率构造的一步转移矩阵为：

$$\boldsymbol{p}_{8*8}=\begin{bmatrix} q & p & 0 & 0 & 0 & 0 & 0 & 0 \\ q & 0 & p & 0 & 0 & 0 & 0 & 0 \\ q & 0 & 0 & p & 0 & 0 & 0 & 0 \\ q & 0 & 0 & 0 & p & 0 & 0 & 0 \\ q & 0 & 0 & 0 & 0 & p & 0 & 0 \\ q & 0 & 0 & 0 & 0 & 0 & p & 0 \\ q & 0 & 0 & 0 & 0 & 0 & 0 & p \\ q & p & 0 & 0 & 0 & 0 & 0 & 0 \end{bmatrix}$$

设可能状态的相对频率为向量 $\boldsymbol{f}=(f_1, f_2, \cdots, f_7)$ 满足：

$$\boldsymbol{f}\boldsymbol{p}_{8*8}=\boldsymbol{f}, \sum_{i=1}^{7} f_i=1$$

求解得到：

$$f_0=1, f_i=p^i(1-p)/(1-p^7), 1 \leqslant i \leqslant 7$$

显然，当 $n=7$，其报警的相对频率由 f_7 给出，故 ARL 由 $1/f_7$ 给出，即

$$ARL=(1-p^7)/[p^7(1-p)], n=7$$

不难推广到任意正整数 $n \geqslant 2$ 的一般情形：

$$ARL=(1-p^n)/[p^n(1-p)], n \geqslant 2$$

特别指出：本节介绍的方法也可用于疾病监测中。

1.4 正态分布下累计和法平均运行长度的计算

在本章第 3 节已介绍了累计和法。累计和法在疾病监测与出生缺陷监测中是最重要的方法，而平均运行长度在累计和法中扮演了与Ⅰ型错误、Ⅱ型错误等同的重要角色。故本节介绍累计和法平均运行长度的计算，以便使累计和法得以广泛深入的应用。

累计和法计算 *ARL* 的方法主要有积分方程法、随机模拟法和 Markov 链方法 3 种[132,133]。本节介绍 Markov 链方法。

本章第 3 节已介绍基于 Poisson 分布累计和法平均运行长度的计算，本节介绍基于正态分布累计和法平均运行长度的计算。

基于 Poisson 分布累计和法平均运行长度的计算中由于变量和参数都是正整数，很容易构造 Markov 链。对于正态分布的情形，由于 h 不限定为整数，将 $[0,h]$ 分成 $t+1$ 个子空间：

$$[0,\ w/2]\cup(w-w/2,\ w+w/2]\cup\cdots$$
$$\cup((t-1)w-w/2,\ (t-1)w+w/2]\cup(h,\ +\infty)$$

其中，$w=2h/(2t-1)$。当 $S_n\in[0,\ w/2]$ 时，称过程属于状态 E_0；当 $S_n\in(iw-w/2,\ iw+w/2]$ 时，称过程属于状态 E_i；当 $S_n\in(h,\ +\infty)$ 时，称过程属于吸收状态 E_t。

由于 $S_n\in E_i$ 处于一个区间内，但是为了计算方便，采用区间的中值来替代。该替代方法是由于区间被无限划分，每个小区间足够小到可以用中点值近似表示。对 $i=0,1,\cdots,t-1$，一步转移概率计算如下：

$$\begin{aligned}
p_{ij}&=P(S_{n+1}\in E_j\,|\,S_n=iw)\\
&=P[(j-i)w-w/2<Z_{n+1}<(j-i)w+w/2],j=1,2,\cdots,t-1\\
p_{it}&=P(S_{n+1}+Z_{n+1}>h\,|\,S_n=iw)=P[Z_{n+1}>(t-i-1)w+w/2]\\
p_{tj}&=0,\ j=0,1,\cdots,t-1\\
p_{tt}&=0
\end{aligned}$$

令

$$p_r=P(rw-w/2<Z_{n+1}<rw+w/2),\ F_r=P(Z_{n+1}\leqslant rw+w/2)$$

与 Poisson 分布一样，一步转移矩阵为：

$$\boldsymbol{P}=\begin{bmatrix}
F_0 & p_1 & p_2 & \cdots & p_j & \cdots & p_{t-1} & 1-F_{t-1}\\
F_{-1} & p_0 & p_1 & \cdots & p_{j-1} & \cdots & p_{t-2} & 1-F_{t-2}\\
\vdots & \vdots & \vdots & \vdots & \vdots & \vdots & \vdots & \vdots\\
F_{-i} & p_{1-i} & p_{2-i} & \cdots & p_{j-i} & \cdots & p_{t-1-i} & 1-F_{t-1-i}\\
\vdots & \vdots & \vdots & \vdots & \vdots & \vdots & \vdots & \vdots\\
F_{1-t} & p_{2-t} & p_{3-t} & \cdots & p_{j-(t-1)} & \cdots & p_0 & 1-F_0\\
0 & 0 & 0 & \cdots & 0 & \cdots & 0 & 1
\end{bmatrix}$$

将上述一步转移概率矩阵 $\boldsymbol{P}$ 写成分块矩阵如下：

$$\boldsymbol{P}=\begin{bmatrix}\boldsymbol{R} & (\boldsymbol{I}-\boldsymbol{R})\boldsymbol{1}\\ \boldsymbol{0}^{\mathrm{T}} & 1\end{bmatrix}$$

其中，$\boldsymbol{R}$ 为 $\boldsymbol{P}$ 去掉最后一行与最后一列后得到的 $t\times t$ 维矩阵，$\boldsymbol{1}$ 为元素值 1 构成的长度为 t 的列向量，$\boldsymbol{I}$ 为 $t\times t$ 维单位向量。m 步转移概率矩阵为：

$$\boldsymbol{P}^m=\begin{bmatrix}\boldsymbol{R}^m & (\boldsymbol{I}-\boldsymbol{R}^m)\boldsymbol{1}\\ \boldsymbol{0}^{\mathrm{T}} & 1\end{bmatrix}$$

用 T_i 表示累计和统计量初始值 $Z_0\in E_i$ 时的运行时间，即第一次达到状态 E_i 的步数，$\boldsymbol{T}=(T_0,\ T_1,\ \cdots,\ T_{t-1})^{\mathrm{T}}$，其期望值 $E(\boldsymbol{T})$ 的第 i 个分量表示初始状态 E_{i-1} 出发的 ARL。对于任意的正整数 r，有

$$F_r=[p(r_0\leqslant r),\ p(r_1\leqslant r),\ \cdots,\ p(r_{t-1}\leqslant r)]^{\mathrm{T}}=(\boldsymbol{I}-\boldsymbol{R}^m)\boldsymbol{1},\ r=1,\ 2,\ \cdots$$

由于

$$E(T_i)=\sum_{i=1}^{\infty}mP(T_i=m)=\sum_{i=1}^{\infty}P(T_i\geqslant m)$$

由 $(\boldsymbol{I}-\boldsymbol{R})(\sum_{m=1}^{\infty}\boldsymbol{R}^m)=\boldsymbol{I}$ 可推出 $\sum_{m=1}^{\infty}\boldsymbol{R}^m=(\boldsymbol{I}-\boldsymbol{R})^{-1}$，所以有

$$\boldsymbol{ARL}=E(\boldsymbol{T})=(\boldsymbol{I}-\boldsymbol{R})^{-1}\boldsymbol{1}$$

故平均运行长度是向量 $\boldsymbol{ARL}$ 的第一个元素。

1.5 基于 Poisson 分布下 EWMA 法及平均运行长度计算

近年来，指数加权移动平均（Exponentially Weighted Moving Average，EWMA）法在疾病监测中应用非常广泛。本节对基于 Poisson 分布下 EWMA 法及平均运行长度计算做一简单介绍，以便使这种方法能够推广应用。

1.5.1 基于 Poisson 分布下 EWMA 法

假设 x_1，x_2，…是独立的、同分布的、均值为 μ 的 Poisson 分布，当过程在受控状态时，$\mu=\mu_0$。为了对过程进行监测，其 EWMA 法为[134]：

定义：$Z_0=\mu_0$，

$$Z_i=\lambda x_i+(1-\lambda)Z_{i-1} \tag{1.5.1}$$

其中，$0<\lambda<1$。在上述定义下，可以直接证明：

$$\begin{aligned}E(Z_i)&=\mu_0\\ Var(Z_t)&=[1-(1-\lambda)^{2t}]\lambda\mu_0/(2-\lambda)\end{aligned} \tag{1.5.2}$$

对于较大的 t，$Var(Z_t)$ 的近似表达式为：

$$Var(Z_t)\approx\lambda\mu_0/(2-\lambda)=Var(Z_\infty) \tag{1.5.3}$$

基于式（1.5.3），当 $Z_i<h_L$ 或 $Z_i>h_U$ 时，Poisson 分布下 EMWA 法将引起一次报警，这里有

$$h_L = \mu_0 - A_L\sqrt{Var(Z_\infty)} = \mu_0 - A_L\sqrt{\lambda\mu_0/(2-\lambda)}$$
$$h_U = \mu_0 + A_U\sqrt{Var(Z_\infty)} = \mu_0 + A_U\sqrt{\lambda\mu_0/(2-\lambda)}$$

通常情况下，选择 A_L 与 A_U 相等（用 A 表示）。鉴于 x_1，x_2，…是独立同分布的 Poisson 随机变量，则由式（1.5.1）给出的 EWMA 统计量非负，假设计算的 $h_L<0$，则置 $h_L=0$。当确定了 μ_0，在假设受控状态下 ARL 和 λ 已知时，可求出 A。

1.5.2 基于马尔科夫途径的 *ARL* 计算

假设区间 (h_L, h_U) 被分成 N 个子区间，第 j 个子区间是 (L_j, U_j)，其中

$$L_j = h_L + (j-1)(h_U - h_L)/N$$
$$U_j = h_L + j(h_U - h_L)/N$$

第 j 个子区间的中点 m_j 可写成：

$$m_i = h_L + (2i-1)(h_U - h_L)/(2N)$$

令转移概率 P_{ij} 是从状态 i 转移到状态 j 的一步转移概率，有

$$P_{ij} = P(L_j < Z_t < U_j \mid Z_{t-1} = m_i)$$

此即在 Z_{t-1} 是状态 i 的中点条件下，Z_t 处于状态 j 的范围内的概率。转移概率可写成：

$$\begin{aligned}
P_{ij} &= P[L_j < \lambda X_t + (1-\lambda)Z_{t-1} < U_j \mid Z_{t-1} = m_i] \\
&= P[L_j < \lambda X_t + (1-\lambda)m_i < U_j] \\
&= P\{h_L + (j-1)(h_U - h_L)/N < \lambda X_t + (1-\lambda)[h_L + (2i-1)(h_U - h_L)/N] < \\
&\quad h_L + j(h_U - h_L)/N\} \\
&= P\{h_L + [(h_U - h_L)/(2N\lambda)][2(j-1) - (1-\lambda)(2i-1)] < X_t < \\
&\quad h_L + [(h_U - h_L)/(2N\lambda)][2j - (1-\lambda)(2i-1)]\}
\end{aligned}$$

特别指出：随机变量 X_t 服从 Poisson 分布，仅取非负整数值。

令 R_i 表示过程从状态 i 开始的 ARL，定义向量 $\boldsymbol{R}$ 为：

$$\boldsymbol{R} = [R_1, R_2, \cdots, R_N]^{\mathrm{T}}$$

令 Q 是转移概率 P 去除第 $N+1$ 行、第 $N+1$ 列得到的矩阵，则向量 $\boldsymbol{ARL}$ 由下式得到[132]：

$$\boldsymbol{ARL} = (\boldsymbol{I} - \boldsymbol{Q})^{-1}\boldsymbol{1}$$

1.6 变点分析方法在医学研究中的应用简介

在即将介绍变点分析理论之前，本节简单介绍变点分析方法在医学中的一些应用，以使读者在阅读本书时不至于太枯燥。

Jianhua Hu[135]提出了基于似然比检验用于研究癌症样本基因表达强度的变点。

Jorge，Eliane 和 Carlos 等[136]通过 MCMC 途径的贝叶斯方法研究了墨西哥市臭氧峰值的非同质 Poisson 变点模型。

廖远甦、刘宏[137]运用方差多变点分析方法监控突发事件的变动趋势，并以 SARS 为例展示了为检测突发事件的实用有效的新技术。

王磊、郑崇勋、龚均等[138]基于最小二乘法的变点分析方法，对动态监测情况下自主神经系统功能与胃食道 pH 值进行相关性研究。

陈军、伍亚舟、易东[139]对原始基因表达信号去除高频部分后，对低频部分进行小波分析，结合模极大值原理检测出突变基因点，并对肺腺癌组织进行了突变基因点检测。

Jeremy 和 Nancy[140]提出了非同质的 Poisson 过程的变点模型，并用于第二代 DNA 测序拷贝数分析。

Zhang 和 Wei[141]基于贝叶斯原理的变点模型，应用于识别第二代 RNA 测序的 3′与 5′的选择性剪接位点。

李仲来、崔恒健、杨华等[142]建立了对 SARS 临床诊断累积病例预测的分段 SI 模型，假设一个传染病 SI 模型增长特征的累积病例 $i(t)$ 在时刻 t_c 以前具有瞬时增长率 r_0；时刻 t_c 以后具有瞬时增长率 r_1；t_c 是病例增加过程的一个重要参数，通常称为变点。此外还对 SARS 累积病例进行了预测。

Bosc，Heitz 和 Armspach 等[143]应用变点统计方法探测序列核磁共振成像应用于多发性硬化病变演变；Staudacher，Telser 和 Amann 等[144]提出了一种对睡眠状态下心跳变动的在线变点探测方法；Yang，Dumint 和 Ansermino[145]应用变点统计方法对儿童麻醉的自适应变化率趋势监测；Lam，Xu 和 Xue[146]研究了年龄对癌症患者生存影响的变点分析。

1.7　本书编写目的

在连续分布中，基于正态分布模型下，现有的 t 检验、U 检验及方差分析模型已在医学研究中得到了广泛的应用；在离散分布中，基于二项分布下的 χ^2 检验已有广泛的应用。但我们必须清醒地认识到基于这些模型的样本和（或）总体的划分是武断的。直观地说，在时间序列资料中，现有这些方法需要划分出两个或多个比较的样本，或者需要划分出一个总体和一个或多个样本，但是如果研究者不能解决划分的问题，拟或研究者武断地进行划分，致使分析结果不可信。

本书介绍的变点统计分析方法不必武断地划分用于比较的样本和总体，方法本身就是要构造统计量，并推断出变点的位置，用于统计决策。

至今未见变点统计分析方法在疾病监测方面的系统性研究，未见变点统计分析方法在医院管理方面的研究。本书的出版或将填补变点统计分析方法在我国卫生统计学和理论流行病学的研究空白，促进和推动卫生统计学学科的发展。

参考文献

[1] Page E S. Continuous inspect schemes [J]. Biometrika，1954 (41)：100－114.
[2] 陈希孺. 变点统计分析简介（Ⅰ）问题提出 [J]. 数理统计与管理，1991 (1)：52－58.

[3] 陈希孺. 变点统计分析简介（Ⅱ）最小二乘法 [J]. 数理统计与管理，1991 (2)：52－59.
[4] Csorgo M，Horvath L. Limit Theorems in Change－point Analysis [M]. Hokoken：Wiley，1997.
[5] Chen J，Gupta A K. Parametric Statistical Change Point Analysis：With Application to Genetics，Medicine，and Finance [M]. 2nd ed. Berlin：Springer Basel，2011.
[6] 杨树勤，陈峰，康春阳，等. 出生缺陷的统计监测方法和季节性分析——兼及医用统计监测与周期性分析方法 [M]. 成都：四川科学技术出版社，1998.
[7] 王兆军，邹长亮，李忠华. 统计质量控制图理论与方法 [M]. 北京：科学出版社，2016.
[8] 项静恬，史久恩. 非线性系统中数据处理的统计方法 [M]. 北京：科学出版社，1997.
[9] 李泽正. 中国金融市场结构变点及其应用研究 [M]. 北京：经济管理出版社，2015.
[10] Hinkly D V. Inference about the change－point in a random variables [J]. Biometrika，1970，57：1－17.
[11] Worsley K J. On the likelihood ratio test for a shift in location of normal populations [J]. Jounal of the Americal Statistical Association，1979，74 (366a)：365－367.
[12] Worsley K J. The power of likelihood ratio and cumulative sum tests for a change in a binomial probability [J]. Biometrika，1983，70 (2)：456－464.
[13] Fu Y X，Curnow R N. Maximum likelihood estimation of multiple change－points [J]. Biometrika，1990，77：563－573.
[14] 杨喜寿. 正态分布位置参数移动的似然比检验统计量的分布 [J]. 数理统计与应用概率，1994，9 (2)：59－67.
[15] 杨喜寿，杨洪昌. 气候时间序列变点的推断 [J]. 大气科学，1996，20 (1)：47－53.
[16] 赵俊. 基于广义似然比的泊松过程变点识别 [J]. 标准科学，2012 (11)：62－66.
[17] 纪兆华，郑爱军，吴云艳，等. 变点理论统计分析方法应用试例 [J]. 科技创新导报，2013 (8)：246－248.
[18] 刘媚，张晓冉，房祥忠. 基于变点检测的卵巢癌早期筛查法 [J]. 应用概率统计，2013，29 (6)：593－605.
[19] Emura T，Ho Y T. A decision theoretic approach to change point binomial cusum control charts [J]. Sequential Analysis，2016，35 (2)：238－253.
[20] Yau C Y，Zhao Z F. Inference for multiple change points in time series via likelihood ratio scan statistics [J]. J. R. Statis (Soc. B)，2015 (27)：1－22.
[21] Chen Z H，Xu Q Y，Li H N. Inference for multiple change points in heavy－tailed time series via rank likelihood ratio scan statistics [J]. Economics Letters，2019，179：53－56.
[22] Gregow H，Laaksonen A，Alper M E. Increasing large scale windstorm damage in Western，Central and Northern European forests [J]. Sci. Rep.，2017 (7)：463－497.
[23] Wang W，Wei Z，Li H. A change－point model for identifying 3′UTR switching by next－generation RNA sequencing [J]. Bioinformatics，2014，30 (15)：2062－2070.
[24] Lee H C，Lin B L，Chang W H，et al. Toward automated denosing of single molecular forster resonance energy transfer data [J]. J. Biomed Opt.，2012，17 (1)：011007.
[25] Watkins L P，Yang H. Detection of intensity change－points in time－resolved single－molecule measurements [J]. J. Phys. Chem. B.，2005，10 (1)：617－628.
[26] Pettitt A N. A nonparametric approach to the change point problem [J]. Applied Statistics，1979，25：126－135.
[27] Schechtman E，Wolfe D A. A Nonparametric Test for the Change Point [M]. Submitted for publication，1981.

[28] 王黎明. 位置参数模型变点问题的非参数检验 [J]. 应用概率统计，1994，10 (4)：379－385.
[29] Ross G J，Adams N M. Two nonparametric control charts for detecting arbitrary distribution changes [J]. Journal of quality technology，2012，44 (2)：102－116.
[30] Zhou Y，Fu L，Zhang B. Two nonparametric methods for change－point detection in distribution [J]. Communication statistics theory and methods，2017，46 (6)：2801－2815.
[31] King B. Step－wise clustering procedure [J]. Journal of the American Statistical Association，1967，62 (317)：86－101.
[32] Karypis G，Han E H，Kumar V C. Hierarchical clustering using dynamic modeling [J]. IEEE Computer，1999，32 (8) 68－75.
[33] Ying Z，Karypis G. Hierarchical clustering algorithms for document datasets [J]. Data Mining and Knowledge Discovery，2005 (10)：141－168.
[34] Jain A K，Dubes R C. Alogrithms for Clustering Data [M]. Upper Saddle River：Prentice Hall，1988.
[35] Boley，D. Principal direction divisive partioning [J]. Data Mining and Knowledge Discovery，1998，2 (4)：325－344.
[36] Ding C，He X F，Zha H Y，et al. Spectral min－max cut for graph portioning and data clustering [D]. Berkeley：University of California，Berkeley，2001.
[37] 胡文静，聂斌. 基于非参数检验的划分——凝聚层次聚类变点识别法 [J]. 标准科学，2013 (12)：70－73.
[38] 聂斌，王超霞，何耀东. 基于 K－S 检验的自由分布过程变点识别及其应用 [J]. 数学的实践与认识，2014，44 (6)：7－18.
[39] 王丹. 厚尾序列均值下变点的非参数检验 [J]. 西北大学学报，2011，41 (5)：761－763.
[40] Frick K，Munk A，Sieling H. Multiscale change－point inference [J]. J. R. Statist. Soc. B，with discussion and rejoinder by the authors，2014，76 (3)：495－580.
[41] Li H，Munk A，Sieling H. Fdr－control in multiscale change－point segmentation [J]. Statistics，2016 (10)：918－959.
[42] 王红玉，施三支. 多变点检验及其在城市轨道交通中的应用 [J]. 数学的实践与认识，2017，47 (17)：222－228.
[43] 罗丽莎，潘婉彬，缪柏其. 基于自正则的 K－S 方法的均值变点检验——对我国上证指数综指的实证分析 [J]. 中国科学技术大学学报，2013，43 (12)：984－1040.
[44] 潘婉彬，丁瑜，罗丽莎. 基于自正则的 K－S 方法对 QFⅡ羊群行为的变点检验 [J]. 数理统计与管理，2016，35 (5)：945－950.
[45] Hawkins D M，Deng Q. A nonparametric change point control chart [J]. Journal of Quality Technology，2010，42：165－173.
[46] 周茂袁，刘志敏，罗晓. 用于监测均值和方差的非参数变点模型 [J]. 南开大学学报 (自然科学版)，2019，52 (4)：81－85.
[47] 吴学龙，徐维超. 基于 AUC 的非参数快速变点检测算法 [J]. 计算机与现代化，2015 (7)：5－8.
[48] Mohammadi G M，Ebrahimi K. Effects of human activities and climate variability on water resources in the Saveh plain，Iran [J]. Environ Monit Assess，2015，187 (N2)：35.
[49] Modarres R，Ouarda T B，Vanasse A，et al. Modeling seasonal variation of hip fracture in montreal [J]. Canada. Bone，2012，50 (4)：909－916.
[50] Wang Y，Wu C，Ji Z，et al. Non－parametric method for differential gene expression detection [J]. PLoS One，2011，6 (5)：e20060.

[51] Yau C, Papaspiliopoulos O, Robert G O, et al. Bayesian nonparametrichidden markov models with application to the analysis of copy—number—variation in mammalian genomes [J]. J. R. Stat. Soc Series B. Stat. Methodol, 2011, 73 (1): 37—57.

[52] Pastor — Barriuso R, Banegas J R, Damian J, et al. Systolic blood pressure, diastolic blood pressure, and pulse pressure: An evaluation of their joint effect on mortality [J]. Ann Intern Med, 2003, 139 (9): 731—9.

[53] Baron, Michael I. Nonparametric adaptive change point estimation and on line detection [J]. Sequential Analysis, 2009, 10 (1—2): 1—23.

[54] 陈希儒. 变点统计分析简介（Ⅲ）最大似然法，累计次数法，Bayes 法 [J]. 数理统计与管理，1991 (3): 52—59.

[55] Hawkins D L, Gallant, Fuller. A simple least squares method for estimating a change in mean [J]. Commun. Statist, 1986, 15 (3): 655—679.

[56] Yao Y C, An S T. Least — squares estimation of a step function [J]. The Indian Journal of Statistics, 1989, 51 (3): 370—381.

[57] Bai J. Least squares estimation of a shift in linear processes [J]. Journal of Time Series Analysis. 1994 (15): 453—472.

[58] Lavielle M, Moulines E. Least squares estimation of an unkown number of shift in a time series [J]. Journal of Time Series Analysi, 2000, 21 (1): 33—59.

[59] Tomotaka I, Tadashi D, Hiroyuk O. Software reliability prediction based on least squares esimation [J]. Quality Technology & Quantitation Management, 2012, 9 (3): 243—264.

[60] 王晓原，隽志才，贾洪飞，等. 交通流突变分析的变点统计方法研究 [J]. 中国公路学报，2002，15 (4): 69—75.

[61] 黄志坚，张志华，金家善. 基于分组数据的可靠性变点分析 [J]. 先进制造与管理，2007，26 (10):36—38.

[62] 屈斐，张志华，王树宗. 基于变点分析的软件可靠性多混合模型 [J]. 计算机仿真，2009，26 (2):325—328.

[63] 黎昵，黄振东，李学强. 均值变点理论及其在管道检测数据处理中的应用 [J]. 广东石油化工学院学报，2013，23 (6): 69—72.

[64] 骆桦，刘兴. 基于一元方差分析的正态分布均值变点检测研究 [J]. 工业控制计算机，2017，30 (10):120—124.

[65] 胡俊迎，谭常春，张雪莲. 基于面板数据均值变点的股市收益率分析 [J]. 合肥工业大学学报（自然科学版），2017，40 (11): 1577—1580.

[66] 郑义林，刘永强，梁兆文，等. 改进最小二乘变点识别法在负荷分解的应用 [J]. 计算机测量与控制，2019，27 (6): 226—230.

[67] Duan J, Zhang J G, Deng H W, et al. Cnv — tv: A robust method to discover copy number variation from shot sequencing reads [J]. BMC Bioinformatics, 2013 (14N): 150.

[68] Roy C K, Kasman I, Plowman G D. Analysis of multi — arm tumou growth trials in xenograft animals using phase change adaptive piecswise quadratic models [J]. Stat. Med., 2010, 29 (23): 2399—2409.

[69] Friedman H S, Priebe C E. Estimating stimulus response latency [J]. J. Neurosci Methods, 1998, 83 (2): 185—194.

[70] Pastor R, Guallar E. Use of two — segmented logistic regression to estimate change — points in epidemiologic studies [J]. Am. J. Epidemiol, 1998, 148 (7): 631—642.

[71] Booth N B, Smith A F M. A bayesian approach to restrospective indentification of change-point [J]. Journal of Econometrics, 1982 (19): 7-22.

[72] Hsu D A. A bayesian robust detection of shift in a risk structure of stock market returns [J]. Journal of American Statistical Association, 1982 (77): 29-39.

[73] Inclan, C. Detetion of multiple changes of variance using posterior odds [J]. Journal of Business & Economic Statistics, 1993 (11): 280-300.

[74] Kass R E, Raftery A E. Bayes factor [J]. Journal of the American Statistical Association, 1995, 90 (8): 773-795.

[75] 钟颖，田茂再. 稀有事件变点问题的 Bayes 分析 [J]. 统计与决策，2008 (3): 38-39.

[76] 王维国，王霞. 基于贝叶斯推断的上证指数突变点研究 [J]. 中国管理科学，2009 (3): 8-16.

[77] 孟勇. 矿难的贝叶斯分析——与事故分析结合的方法 [J]. 数理统计与管理，2010, 29 (5): 796-804.

[78] 张梦琇，罗倩，罗菊玲. 泊松序列中变点的贝叶斯分析 [J]. 淮阴师范学院（自然科学版），2018, 17 (2): 105-108.

[79] 廖远甦，朱平芳. 均值和方差双重变点的贝叶斯侦测 [J]. 统计研究，2011 (28): 93-99.

[80] 何朝兵. 泊松分布单变点模型的贝叶斯参数估计 [J]. 兰州理工大学学报，2017, 43 (2): 163-166.

[81] 周影辉，倪中新，杨爱军. 0-1 序列中变点的贝叶斯分析 [J]. 数理统计与管理，2014, 33 (6): 1001-1009.

[82] 周影辉，倪中新，谢琳. 泊松序列中变点的快速识别方法 [J]. 统计与决策，2013 (11): 87-89.

[83] 赵江南，庞冬，樊森德. 独立二项分布序列变点的识别方法 [J]. 安徽师范大学学报（自然科学版），2020, 43 (1): 6-10.

[84] 颜含，潘鸿，高彦伟. 周期单变点 Poisson 过程及参数 Bayes 估计 [J]. 吉林大学学报（理学版），2017, 55 (3): 599-605.

[85] 何朝兵，刘华文. IIRCT 下负二项分布参数多变点的贝叶斯估计 [J]. 郑州大学学报（理学版），2014, 46 (2): 11-15.

[86] Ellis B K, Stanford J A, Goodman D, et al. Long term-effects of a trophic cascade in a large lake ecosystem [J]. Proc. Natl. Acad. USA, 2011, 108 (3): 1070-1075.

[87] Roth T, Kohli L, Rihm B, et al. Using change-point models to estimate empirical critical loads for nitrogen in mountain ecosystems [J]. Environ Pollut, 2017, 220 (NPt B): 1480-1487.

[88] Assareh H, Mengersen K. Change point estimation in monitoring survival time [J]. PLoS One, 2012, 7 (3): e33630.

[89] Huang X, Harlow S D, Elliott M R. Distinguishing 6 population subgroups by timing and characteristics of the menopausal transition [J]. Am. J. Epidemiol, 2012, 175 (1): 74-83.

[90] Assareh H, Smith I, Mengersen K. Bayesian change point detection in monitoring cardiac surgery outcomes [J]. Qual Manag Health Care, 2011, 20 (3): 207-222.

[91] Gende S M, Hendrix A N, Harris K R. A bayesian approach for understanding the role of ship speed in whale-ship encounters [J]. Ecol. Appl., 2011, 21 (6): 2232-2240.

[92] Thomson J R, Kimmerer W J, Brown L R, et al. Bayesian change point analysis of abundance trends for pelagic fishes in the upper San Francisco estuary [J]. Ecol. Appl., 2010, 20 (5): 1431-1448.

[93] Belisle P, Joseph L, MacGibbon B, et al. Change point analysis of neuron spike train data [J]. Biometrics, 1998, 54 (1): 113-123.

[94] Kiuchi A S, Hartigan J A, Holford T R, et al. Change points in the series of T_4 counts prior to aids [J]. Biometrics, 1995, 51 (1): 236−248.
[95] Chen X R. Inference in a simple change−point model [J]. Scientia Sinica, Ser. A., 1988, 31: 654−667.
[96] Miao B Q. Inference in a model with at most one−slope change point [J]. Journal of Multiple Analysis, 1988 (27): 375−391.
[97] 谭智平. 至多一个变点模型的统计推断 [J]. 应用概率统计, 1996 (2): 43−54.
[98] 陈希孺. 变点统计分析简介（Ⅳ）局部比较法 [J]. 数理统计与管理, 1991 (14): 54−59.
[99] 王晓原, 隽志才, 朴基男, 等. 局部比较的变点统计理论及其在交通流突变研究中的应用 [J]. 公路交通科技, 2002, 19 (6): 112−115.
[100] 李慧柳, 谭常春, 缪柏其. 至多一个斜率变点模型的收敛速度 [J]. 中国科学技术大学学报, 2009, 39 (9): 909−914.
[101] Shao X L, Zhang X Y. Testing for change point in time series [J]. Journal of the American Statistical Association, 2010, 105 (491): 1228−1240.
[102] 罗丽莎, 潘婉彬, 缪柏其. 基于自正则的K−S方法的均值变点模型——对我国上证综指的实证分析 [J]. 中国科学技术大学学报, 2013, 43 (12): 984−988.
[103] 郭君, 孔锋. 自然灾害概率风险历史资料的有效性及其检验 [J]. 灾害学, 2019, 34 (3): 21−26.
[104] Fearhead P, Rigaill G. Change point detection in the presence of outliers [J]. Journal of the Ameirican Statistical Association, 2019, 114 (525): 169−183.
[105] Bacher A, Kojadinovic I. Dependent multiplier bootstraps for nondegerate U−statistics under mixing conditions with application [J]. Journal of Statistical Planning and Inference, 2016 (170): 83−105.
[106] Mallat S, Hwang W L. Singularity detection and Processing with wavelets [J]. IEEE Trans on Information Theory, 1992, 38 (2): 617−642.
[107] Wang Y. Jump and sharp cusp detection by wavelets [J]. Biometrika, 1995, 82 (2): 385−397.
[108] Sharifzadeh M, Azmoodeh F, Shahabi C. Change detection in time series using wavelet footprints [C] // Proc of the 9th int Conf on Advances in Spatial and Temporal Databases. Berlin: Spriner, 2005: 127−134.
[109] Alarcon−aquino V, Barria J A. Change detection in time series using the maximal overlap discret wavelet transform [J]. Latin American Applied Research, 2009, 39 (2): 145−152.
[110] Gombay E, Serban D. Monitoring parameter change in AR (p) Time series models [J]. Journal of Multivariate Analysis, 2009, 100 (4): 715−725.
[111] 张德丰. 基于小波的信号突变点检测算法研究 [J]. 计算机工程与科学, 2007, 29 (12): 98−100.
[112] 齐培艳, 田铮, 段西发, 等. 噪声为单位根过程的非参数函数变点的小波检测 [J]. 控制理论与应用, 2009, 26 (1): 57−61.
[113] 赵文芝, 夏志刚. 小波检测并估计非参函数变点 [J]. 纯粹数学与应用数学, 2012, 28 (1): 41−46.
[114] 苏卫星, 朱云龙, 刘芳, 等. 时间序列异常点及突变点的检测算法 [J]. 计算机研究与发展, 2014, 51 (4): 781−788.
[115] 商明菊, 胡尧, 周江娥. 基于改进递归小波变换的交通流异常点与变点检测算法 [J]. 公路交通科技, 2019, 36 (8): 133−143.
[116] 李订芳, 胡文超, 章文. 基于小波包的时间序列变点探测算法 [J]. 控制与决策, 2005, 20 (5):

521－524.

[117] 杨静，朱经纬，刘博，等. 基于组合模型的城市轨道交通短时客流预测 [J]. 交通运输系统工程与信息，2019，19 (3)：119－125.

[118] Qi J P，Qi J，Zhang Q. A Fast framework for abrupt change detection based on binary search trees and kolmogorov statistics [J]. Comput Intell Neurosci，2016：8343187.

[119] Qi J P，Zhang Q，Zhu Y，et al. A novel method for fast Change－point detection on simulated time series and electrocardiogram data [J]. PLoS One，2014，9 (4)：e93365.

[120] Shavit Y，Lio' P. Combining a wavelet change point and the Bayes factor for analysing chromosomal interaction data [J]. Mol Biosyst，2014，10 (6)：1576－1585.

[121] Khalfa N，Bertrand P R，Boudet G，et al. Billat V heart rate regulation processed through wavelet analysis and change detection：Some case studies [J]. Acta Biotheor，2012，60 (1－2)：109－129.

[122] Lio P，Vannucci M. Wavelet change － point prediction of transmembrane proteins [J]. Bioinformatics. 2000，16 (4)：376－82.

[123] 康春阳，杨树勤，包广泽，等. 计算集合法的平均链长的新途径——马尔科夫链途径 [J]. 生物数学学报，1993，8 (3)：185－188.

[124] 康春阳，杨树勤，刘元珍，等. 集合法及其在出生缺陷监测中的应用 [J]. 中国卫生统计，1993，10 (1)：5－7.

[125] Ewan W D，Kemp K W. Sampling inspection of continuous process with no autocorrelation between success results [J]. Biometrika，1960，47：363－380.

[126] 杨树勤，万崇华，肖坤则. 出生缺陷监测中的累计和法 [J]. 中国卫生统计，1989，6 (4)：1－4.

[127] 万崇华，杨树勤. 累计和法的原理及其在出生缺陷监测中的应用 [J]. 中国卫生统计，1994，11 (3):1－4.

[128] Lucas J M. Fast initial response for cusum quality control scheme：Give your cusum a head start [J]. Technometrics. 2000，42 (1)：102－107.

[129] Munford A G. A control chart based on cumulative score [J]. Appl. Stat.，1980 (29)：252－258.

[130] 康春阳，杨树勤，包广泽，等. 报警线控制图的原理在出生缺陷监测中的应用探讨 [J]. 数理医药学杂志，1994，7 (3)：203－205.

[131] 康春阳，刘元珍，彭幼辉，等. 集合法中增长因子的确定及集合法与累计和法效率的比较 [J]. 中国卫生统计，1993，10 (5)：7－9.

[132] Brook D，Evans D A. An approach to the probability of cusum length [J]. Biometrika，1972，59 (3)：539－549.

[133] Li Z H，Zou C L，Gong Z，et al. The computation of average run length and average time to signal：An overview [J]. Journal of Statistical computation & Simulation，2014，84 (8)：1779－1802.

[134] Connie M B，Charles W C，Steven E R. Poisson EWMA control charts [J]. Journal of Quality Technology，1998，30 (4)：352－361.

[135] Hu J H. Cancer outlier detection based on likelihood ratio test [J]. Bioinformatics，2008，24 (19)：2193－2199.

[136] Jorge A A，Eliane R R，Carlos D P，et al. Non－homogeneous Poisson models with a change－point：An application to ozone peaks in Mexico city [J]. Environ Ecol. Stat.，2010，17：521－541.

[137] 廖远甦，刘宏. 公共安全突发事件的探测分析——利用方差多变点分析技术对 SARS 疫情的研究 [J]. 财经研究，2003，29 (11)：76−80.

[138] 王磊，郑崇勋，龚均，等. 胃食道 pH 心电同步动态监测信号相关性研究 [J]. 第四军医大学学报，2000，21 (11)：1375−1377.

[139] 陈军，伍亚舟，易东. 基于小波分析的肿瘤基因表达信号突变点检测 [J]. 计算机工程与应用，2010，46 (25)：211−222.

[140] Shen J J，Zhang N R. Change−point model on nonhomogeneous Poisson process with application in copy number profiling by next − generation DNA sequencing [J]. The Annuals of Applied Statistics，2012，6 (2)：476−496.

[141] Zhang J，Wei Z. An empirical Bayes change − point model for identifying 3′ and 5′ alternative splicing by next−generation RNA sequencing [J]. Bioinformatics，2016，32 (12)：1823−1831.

[142] 李仲来，崔恒健，杨华，等. SARS 预测的 SI 模型和分段 SI 模型 [J]. 遥感学报，2003，7 (5)：345−349.

[143] Bosc M，Heitz F，Armspach J P，et al. Automatic change detection in multimodal serial MRI：Application to multiple sclerosis lesion evolution [J]. Neuo Image，2003，20 (2)：643−656.

[144] Staudacher M，Telser S，Amann A，et al. A new method for change−point detection developted for on−line analysis of the heart beat variability during sleep [J]. Physica A.，2005，349 (3−4)：582−596.

[145] Yang P，Dumint G，Ansermino J M. Adaptive change rate trend monitoring in Anesthetized childrun [J]. IEEE Transaction on Biomedical Engineering，2006，53 (11)：2211−2219.

[146] Lam K F，Xu J，Xue H. Estimation of age effect with change−points on survival of cancer patients [J]. Statistics in Medicine，2018，37 (10)：1732−1743.

2　连续模型的变点分析方法

本章重点介绍正态分布下的变点分析方法，包括均值变点模型、方差变点模型以及均值和方差同时变动的变点模型、均值和方差不同时变动的变点模型，并用医学实例说明其应用。指数分布模型、伽马分布模型等连续模型的变点分析方法将在其他章节进行介绍。

2.1　均值变点方法

2.1.1　均值变化

假设 $x_i(i=1, 2, \cdots, n)$ 是具有均值 μ 和公共方差 σ^2 的正态分布。本节关心均值变化。其无效假设和备择假设分别为：

$$\mathrm{H}_0: \mu_1=\mu_2=\cdots=\mu_n=\mu$$

$$\mathrm{H}_1: \mu_1=\cdots=\mu_k \neq \mu_{k+1}=\cdots=\mu_n, 1 \leqslant k<n$$

这里 k 是单变点的未知位置。此检验问题依赖于冗余参数 σ^2 是已知还是未知。下面就 σ^2 是已知还是未知的情形分别讨论。

2.1.1.1　方差 σ^2 已知的情形

不失一般性，假设 $\sigma^2=1$。在 H_0 下，似然函数为：

$$L_0(\mu)=\frac{1}{(2\pi)^{n/2}} \exp\left[-\frac{1}{2} \sum_{i=1}^n (x_i-\mu)^2\right]$$

μ 的最大似然估计为：

$$\hat{\mu}=\bar{x}=\frac{1}{n} \sum_{i=1}^n x_i$$

在 H_1 下，似然函数为：

$$L_1(\mu_1, \mu_2)=\frac{1}{(2\pi)^{n/2}} \exp\left\{-\frac{1}{2}\left[\sum_{i=1}^k (x_i-\mu_1)^2+\sum_{i=k+1}^n (x_i-\mu_n)^2\right]\right\}$$

μ_1 和 μ_n 的最大似然估计分别为：

$$\hat{\mu}_1=\bar{x}_k=\frac{1}{k} \sum_{i=1}^k x_i, \hat{\mu}_n=\bar{x}_{n-k}=\frac{1}{n-k} \sum_{i=k+1}^n x_i$$

令

$$S_k = \sum_{i=1}^{k} (x_i - \overline{x}_k)^2 + \sum_{i=k+1}^{n} (x_i - \overline{x}_{n-k})^2$$

$$V_k = k(\overline{x}_k - \overline{x})^2 + (n-k)(\overline{x}_{n-k} - \overline{x})^2$$

$$S = \sum_{i=1}^{n} (x_i - \overline{x})^2$$

则 $V_k = S - S_k$。简单的代数运算可推导出 $U^2 = V_{k^*} = \max\limits_{1 \leqslant k \leqslant n-1} V_k$，这是用来检验 H_0 对 H_1 的似然过程的似然比检验统计量。

Hawkins 和 Donglas[1] 导出了检验统计量 U 的确切和渐近统计量。V_k 可表达成另一种形式：

$$V_k = \frac{n}{k(n-k)} \left[\sum_{i=1}^{k} (x_i - \overline{x})\right]^2$$

令 $T_k = \sqrt{\frac{n}{k(n-k)}} \sum_{i=1}^{k} (x_i - \overline{x})$，则有 $V_k = T_k^2$ 或 $|T_k| = \sqrt{V_k}$，因此

$$U = \sqrt{V_{k^*}} = \max_{1 \leqslant k \leqslant n-1} \sqrt{V_k} = \max_{1 \leqslant k \leqslant n-1} |T_k| \tag{2.1.1}$$

式（2.1.1）也是基于似然过程的用于检验 H_0 对 H_1 的检验统计量。

定理 2.1 H_0 下，U 的概率密度函数由下式给出：

$$f_u(x) = 2\varphi(x, 0, 1) \sum_{k=1}^{n-1} g_k(x, x) g_{n-k}(x, x) \tag{2.1.2}$$

这里 $\varphi(x, 0, 1)$ 是 $N(0, 1)$ 的概率密度函数，$g_1(x, s) = 1$，$x, s \geqslant 0$，且

$$g_k(x, s) = p[\,|T_i| < s, i = 1, 2, \cdots, k-1 \mid |T_k| = x\,]\ x, s \geqslant 0$$

对此定理不做严格证明，仅做理解性说明。首先，$\{T_1, T_2, \cdots, T_{n-1}\}$ 是一个马氏过程，即要证明：在 T_m 固定的情况下，T_j 与 T_k 间的偏协方差 $\sigma_{jk.m}$ 等于零（$j < m < k$）；或者等价于偏相关系数 $\rho_{jk.m}$ 等于零。

对 $m = 1, 2, \cdots, n-1$，$m < k$，T_k 与 T_m 间的相关系数为：

$$\begin{aligned}
\rho_{mk} &= \frac{n}{\sqrt{km(n-k)(n-m)}} E\left[\sum_{i=1}^{k} (x_i - \overline{x}) \sum_{j=1}^{m} (x_i - \overline{x})\right] \\
&= \frac{n}{\sqrt{km(n-k)(n-m)}} \frac{m(n-k)}{n} \\
&= \sqrt{\frac{m(n-k)}{k(n-m)}}
\end{aligned}$$

对 $j < m < k$，有

$$\begin{aligned}
\rho_{jk.m} &= \frac{\rho_{jk} - \rho_{jm}\rho_{mk}}{\sqrt{(1-\rho_{jm}^2)(1-\rho_{mk}^2)}} \\
&= \frac{\sqrt{\frac{j(n-k)}{k(n-j)}} - \sqrt{\frac{j(n-m)}{m(n-j)} \frac{m(n-k)}{k(n-m)}}}{\sqrt{\left[1 - \frac{j(n-m)}{m(n-j)}\right]\left[1 - \frac{m(n-k)}{k(n-m)}\right]}} \\
&= 0
\end{aligned}$$

定理 2.2 给出 $g_k(x, s)$ 或 $g_{n-k}(x, s)$ 的评估。

定理 2.2 函数 $g_k(x, s)$ 由下列递归方程确定：

$$g_k(x,s) = \int_0^s g_{k-1}(x, s)[\varphi(y, \rho x, \tau^2) + \varphi(y, -\rho x, \tau^2)]\mathrm{d}y$$

其中，$\rho=\rho_{k-1,k}$，是 T_{k-1}与 T_k 间的相关系数；$\tau=\sqrt{1-\rho^2}$。

变点位置 k^* 的分布由下面定理 2.3 给出。

定理 2.3 假设 k^* 是式（2.1.1）的变点位置，对 $k=1, 2, \cdots, n$，有

$$p(k^* = k) = \int_0^\infty g_k(x, x)g_{n-k}(x, x)\varphi(x, 0, 1)\mathrm{d}x$$

虽然 H_0 下的检验统计量 U 的分布已给出，其迭代的公式需要较多的运算，有需要了解的学者可参考 Hawkins 和 Donglas[1]。Yao 和 Davis[2] 导出了 H_0 下 U 的渐近分布，下面介绍其结果。

令 $w_k=x_1+x_2+\cdots+x_k$，$1\leqslant k\leqslant n$。经过简单的代数运算即可导出：

$$U = \max_{1\leqslant k\leqslant n-1}\left|\frac{w_k}{\sqrt{n}} - \frac{k}{n}\frac{w_n}{\sqrt{n}}\right| / \left[\frac{k}{n}\left(1-\frac{k}{n}\right)\right]^{1/2}$$

假定$\{B(t);\ t=k/n,\ 1\leqslant k\leqslant n-1\}$是标准的布朗运动，则在 H_0 下，有

$$\{(w_k - k\mu)/\sqrt{n},\ 1\leqslant k\leqslant n-1\} \overset{D}{=} \{B(k/n);\ 1\leqslant k\leqslant n-1\}$$

这里“$\overset{D}{=}$”表示“依分布”。进一步有

$$\begin{aligned}
U &= \max_{1\leqslant k\leqslant n-1}\left|\frac{w_k}{\sqrt{n}} - \frac{k}{n}\frac{w_n}{\sqrt{n}}\right| / \left[\frac{k}{n}(1-\frac{k}{n})\right]^{1/2} \\
&= \max_{nt=1,2,\cdots,n-1}\left|\frac{w_k}{\sqrt{n}} - t\frac{w_n}{\sqrt{n}}\right| / [t(1-t)]^{1/2} \\
&= \max_{nt=1,2,\cdots,n-1}\left|\frac{w_k}{\sqrt{n}} - \frac{k\mu}{\sqrt{n}} - t(\frac{w_n}{\sqrt{n}} - \frac{n\mu}{\sqrt{n}})\right| / [t(1-t)]^{1/2} \\
&\overset{D}{=} \max_{nt=1,2,\cdots,n-1}|B(t) - tB(1)| / [t(1-t)]^{1/2} \\
&= \max_{nt=1,2,\cdots,n-1}|B_0(t)| / [t(1-t)]^{1/2}
\end{aligned}$$

这里 $t=k/n$，$B_0(t)=B(t)-tB(1)$ 是布朗桥。

定理 2.4 给出了 U 的渐近分布是 Gumbel 分布。

定理 2.4 在 H_0 下，对$-\infty<x<+\infty$，对已知的 σ，有

$$\lim_{n\to\infty} p[a_n^{-1}(U/\sigma - b_n)\leqslant x] = \exp(-2\pi^{1/2}\mathrm{e}^{-x}) \tag{2.1.3}$$

这里 $a_n=(2\ln\ln n)^{-1/2}$，$b_n=a_n^{-1}+(1/2)a_n\ln\ln\ln n$。

定理 2.4 主要是基于布朗运动的性质以及概率理论的收敛性原理证明得出，详细的证明可阅读相关文献［2］。

本定理能方便地应用于实际数据分析。通常通过实际资料计算统计量 U，与样本含量有关的常数 a_n 和 b_n，并最终计算统计量 $a_n^{-1}(U/\sigma-b_n)$ 的值，记为 x，再计算确切概率 $p=1-\exp(-2\pi^{1/2}\mathrm{e}^{-x})$，并根据 p 与检验水准 α 的大小判断变点是否存在。

2.1.1.2 方差 σ^2 未知的情形

通常情况下方差是未知的。下面介绍方差未知时均值变点问题。

在 H_0 下，似然函数为：

$$L_0(\mu, \sigma^2) = \frac{1}{(2\pi\sigma^2)^{n/2}}\exp\left[-\frac{1}{2\sigma^2}\sum_{i=1}^{n}(x_i-\mu)^2\right]$$

很容易得到 μ 和 σ^2 的最大似然估计分别为：

$$\hat{\mu} = \bar{x} = \frac{1}{n}\sum_{i=1}^{n}x_i,\ \hat{\sigma}^2 = \frac{1}{n}\sum_{i=1}^{n}(x_i-\bar{x})^2$$

在 H_1 下，似然函数为：

$$L_1(\mu_1, \mu_n, \sigma_1^2) = \frac{1}{(2\pi\sigma_1^2)^{n/2}}\exp\left\{-\frac{1}{2\sigma_1^2}\left[\sum_{i=1}^{k}(x_i-\mu_1)^2+\sum_{i=k+1}^{n}(x_i-\mu_2)^2\right]\right\}$$

同样容易得到 μ_1、μ_n 和 σ_1^2 的最大似然估计分别为：

$$\hat{\mu}_1 = \bar{x}_k = \frac{1}{k}\sum_{i=1}^{k}x_i, \hat{\mu}_n = \bar{x}_{n-k} = \frac{1}{n-k}\sum_{i=k+1}^{n}x_i,$$

$$\hat{\sigma}_1^2 = \frac{1}{n}\left[\sum_{i=1}^{k}(x_i-\bar{x}_k)^2+\sum_{i=k+1}^{n}(x_i-\bar{x}_{n-k})^2\right]$$

令

$$S = \sum_{i=1}^{n}(x_i-\bar{x})^2,\ T_k^2 = \{[k(n-k)]/n\}(\bar{x}_k-\bar{x}_{n-k})^2$$

基于似然过程的似然比检验统计量由下式给出：

$$V = \max_{1\leqslant k\leqslant n-1}|T_k|/S \tag{2.1.4}$$

Worsley[3] 得到了 H_0 下 V 的分布，说明如下：

设 $\boldsymbol{X}=(x_1, x_2, \cdots, x_n)^{\mathrm{T}}$，$\boldsymbol{Y}=(y_1, y_2, \cdots, y_n)^{\mathrm{T}}$，这里 $y_i=(x_i-\bar{x})/\sqrt{S}$，$i=1, 2, \cdots, n$。定义：

$$C_k = \sqrt{k/(n-k)},\ b_{ki} = \begin{cases} n^{-1/2}C_k^{-1},\ i=1, 2, \cdots, k \\ -n^{-1/2}C_k,\ i=k+1, k+2, \cdots, n \end{cases}$$

这里 $k=1, 2, \cdots, n-1$。令向量 $\boldsymbol{b}_k=(b_{k1}, b_{k2}, \cdots, b_{kn})^{\mathrm{T}}$，则 $T_k=\boldsymbol{b}_k^{\mathrm{T}}\boldsymbol{X}$，$k=1, 2, \cdots, n$。很容易得到 $\boldsymbol{b}_k^{\mathrm{T}}\boldsymbol{1}=0$，$\boldsymbol{1}=(1, 1, \cdots, 1)^{\mathrm{T}}$ 是 $n\times 1$ 单位向量，$\boldsymbol{b}_k^{\mathrm{T}}\boldsymbol{Y}=\boldsymbol{b}_k^{\mathrm{T}}\boldsymbol{X}/\sqrt{S}$，且 $V=\max\limits_{1\leqslant k\leqslant n-1}|\boldsymbol{b}_k^{\mathrm{T}}\boldsymbol{Y}|$。

另外，令 $\boldsymbol{Y}\in\boldsymbol{R}^n$。在 H_0 下，$|\boldsymbol{Y}^{\mathrm{T}}\boldsymbol{Y}|=1$，则 $\boldsymbol{Y}$ 是 $n-1$ 维单位球面上的均匀分布。$C=\{\boldsymbol{Y}: \boldsymbol{Y}^{\mathrm{T}}\boldsymbol{Y}=1$，且 $\boldsymbol{1}^{\mathrm{T}}\boldsymbol{Y}=0\}$，令

$$D = \{\boldsymbol{Y}: \boldsymbol{1}^{\mathrm{T}}\boldsymbol{Y}=0,\ |\boldsymbol{b}_k^{\mathrm{T}}\boldsymbol{Y}|\leqslant v, k=1, 2, \cdots, n\}$$

则事件 $\{V\leqslant v\}=\{\boldsymbol{Y}: \boldsymbol{Y}\in C\cap D\}$。因此

$$p\{V\leqslant v\}=p\{\boldsymbol{y}\in\bigcap_{k=1}^{n-1}(\boldsymbol{A}_k^+\cup\boldsymbol{A}_k^-)^C\} \tag{2.1.5}$$

对 $k=1, 2, \cdots, n-1$，有

$$\boldsymbol{A}_k^+ = \{\boldsymbol{Y}: \boldsymbol{Y}\in C,\ \boldsymbol{b}_k^{\mathrm{T}}\boldsymbol{Y}>v\}$$

$$\boldsymbol{A}_k^- = \{\boldsymbol{Y}: \boldsymbol{Y}\in C,\ \boldsymbol{b}_k^{\mathrm{T}}\boldsymbol{Y}<-v\}$$

$$\boldsymbol{A}_k = \boldsymbol{A}_k^+\cup\boldsymbol{A}_k^-,\ \boldsymbol{A}_k^+\cap\boldsymbol{A}_k^- = \varnothing$$

根据 Demorgan 定律，由式（2.1.5）可导出

$$p\{V \leqslant v\} = 1 - p\{\mathbf{y} \in \bigcup_{k=1}^{n-1} (\mathbf{A}_k^+ \cup \mathbf{A}_k^-)\}$$
$$= 1 - \sum_{i=1}^{n-1} p\{\mathbf{y} \in (\mathbf{A}_k^+ \cup \mathbf{A}_k^-)\} + \sum_{1 \leqslant k_1 < k_2 \leqslant n-1} \sum p\{\mathbf{y} \in (\mathbf{A}_{k_1} \cap \mathbf{A}_{k_2})\} +$$
$$\cdots + (-1)^p \sum_{1 \leqslant k_1 < k_2 < \cdots k_p \leqslant n-1} \sum \cdots \sum p\{\mathbf{y} \in \bigcap_{j=1}^{p} \mathbf{A}_{k_j}\} +$$
$$\cdots + (-1)^{n-1} p\{\mathbf{y} \in \bigcap_{j=1}^{n-1} \mathbf{A}_j\} \tag{2.1.6}$$

由于 $p\{\mathbf{Y} \in \mathbf{A}_k\} = p\{\mathbf{Y} \in C, \mathbf{b}_k^{\mathrm{T}}\mathbf{Y} > C\} + p\{\mathbf{Y} \in \mathbf{C}, \mathbf{b}_k^{\mathrm{T}}\mathbf{Y} < -C\}$，且 $\mathbf{b}_k^{\mathrm{T}}\mathbf{Y} = \mathbf{b}_k^{\mathrm{T}}\mathbf{X}/S = T_k/S$，则 $p\{\mathbf{Y} \in \mathbf{A}_k\}$ 能通过对统计量 T_k/S 的分布来计算。

在 H_0 下，$T_k \sim N(0, \sigma^2)$，$S_k = \sum_{i=1}^{k}(x_i - \bar{x}_k)^2 + \sum_{i=k+1}^{n}(x_i - \bar{x}_{n-k})^2$ 服从于 $\sigma^2\chi_{n-2}^2$ 分布，且 T_k 与 S_k 独立，则 $w = T_k/[S_k/\sqrt{n-2}] \sim \chi_{n-2}^2$。通过简单的代数运算可证明 $S = S_k^2 + T_k^2$，则 $T_k/S = (S_k^2/T_k^2 + 1)^{-1/2}$，因此 $p\{\mathbf{Y} \in \mathbf{A}_k\}$ 能通过 t_{n-2} 分布计算。具体计算中，给定检验水准 α，查表计算 $t_{n-2,\alpha/(2n-2)}$（自由度为 $n-2$ 的上 $\alpha/(2n-2)$ 分位数），根据实际资料计算统计量 $V = \max\limits_{1 \leqslant k \leqslant n-1} T_k/S$，然后计算 V 的界值 $V_\alpha = [(n-2)/t_{n-2,\alpha/(2n-2)+1}^2 + 1]^{-1/2}$。

当忽略式（2.1.6）中的高阶项时，能得到上述关于 V 分布的 Bonferroni 近似。Worsley[3] 给出了 w 分布下对不同的样本含量 n 及不同的检验水准 α 下 w 的分位点及 Bonferroni 近似下的分位点 $t_{n-2,\alpha/(2n-2)}$，见表 2.1。

表 2.1　统计量 w 的分位点

	分位点			
n	0	90	95	100
	A. 确切百分位点			
3	0.58	12.71（12.71）	25.45（25.45）	127.32（127.32）
4	0.52	5.34（5.34）	7.65（7.65）	17.28（17.28）
5	0.47	4.18（4.18）	5.39（5.39）	9.46（9.46）
6	0.44	3.73（3.75）	4.60（4.60）	7.17（7.17）
7	0.41	3.48（3.53）	4.20（4.22）	6.14（6.14）
8	0.39	3.32（3.41）	3.95（4.00）	5.56（5.56）
9	0.37	3.21（3.34）	3.78（3.86）	5.19（5.20）
10	0.36	3.14（3.28）	3.66（3.76）	4.93（4.96）
	B. 模拟的近似百分位点			
15	0.30	2.97（3.19）	3.36（3.55）	4.32（4.40）
20	0.26	2.90（3.17）	3.28（3.49）	4.13（4.21）
25	0.24	2.89（3.18）	3.23（3.47）	3.94（4.12）

续表2.1

	分位点			
30	0.22	2.86 (3.20)	3.19 (3.47)	3.86 (4.07)
35	0.20	2.88 (3.21)	3.21 (3.47)	3.87 (4.05)
40	0.19	2.88 (3.23)	3.17 (3.48)	3.77 (4.03)
45	0.18	2.86 (3.25)	3.18 (3.49)	3.79 (4.02)
50	0.17	2.87 (3.26)	3.16 (3.50)	3.79 (4.02)

注：括号内是 Bonferroni 近似值。

在式（2.1.6）中的其他项，仅需考虑一般情况 $p\{\boldsymbol{Y}\in\bigcap_{j=1}^{p}\widetilde{\boldsymbol{A}}_{k_j}\}$，其中，$1<p<n-1$，$k_1<k_2<\cdots<k_p$，$\widetilde{\boldsymbol{A}}_{k_j}$ 是 $\boldsymbol{A}_{k_j}^{+}$ 或 $\boldsymbol{A}_{k_j}^{-}$。

令 $\boldsymbol{B}$ 是 $p\times n$ 矩阵，形如 $\boldsymbol{B}=(\boldsymbol{b}_{k_1}^{*\mathrm{T}},\ \boldsymbol{b}_{k_2}^{*\mathrm{T}},\ \cdots,\ \boldsymbol{b}_{k_p}^{*\mathrm{T}})^{\mathrm{T}}$，$\boldsymbol{I}_p$ 是 $p\times 1$ 单位向量，有

$$\boldsymbol{b}_{k_j}^{*\mathrm{T}}=\begin{cases} b_{k_j}, & \widetilde{A}_{k_j}=A_{k_j}^{+} \\ -b_{k_j}, & \widetilde{A}_{k_j}=A_{k_j}^{-} \end{cases}$$

则 $p\{\boldsymbol{Y}\in\bigcap_{j=1}^{p}\widetilde{\boldsymbol{A}}_{k_j}\}=p\{\boldsymbol{BY}>v\,\boldsymbol{I}_p\}$。下述定理给出了 H_0 下，$V=\boldsymbol{BY}$ 在 $\boldsymbol{v}$ 的概率密度函数。

定理 2.5 在 H_0 下，$V=\boldsymbol{BY}$ 在 $\boldsymbol{v}$ 的概率密度函数由下式给出：

$$f_p(\boldsymbol{v})=\begin{cases}\dfrac{\Gamma[(n-1)/2]}{\pi^{p/2}\Gamma[(n-1-p)/2]}\ |\boldsymbol{\Sigma}|^{-1/2}\ [1-\boldsymbol{v}^{\mathrm{T}}\boldsymbol{\Sigma}^{-1}\boldsymbol{v}]^{(n-3-p)/2}, & \boldsymbol{v}^{\mathrm{T}}\boldsymbol{\Sigma}^{-1}\boldsymbol{v}<1 \\ 0, & \text{其他}\end{cases}$$

这里 $\boldsymbol{\Sigma}=\boldsymbol{BB}^{\mathrm{T}}$。

基于自由度为 $n-2$ 的 t 分布以及上述定理 2.5，在 H_0 下，V 的分布函数通过式（2.1.6）即能计算出来。

2.2 方差变点方法

在实际应用中，也有需要检测方差变点的情形。本节主要介绍似然比原理下的方差变点方法和 Informational 途径下的变点分析，贝叶斯途径下的方差变点方法参考相关文献[4]。

2.2.1 μ 已知情形下似然比统计量的渐近分布

令 x_1，x_2，…，x_n 是独立正态分布序列，参数分别为 (μ_1,σ_1^2)，(μ_2,σ_2^2)，…，(μ_n,σ_n^2)。假定 $\mu_1=\mu_2=\cdots=\mu_n=\mu$，$\mu$ 已知，无效假设与备择假设分别为：

$$\mathrm{H}_0:\sigma_1^2=\sigma_2^2=\cdots=\sigma_n^2=\sigma^2(\text{未知}) \tag{2.2.1}$$

$$\mathrm{H}_1:\sigma_1^2=\cdots=\sigma_{k_0}^2\neq\sigma_{k_0+1}^2=\cdots=\sigma_n^2 \tag{2.2.2}$$

这里 $2\leqslant k_0\leqslant n-1$，是未知变点位置。

首先介绍似然比过程。在 H_0 下，其对数似然函数为：

$$\ln L_0(\sigma^2)=-\frac{n}{2}\ln(2\pi)-\frac{n}{2}\ln\sigma^2-\frac{1}{2\sigma^2}\sum_{i=1}^{n}(x_i-\mu)^2$$

令 $\hat{\sigma}^2$ 是 H_0 下 σ^2 的最大似然估计，则

$$\hat{\sigma}^2=\frac{1}{n}\sum_{i=1}^{n}(x_i-\mu)^2$$

最大对数似然函数为：

$$\ln L_0(\hat{\sigma}^2)=-(n/2)\ln(2\pi)-(n/2)\ln\hat{\sigma}^2-n/2$$

在 H_1 下，其对数似然函数为：

$$\ln L_1(\sigma_1^2,\sigma_n^2)=-\frac{n}{2}\ln(2\pi)-\frac{k}{2}\ln\sigma_1^2-\frac{n-k}{2}\ln\sigma_n^2-\frac{1}{2\sigma_1^2}\sum_{i=1}^{k}(x_i-\mu)^2-\frac{1}{2\sigma_n^2}\sum_{i=k+1}^{n}(x_i-\mu)^2$$

令 $\hat{\sigma}_1^2$ 和 $\hat{\sigma}_n^2$ 分别是 σ_1^2 和 σ_n^2 的最大似然估计，则

$$\hat{\sigma}_1^2=\frac{1}{k}\sum_{i=1}^{k}(x_i-\mu)^2,\hat{\sigma}_n^2=\frac{1}{(n-k)}\sum_{i=k+1}^{n}(x_i-\mu)^2$$

最大对数似然函数为：

$$\ln L_1(\hat{\sigma}_1^2,\hat{\sigma}_n^2)=-(n/2)\ln(2\pi)-(k/2)\ln\hat{\sigma}_1^2-[(n-k)/2]\ln\hat{\sigma}_n^2-n/2$$

似然比过程统计量为：

$$\lambda_n=\{\max_{1<k<n-1}[n\ln\hat{\sigma}^2-k\ln\hat{\sigma}_1^2-(n-k)\ln\hat{\sigma}_n^2]\}^{1/2}$$

$$=\max_{1<k<n-1}\left[n\ln\frac{\sum_{i=1}^{n}(x_i-\mu)^2}{n}-k\ln\frac{\sum_{i=1}^{k}(x_i-\mu)^2}{k}-(n-k)\ln\frac{\sum_{i=1}^{n-k}(x_i-\mu)^2}{n-k}\right]^{1/2}$$

下面不加证明地介绍 λ_n 的渐近分布。

在 H_0 下，当 $n\to\infty$时，对所有 $x\in\mathbf{R}$，

$$\lim_{n\to\infty}p[a(\ln n)\lambda_n-b(\ln n)\leqslant x]=\exp(-2e^{-x})$$

这里

$$a(\ln n)=(2\ln\ln n)^{1/2}$$

$$b(\ln n)=2\ln\ln n+(1/2)\ln\ln\ln n-\ln\Gamma(1/2)$$

上述渐近分布是应用泰勒展式和概率极限定理推导出来的。

2.2.2 μ 已知情形下 Informational 途径的变点分析方法

早在 1973 年，AIC（Akaike Information Criterion）准则用于统计学中的模型选择；1978 年，使用 AIC 改进准则，即 SIC（Schwarz Information Criterion）准则，表达成 $SIC(n)=-2\ln L(\hat{\theta})+p\ln n$，这里 $L(\hat{\theta})$ 是模型的最大似然函数，p 为模型中自由参数的个数，n 是样本含量。显然，AIC 与 SIC 明显的区别在惩罚项。

2.2.2.1 变点推断的 SIC 准则

假设 $SIC(n)\leqslant\min_{k}SIC(k)$，则接受 H_0；假设 $SIC(n)>\min_{k}SIC(k)$，则拒绝 H_0。

变点 k_0 的位置估计 $\hat{k}$，$SIC(\hat{k})=\min\limits_{1\leqslant k\leqslant n}SIC(k)$。

在 H_0 下，有

$$SIC(n)=n\ln(2\pi)+n\ln\hat{\sigma}^2+n+\ln n \tag{2.2.3}$$

这里 $\hat{\sigma}^2=\frac{1}{n}\sum_{i=1}^{n}(x_i-\mu)^2$。

在 H_1 下，有

$$SIC(k)=n\ln(2\pi)+k\ln\hat{\sigma}_1^2+(n-k)\ln\hat{\sigma}_n^2+n+2\ln n \tag{2.2.4}$$

这里

$$\hat{\sigma}_1^2=\frac{1}{k}\sum_{i=1}^{k}(x_i-\mu)^2,\hat{\sigma}_n^2=\frac{1}{(n-k)}\sum_{i=k+1}^{n}(x_i-\mu)^2 \tag{2.2.5}$$

为了使变点的结论从统计学的角度更加令人信服，引入检验水准 α 及相关的界值 C_α。取代“假设 $SIC(n)\leqslant\min\limits_{k}SIC(k)$，则接受 H_0；假设 $SIC(n)>\min\limits_{k}SIC(k)$，则拒绝 H_0”。这里 C_α 和 α 有如下关系：

$$1-\alpha=p[SIC(n)<\min_{2\leqslant k\leqslant n-2}SIC(k)+C_\alpha\mid H_0] \tag{2.2.6}$$

要得到界值 C_α，需要得到 H_0 下的分布。然而至今未得到 H_0 下确切分布的解。

令$\Delta_n=\min\limits_{2\leqslant k\leqslant n-2}[SIC(k)-SIC(n)]$，$\lambda_n^2=\ln n-\Delta_n$，$H_0$ 下Δ_n的渐近分布如下：

定理 2.6 令$\Delta_n=\min\limits_{2\leqslant k\leqslant n-2}[SIC(k)-SIC(n)]$，在 H_0 下，对所有 $x\in\mathbf{R}$，有

$$\lim_{n\to\infty}p\{a(\ln n)(\ln n-\Delta_n)^{1/2}-b(\ln n)^2\leqslant x\}=\exp(-2e^{-x}) \tag{2.2.7}$$

这里

$$a(\ln n)=(2\ln\ln n)^{1/2}$$
$$b(\ln n)=2\ln\ln n+(1/2)\ln\ln\ln n-\ln\Gamma(1/2)$$

应用式（2.2.7），能得到近似的 C_α 值：

$$\begin{aligned}1-\alpha&=p[\lambda_n^2<\ln n+C_\alpha\mid H_0]\\&=p[-b(\ln n)<a(\ln n)\lambda_n-b(\ln n)<a(\ln n)(\ln n+C_\alpha)^{1/2}-\\&\quad b(\ln n)\mid H_0]\\&=\exp\{-2\exp[-a(\ln n)(\ln n+C_\alpha)^{1/2}+b(\ln n)]\}-\\&\quad\exp\{-2\exp[b(\ln n)]\}\end{aligned}$$

由上式解得：

$$C_\alpha=\left\{-\frac{1}{a(\ln n)}\ln\ln[1-\alpha+\exp(-2e^{b(\ln n)})]^{-1/2}+\frac{b(\ln n)}{a(\ln n)}\right\}^2-\ln n \tag{2.2.8}$$

对不同的检验水准 α 及不同的样本含量 n，由式（2.2.8）可计算出 C_α 的近似值。

2.2.2.2 无偏的 *SIC*

1）H_0 下无偏的 SIC：$u-SIC(n)$

在 H_0 下，令 $\boldsymbol{y}=(y_1, y_2, \cdots, y_n)$ 是与 $\boldsymbol{x}$ 具有同样大小与分布的样本，$\boldsymbol{x}=(x_1, x_2, \cdots, x_n)$，$\boldsymbol{y}$ 独立于 $\boldsymbol{x}$。

$$
\begin{aligned}
J &= E_{\hat{\theta}}\left[\int f(y|\theta_0)\ln f(y|\hat{\theta})\mathrm{d}y\right] \\
&= E_{\hat{\theta}}\left\{Ey\left[-\frac{n}{2}\ln(2\pi)-\frac{n}{2}\ln\hat{\sigma}^2-\frac{1}{2\hat{\sigma}^2}\sum_{i=1}^{n}(y_i-\mu)^2\right]\right\} \\
&= E_{\hat{\theta}}\left\{-\frac{n}{2}\ln(2\pi)-\frac{n}{2}\ln\hat{\sigma}^2-\frac{n}{2}+\frac{n}{2}-E_y\left[\frac{1}{2\hat{\sigma}^2}\sum_{i=1}^{n}(y_i-\mu)^2\right]\right\}
\end{aligned}
$$

这里 $\hat{\sigma}^2=\frac{1}{n}\sum_{i=1}^{n}(x_i-\mu)^2$，$\mu$ 已知。因为$\sum_{i=1}^{n}(y_i-\mu)^2\sim\sigma^2\chi_n^2$，$(n\hat{\sigma}^2/\sigma^2)\sim\chi_n^2$，故

$$
\begin{aligned}
J &= E_{\hat{\theta}}[\ln L_0(\hat{\sigma}^2)+n/2-n\sigma^2/(2\hat{\sigma}^2)] \\
&= E_{\hat{\theta}}[\ln L_0(\hat{\sigma}^2)]-n/(n-2)
\end{aligned}
$$

$-2[\ln L_0(\hat{\sigma}^2)]+2n/(n-2)$ 是$-2J$ 的无偏估计，因此无偏 $u-SIC(n)$ 为：

$$
u-SIC(n)=-2[\ln L_0(\hat{\sigma}^2)]+2n/(n-2)
$$

2）H_1 下无偏的 SIC：$u-SIC(k)$

在 H_1 下，令 $\boldsymbol{y}=(y_1,y_2,\cdots,y_n)$ 是与 $\boldsymbol{x}$ 具有同样大小与分布的样本，$\boldsymbol{y}$ 独立于 $\boldsymbol{x}$。y_1，y_2，…，y_k 独立同分布于$N(\mu,\sigma_1^2)$，y_{k+1}，y_{k+2}，…，y_n 独立同分布于$N(\mu,\sigma_n^2)$，则

$$
\begin{aligned}
J &= E_{\hat{\theta}}\{Ey[\ln L_1(\hat{\sigma}_1^2,\hat{\sigma}_n^2,y)]\} \\
&= E_{\hat{\theta}}\left\{E_y\left[-\frac{n}{2}\ln 2\pi-\frac{k}{2}\ln\hat{\sigma}_1^2-\frac{n-k}{2}\ln\hat{\sigma}_n^2-\frac{1}{2\hat{\sigma}_1^2}\sum_{i=1}^{k}(y_i-\mu)^2-\frac{1}{2\hat{\sigma}_n^2}\sum_{i=k+1}^{n}(y_i-\mu)^2\right]\right\}
\end{aligned}
$$

这里 $\hat{\sigma}_1^2=\frac{1}{k}\sum_{i=1}^{k}(x_i-\mu)^2$，$\hat{\sigma}_n^2=\frac{1}{n-k}\sum_{i=k+1}^{n}(x_i-\mu)^2$，$\mu$ 已知。由于 $\sum_{i=1}^{k}(y_i-\mu)^2\sim\sigma_1^2\chi_k^2$，$\sum_{i=k+1}^{n}(y_i-\mu)^2\sim\sigma_n^2\chi_{n-k}^2$，$k\hat{\sigma}_1^2/\sigma_1^2\sim\chi_k^2$，$(n-k)\hat{\sigma}_n^2/\sigma_n^2\sim\chi_{n-k}^2$，可得到：

$$
\begin{aligned}
J &= E_{\hat{\theta}}[\ln L_1(\hat{\sigma}_1^2,\hat{\sigma}_n^2)]+n/2-E_{\hat{\theta}}[k\sigma_1^2/(2\hat{\sigma}_1^2)+(n-k)\sigma_n^2/(2\hat{\sigma}_n^2)] \\
&= E_{\hat{\theta}}[\ln L_1(\hat{\sigma}_1^2,\hat{\sigma}_n^2)]-2(nk-k^2-n)/[(k-2)(n-k-2)]
\end{aligned}
$$

因此，H_1 下的无偏 $SIC(k)$ 为：

$$
\begin{aligned}
u-SIC(k) = &-2E_{\hat{\theta}}[\ln L_1(\hat{\sigma}_1^2,\hat{\sigma}_n^2)]+4(nk-k^2-n)/ \\
&[(k-2)(n-k-2)],2\leqslant k\leqslant n-2
\end{aligned}
$$

2.2.3　μ 未知情形的方差变点分析

在实际情况下，μ 通常是未知的。下面介绍 H_0 下的 $SIC(n)$ 和 H_1 下的$SIC(k)$的导出。

在 H_0 下，$SIC(n)$ 很容易得到：

$$
SIC(n)=n\ln 2\pi+n\ln\hat{\sigma}^2+n+2\ln n \tag{2.2.9}
$$

这里 $\hat{\sigma}^2=\frac{1}{n}\sum_{i=1}^{n}(x_i-\mu)^2$，$\hat{\mu}=\bar{x}$ 分别是σ^2 和 μ 的最大似然估计。

在 H_1 下，对数似然函数为：

$$
\begin{aligned}
&\ln L_1(\mu,\sigma_1^2,\sigma_n^2) \\
&=-(n/2)\ln(2\pi)-(k/2)\ln\sigma_1^2-[(n-k)/2]\ln\sigma_n^2- \\
&\quad\frac{1}{2\sigma_1^2}\sum_{i=1}^{k}(x_i-\mu)^2-\frac{1}{2\sigma_n^2}\sum_{i=k+1}^{n}(x_i-\mu)^2
\end{aligned}
$$

似然方程式：

$$\sigma_n^2\sum_{i=1}^{k}(x_i-\mu)+\sigma_1^2\sum_{i=k+1}^{n}(x_i-\mu)=0 \qquad (2.2.10)$$

$$\sigma_1^2=\frac{1}{k}\sum_{i=1}^{k}(x_i-\mu)^2 \qquad (2.2.11)$$

$$\sigma_n^2=\frac{1}{n-k}\sum_{i=k+1}^{n}(x_i-\mu)^2 \qquad (2.2.12)$$

由式（2.2.10）~式（2.2.12）得到的 μ、σ_1^2、σ_n^2 是最大似然估计。

在 H_1 下，$SIC(k)$ 可表达成：

$$SIC(k)=n\ln(2\pi)+k\ln\hat{\sigma}_1^2+(n-k)\ln\hat{\sigma}_n^2+n+3\ln n \qquad (2.2.13)$$

这里 $\hat{\sigma}_1^2$ 和 $\hat{\sigma}_n^2$ 是式（2.2.10）~式（2.2.12）的解，$2\leqslant k\leqslant n-2$，因此，假设 $SIC(n)<\min\limits_{2\leqslant k\leqslant n-1}SIC(k)$，则接受 H_0；假设 $SIC(n)>\min\limits_{2\leqslant k\leqslant n-1}SIC(k)$，则拒绝 H_0。变点位置的估计 $\hat{k}$ 如下：

$$SIC(\hat{k})=\min_{2\leqslant k\leqslant n-1}SIC(k)$$

2.3 均值和方差同时有变点的方法

本章前两节分别介绍了均值变点模型和方差变点模型，本节介绍均数和方差同时有变点的模型。

令 x_1，x_2，…，x_n 是独立正态变量序列，参数分别为（μ_1，σ_1^2），（μ_2，σ_2^2），…，（μ_n，σ_n^2）。本节讨论均数和方差同时有变点的推断，其检验假设如下：

$$H_0:\mu_1=\mu_2=\cdots=\mu_n=\mu,\ \sigma_1^2=\sigma_2^2=\cdots=\sigma_n^2=\sigma^2(\mu,\ \sigma^2\text{未知}) \qquad (2.3.1)$$

$$H_1:\mu_1=\cdots=\mu_k\neq\mu_{k+1}=\cdots=\mu_n,\ \sigma_1^2=\cdots=\sigma_k^2\neq\sigma_{k+1}^2=\cdots=\sigma_n^2 \qquad (2.3.2)$$

这里 $2\leqslant k\leqslant n-1$，是未知变点位置。

本节分别介绍似然比过程和 Informational 途径下的变点分析方法。

2.3.1 似然比过程

在 H_0 下，其对数似然函数为：

$$\ln L_0(\mu,\ \sigma^2)=-\frac{n}{2}\ln(2\pi)-\frac{n}{2}\ln\sigma^2-\frac{1}{2\sigma^2}\sum_{i=1}^{n}(x_i-\mu)^2$$

令 $\hat{\mu}$ 和 $\hat{\sigma}^2$ 分别是 H_0 下 μ 和 σ^2 的最大似然估计，则有

$$\hat{\mu}=\bar{x}=\frac{1}{n}\sum_{i=1}^{n}x_i,\ \hat{\sigma}^2=\frac{1}{n}\sum_{i=1}^{n}(x_i-\hat{\mu})^2$$

H_0 下的极大对数似然函数为：

$$\ln L_0(\hat{\mu},\ \hat{\sigma}^2)=-(n/2)\ln(2\pi)-(n/2)\ln\hat{\sigma}^2-n/2$$

同理，在 H_1 下，其对数似然函数为：

$$\ln L_1(\mu_1, \mu_n, \sigma_1^2, \sigma_n^2)$$
$$= -(n/2)\ln(2\pi) - (k/2)\ln\sigma_1^2 - [(n-k)/2]\ln\sigma_n^2 - \frac{1}{2\sigma_1^2}\sum_{i=1}^{k}(x_i-\mu_1)^2 - \frac{1}{2\sigma_n^2}\sum_{i=k+1}^{n}(x_i-\mu_n)^2$$

令 $\hat{\mu}_1$、$\hat{\mu}_n$、$\hat{\sigma}_1^2$ 和 $\hat{\sigma}_2^2$ 分别是 μ_1、μ_n、σ_1^2 和 σ_n^2 的最大似然估计，则有

$$\hat{\mu}_1 = \bar{x}_k = \frac{1}{k}\sum_{i=1}^{k}x_i, \qquad \hat{\mu}_n = \bar{x}_{n-k} = \frac{1}{n-k}\sum_{i=k+1}^{n}x_i,$$

$$\hat{\sigma}_1^2 = \frac{1}{k}\sum_{i=1}^{k}(x_i-\mu)^2, \qquad \hat{\sigma}_n^2 = \frac{1}{n-k}\sum_{i=k+1}^{n}(x_i-\mu)^2$$

H_1 下的极大对数似然函数为：

$$\ln L_1(\hat{\mu}_1, \hat{\mu}_n, \hat{\sigma}_1^2, \hat{\sigma}_n^2) = -(n/2)\ln(2\pi) - (k/2)\ln\hat{\sigma}_1^2 - [(n-k)/2]\ln\hat{\sigma}_n^2 - n/2$$

似然比过程统计量为：

$$\Lambda_n = \max_{2\leqslant k\leqslant n-2}\hat{\sigma}^n/(\hat{\sigma}_1^k\hat{\sigma}_n^{n-k})$$

$$\lambda_n = (2\ln\Lambda_n)^{1/2} = \{\max_{2\leqslant k\leqslant n-2}[n\ln\hat{\sigma}^2 - k\ln\hat{\sigma}_1^2 - (n-k)\ln\hat{\sigma}_n^2]\}^{1/2}$$

Horvath[5]，Chen 和 Gupta[6]应用三次泰勒展示导出了 λ_n 渐近分布。

定理 2.7 在 H_0 下，当 $n\to\infty$时，对所有 $x\in\mathbf{R}$，有

$$\lim_{n\to\infty}p[a(\ln n)\lambda_n - b(\ln n) \leqslant x] = \exp(-2e^{-x})$$

这里 $a(\ln n) = (2\ln\ln n)^{1/2}$，$b(\ln n) = 2\ln\ln n + \ln\ln\ln n$。

2.3.2 Informational 途径

2.3.2.1 *SICs*

从本节前面已经知道，在 H_0 下，μ 和σ^2 的最大似然估计分别为：

$$\hat{\mu} = \bar{x} = \frac{1}{n}\sum_{i=1}^{n}x_i, \ \hat{\sigma}^2 = \frac{1}{n}\sum_{i=1}^{n}(x_i-\bar{x})^2$$

在 H_0 下用 $SIC(n)$ 表示 SIC，有

$$SIC(n) = n\ln(2\pi) + n\ln\hat{\sigma}^2 + n + 2\ln n \tag{2.3.3}$$

在 H_1 下用 $SIC(k)$ 表示 $SIC(k=2, 3, \cdots, n-2)$，有

$$SIC(k) = n\ln(2\pi) + k\ln\hat{\sigma}_1^2 + (n-k)\ln\hat{\sigma}_n^2 + n + 4\ln n \tag{2.3.4}$$

这里

$$\bar{x}_k = \frac{1}{k}\sum_{i=1}^{k}x_i, \qquad \bar{x}_{n-k} = \frac{1}{n-k}\sum_{i=k+1}^{n}x_i,$$

$$\hat{\sigma}_1^2 = \frac{1}{k}\sum_{i=1}^{k}(x_i-\bar{x}_k)^2, \qquad \hat{\sigma}_n^2 = \frac{1}{n-k}\sum_{i=k+1}^{n}(x_i-\bar{x}_{n-k})^2$$

分别是 μ_1、μ_n、σ_1^2 和 σ_n^2 的最大似然估计。变点 $\hat{k}$ 由下式估计：

$$SIC(\hat{k}) = \min_{2\leqslant k\leqslant n-1}\{SIC(k)\} \tag{2.3.5}$$

2.3.2.2 无效假设下的渐近分布

令$\Delta_n = \min_{2\leqslant k\leqslant n-1}[SIC(k) - SIC(n)]$，$\Delta_n$的渐近分布由下列定理 2.8 给出。

定理 2.8　在 H_0 下，对所有 $x \in \mathbf{R}$，有

$$\lim_{n\to\infty} p[a(\ln n)(2\ln n - \Delta_n)^{1/2} - b(\ln n) \leqslant x] = \exp(-2e^{-x}) \qquad (2.3.6)$$

这里 $a(\ln n) = (2\ln\ln n)^{1/2}$，$b(\ln n) = 2\ln\ln n + \ln\ln\ln n$。

我们注意到：

$$\begin{aligned}\Delta_n &= -\max_{2\leqslant k\leqslant n-1}[SIC(k) - SIC(n)] \\ &= -\lambda_n^2 + 2\ln n\end{aligned}$$

这里 $\lambda_n^2 = (2\ln n - \Delta_n)^{1/2} = \{\max_{2\leqslant k\leqslant n-2}[n\ln\hat{\sigma}^2 - k\ln\hat{\sigma}_1^2 - (n-k)\ln\hat{\sigma}_n^2]\}^{1/2}$。

我们同时注意到，信息准则无须对资料的分布及显著性水准 α 做任何要求即可对资料进行探索性分析。

为了使做出的关于变点的结论更具有统计说服力，引进显著性水准 α 及相关的界值 C_α。这里 C_α 与 α 有如下关系：

$$\begin{aligned}1-\alpha &= p[SIC(n) < \min_{2\leqslant k\leqslant n-2} SIC(k) + C_\alpha \mid H_0 \text{ 成立}] \\ &= p[\Delta_n > -C_\alpha \mid H_0] \\ &= p[-\lambda_n^2 + 2\ln n > -C_\alpha \mid H_0] \\ &= p[0 < \lambda_n < (C_\alpha + 2\ln n)^{1/2} \mid H_0] \\ &= p\left[\begin{array}{l}-b(\ln n) < a(\ln n)\lambda_n - b(\ln n) < a(\ln n)(C_\alpha + 2\ln n)^{1/2} \\ -b(\ln n) \mid H_0\end{array}\right] \\ &= \exp\{-2\exp[b(\ln n) - a(\ln n)(C_\alpha + 2\ln n)^{1/2}]\} - \\ &\quad \exp\{-2\exp[b(\ln n)]\}\end{aligned}$$

因此有

$$\begin{aligned}&\exp\{-2\exp[b(\ln n) - a(\ln n)(C_\alpha + 2\ln n)^{1/2}]\} \\ &= 1 - \alpha + \exp\{-2\exp[b(\ln n)]\}\end{aligned}$$

解得 C_α 为：

$$C_\alpha = \left\{-\frac{1}{a(\ln n)}\ln\ln[1-\alpha+\exp(-2\exp(b(\ln n)))]^{-1/2} + \frac{b(\ln n)}{a(\ln n)}\right\}^2 - 2\ln n$$

由上式即可得到不同的显著性水准 α 及不同的样本含量 n 下的界值 $C_{n,\alpha}$。

2.3.2.3　无偏 *SICs*

在本节我们导出在 H_0 和 H_1 下 *SIC* 的无偏估计，用 $u-SIC(H_i)$ 表示，$i=0$，1。

1）$u-SIC(H_0)$

$$\begin{aligned}J &= E_{\hat{\theta}}[E_y(\ln L_1(\hat{\theta}))] \\ &= E_x\left\{E_y\left[-\frac{n}{2}\ln(2\pi) - \frac{n}{2}\ln\hat{\sigma}^2 - \frac{1}{2\hat{\sigma}^2}\sum_{i=1}^{n}(y_i - \bar{x})^2\right]\right\} \\ &= E_y\left\{-\frac{n}{2}\ln(2\pi) - \frac{n}{2}\ln\hat{\sigma}^2 - E_y\left[\frac{1}{2\hat{\sigma}^2}\sum_{i=1}^{n}(y_i - \bar{x})^2\right]\right\}\end{aligned}$$

注意到：因为 x_i 和 y_i 独立且服从于分布 $N(\mu, \sigma^2)$，则有

$$y_i - \bar{x} \sim N(0, ((n+1)/n)\sigma^2)$$

$$\frac{n}{n+1}\sum_{i=1}^{n}(y_i - \bar{x})^2/\hat{\sigma}^2 \sim \chi_n^2$$

因此

$$\begin{aligned} J &= E_{\hat{\theta}}[\ln L(\hat{\theta}) + n/2 - (n+1)\sigma^2/(2\hat{\sigma}^2)] \\ &= E_{\hat{\theta}}[\ln L(\hat{\theta})] + n/2 - [(n+1)/2]E_{\hat{\theta}}(\sigma^2/\hat{\sigma}^2) \\ &= E_{\hat{\theta}}[\ln L(\hat{\theta})] + n/2 - [(n+1)/2)][n/(n-3)] \\ &= E_{\hat{\theta}}[\ln L(\hat{\theta})] - 2n/(n-3) \end{aligned}$$

因此 $\ln L(\hat{\theta}) - 2n/(n-3)$ 是 J 的无偏估计，或者 $-2\ln L(\hat{\theta}) + 4n/(n-3)$ 是 $-2J$ 的无偏估计。则

$$\begin{aligned} u - SIC(\mathrm{H}_0) &= -2\ln L(\hat{\theta}) + 4n/(n-3) \\ &= SIC(n) + 4n/(n-3) - 2\ln n \end{aligned}$$

2）$u - SIC(H_1)$

$$J = E_{\hat{\theta}}\left\{E_y\left[-\frac{n}{2}\ln(2\pi) - \frac{k}{2}\ln\hat{\sigma}_1^2 - \frac{n-k}{2}\ln\hat{\sigma}_n^2 - \frac{1}{2\hat{\sigma}_1^2}\sum_{i=1}^{k}(y_i - \bar{x}_k)^2 - \frac{1}{2\hat{\sigma}_n^2}\sum_{i=k+1}^{n}(y_i - \bar{x}_k)^2\right]\right\}$$

$$= E_{\hat{\theta}}\left\{-\frac{n}{2}\ln(2\pi) - \frac{k}{2}\ln\hat{\sigma}_1^2 - \frac{n-k}{2}\ln\hat{\sigma}_n^2 - \frac{n}{2} + \frac{n}{2} - E_y\left[\frac{1}{2\hat{\sigma}_1^2}\sum_{i=1}^{k}(y_i - \bar{x}_k)^2\right] - E_y\left[\frac{1}{2\hat{\sigma}_n^2}\sum_{i=k+1}^{n}(y_i - \bar{x}_k)^2\right]\right\}$$

$$y_i - \bar{x}_k \sim N\left(0, \frac{k+1}{k}\sigma_1^2\right), \ \frac{k+1}{n}\frac{1}{\hat{\sigma}_1^2}\sum_{i=1}^{k}(y_i - \bar{x}_k)^2 \sim \chi_k^2$$

因此 $E_y\left[\sum_{i=1}^{k}(y_i - \bar{x}_k)^2/\hat{\sigma}_1^2\right] = (k+1)\sigma_1^2/\hat{\sigma}_1^2$。

同理 $E_y\left[\sum_{i=k+1}^{n}(y_i - \bar{x}_k)^2/\hat{\sigma}_n^2\right] = (n-k+1)\sigma_n^2/\hat{\sigma}_n^2$。

$$\begin{aligned} J &= E_{\hat{\theta}}[\ln(\hat{\theta})] + (n/2) - [(k+1)/2]E_{\hat{\theta}}[\sigma_1^2/\hat{\sigma}_1^2] - [(n-k)/2]E_{\hat{\theta}}[\sigma_n^2/\hat{\sigma}_n^2] \\ &= E_{\hat{\theta}}[\ln(\hat{\theta})] + n/2 - [(k+1)/2]\cdot[k/(k-3)] - [(n-k+1)/2]\cdot \\ &\quad [(n-k)/(n-k-3)] \\ &= E_{\hat{\theta}}[\ln(\hat{\theta})] - [k(k+1)(n-k) + (k-3)(n-k)(n-k+1)]/ \\ &\quad [(k-3)(n-k-3)] - n(k-3)(n-k-3)/[(k-3)(n-k-3)] \end{aligned}$$

$$\begin{aligned} u - SIC(\mathrm{H}_1) &= -2J \\ &= -2E_{\hat{\theta}}[\ln(\hat{\theta})] + 2[k(k+1)(n-k) + (k-3)(n-k)(n-k+1)]/ \\ &\quad [(k-3)(n-k-3)] + 2n(k-3)(n-k-3)/[(k-3)(n-k-3)] \end{aligned}$$

2.4 均值和方差不同时变动的变点问题

本章第 3 节介绍了均值和方差同时变动的变点模型，本节简单介绍均值和方差不同时变动的变点问题。

令 x_1，x_2，…，x_n 是独立正态变量序列，参数分别为 (μ_1, σ_1^2)，(μ_2, σ_2^2)，…，(μ_n, σ_n^2)，其检验假设如下：

$$H_0: \mu_1 = \mu_2 = \cdots = \mu_n = \mu,\ \sigma_1^2 = \sigma_2^2 = \cdots = \sigma_n^2 = \sigma^2(\mu, \sigma^2 \text{ 未知}) \tag{2.4.1}$$

$$H_1: \mu_1 = \cdots = \mu_{k_1} \neq \mu_{k_1+1} = \cdots = \mu_n,\ \sigma_1^2 = \cdots = \sigma_{k_2}^2 \neq \sigma_{k_2+1}^2 = \cdots = \sigma_n^2 \tag{2.4.2}$$

这里 k_1、k_2 是关心的变点位置，即均值和方差分别发生变化的位置，同时也需对分布参数进行估计。特别地，当 $k_1 \approx k_2$ 时此即本章第 3 节介绍的模型。因此，本节假定两个变点之间的距离足够大。

本节也分别介绍似然比过程和 Informational 途径的变点分析方法。

2.4.1 似然比过程

在 H_0 下，其对数似然函数为：

$$\ln L_0(\mu, \sigma^2) = -\frac{n}{2}\ln(2\pi) - \frac{n}{2}\ln\sigma^2 - \frac{1}{2\sigma^2}\sum_{i=1}^{n}(x_i - \mu)^2 \tag{2.4.3}$$

令 $\hat{\mu}$ 和 $\hat{\sigma}^2$ 分别是 H_0 下 μ 和 σ^2 的最大似然估计，则有

$$\hat{\mu} = \bar{x} = \frac{1}{n}\sum_{i=1}^{n}x_i,\ \hat{\sigma}^2 = \frac{1}{n}\sum_{i=1}^{n}(x_i - \bar{x})^2$$

H_0 下的极大对数似然函数为：

$$\ln L_0(\hat{\mu}, \hat{\sigma}^2) = -(n/2)\ln(2\pi) - (n/2)\ln\hat{\sigma}^2 - n/2 \tag{2.4.4}$$

同理，在 H_1 下，不妨假设 $k_1 < k_2$，其对数似然函数为：

$$\begin{aligned}\ln L_1(\mu_1, \mu_n, \sigma_1^2, \sigma_n^2) = &-(n/2)\ln(2\pi) - (k_2/2)\ln\sigma_1^2 - ((n - k_2)/2)\ln\sigma_n^2 - \\ &\frac{1}{2\sigma_1^2}\sum_{i=1}^{k_1}(x_i - \mu_1)^2 - \frac{1}{2\sigma_1^2}\sum_{i=k_1+1}^{k_2}(x_i - \mu_n)^2 - \\ &\frac{1}{2\sigma_n^2}\sum_{i=k_2+1}^{n}(x_i - \mu_n)^2\end{aligned} \tag{2.4.5}$$

令 $\hat{\mu}_1$、$\hat{\mu}_n$、$\hat{\sigma}_1^2$ 和 $\hat{\sigma}_n^2$ 分别是 μ_1、μ_n、σ_1^2 和 σ_n^2 的最大似然估计，则有

$$\hat{\mu}_1 = \bar{x}_{k_1} = \frac{1}{k_1}\sum_{i=1}^{k_1}x_i,\ \hat{\mu}_n = \bar{x}_{n-k_1} = \frac{1}{n-k_1}\sum_{i=k_1+1}^{n}x_i,$$

$$\hat{\sigma}_1^2 = \frac{\sum_{i=1}^{k_1}(x_i - \bar{x}_{k_1})^2 + \sum_{i=k_1+1}^{k_2}(x_i - \bar{x}_{n-k_1})^2}{k_2},\ \hat{\sigma}_n^2 = \frac{1}{n-k_2}\sum_{i=k_2+1}^{n}(x_i - \bar{x}_{n-k_1})^2$$

H_1 下的极大对数似然函数为：

$$\ln L_1(\hat{\mu}_1, \hat{\mu}_n, \hat{\sigma}_1^2, \hat{\sigma}_n^2) = -(n/2)\ln(2\pi) - (k_2/2)\ln\hat{\sigma}_1^2 - ((n - k_2)/2)\ln\hat{\sigma}_n^2 - n/2 \tag{2.4.6}$$

负二倍极大对数似然比统计量为：

$$\lambda_n = (2\ln\Lambda_n)^{1/2} = \{\max_{1<k_1<k_2<n-1}[n\ln\hat{\sigma}^2 - k_2\ln\hat{\sigma}_1^2 - (n - k_2)\ln\hat{\sigma}_n^2]\}^{1/2} \tag{2.4.7}$$

李艳鹏[7]应用三阶泰勒展式和大数定理给出了 λ_n 的极限定理 2.9。

定理 2.9 在 H_0 下，当 $n\to\infty$时，对所有 $x\in\mathbf{R}$，有

$$\lim_{n\to\infty}p[a(\ln n)\lambda_n-b(\ln n)\leqslant x]=\exp(-2e^{-x}) \tag{2.4.8}$$

这里 $a(\ln n)=(2\ln\ln n)^{1/2}$，$b(\ln n)=2\ln\ln n+\ln\ln\ln n$。

特别指出：定理 2.9 的结论与本章第 3 节介绍的结论完全相同。李艳鹏[7]指出，定理 2.9 在“以概率收敛”情形下，方差的变化对该统计量的影响被忽略了，相对来说，均值变点对该统计量的检验效果更大。在大样本情形下，该统计量可以依概率近似于 Gumbel 分布，序列中方差变点对该统计量的检验效果影响较小。

2.4.2 Informational 途径

2.4.2.1 *SIC*

在 H_0 下，μ 和σ^2 的最大似然估计分别为：

$$\hat{\mu}=\bar{x}=\frac{1}{n}\sum_{i=1}^{n}x_i,\ \hat{\sigma}^2=\frac{1}{n}\sum_{i=1}^{n}(x_i-\bar{x})^2$$

在 H_0 下，参数维度为 2，有

$$SIC(n)=n\ln(2\pi)+n\ln\hat{\sigma}^2+n+2\ln n \tag{2.4.9}$$

在 H_1 下，参数维度为 4，有

$$SIC(k_1,k_2)=n\ln(2\pi)+k_2\ln\hat{\sigma}_1^2+(n-k_2)\ln\hat{\sigma}_n^2+n+4\ln n \tag{2.4.10}$$

这里 k_1、k_2 是模型待估变点位置，且

$$\hat{\mu}_1=\bar{x}_{k_1}=\frac{1}{k_1}\sum_{i=1}^{k_1}x_i$$

$$\hat{\mu}_n=\bar{x}_{n-k_1}=\frac{1}{n-k_1}\sum_{i=k_1+1}^{n}x_i$$

$$\hat{\sigma}_1^2=\frac{\sum_{i=1}^{k_1}(x_i-\bar{x}_{k_1})^2+\sum_{i=k_1+1}^{k_2}(x_i-\bar{x}_{n-k_1})^2}{k_2} \tag{2.4.11}$$

$$\hat{\sigma}_n^2=\frac{1}{n-k_2}\sum_{i=k_2+1}^{n}(x_i-\bar{x}_{n-k_1})^2$$

$$SIC(\hat{k}_1,\hat{k}_2)=\min_{2\leqslant k_1<k_2\leqslant n-1}\{SIC(k_1,k_2)\}$$

变点的位置为使 $SIC(k_1,k_2)$ 取得最小值的位置。

2.4.2.2 渐近分布

令$\Delta_n=\min\limits_{2\leqslant k_1<k_2<\leqslant n-1}[SIC(k_1,k_2)-SIC(n)]$，$\Delta_n$的渐近分布由下列定理 2.10 给出。

定理 2.10 在 H_0 下，对所有 $x\in\mathbf{R}$，有

$$\lim_{n\to\infty}p[a(\ln n)(2\ln n-\Delta_n)^{1/2}-b(\ln n)\leqslant x]=\exp(-2e^{-x}) \tag{2.4.12}$$

这里 $a(\ln n)=(2\ln\ln n)^{1/2}$，$b(\ln n)=2\ln\ln n+\ln\ln\ln n$。

我们注意到：

$$\Delta_n = -\max_{2\leqslant k_1<k_2<\leqslant n-1}[SIC(k_1, k_2) - SIC(n)]$$
$$= -\lambda_n^2 + 2\ln n$$

其中，$\lambda_n = (2\ln n - \Delta_n)^{1/2} = \{\max_{2\leqslant k_1<k_2<n-1}[n\ln\hat{\sigma}^2 - k_2\ln\hat{\sigma}_1^2 - (n-k_2)\ln\hat{\sigma}_n^2]\}^{1/2}$。

为了使做出的关于变点的结论更具有统计说服力，引进显著性水准 α 及相关的界值 C_α。这里 C_α 与 α 有如下关系：

$$\begin{aligned}1-\alpha &= p[SIC(n) < \min_{2\leqslant k_1<k_2\leqslant n-2} SIC(k_1,k_2) + C_\alpha \mid H_0 \text{ 成立}]\\ &= p[\Delta_n > -C_\alpha \mid H_0]\\ &= p[-\lambda_n^2 + 2\ln n > -C_\alpha \mid H_0]\\ &= p[0 < \lambda_n < (C_\alpha + 2\ln n)^{1/2} \mid H_0]\\ &= p[-b(\ln n) < a(\ln n)\lambda_n - b(\ln n)\\ &< a(\ln n)(C_\alpha + 2\ln n)^{1/2} - b(\ln n) \mid H_0]\\ &\approx \exp\{-2\exp[b(\ln n) - a(\ln n)(C_\alpha + 2\ln n)^{1/2}]\} - \\ &\quad \exp\{-2\exp[b(\ln n)]\}\end{aligned} \tag{2.4.13}$$

因此有

$$\exp\{-2\exp[b(\ln n) - a(\ln n)(C_\alpha + 2\ln n)^{1/2}]\}$$
$$= 1 - \alpha + \exp\{-2\exp[b(\ln n)]\}$$

解得 C_α 为：

$$C_\alpha = \left\{-\frac{1}{a(\ln n)}\ln\ln[1-\alpha+\exp(-2\exp(b(\ln n)))]^{-1/2} + \frac{b(\ln n)}{a(\ln n)}\right\}^2 - 2\ln n \tag{2.4.14}$$

由上式即可得到不同的显著性水准 α 及不同的样本含量 n 下的界值 $C_{n,\alpha}$。

2.5 实例分析

本节给出一个应用实例，说明方法的应用，并就应用中的问题进行了讨论。

2.5.1 就诊人次变点分析

收集某医院某科室某日上午 8 时至 12 时每隔 5 分钟就诊人次作为分析数据。以收到挂号费并就诊的患者为研究对象。

上午 8 时至 12 时每隔 5 分钟共 48 个时段的总就诊人次数为 636，平均每个时段就诊人次数为 13.2500。

拟分析就诊人次的均值方差变点问题，数据见表 2.2。

表 2.2　某医院科室某日上午 8 时至 12 时每隔 5 分钟就诊人次数据

时段	就诊人次 x_i	时段	就诊人次 x_i	时段	就诊人次 x_i
8：00—8：05	7	9：20—9：25	17	10：40—10：45	15
8：05—8：10	8	9：25—9：30	15	10：45—10：50	17
8：10—8：15	6	9：30—9：35	16	10：50—10：55	15
8：15—8：20	7	9：35—9：40	13	10：55—11：00	14
8：20—8：25	5	9：40—9：45	17	11：00—11：05	16
8：25—8：30	8	9：45—9：50	15	11：05—11：10	13
8：30—8：35	9	9：50—9：55	14	11：10—11：15	17
8：35—8：40	5	9：55—10：00	17	11：15—11：20	15
8：40—8：45	7	10：00—10：05	15	11：20—11：25	14
8：45—8：50	8	10：05—10：10	14	11：25—11：30	17
8：50—8：55	14	10：10—10：15	16	11：30—11：35	15
8：55—9：00	16	10：15—10：20	13	11：35—11：40	11
9：00—9：05	13	10：20—10：25	17	11：40—11：45	12
9：05—9：10	17	10：25—10：30	15	11：45—11：50	10
9：10—9：15	15	10：30—10：35	14	11：50—11：55	14
9：15—9：20	14	10：35—10：40	17	11：55—12：00	17

应用本章第 3 节的均值和方差变点模型进行分析。其检验假设为：

$H_0:\mu_1=\mu_2=\cdots=\mu_{48}=\mu,\ \sigma_1^2=\sigma_2^2=\cdots=\sigma_{48}^2=\sigma^2$（$\mu$，$\sigma^2$ 未知）

$H_1:\mu_1=\cdots=\mu_k\neq\mu_{k+1}=\cdots=\mu_{48},\ \sigma_1^2=\cdots=\sigma_k^2\neq\sigma_{k+1}^2=\cdots=\sigma_{48}^2$

$\alpha=0.05$

这里 $2\leqslant k\leqslant 46$，k 是未知变点位置。

应用似然比原理，在 H_0 下，有

$$\hat{\mu}=\bar{x}=\frac{1}{48}\sum_{i=1}^{48}x_i=13.2500,\ \hat{\sigma}^2=\frac{1}{48}\sum_{i=1}^{48}(x_i-\hat{\mu})^2=13.0625$$

在 H_1 下，$\hat{\mu}_1$、$\hat{\mu}_{48}$、$\hat{\sigma}_1^2$ 和 $\hat{\sigma}_{48}^2$ 分别按下式计算：

$$\hat{\mu}_1=\bar{x}_k=\frac{1}{k}\sum_{i=1}^{k}x_i,\ \hat{\mu}_{48}=\bar{x}_{48-k}=\frac{1}{48-k}\sum_{i=k+1}^{48}x_i,$$

$$\hat{\sigma}_1^2=\frac{1}{k}\sum_{i=1}^{k}(x_i-\hat{\mu}_1)^2,\ \hat{\sigma}_{48}^2=\frac{1}{48-k}\sum_{i=k+1}^{48}(x_i-\hat{\mu}_{48})^2$$

对不同的 k（$k=2,3,\cdots,46$），$\hat{\mu}_1$、$\hat{\sigma}_1^2$、$\hat{\mu}_{48}$ 和 $\hat{\sigma}_{48}^2$ 的值及对应的统计量 $[48\ln\hat{\sigma}^2-k\ln\hat{\sigma}_1^2-(48-k)\ln\hat{\sigma}_{48}^2]^{1/2}$ 见表 2.3。

表 2.3 某医院某科室某日上午 8 时至 12 时每隔 5 分钟就诊人次的均值方差变点分析

k	$\hat{\mu}_1$	$\hat{\sigma}_1^2$	$\hat{\mu}_{48}$	$\hat{\sigma}_{48}^2$	$[48\ln\hat{\sigma}^2 - k\ln\hat{\sigma}_1^2 - (48-k)\ln\hat{\sigma}_{48}^2]^{1/2}$
2	7.5000	0.2500	13.5000	12.1196	3.3703
3	7.0000	0.6667	13.6667	11.1111	4.0257
4	7.0000	0.5000	13.8182	10.3306	4.8348
5	6.6000	1.0400	14.0233	8.7204	5.4798
6	6.8333	1.1389	14.1667	8.0437	5.9163
7	7.1429	1.5510	14.2927	7.5729	6.1047
8	6.8750	1.8594	14.5250	5.5494	7.0596
9	6.8889	1.6543	14.7179	4.2025	7.9263
10	7.0000	1.6000	14.8947	3.0942	8.7021
11	7.6364	5.5041	14.9189	3.1556	7.8783
12	8.3333	10.3889	14.8889	3.2099	7.2989
13	8.6923	11.1361	14.9429	3.1967	7.1652
14	9.2857	14.9184	14.8824	3.1626	6.8091
15	9.6667	15.9556	14.8788	3.2580	6.5440
16	9.9375	16.0586	14.9063	3.3350	6.3549
17	10.3529	17.8754	14.8387	3.2966	6.1115
18	10.6111	18.0154	14.8333	3.4056	5.8774
19	10.8947	18.5152	14.7931	3.4744	5.6371
20	11.0000	17.8000	14.8571	3.4796	5.5543
21	11.2857	18.5850	14.7778	3.4321	5.3556
22	11.4545	18.3388	14.7692	3.5621	5.1303
23	11.5652	17.8110	14.8000	3.6800	4.9537
24	11.7917	18.2483	14.7083	3.6233	4.7700
25	11.9200	17.9136	14.6957	3.7769	4.5435
26	12.0000	17.3846	14.7273	3.9256	4.3609
27	12.1481	17.3114	14.6667	4.0317	4.1331
28	12.1786	16.7181	14.7500	4.0875	4.0407
29	12.3448	16.9156	14.6316	4.0222	3.8580
30	12.4333	16.5789	14.6111	4.2377	3.6210
31	12.4839	16.1207	14.6471	4.4637	3.4254
32	12.6250	16.2344	14.5000	4.3750	3.2473

续表2.3

k	$\hat{\mu}_1$	$\hat{\sigma}_1^2$	$\hat{\mu}_{48}$	$\hat{\sigma}_{48}^2$	$[48\ln\hat{\sigma}^2 - k\ln\hat{\sigma}_1^2 - (48-k)\ \ln\hat{\sigma}_{48}^2]^{1/2}$
33	12.6970	15.9082	14.4667	4.6489	2.9988
34	12.8235	15.9689	14.2857	4.4898	2.8497
35	12.8857	15.6441	14.2308	4.7929	2.5926
36	12.9167	15.2431	14.2500	5.1875	2.3504
37	13.0000	15.0811	14.0909	5.3554	2.1193
38	13.0000	14.6842	14.2000	5.7600	1.9342
39	13.1026	14.7074	13.8889	5.4321	1.8086
40	13.1500	14.4275	13.7500	5.9375	1.5271
41	13.1707	14.0928	13.7143	6.7755	1.2175
42	13.2619	14.0981	13.1667	5.8056	1.2889
43	13.3023	13.8388	12.8000	6.1600	1.1295
44	13.2500	13.6420	13.2500	6.6875	0.8763
45	13.2222	13.3728	13.6667	8.2222	0.5763
46	13.1522	13.3029	15.5000	2.2500	1.6367

$[48\ln\hat{\sigma}^2 - k\ln\hat{\sigma}_k^2 - (48-k)\ln\hat{\sigma}_{48}^2]^{1/2}$的最大值=8.7021，即$\lambda_n = 8.7021$，对应的$k = 10$。

$$\begin{aligned} a(\ln n)\lambda_n - b(\ln n) &= (2\ln\ln n)^{1/2}\lambda_n - (2\ln\ln n + \ln\ln\ln n) \\ &= (2\ln\ln 48)^{1/2} \times 8.7021 - (2\ln\ln 48 + \ln\ln\ln 48) \\ &= 11.308 \end{aligned}$$

$$\exp(-2e^{-11.308}) = 0.999975$$

$$p = 1 - \exp(-2e^{-11.308}) = 1 - 0.999975 = 0.000025$$

本例$p < \alpha$，拒绝H_0，可认为变点存在，变点$k = 10$。

变点前的均值为7.0000人次，变点后的均值为14.8974人次。变点后的均值约为变点前的2倍。

2.5.2 讨论

本章介绍的变点分析方法，不需要确定基期或者对比的数据，为统计分析方法和统计监测方法提供了新的研究途径。

本节结果表明变点发生时间在8：50，可能主要由该医院所在城市8：00前后交通拥挤所致；变点前8：00—8：50的均值为7.0000人次，变点后8：50—12：00的均值为14.8974人次，变点后的均值约为变点前的2倍，可为合理配置卫生资源、合理排班提供科学依据。一般可认为变点前后配备人力资源之比为1∶2。本节仅应用于一天的数据分析，稳定性有待检验。本章介绍的方法可推广到对其他医院、其他时间段就诊人次的变点分析，以及对其他变量指标的变点分析。

本章仅就单变点分析方法进行了介绍和应用。一般情况下可应用二元分割理论[8]对变点前后的子序列分别按照本书介绍的方法进行假设检验，直至没有变点为止，但对变点位置的距离有一定的要求；或者按照野生二元分割原理直接进行多变点分析[9]。

康春阳、陈海燕、李旺涛等[10]对本实例进行了分析和讨论。

参考文献

[1] Hawkins D M. Testing a sequence of observations for a shift in location [J]. Journal of American Statistical Association，1977 (72)：180－186.

[2] Yao Y C，Davis R A. The asymptotic behavior of the likelihood ratio statistics for testing shift in a sequence of independent normal variates [J]. Sankhya，1986 (A48)：339－353.

[3] Worsley K J. On the likelihood ratio tests for a shift in location of normal populations [J]. Journal of American Statistical Association，1979 (74)：365－367.

[4] Chen J，Gupta A K. Parametric statistical change point analysis [J]. Springer Science＋Business Media，LLC，2000.

[5] Horvath L. The maximum likelihood for testing changes in the parameters of normal observations [J]. Annuals of Statistics，1993 (21)：671－680.

[6] Chen J，Gupta A K. Testing and locating variance change points with application to stock prices [J]. Journal of American Statistical Association，1997，92 (438)：739－747.

[7] 李艳鹏. 基于二元分割的多变点检测及其在金融中的应用 [D]. 哈尔滨：哈尔滨工业大学，2018.

[8] Adam B O，Venkatraman E S. Circular binary segmentation for the analysis of array－based DNA copy number data [J]. Biostatistics，2004，5 (4)：557－572.

[9] Fryzlewicz P. Wild binary segmentation for multiple change－point detection [J]. The Annuals of Statistics，2014，42 (6)：2243－2281.

[10] 康春阳，陈海燕，李旺涛，等. 基于似然比原理下正态分布的变点分析方法及其在就诊人次分析中的应用 [J]. 中华地方病学杂志，2023，42 (3)：230－233.

3 离散模型的变点分析方法

离散模型是医学研究和医院管理中极其重要的模型，疾病和出生缺陷的发生可用二项分布和 Poisson 分布来拟合，几何分布也具有应用性极强的医学背景。本章将介绍二项分布、Poisson 分布、几何分布的变点分析方法。基于负二项分布下的变点分析方法将在 10. 10 节做介绍。

3.1 二项分布的变点分析方法

本节主要介绍似然比过程和累计和检验的变点分析方法。本节主要参考文献 Worsley[1]，Fu 和 Curllow[2]。

3.1.1 似然比过程

假如有 c 个二项变量 $x_i \sim bin(n_i, p_i)$，$x_i = m_i(i = 1, 2, \cdots, c)$。这里 x_i 表示 n_i 次试验中成功的次数。本节关心的无效假设是：

$$\mathrm{H}_0: p_1 = p_2 = \cdots = p_c = p$$

备择假设是：

$$\mathrm{H}_1: p_1 = \cdots = p_k = p' \neq p_{k+1} = \cdots = p_c = p''$$

引入记号，有

$$M_k = \sum_{i=1}^{k} m_i,\ N_k = \sum_{i=1}^{k} n_i (k = 1, 2, \cdots, c),\ M \equiv M_c,\ N \equiv N_c$$

$$M'_k = M - M_k,\ N'_k = N - N_k (k = 1, 2, \cdots, c)$$

在 H_0 下，似然函数为：

$$L_0(p) = \prod_{i=1}^{c} \binom{n_i}{m_i} p^{m_i} (1-p)^{n_i - m_i}$$

以下导出 p 的最大似然估计。对数似然函数为：

$$\ln L_0(p) = \sum_{i=1}^{c} \left[\ln \binom{n_i}{m_i} + m_i \ln p + (n_i - m_i) \ln(1-p) \right]$$

对 $\ln L_0(p)$ 关于 p 求偏导，有

$$\begin{aligned}\frac{\partial \ln L_0(p)}{\partial p} &= \sum_{i=1}^{c}[m_i/p-(n_i-m_i)/(1-p)] \\ &= \frac{1}{p}\sum_{i=1}^{c}m_i-\frac{1}{1-p}\sum_{i=1}^{c}(n_i-m_i) \\ &= M/p-(N-M)/(1-p)\end{aligned}$$

令$\frac{\partial \ln L_0(p)}{\partial p}=0$，可推导出$\hat{p}=M/N$。

在 H_1 下，似然函数为：

$$L_1(p',p'')=\prod_{i=1}^{k}\binom{n_i}{m_i}p'^{m_i}(1-p')^{n_i-m_i}\prod_{i=k+1}^{c}\binom{n_i}{m_i}p''^{m_i}(1-p'')^{n_i-m_i}$$

以下导出 p'和 p''的最大似然估计。对数似然函数为：

$$\ln L_1(p',p'')=\sum_{i=1}^{k}\left[\ln\binom{n_i}{m_i}+m_i\ln p'+(n_i-m_i)\ln(1-p')\right]+$$

$$\sum_{i=k+1}^{c}\left[\ln\binom{n_i}{m_i}+m_i\ln p''+(n_i-m_i)\ln(1-p'')\right]$$

对 $\ln L_1(p',p'')$ 关于 p'求偏导，有

$$\frac{\partial \ln L_1(p',p'')}{\partial p'}=\frac{1}{p'}\sum_{i=1}^{k}m_i-\frac{1}{1-p'}\sum_{i=1}^{k}(n_i-m_i)$$

令$\frac{\partial \ln L_1(p',p'')}{\partial p'}=0$，可推导出$\hat{p}'=M_k/N_k$。

对 $\ln L_1(p',p'')$ 关于 p''求偏导，有

$$\frac{\partial \ln L_1(p',p'')}{\partial p''}=\frac{1}{p''}\sum_{i=k+1}^{n}m_i-\frac{1}{1-p''}\sum_{i=k+1}^{n}(n_i-m_i)$$

令$\frac{\partial \ln L_1(p',p'')}{\partial p''}=0$，可推导出$\hat{p}''=(M-M_k)/(N-N_k)=M_k'/N_k'$。

则极大对数似然比为：

$$\begin{aligned}\ln\frac{L_0(\hat{p})}{L_1(\hat{p}',\hat{p}'')} &= \ln L_0(\hat{p})-\ln L_1(\hat{p}',\hat{p}'') \\ &= \sum_{i=1}^{c}[m_i\ln(M/N)+(n_i-m_i)\ln(1-M/N)]- \\ &\quad \sum_{i=1}^{k}[m_i\ln(M_k/N_k)+(n_i-m_i)\ln(1-M_k/N_k)]- \\ &\quad \sum_{i=k+1}^{c}[m_i\ln(M_k'/N_k')+(n_i-m_i)\ln(1-M_k'/N_k')] \\ &= M\ln(M/N)+(N-M)\ln(1-M/N)-M_k\ln(M_k/N_k)- \\ &\quad (N_k-M_k)\ln(1-M_k/N_k)-M_k'\ln(M_k'/N_k')- \\ &\quad (N_k'-M_k')\ln(1-M_k'/N_k') \\ &= M\ln M+(N-M)\ln(N-M)-N\ln N- \\ &\quad M_k\ln M_k-(N_k-M_k)\ln(N_k-M_k)+N_k\ln N_k- \\ &\quad M_k'\ln M_k'-(N_k'-M_k')\ln(N_k'-M_k')+N_k'\ln N_k'\end{aligned}$$

定义 $l(n, m)=m\ln m+(n-m)\ln(n-m)-n\ln n$，则有

$$L_k=-2\ln\frac{L_0(\hat{p})}{L_1(\hat{p}', \hat{p}'')}=2[l(N_k, M_k)+l(N_k', M_k')-l(N, M)]$$

是负 2 倍极大对数似然比。该统计量以 χ^2 分布作为它的渐近分布。因此，变点位置 $\hat{k}$ 由 $L=L_{\hat{k}}=\max\limits_{1\leqslant k\leqslant c-1}L_k$ 来估计，假设 $L_{\hat{k}}>C_1$，则拒绝 H_0。这里 C_1 是由 H_0 下 L 的分布和显著性水平 α 确定的常数。

3.1.2 累计和检验途径

累计和检验广泛应用于变点分析中，这里介绍累计和法来研究二项分布的变点问题。

累计和统计量 Q_k 定义如下：

$$Q_k=(M_k-r_kM)/\sqrt{Np_0(1-p_0)}, k=1, 2, \cdots, c-1$$

其中，$r_k=N_k/N$，$\sqrt{Np_0(1-p_0)}$ 是样本的标准误，$p_0=M/N$。

设 $S_k^2=r_k(1-r_k)$，则 Q_k^2/S_k^2 是在 M 一定的条件下用于检验 H_0 的 χ^2 统计量，且 Q_k^2/S_k^2 与 L_k 渐近等价，则变点统计量 $\hat{k}$ 由 $Q=Q_{\hat{k}}=\max\limits_{1\leqslant k\leqslant c-1}Q_k$ 确定。假设当 $Q_{\hat{k}}>C_2$ 时拒绝 H_0，C_2 是由 H_0 下 Q 的分布和显著性水平 α 确定的常数。

为了得到 C_1 和 C_2 的值，下面介绍无效假设下 L 和 Q 的分布。

3.1.3 H_0 下 L 和 Q 的分布

首先，当 H_0 是真时，对冗余参数 p 而言 M 是足够大的，则 L 和 Q 的条件分布不依赖于 p；其次，对 p' 和 p'' 而言 M_k 和 M_k' 是足够的，则 L 和 Q 只依赖于 M_k 和 M_k'，当 M 固定时，$M_k'=M-M_k$，L 和 Q 只依赖于 M_k。因此可把事件 $\{L_k<x\}$ 和 $\{|Q_k|<q\}$ 分别表示成：

$$\{L_k<x\}\overset{\Delta}{=}A_k=\{M_k:a_k\leqslant M_k\leqslant b_k\} \tag{3.1.1}$$

这里 $a_k=\inf\{M_k: L_k<x\}$，$b_k=\sup\{M_k: L_k<x\}$。

$$\{|Q_k|<q\}\overset{\Delta}{=}A_k'=\{M_k:a_k'\leqslant M_k\leqslant b_k'\}$$

这里 $a_k'=\inf\{M_k: |Q_k|<q\}$，$b_k'=\sup\{M_k: |Q_k|<q\}$。则 $\{L_k<x\}=\bigcap\limits_{k=1}^{c}A_k$，$\{|Q_k|<q\}=\bigcap\limits_{k=1}^{c}A_k'$。

我们的目的是评估在 $M=m$ 的条件下 $p(\bigcap\limits_{k=1}^{c}A_k)$。令

$$F_k(v)=p(\bigcap_{i=1}^{k}A_i|M_k=v), k=1, 2, \cdots, c$$

假如 $a_1\leqslant v\leqslant b_1$，$F_1(v)=1$，且 $F_c(m)=p(\bigcap\limits_{i=1}^{c}A_i)$，则 $F_k(v)$ 是在 $M_k=v$ 的条件下，$\{L<x\}$ 或 $\{Q<q\}$ 的条件概率。

评估 $F_k(v)$ 的一般迭代过程见引理 3.1。

引理 3.1 对 $k\leqslant c-1$，假如 $p_i=p(i=1, 2, \cdots, k+1)$，则有

$$F_{k+1}(v)=\sum_{u=a_k}^{b_k}F_k(u)h_k(u, v), a_{k+1}\leqslant v\leqslant b_{k+1}$$

这里，对 $0\leqslant u\leqslant N_k$，$0\leqslant v-u\leqslant n_{k+1}$，有

$$h_k(u,v)=\binom{N_k}{u}\binom{n_{k+1}}{v-u}\Big/\binom{N_{k+1}}{v}$$

证明：假如 $a_{k+1}\leqslant v\leqslant b_{k+1}$，则

$$\begin{aligned}F_{k+1}(v)&=p(\bigcap_{i=1}^{k+1}A_i\mid M_{k+1}=v)=p(\bigcap_{i=1}^{k}A_i\cap A_{k+1}\mid M_{k+1}=v)\\&=p(\bigcap_{i=1}^{k}A_i\mid M_{k+1}=v)\\&=\sum_{u=a_k}^{b_k}p(\bigcap_{i=1}^{k}A_i\mid M_k=u,M_{k+1}=v)p(M_k=u\mid M_{k+1}=v)\end{aligned}$$

基于 M_k 和 M 条件下，M_1，M_2，…，M_k 与 M_{k+1} 独立，则有

$$p(\bigcap_{i=1}^{k}A_i\mid M_k=u,M_{k+1}=v)=p(\bigcap_{i=1}^{k}A_i\mid M_k=u)=F_k(u)$$

在 M_{k+1} 一定的条件下，M_k 有参数 N_{k+1}，N_k，$N_{k+1}-N_k=n_{k+1}$ 的超几何分布（Hypergeometric distribution），即

$$p(M_k=u\mid M_{k+1}=v)=\binom{N_k}{u}\binom{n_{k+1}}{v-u}\Big/\binom{N_{k+1}}{v}$$

因此有

$$F_{k+1}(v)=\sum_{u=a_k}^{b_k}F_k(u)h_k(u,v),\ a_{k+1}\leqslant v\leqslant b_{k+1}$$

这里

$$h_k(u,v)=\binom{N_k}{u}\binom{n_{k+1}}{v-u}\Big/\binom{N_{k+1}}{v}$$

证毕。

引理 3.1 可用来对 $k=1,2,\cdots,c-2$ 进行迭代，以评估 $F_k(v)$，$a_{k+1}\leqslant v\leqslant b_{k+1}$。对 $k=c-1$，当 $v=m$ 时最后的迭代将给出。这里 $F_c(m)=p(\bigcap_{i=1}^{c}A_i)=p(A)=\{L_k<x\}$或$\{|Q_k|<q\}$。

为了减少上述运算，可使用下述超几何分布的性质：

$$h_k(0,v+1)=[(n_{k+1}-v)/(N_{k+1}-v)]h_k(0,v)$$
$$h_k(u+1,v)=\{(v-u)(N_k-u)/[(u+1)(n_{k+1}-v+u+1)]\}h_k(u,v)$$

3.1.4 H_1 下 L 和 Q 的分布函数

假设时间 k 以后序列发生了变化，引理 3.1 用来迭代 $F_i(v)(i=1,2,\cdots,k-1)$；考虑从 k 到 $c-1$ 序列，在 M 一定的条件下，令

$$F'_k(v)=p(\bigcap_{i=k}^{c-1}A_i\mid M_k=v),\ k=1,2,\cdots,c-1$$

引理 3.2 给出了计算 $F'_k(v)$ 的迭代公式。

引理 3.2 假设 $p_i=p''(i=k,k+1,\cdots,c)$，则

$$F'_{k-1}(v)=\sum_{i=a_k}^{b_k}F'_k(v)h'_k(u,v),\ a_{k+1}\leqslant v\leqslant b_{k+1}$$

这里，对 $0 \leqslant m-u \leqslant N'_k$，$0 \leqslant u-v \leqslant n_k$，有

$$h'_k(u, v) = \binom{N'_k}{m-u}\binom{n_k}{u-v} \bigg/ \binom{N'_{k-1}}{m-v}$$

证明：假设 $a_{k-1} \leqslant v \leqslant b_{k-1}$，则

$$\begin{aligned} F'_{k-1}(v) &= p(\bigcap_{i=k-1}^{c-1} A_i \mid M_{k-1} = v) \\ &= p(\bigcap_{i=k}^{c-1} A_i \cap A_{k-1} \mid M_{k-1} = v) \\ &= p(\bigcap_{i=k}^{c-1} A_i \mid M_{k-1} = v) \\ &= \sum_{i=a_k}^{b_k} p(\bigcap_{i=k}^{c-1} A_i \mid M_k = u, M_{k-1} = v) p(M_k = u \mid M_{k-1} = v) \end{aligned}$$

在 M 一定的条件下，M_k，M_{k+1}，…，M_{c-1} 独立于 M_{k-1}，则有

$$p(\bigcap_{i=k}^{c-1} A_i \mid M_k = u, M_{k-1} = v) = p(\bigcap_{i=k}^{c-1} A_i \mid M_k = u) = F'_k(u)$$

在 $M_{k-1}=v$ 的条件下，$M_k=u$ 有参数 N'_{k-1}，N'_k，$n_k = N'_{k-1} - N'_k = N - N_{k-1} - N + N_k = N_k - N_{k-1}$ 的超几何分布，即

$$p(M_k = u \mid M_{k-1} = v) = \binom{N'_k}{m-u}\binom{n_k}{u-v} \bigg/ \binom{N_{k-1}{}'}{m-v}$$

因此有

$$F'_{k-1}(v) = \sum_{i=a_k}^{b_k} F'_k(u) h'_k(u, v)$$

这里

$$h'_k(u,v) = \binom{N'_k}{m-u}\binom{n_k}{u-v} \bigg/ \binom{N'_{k-1}}{m-v}$$

证毕。

联合 $F_k(v)$ 和 $F'_k(v)$，即能计算出 H_1 下的 $p(\bigcap_{i=k}^{c-1} A_i)$。

定理 3.3 在 H_1 下，在 $M=m$ 的条件下，有

$$p(\bigcap_{k=1}^{c} A_k) = \sum_{v=a_k}^{b_k} F_k(v) F'_k(v) H_k(v) \Delta^{-v} \Big/ \sum_{v=0}^{m} H_k(v) \Delta^{-v}$$

这里，对 $0 \leqslant v \leqslant N_k$，$0 \leqslant m-u \leqslant N'_k$，有

$$H_k(v) = \binom{N_k}{v}\binom{n'_k}{m-v} \bigg/ \binom{N}{m}$$

其中，$\Delta = \dfrac{p''/(1-p'')}{p'/(1-p')}$ 是比数比或相对危险度。

证明：

$$p(\bigcap_{k=1}^{c} A_k) = \sum_{v=a_k}^{b_k} p(\bigcap_{k=1}^{c} A_i \mid M_k = v) p(M_k = v)$$

在 $M_k=v$ 和 $M=m$ 的条件下，M_i 独立于 M_j，$i<k<j$，则有

$$\begin{aligned} p(\bigcap_{k=1}^{c} A_k \mid M_k = v \mid) &= p\{[\bigcap_{j=1}^{k} A_j] \cap [\bigcap_{j=k}^{c-1} A_j] \mid M_k = v\} \\ &= p(\bigcap_{j=1}^{k} A_j \mid M_k = v) p(\bigcap_{j=k}^{c-1} A_j \mid M_k = v) \\ &= F_k(v) F'_k(v) \end{aligned}$$

在 $M=m$ 的条件下，由贝叶斯公式有

$$p(M_k=v|M=m)=p(M_k=v,M=m)/\sum_{v=0}^{m}p(M=m)$$

$$=p(M_k=v)/\sum_{v=0}^{m}p(M_k=v)$$

$$=\frac{\binom{N_k}{v}p'^{v}(1-p')^{N_k-v}\binom{N'_k}{m-v}p''^{m-v}(1-p'')^{N'_k-m+v}}{\binom{N}{m}p''^{m}(1-p'')^{N'_k-m}(1-p')^{N_k}}$$

$$/\sum_{v=0}^{m}\frac{\binom{N_k}{v}p'^{v}(1-p')^{N_k-v}\binom{N'_k}{m-v}p''^{m-v}(1-p'')^{N'_k-m+v}}{\binom{N}{m}p''^{m}(1-p'')^{N'_k-m}(1-p')^{N_k}}$$

$$=\frac{\binom{N_k}{v}\binom{N'_k}{m-v}}{\binom{N}{m}}\left[\frac{p'(1-p'')}{p''(1-p')}\right]^{v}/\sum_{v=0}^{m}\frac{\binom{N_k}{v}\binom{N'_k}{m-v}}{\binom{N}{m}}\left[\frac{p'(1-p'')}{p''(1-p')}\right]^{v}$$

$$=H_k(v)\Delta^{-v}/\sum_{v=0}^{m}H_k(v)\Delta^{-v}$$

因此在 $M=m$ 的条件下，可得到：

$$p(\bigcap_{k=1}^{c}A_k)=\sum_{v=a_k}^{b_k}F_k(v)F'_k(v)H_k(v)\Delta^{-v}/\sum_{v=0}^{m}H_k(v)\Delta^{-v}$$

证毕。

对较小的 M 或 $M-N$，在 H_1 下 L 和 Q 的分布能用定理 3.3 得到。

3.1.5 L 和 Q 的极限分布

由于递归，假如样本大小大时其计算非常困难和耗时。因此，学者们关心 L 和 Q 的大样本性质。Worsley[1] 讨论了在一定条件下，Q 的极限分布是 $\sup\limits_{0\leqslant t\leqslant 1}|B(t)|$ 分布，这里 $\{B(t),\ 0\leqslant t\leqslant 1\}$ 是布朗桥过程。猜测 L 的极限分布是非常困难的。Worsley[1] 建议 L 的渐近分布能用正态分布近似，但正态分布的参数一定依赖于样本含量。下面介绍 Lajos Horvath[3] 的结果。

定理 3.4 假设 H_0 成立，且 $n_i=n(i=1,\ 2,\ \cdots,\ c)$ 是固定的参数，则对任意实数 t 有

$$\lim_{N\to\infty}p\{a^2(N)L\leqslant(b(\ln N)+t)^2\}=\exp(-2e^{-t}) \tag{3.1.2}$$

假如 $N_J\to\infty$，$N_R\to\infty$，且 $N_J/N\to 0$，$N_R/N\to 0(N\to\infty)$，则有

$$\lim_{N\to\infty}p\left\{a^2\left(\frac{1}{2}\ln N_J\right)L(1,\ J)\leqslant\left[b\left(\frac{1}{2}\ln N_J\right)+t\right]^2\right\}=\exp(-2e^{-t}) \tag{3.1.3}$$

$$\lim_{N\to\infty}p\left\{a^2\left(\frac{1}{2}\ln N'_{c-R}\right)L(c-R,\ c)\leqslant\left[b\left(\frac{1}{2}\ln N'_{c-R}\right)+t\right]^2\right\}=\exp(-2e^{-t}) \tag{3.1.4}$$

其中，$a(x)=(2\ln x)^{1/2}$，$b(x)=2\ln x+\frac{1}{2}\ln\ln x-\frac{1}{2}\ln\pi$，$L(i,\ j)=\max\limits_{i\leqslant m\leqslant j}L_m$。

Worsley[1] 观察到似然比似乎在数据首末端比中间更有效，定理 3.4 也支持他的观察。下面介绍累计和统计量。

定理 3.5 假设 H_0 成立，且

$$\lim_{N\to\infty}\sup_{0\leqslant t\leqslant 1}|N_{[kt]}/N-t|=0$$

则对任何 $x>0$，有

$$\lim_{N\to\infty}p\{Q\leqslant x\}=1+2\sum_{r=1}^{\infty}(-1)^r\exp(-2r^2x^2)$$

3.2 Poisson 分布的变点分析方法

上一节介绍了二项分布下的变点分析方法，本节介绍 Poisson 分布的变点分析方法。

令 x_i 是来自均值为 λ_i 的 Poisson 分布的独立随机变量序列（$i=1,\ 2,\ \cdots,\ c$）。本节关心的无效假设问题是：

$$H_0:\lambda_1=\lambda_2=\cdots=\lambda_c=\lambda$$

备择假设问题是：

$$H_1:\lambda_1=\cdots=\lambda_k=\lambda'\neq\lambda_{k+1}=\cdots=\lambda_c=\lambda''$$

3.2.1 似然比过程

在 H_0 下，似然函数为：

$$L_0(\lambda)=\prod_{i=1}^{c}\frac{e^{-\lambda}\lambda^{x_i}}{x_i!}=\frac{e^{-c\lambda}\lambda^{\sum_{i=1}^{c}x_i}}{\prod_{i=1}^{c}x_i!}$$

λ 的最大似然估计为：

$$\hat{\lambda}=\frac{1}{c}\sum_{i=1}^{c}x_i$$

在 H_1 下，似然函数为：

$$L_0(\lambda',\lambda'')=\prod_{i=1}^{k}\frac{e^{-\lambda'}\lambda'^{x_i}}{x_i!}\prod_{i=k+1}^{c}\frac{e^{-\lambda''}\lambda''^{x_i}}{x_i!}$$

$$=\frac{e^{-k\lambda'}\lambda'^{\sum_{i=1}^{k}x_i}}{\prod_{i=1}^{k}x_i!}\frac{e^{-(c-k)\lambda''}\lambda''^{\sum_{i=k+1}^{c}x_i}}{\prod_{i=k+1}^{c}x_i!}$$

λ'和λ''的最大似然估计分别为：

$$\hat{\lambda}'=\frac{1}{k}\sum_{i=1}^{k}x_i,\ \hat{\lambda}''=\frac{1}{c-k}\sum_{i=k+1}^{c}x_i$$

记 $M_k=\sum_{i=1}^{k}x_i$，$M=M_c$，$M'_k=M-M_k=\sum_{i=k+1}^{c}x_i$。则在 H_0 下，$\hat{\lambda}=M/c$；在 H_1 下，$\hat{\lambda}'=M_k/k$，$\hat{\lambda}''=M'_k/(c-k)$。

极大对数似然比为：

$$\begin{aligned}\ln\frac{L_0(\hat{\lambda})}{L_1(\hat{\lambda}',\hat{\lambda}'')} &= \ln L_0(\hat{\lambda})-\ln L_1(\hat{\lambda}',\hat{\lambda}'')\\ &= M(\ln M-\ln c)-[M_k(\ln M_k-\ln k)+M'_k(\ln M'_k-\ln(c-k))]\\ &= -M_k\ln(M_k/k)-M'_k\ln(M'_k/(c-k))+M\ln(M/c)\end{aligned}$$

因此，-2 倍极大对数似然比过程的统计量 L_k 为：

$$L_k=2[M_k\ln(M_k/k)+M'_k\ln(M'_k/(c-k))-M\ln(M/c)]$$

取 $L=L_{\hat{k}}=\max\limits_{1\leqslant k\leqslant c-1}L_k$，若 $L_{\hat{k}}<C$，则拒绝 H_0。这里 C 是由 H_0 下 L 的分布及给定的显著性水准 α 决定。

3.2.2 H_0 下 L 的分布

在 H_0 下，对 λ 而言 M 足够大；L 的条件分布不依赖于 λ。对 λ' 和 λ'' 而言，M_k 和 M'_k 足够大，在 M 一定的条件下，似然统计量 L 仅依赖 M_k，则对 $\{L<x\}$ 的表达如下：

$$\{L<x\}=\bigcap_k A_k$$

这里 $A_k=\{a_k\leqslant M_k\leqslant b_k\}$，$a_k=\inf\{M_k：L_k<x\}$，$b_k=\sup\{M_k：L_k<x\}$。

在 $M=m$ 的条件下，记 $F_k(v)=p(\bigcap_{i=1}^{k}A_i|M_k=v)$，$k=1，2，\cdots，c$。因此假如 $a_1\leqslant v\leqslant b_1$，$F_1(v)=1$；$F_c(m)=p(\bigcap_{i=1}^{c}A_i)$。

引理 3.4[1] 对 $k\leqslant c-1$，$\lambda_i=\lambda(i=1，2，\cdots，k+1)$，有

$$F_{k+1}(v)=\sum_{u=a_k}^{b_k}F_k(u)h_k^*(u，v)，a_{k+1}\leqslant v\leqslant b_{k+1}$$

这里，对 $0\leqslant u\leqslant v\leqslant m$，有

$$h_k^*(u,v)=\binom{v}{u}\frac{k^u}{(k+1)^v}$$

证明：证明过程与二项分布一节下的变点分析中的引理相同。

在 M_{k+1} 和 M 条件下，M_k 具有二项分布，其在 v 次独立试验中成功的概率为 $\frac{k}{k+1}$，即

$$\begin{aligned}p(M_k=u|M_{k+1}=v)&=\binom{v}{u}\left(\frac{k}{k+1}\right)^u\left(1-\frac{k}{k+1}\right)^{v-u}\\ &=\binom{v}{u}\frac{k^u}{(k+1)^v}=h^*(u，v)\end{aligned}$$

证毕。

在 H_0 下，L 的条件分布可由上述引理的迭代而得到。

3.2.3 H_1 下 L 的分布

在 H_1 下，在时期 k 后有一个变点，考虑时间序列的反序列，令

$$F'_k(v) = p(\bigcap_{i=k}^{c-1} A_i | M_k = v), k = 1, 2, \cdots, c-1$$

引理 3.5 对 $k \geqslant 2$，假如 $\lambda_i = \lambda''(i = k-1, k-2, \cdots, c)$，有

$$F'_{k-1}(v) = \sum_{u=a_k}^{b_k} F'_k(u) h_k^{**}(u, v), \ a_{k-1} \leqslant v \leqslant b_{k-1}$$

这里，对 $0 \leqslant v \leqslant u \leqslant m$，$0 \leqslant u \leqslant m-v$，有

$$h_k^{**}(u, v) = \binom{m-v}{u}\left[\frac{(k-1)^u}{k^{m-v}}\right]$$

证明：证明与二项分布一节中的引理 3.2 相同。

在 M 和 M_{k-1} 一定的条件下，M_k 有二项分布，具有 $m-v$ 次独立试验，成功的概率为 $(k-1)/k$，即

$$p(M_k = u | M_{k-1} = v) = \binom{m-v}{u}\left(\frac{k-1}{k}\right)^u \left(1 - \frac{k-1}{k}\right)^{m-v-u}$$

$$= \binom{m-v}{u}\left[\frac{(k-1)^u}{k^{m-v}}\right] = h^{**}(u, v)$$

证毕。

定理 3.6 在 H_1 下，在 $M=m$ 条件下，有

$$p(\bigcap_{k=1}^{c} A_k) = \sum_{u=a_k}^{b_k} F_k(v) F'_k(v) H_k^*(v)(\Delta^*)^{-v} / \sum_{u=a_k}^{b_k} H_k^*(v)(\Delta^*)^{-v}$$

这里，对 $0 \leqslant v \leqslant m$，$0 \leqslant m-u \leqslant v$，$0 \leqslant u \leqslant v \leqslant m$，有

$$H_k^*(v) = \binom{m}{v} k^v (c-k)^{m-v} / c^m, \ \Delta^* = \frac{\lambda''}{\lambda'}$$

Gombay 和 Horvath[4] 给出了指数族分布下似然比统计量的渐近分布，有需要的读者可自行参考。

3.3 几何分布下的变点分析方法

之所以要单独介绍几何分布下的变点分析方法，是因为出生缺陷监测方法中一种较为常用的方法——集合法（Sets technique）与几何分布有关。几何分布在医学研究和医院管理中有广阔的应用前景。康春阳、杨树勤、解兰芳等[5]首先在国内介绍了集合法的原理及其在出生缺陷监测中的应用。集合法是根据两个连续的同类畸形儿之间的围产儿数的多少 x 来进行判断的（x 不包括首末两端的该畸形儿）。x 服从几何分布。

关于几何分布的性质和应用可参考文献［6］。

令 x_1，x_2，…，x_n 为几何分布序列，设变点发生在第 k 个集合（$1 \leqslant k < n$）。本节关心的检验假设为：

$$H_0: p_1 = p_2 = \cdots = p_n = p_0$$

$$H_1: p_i = \begin{cases} p, & i = 1, 2, \cdots, k \\ p', & i = k+1, k+2, \cdots, n \end{cases}$$

则 H_1 对 H_0 的似然比为：

$$L_k = \frac{p(1-p)^{x_1}\cdots p(1-p)^{x_k}p'(1-p')^{x_{k+1}}\cdots p'(1-p')^{x_n}}{p_0(1-p_0)^{x_1}\cdots p_0(1-p_0)^{x_n}}$$

$$= p^k(1-p)^{\sum_{i=1}^{k}x_i}p'^{(c-k)}(1-p')^{\sum_{i=k+1}^{n}x_i}/p_0^c(1-p_0)^{\sum_{i=1}^{n}x_i}$$

H_1 对 H_0 的对数似然比为：

$$\ln L_k = k\ln p + \sum_{i=1}^{k}x_i\ln(1-p) + (c-k)\ln p' + \sum_{i=k+1}^{n}x_i\ln(1-p') - c\ln p_0 - \sum_{i=1}^{n}x_i\ln(1-p_0)$$

为方便计，引入下列记号：

$$A = \sum_{i=1}^{n}x_i,\ A_k = \sum_{i=1}^{k}x_i,\ A'_k = A - A_k$$

考虑到 p、p'和 p_0 的最大似然估计分别为：

$$\hat{p} = 1/(1+A_k/k),\ \hat{p}' = 1/[1+A'_k/(n-k)],\ \hat{p}_0 = 1/(1+A/n)$$

极大对数似然比为：

$$l''_k = \max_k(\ln L_k)$$
$$= k\ln k + A_k\ln A_k - (k+A_k)\ln(k+A_k) + (n-k)\ln(n-k) + A'_k\ln A'_k - (n-k+A'_k)\ln(n-k+A'_k) - n\ln c - A\ln A + (n+A)\ln(n+A)$$

故变点可能发生在使 l''_k 达到最大的 k 处。

仿前，再引入记号：

$$h(n,m) = m\ln m + n\ln n - (m+n)\ln(m+n)$$

则上式简化为：

$$l''_k = h(A_k, k) + h(A'_k, n-k) - h(A, n)$$

令 $x = \max\limits_{1\leqslant k<c}\{l''_k\}$，类似前面的推理，在 H_0 下，似然统计量 l''_k 仅依赖 A_k，则对 $\{l''_k < x\}$ 的表达如下：

$$\{l''_k < x\} = \bigcap_k B_k$$

这里 $B_k = \{c_k \leqslant A_k \leqslant d_k\}$，$c_k = \inf\{A_k: l''_k < x\}$，$d_k = \sup\{A_k: l''_k < x\}$。

在 $A=m$ 的条件下，记 $F_k(v) = p(\bigcap_{i=1}^{k}B_i \mid A_k = v)$，$k=1, 2, \cdots, n$。因此假如 $c_1 \leqslant v \leqslant d_1$，$F_1(v) = 1$；$F_n(m) = p(\bigcap_{i=1}^{n}B_i)$。

引理 3.7 对 $k \leqslant n-1$，$p_i = p(i=1, 2, \cdots, k+1)$，有

$$F_{k+1}(v) = \sum_{u=c_k}^{d_k}F_k(u)h_k^{**}(u,v), c_{k+1} \leqslant v \leqslant d_{k+1}$$

这里，对 $0 \leqslant v \leqslant m$，有

$$h_k^{**}(u,v) = \binom{u+k-1}{k}\Big/\binom{v+k}{k+1}$$

证明：证明过程与二项分布一节下的变点分析中的引理相同。

$$p(A_k=u|A_{k+1}=v)=p(A_k=u,A_{k+1}-A_k=v-u)/p(A_{k+1}=v)$$

$$=\frac{\binom{u+k-1}{k}p^k(1-p)^{\sum_{i=1}^{k}x_i}p(1-p)^{v-u}}{\binom{v+k}{k+1}p^{k+1}(1-p)^v}$$

$$=\binom{u+k-1}{k}\Big/\binom{v+k}{k+1}$$

证毕。

在 H_0 下，L 的条件分布可由引理 3.7 的迭代而得到。

$h_k^{**}(u,v)$ 有如下迭代关系：

$$h_k^{**}(u+1,v)=\frac{u+k}{u}h_k^{**}(u,v)$$

$$h_k^{**}(u,v+1)=\frac{v}{v+k+1}h_k^{**}(u,v)$$

3.4 Informational 途径下离散分布的变点分析

本章第 1 节和第 2 节介绍了似然比原理下二项分布和 Poisson 分布下的变点分析方法，本节介绍 Informational 途径下的变点分析方法。

3.4.1 二项分布

假如有 c 个二项变量 $x_i\sim bin(n_i,\ p_i)$，$x_i=m_i$，$i=1,\ 2,\ \cdots,\ c$。这里 x_i 表示 n_i 次试验中成功的次数。我们关心的检验问题如下：

$$H_0:p_1=p_2=\cdots=p_c=p$$

$$H_1:p_1=\cdots=p_k=p'\neq p_{k+1}=\cdots=p_c=p''$$

在 H_0 下，最大似然函数为：

$$L_0(\hat{p})=\prod_{i=1}^{c}\binom{n_i}{m_i}\hat{p}^{m_i}(1-\hat{p})^{n_i-m_i}$$

这里 $\hat{p}=M/N$。在 H_0 下，SIC 用 $SIC(c)$ 表示，则有

$$SIC(c)=-2\ln L_0(\hat{p})+\ln c$$

$$=-2\sum_{i=1}^{c}\ln\binom{n_i}{m_i}-2M\ln(M/N)-2(N-M)\ln((N-M)/N)+\ln c$$

在 H_1 下，最大似然函数为：

$$L_1(\hat{p}',\ \hat{p}'')=\prod_{i=1}^{k}\binom{n_i}{m_i}\hat{p}'^{m_i}(1-\hat{p}')^{n_i-m_i}\prod_{j=k+1}^{c}\binom{n_j}{m_j}\hat{p}''^{m_j}(1-\hat{p}'')^{n_j-m_j}$$

这里 $\hat{p}'=M_k/N_k$，$\hat{p}''=M_k'/N_k'$。

在 H_1 下，SIC 用 $SIC(k)$ 表示，$k=1,\ 2,\ \cdots,\ c-1$。

$$SIC(k) = -2\ln L_1(\hat{p}', \hat{p}'') + 2\ln c$$
$$= -2\sum_{i=1}^{c}\ln\binom{n_i}{m_i} - 2M_k\ln(M_k/N_k) - 2(N_k - M_k)\ln[(N_k - M_k)/N_k] - 2M_k'\ln(M_k'/N_k') - 2(N_k' - M_k')\ln[(N_k' - M_k')/N_k'] + 2\ln c$$

根据最小信息准则原理，假设 $SIC(c) > \min_{1\leqslant k\leqslant c-1} SIC(k)$，则拒绝 H_0 或者 $\min_{1\leqslant k\leqslant c-1}\Delta(k) < 0$。

这里

$$\Delta(k) = M\ln M + (N-M)\ln(N-M) - N\ln N - M_k\ln M_k - (N_k - M_k)\ln(N_k - M_k) + N_k\ln N_k - M_k'\ln M_k' - (N_k' - M_k')\ln(N_k' - M_k') + N_k'\ln N_k' - (1/2)\ln(1/c)$$

当 H_0 被拒绝时，变点位置 $\hat{k}$ 由下式估计：

$$\Delta(\hat{k}) = \min_{1\leqslant k\leqslant c-1}\Delta(k)$$

3.4.2 Poisson 分布

正如前面所表述的，令 x_i 是来自均值为 λ_i 的 Poisson 分布的独立随机变量序列，$i = 1, 2, \cdots, c$。我们关心的假设如下：

$$H_0: \lambda_1 = \lambda_2 = \cdots = \lambda_n = \lambda$$
$$H_1: \lambda_1 = \cdots = \lambda_k = \lambda' \neq \lambda_{k+1} = \cdots = \lambda_n = \lambda''$$

在 H_0 下，最大似然函数为：

$$L_0(\hat{\lambda}) = \frac{e^{-c\hat{\lambda}}\hat{\lambda}^{\sum_{i=1}^{c}x_i}}{\prod_{i=1}^{c}x_i!}$$

这里 $\hat{\lambda} = M/c$，$M = \sum_{i=1}^{c}x_i$。在 H_0 下，SIC 用 $SIC(c)$ 表示，则有

$$SIC(c) = -2\ln L_0(\hat{p}) + \ln c$$
$$= 2M - 2M\ln(M/c) + 2\ln\prod_{i=1}^{c}x_i! + \ln c$$

在 H_1 下，最大似然函数为：

$$L_1(\hat{\lambda}', \hat{\lambda}'') = \frac{e^{-k\hat{\lambda}'}\hat{\lambda}'^{\sum_{i=1}^{k}x_i}}{\prod_{i=1}^{k}x_i!} \times \frac{e^{-k\hat{\lambda}''}\hat{\lambda}''^{\sum_{i=k+1}^{c}x_i}}{\prod_{i=k+1}^{c}x_i!}$$

这里 $\hat{\lambda}' = M_k/k$，$\hat{\lambda}'' = M_k'/(c-k)$，$M_k = \sum_{i=1}^{k}x_i$，$M_k' = \sum_{i=k+1}^{c}x_i$。

在 H_1 下，SIC 用 $SIC(k)$ 表示，$k = 1, 2, \cdots, c-1$，则有

$$SIC(k) = -2\ln L_1(\hat{\lambda}', \hat{\lambda}'') + 2\ln c$$
$$= 2M_k - 2M_k\ln(M_k/k) + 2M_k' - 2M_k'\ln(M_k'/k) + 2\ln\prod_{i=1}^{c}x_i! + 2\ln c$$

根据最小信息准则原理，假如

$$SIC(c) > \min_{1 \leqslant k \leqslant c-1} SIC(k)$$

或者

$$\min_{1 \leqslant k \leqslant c-1} [M\ln(M/c) - M_k \ln(M_k/k) - M'_k \ln(M'_k/(c-k))] < (1/2)\ln(1/c)$$

则拒绝 H_0。

当 H_0 被拒绝时，变点位置 $\hat{k}$ 由下式估计：

$$SIC(\hat{k}) = \min_{1 \leqslant k \leqslant c-1} SIC(k)$$

3.5 我国出生缺陷监测资料的变点分析

本节给出了一个实例分析，并就应用中的问题进行了讨论。

3.5.1 实例分析

本节分析四川省 1988 年、1989 年及 1990 年神经管畸形监测资料。资料由中国出生缺陷监测中心提供。

监测对象为住院分娩的围产儿，参加监测的医院包括当时卫生部直属医学院校附属医院，省属医学院校附属医院，省级医院，地（市、州）级医院、妇产医院和妇幼保健院，中央部委和省厅局所属大型厂矿职工医院，地（市、州）所在的市、县级医院，卫生示范县医院，以及医疗条件较好的其他县医院，共 100 所左右。

对四川省 1988 年、1989 年及 1990 年神经管畸形监测资料（分月）进行变点分析，其结果分别见表 3.1、表 3.2 及表 3.3。

假设月发生神经管畸形数服从二项分布。尽管有些出生缺陷的发生不服从二项分布，但假定每个观察单位（如每月）的神经管畸形发生数服从于二项分布，进而通过变点分析方法来推断分布的参数是否发生改变，如果变点存在，则使用单一参数的二项分布是不合适的。

表 3.1 四川省 1988 年神经管畸形监测资料的变点分析

月份(k)	神经管畸形数	出生数	累计神经管畸形数	累计出生数	L_k	月份(k)	神经管畸形数	出生数	累计神经管畸形数	累计出生数	L_k
1	9	5901	9	5901	0.5950	7	2	4945	57	37369	9.2158
2	8	5578	17	11479	0.9876	8	6	5248	63	42617	10.1445
3	9	5371	26	16850	2.3579	9	4	5563	67	48180	7.8225
4	15	5266	41	22116	12.0114	10	2	5796	69	53976	2.7629
5	8	5296	49	27412	14.4463	11	2	5781	71	59757	0.0179
6	6	5012	55	32424	14.8848	12	6	5343	77	65100	

表 3.2　四川省 1989 年神经管畸形监测资料的变点分析

月份（k）	神经管畸形数	出生数	累计神经管畸形数	累计出生数	L_k	月份（k）	神经管畸形数	出生数	累计神经管畸形数	累计出生数	L_k
1	4	5343	4	5343	0.5405	7	5	5016	39	34826	0.4395
2	6	5113	10	10455	0.0564	8	6	4918	45	39744	0.8515
3	5	5248	15	15703	0.1655	9	4	5231	49	44975	0.3327
4	10	4810	25	20513	0.8723	10	7	5516	56	50491	0.0014
5	4	4789	29	25302	0.4208	11	4	5810	60	56301	1.2407
6	5	4508	34	29810	0.5101	12	4	4955	64	61256	

表 3.3　四川省 1990 年神经管畸形监测资料的变点分析

月份（k）	神经管畸形数	出生数	累计神经管畸形数	累计出生数	L_k	月份（k）	神经管畸形数	出生数	累计神经管畸形数	累计出生数	L_k
1	7	5088	7	5088	0.1089	7	5	4555	42	31053	1.0380
2	6	4755	13	9863	0.0946	8	5	4621	47	35674	0.8068
3	10	5101	23	14964	1.6181	9	3	4214	50	39888	0.1389
4	5	3871	28	18835	1.6215	10	5	5620	55	45508	0.0219
5	3	3991	31	22826	0.6078	11	5	5372	60	50880	0.6861
6	6	3672	37	26498	1.3017	12	8	4903	68	55783	

四川省 1988 年神经管畸形发生率为 11.8280/万，1989 年神经管畸形发生率为 10.4480/万，1990 年神经管畸形发生率为 12.1901/万。

从表 3.1 可知，对于四川省 1988 年神经管畸形监测资料，其负二倍最大似然比统计量为 $\max\limits_k(L_k) = L_6 = 14.8848$。$p(\max\limits_k L_k \geqslant L) = 0.0094$，按 $\alpha = 0.05$ 水准拒绝 H_0，认为有变点存在，时刻 6 是变点。进一步对变点前后的（子）序列分别进行变点分析，对变点时刻 6 前 1—6 月的数据进行分析，其负二倍最大似然比统计量为 1.0620，在时刻 4，p 为 0.6819，按 $\alpha = 0.05$ 水准尚不能认为存在变点。对变点时刻 6 后 7—12 月的数据进行分析，其负二倍最大似然比统计量为 1.6631，在时刻 11，p 为 0.5892，按 $\alpha = 0.05$ 水准尚不能认为存在变点。故对于四川省 1988 年神经管畸形监测资料，存在一个变点在时刻 6，变点前后的神经管畸形发生率分别为 16.9627/万和 6.7328/万，前者是后者的 2.52 倍。提示变点前生产的产妇在怀孕期间可能暴露于某种或某些因素致使神经管畸形发病率高，应进一步分析原因，减少暴露，为优生优育提供依据。

从表 3.2 可知，对于四川省 1989 年神经管畸形监测资料，其负二倍最大似然比统计量为 $\max\limits_k(L_k) = L_{10} = 1.2407$。$p(\max\limits_k L_k \geqslant L) = 0.8275$，按 $\alpha = 0.05$ 水准不拒绝 H_0，尚不能认为存在变点。

从表 3.3 可知，对于四川省 1990 年神经管畸形监测资料，其负二倍最大似然比统计量为 $\max_k(L_k) = L_4 = 1.6215$。$p(\max_k L_k \geqslant L) = 0.7313$，按 $\alpha = 0.05$ 水准不拒绝 H_0，尚不能认为存在变点。

对四川省 1989 年、1990 年神经管畸形的监测资料进行变点分析，未检测到变点，由此说明变点的存在与否会因孕产妇在怀孕期间的暴露改变而改变。

3.5.2 讨论

本章介绍了基于似然比原理离散分布的单变点分析方法，属于二元分割方法。一般情况下可对变点前后的序列重复应用本书介绍的方法进行多变点分析。

本章介绍的变点分析方法为发病季节性分析提供了一种直观、简单的分析方法，丰富了流行病学分析方法。例如，对于四川省 1988 年神经管畸形监测资料进行分析，变点存在时刻 6，变点前后的神经管畸形发生率分别为 16.9627/万和 6.7328/万，可进一步应用圆形统计分析方法较准确地分析变点前后的两个高峰。

本章介绍的变点分析方法为出生缺陷监测方法的基线稳定性分析提供了一种分析方法，如果存在变点，则不能使用单一的参数作为基线。

Worsley[1]应用本法对 1960—1976 年新西兰北部某地畸形足的发生数进行了变点分析，其发生率的变化与 1965 年该地区首次使用除草剂 2，4，5－T 有关[7]。

参考文献

[1] Worsley K J. The power of likelihood ratio and cumulative sum tests for a change in a binomial probability [J]. Biometrika，1983（70）：455－464.

[2] Fu Y，Curllow R N. Maximum likelihood estimation of multiple change points [J]. Biometrika，1990（77）：563－573.

[3] Horvath L. The limit distribution of likelihood ratio and cumulative sum tests for a change in a binomial probability [J]. Journal of Multivariate Analysis，1989（31）：148－159.

[4] Gombay E，Harvath L. On the rate of approximation for maximum likelihood tests in change－points models [J]. Journal of Multivariate Analysis，1996（56）：120－152.

[5] 康春阳，杨树勤，解兰芳. 三种集合法的比较及其在出生缺陷监测中的应用 [J]. 现代预防医学，1995，22（1）：28－31.

[6] 康春阳. 监测出生缺陷率消长的系统统计方法 [D]. 成都：华西医科大学，1995.

[7] Hanify J A，Metcalf P，Nolobs C L，et al. Aerial spraying of 2，4，5－T and human birth malformation：An epidemiological investigation [J]. Science，1998（212）：349－351.

4 多元正态分布下的变点分析

在第 2 章介绍了一元正态分布下的变点分析方法。在医学研究和医院管理中，多元的情形非常普遍。如疾病的影响因素很多，多元变点分析可分析疾病发生率时间序列发生变化的时刻；在医院管理中，评估医疗质量与安全的指标很多，多元变点分析可用于评估医疗质量与安全指标构成的时间序列发生变化的时刻。

本章介绍多元正态分布下均向量的变点分析方法、协方差矩阵的变点分析以及均向量及协方差矩阵的变点分析。

假定读者已熟悉多元统计分析的基本理论。本节介绍的方法仅考虑单变点的情形，可应用二元分割的原理处理多变点的问题。

4.1 均向量的变点分析

令$\boldsymbol{x}_1$，$\boldsymbol{x}_2$，…，$\boldsymbol{x}_n$ 是独立的 m 维正态随机向量序列，参数分别为（$\boldsymbol{\mu}_1$，$\boldsymbol{\Sigma}_1$），（$\boldsymbol{\mu}_2$，$\boldsymbol{\Sigma}_2$），…，（$\boldsymbol{\mu}_n$，$\boldsymbol{\Sigma}_n$）。假设$\boldsymbol{\Sigma}_1=\boldsymbol{\Sigma}_2=\cdots=\boldsymbol{\Sigma}_n=\boldsymbol{\Sigma}$，$\boldsymbol{\Sigma}$ 未知。本节关心的检验假设是：

$$\mathrm{H}_0: \boldsymbol{\mu}_1=\boldsymbol{\mu}_2=\cdots=\boldsymbol{\mu}_n=\boldsymbol{\mu}(\text{未知}) \tag{4.1.1}$$

$$\mathrm{H}_1: \boldsymbol{\mu}_1=\cdots=\boldsymbol{\mu}_k \neq \boldsymbol{\mu}_{k+1}=\cdots=\boldsymbol{\mu}_n \tag{4.1.2}$$

这里 k 代表单变点的位置，$m<k<n-m$。

本节主要介绍基于似然比原理下均向量的变点分析，并简要介绍 Informational 途径下均向量的变点分析。

4.1.1 似然比过程

4.1.1.1 检验统计量

在 H_0 下，似然函数为：

$$L_0(\boldsymbol{\mu}, \boldsymbol{\Sigma})=(2\pi)^{-mn/2}\left|\boldsymbol{\Sigma}\right|^{-n/2}\exp\left[-\frac{1}{2}\sum_{i=1}^{n}(\boldsymbol{x}_i-\boldsymbol{\mu})^{\mathrm{T}}\boldsymbol{\Sigma}^{-1}(\boldsymbol{x}_i-\boldsymbol{\mu})\right]$$

很容易得到在 H_0 下，$\boldsymbol{\mu}$ 和$\boldsymbol{\Sigma}$ 的最大似然估计分别为：

$$\hat{\boldsymbol{\mu}}=\bar{\boldsymbol{x}}=\frac{1}{n}\sum_{i=1}^{n}\boldsymbol{x}_i,\ \hat{\boldsymbol{\Sigma}}=\frac{1}{n}\sum_{i=1}^{n}(\boldsymbol{x}_i-\hat{\boldsymbol{\mu}})(\boldsymbol{x}_i-\hat{\boldsymbol{\mu}})^{\mathrm{T}}$$

因此，在 H_0 下的最大似然函数为：

$$L_0(\hat{\boldsymbol{\mu}}, \hat{\boldsymbol{\Sigma}}) = (2\pi)^{-mn/2} |\hat{\boldsymbol{\Sigma}}|^{-n/2} e^{-mn/2}$$

在 H_1 下，似然函数为：

$$L_1(\boldsymbol{\mu}_1, \boldsymbol{\mu}_n, \boldsymbol{\Sigma}_1) = (2\pi)^{-mn/2} |\boldsymbol{\Sigma}_1|^{-n/2} \exp\left\{-\frac{1}{2}\left[\sum_{i=1}^{k}(\boldsymbol{x}_i - \boldsymbol{\mu}_1)^{\mathrm{T}} \boldsymbol{\Sigma}_1^{-1}(\boldsymbol{x}_i - \boldsymbol{\mu}_1) + \sum_{i=k+1}^{n}(\boldsymbol{x}_i - \boldsymbol{\mu}_n)^{\mathrm{T}} \boldsymbol{\Sigma}_1^{-1}(\boldsymbol{x}_i - \boldsymbol{\mu}_n)\right]\right\}$$

在 H_1 下，对 $m<k<n-m$，$\boldsymbol{\mu}_1$、$\boldsymbol{\mu}_n$ 和$\boldsymbol{\Sigma}_1$ 的最大似然估计分别为：

$$\hat{\boldsymbol{\mu}}_1 \equiv \bar{\boldsymbol{x}}_k = \frac{1}{k}\sum_{i=1}^{k}\boldsymbol{x}_i,\ \hat{\boldsymbol{\mu}}_n \equiv \bar{\boldsymbol{x}}_{n-k} = \frac{1}{n-k}\sum_{i=k+1}^{n}\boldsymbol{x}_i,$$

$$\hat{\boldsymbol{\Sigma}}_1 = \frac{1}{n}\left[\sum_{i=1}^{k}(\boldsymbol{x}_i - \bar{\boldsymbol{x}}_k)(\boldsymbol{x}_i - \bar{\boldsymbol{x}}_k)^{\mathrm{T}} + \sum_{i=k+1}^{n}(\boldsymbol{x}_i - \bar{\boldsymbol{x}}_{n-k})(\boldsymbol{x}_i - \bar{\boldsymbol{x}}_{n-k})^{\mathrm{T}}\right]$$

因此，在 H_1 下的最大似然函数为：

$$L_1(\hat{\boldsymbol{\mu}}_1, \hat{\boldsymbol{\mu}}_n, \hat{\boldsymbol{\Sigma}}_1) = (2\pi)^{-mn/2} |\hat{\boldsymbol{\Sigma}}_1|^{-n/2} e^{-mn/2}$$

对固定的 k，k 前后两样本的标准化差为：

$$\boldsymbol{y}_k = \sqrt{k(n-k)/n}(\bar{\boldsymbol{x}}_k - \bar{\boldsymbol{x}}_{n-k})$$

同时令

$$\boldsymbol{w}_k = \frac{1}{n-2}\left[\sum_{i=1}^{k}(\mathbf{x}_i - \bar{\boldsymbol{x}}_k)(\boldsymbol{x}_i - \bar{\boldsymbol{x}}_k)^{\mathrm{T}} + \sum_{i=k+1}^{n}(\boldsymbol{x}_i - \bar{\boldsymbol{x}}_{n-k})(\boldsymbol{x}_i - \bar{\boldsymbol{x}}_{n-k})^{\mathrm{T}}\right]$$

则检验假设的 Hotelling T^2 检验统计量为：

$$T_k^2 = \boldsymbol{y}_k^{\mathrm{T}} \boldsymbol{w}_k^{-1} \boldsymbol{y}_k,\ k = m+1, m+2, \cdots, n-m-1$$

且当

$$\max_{m<k<n-m} T_k^2 > c$$

时拒绝 H_0。这里 c 是由 $\max\limits_{m<k<n-m} T_k^2$ 在 H_0 下的分布所确定的常数；变点 k 的估计值 $\hat{k}$ 满足：

$$T_{\hat{k}}^2 = \max_{m<k<n-m} T_k^2$$

这里顺便指出，Hotelling T^2 检验统计量在多元统计分析中用于比较两个总体均向量是否相等，扮演着极为重要的角色。

下面介绍 H_0 下 $\max\limits_{m<k<n-m} T_k^2$ 的分布的渐近表达[1]。先介绍引理 4.1。

引理 4.1 令 $S_k = \boldsymbol{y}_k^{\mathrm{T}} \mathbf{V}^{-1} \boldsymbol{y}_k$，这里 $\mathbf{V} = \sum\limits_{i=1}^{n}(\boldsymbol{x}_i - \bar{\boldsymbol{x}})(\boldsymbol{x}_i - \bar{\boldsymbol{x}})^{\mathrm{T}}$，$\boldsymbol{k} = 1, 2, \cdots, \boldsymbol{n}-1$，则有

$$S_k = \frac{T_k^2}{n-2+T_k^2}$$

证明：$\dfrac{T_k^2}{n-2+T_k^2} = \dfrac{\boldsymbol{y}_k^{\mathrm{T}} \boldsymbol{w}_k^{-1} \boldsymbol{y}_k}{n-2+\boldsymbol{y}_k^{\mathrm{T}} \mathbf{w}_k^{-1} \boldsymbol{y}_k} = \dfrac{\boldsymbol{y}_k^{\mathrm{T}} \boldsymbol{w}_k^{*-1} \boldsymbol{y}_k}{1+\boldsymbol{y}_k^{\mathrm{T}} \boldsymbol{w}_k^{*-1} \boldsymbol{y}_k}$。

这里$\boldsymbol{w}_k^* = (n-2)\ \boldsymbol{w}_k$。下面证明：$\dfrac{\boldsymbol{y}_k^{\mathrm{T}} \boldsymbol{w}_k^{*-1} \boldsymbol{y}_k}{1+\boldsymbol{y}_k^{\mathrm{T}} \boldsymbol{w}_k^{*-1} \boldsymbol{y}_k} = \boldsymbol{y}_k^{\mathrm{T}} \mathbf{V}^{-1} \boldsymbol{y}_k$。

$$\bar{\boldsymbol{x}} = [k\bar{\boldsymbol{x}}_k + (n-k)\bar{\boldsymbol{x}}_{n-k}]/n$$

$$\sum_{i=1}^{k}(\boldsymbol{x}_i-\bar{\boldsymbol{x}}_k)(\boldsymbol{x}_i-\bar{\boldsymbol{x}}_k)^{\mathrm{T}}=\sum_{i=1}^{k}(\boldsymbol{x}_i-\bar{\boldsymbol{x}}+\bar{\boldsymbol{x}}-\bar{\boldsymbol{x}}_k)(\boldsymbol{x}_i-\bar{\boldsymbol{x}}+\bar{\boldsymbol{x}}-\bar{\boldsymbol{x}}_k)^{\mathrm{T}}$$
$$=\sum_{i=1}^{k}(\boldsymbol{x}_i-\bar{\boldsymbol{x}})(\boldsymbol{x}_i-\bar{\boldsymbol{x}})^{\mathrm{T}}-(n-k)[(\bar{\boldsymbol{x}}-\bar{\boldsymbol{x}}_{n-k})(\bar{\boldsymbol{x}}-\bar{\boldsymbol{x}}_{n-k})^{\mathrm{T}}+$$
$$(\bar{\boldsymbol{x}}_k-\bar{\boldsymbol{x}})(\bar{\boldsymbol{x}}-\bar{\boldsymbol{x}}_{n-k})^{\mathrm{T}}-(\bar{\boldsymbol{x}}-\bar{\boldsymbol{x}}_{n-k})(\bar{\boldsymbol{x}}-\bar{\boldsymbol{x}}_{n-k})^{\mathrm{T}}] \tag{4.1.3}$$

$$\sum_{i=k+1}^{n}(\boldsymbol{x}_i-\bar{\boldsymbol{x}}_{n-k})(\boldsymbol{x}_i-\bar{\boldsymbol{x}}_{n-k})^{\mathrm{T}}=\sum_{i=k+1}^{n}(\boldsymbol{x}_i-\bar{\boldsymbol{x}}+\bar{\boldsymbol{x}}-\bar{\boldsymbol{x}}_{n-k})(\boldsymbol{x}_i-\bar{\boldsymbol{x}}+\bar{\boldsymbol{x}}-\bar{\boldsymbol{x}}_{n-k})^{\mathrm{T}}$$
$$=\sum_{i=k+1}^{n}(\boldsymbol{x}_i-\bar{\boldsymbol{x}})(\boldsymbol{x}_i-\bar{\boldsymbol{x}})^{\mathrm{T}}-k[(\bar{\boldsymbol{x}}-\bar{\boldsymbol{x}}_k)(\bar{\boldsymbol{x}}-\bar{\boldsymbol{x}}_k)^{\mathrm{T}}+$$
$$(\bar{\boldsymbol{x}}_{n-k}-\bar{\boldsymbol{x}})(\bar{\boldsymbol{x}}-\bar{\boldsymbol{x}}_k)^{\mathrm{T}}-(\bar{\boldsymbol{x}}-\bar{\boldsymbol{x}}_k)(\bar{\boldsymbol{x}}-\bar{\boldsymbol{x}}_k)^{\mathrm{T}}] \tag{4.1.4}$$

式（4.1.3）和式（4.1.4）左右相加：

$$\boldsymbol{w}_k^*=\boldsymbol{V}-\boldsymbol{y}_k\boldsymbol{y}_k^{\mathrm{T}}$$

整理得到

$$\boldsymbol{V}-\boldsymbol{w}_k^*-\boldsymbol{y}_k\boldsymbol{y}_k^{\mathrm{T}}=\boldsymbol{0}$$
$$\boldsymbol{y}_k^{\mathrm{T}}\boldsymbol{w}_k^{*-1}[\boldsymbol{V}-\boldsymbol{w}_k^*-\boldsymbol{y}_k\boldsymbol{y}_k^{\mathrm{T}}]\boldsymbol{V}^{-1}\boldsymbol{y}_k=\boldsymbol{0}$$
$$\boldsymbol{y}_k^{\mathrm{T}}\boldsymbol{w}_k^{*-1}\boldsymbol{y}_k-\boldsymbol{y}_k^{\mathrm{T}}\boldsymbol{V}^{-1}\boldsymbol{y}_k-(\boldsymbol{y}_k^{\mathrm{T}}\boldsymbol{w}_k^{*-1}\boldsymbol{y}_k)(\boldsymbol{y}_k^{\mathrm{T}}\boldsymbol{V}^{-1}\boldsymbol{y}_k)=\boldsymbol{0}$$

整理得到

$$\frac{\boldsymbol{y}_k^{\mathrm{T}}\boldsymbol{w}_k^{*-1}\boldsymbol{y}_k}{1+\boldsymbol{y}_k^{\mathrm{T}}\boldsymbol{w}_k^{*-1}\boldsymbol{y}_k}=\boldsymbol{y}_k^{\mathrm{T}}\boldsymbol{V}^{-1}\boldsymbol{y}_k$$

证毕。

因为 S_k 随着 T_k^2 的增大而增大，因此等价地，当 $\max\limits_{1\leqslant k\leqslant n-1}S_k>c$ 时拒绝 H_0，这里 c 是由在 H_0 下 $\max\limits_{1\leqslant k\leqslant n-1}S_k$ 的分布所决定，变点 k 的未知位置 $\hat{k}$ 的估计满足：

$$S_{\hat{k}}=\max_{1\leqslant k\leqslant n-1}S_k$$

下面介绍 H_0 下 S_k 的近似分布。

4.1.1.2 H_0 下 S_k 的近似分布

引理 4.2 H_0 下 S_k 的分布是参数为 $m/2$ 和（$n-m-1$）/2 的 Beta 分布，$k=m+1$，$m+2$，…，$n-m-1$。

证明：令 $Y=\dfrac{T_k^2}{n-2}\dfrac{n-m-1}{m}$，在 H_0 下，由 Anderson[2] 可知，Y 服从于参数为 m 和 $n-m-1$ 的中心 F-分布。

$$S_k=mY/(n-m-1+mY)$$

根据变量变换原理，得 S_k 的概率密度函数为：

$$f_{S_k}(s)=\begin{cases}\dfrac{\Gamma((n-1)/2)}{\Gamma(m/2)\Gamma(n-m-1)/2)}s^{m/2-1}(1-s)^{(n-m-1)/2-1}, & 0<s<1\\ 0, \text{其他}\end{cases}$$

证毕。

要使这种方法得到实际应用，需要得到 S_k 在 H_0 下的（近似）分布。一种普遍的近似方法是应用 Bonferroni 不等式。下面介绍 Srivastava 和 Worsley[1] 给出的近似分布，这种方法改进了 Bonferroni 不等式的近似程度。

定理 4.3 在 H_0 下，近似地

$$p(S_k > c) < 1 - G_{m,\nu}(c) + q_1 \sum_{k=1}^{n-2} t_k - q_2 \sum_{k=1}^{n-2} t_k^3$$

这里

$$\nu = (n - m - 1)/2$$

$$q_1 = g_{m,\nu} \{2c(c-1)/\pi\}^{1/2} \Gamma\{(m+\nu-1)/2\}/\Gamma\{(m+\nu)/2\}$$

$$q_2 = q_1[(m^2-1)/c + (\nu^2-1)/(1-c) - (m+\nu)(m+\nu-1)]/[12(m+\nu)]$$

$$t_k = (1-\rho_k)^{1/2}$$

$g_{m,\nu}$ 是 $Beta(m/2, \nu/2)$ 的概率密度函数，$G_{m,\nu}$ 是 $Beta(m/2, \nu/2)$ 的累积密度函数。

$$\rho_k = corr(S_k, S_{k+1}) = \sqrt{r/(n-r)} / \sqrt{(r+1)/(n-r-1)}$$

4.1.2 Informational 途径

在 H_0 下，SIC 用 $SIC(n)$ 表示，则有

$$SIC(n) = mn\ln(2\pi) + mn + n\ln|\hat{\boldsymbol{\Sigma}}| + (1/2)m(m+3)\ln n$$

其中，$\hat{\boldsymbol{\Sigma}}$ 是 $\boldsymbol{\Sigma}$ 的最大似然估计。

同样地，对 $m<k<n-m$，在 H_1 下，SIC 用 $SIC(k)$ 表示为[3]：

$$SIC(k) = mn\ln(2\pi) + mn + n\ln|\hat{\boldsymbol{\Sigma}}_1| + (1/2)m(m+5)\ln n \quad (m<k<n-m)$$

其中，$\hat{\boldsymbol{\Sigma}}_1$ 是 $\boldsymbol{\Sigma}_1$ 的最大似然估计。

根据信息准则原则，当 $SIC(n) < \min\limits_{m<k<n-m} SIC(k)$ 时，接受 H_0；当 $SIC(n) > \min\limits_{m<k<n-m} SIC(k)$ 时，接受 H_1。则变点位置的估计值 $\hat{k}$ 满足：

$$SIC(\hat{k}) = \min_{m<k<n-m} SIC(k)$$

4.2 协方差矩阵的变点分析

令 $\boldsymbol{x}_1$，$\boldsymbol{x}_2$，…，$\boldsymbol{x}_n$ 是独立的 m 维正态随机向量序列，参数分别为（$\boldsymbol{\mu}_1$，$\boldsymbol{\Sigma}_1$），（$\boldsymbol{\mu}_2$，$\boldsymbol{\Sigma}_2$），…，（$\boldsymbol{\mu}_n$，$\boldsymbol{\Sigma}_n$）。假设 $\boldsymbol{\mu}_1 = \boldsymbol{\mu}_2 = \cdots = \boldsymbol{\mu}_n = \boldsymbol{\mu}$，本节关心的检验假设是：

$$H_0: \boldsymbol{\Sigma}_1 = \boldsymbol{\Sigma}_2 = \cdots = \boldsymbol{\Sigma}_n = \boldsymbol{\Sigma} \quad (4.2.1)$$

$$H_1: \boldsymbol{\Sigma}_1 = \cdots = \boldsymbol{\Sigma}_k \neq \boldsymbol{\Sigma}_{k+1} = \cdots = \boldsymbol{\Sigma}_n \quad (4.2.2)$$

这里 k 表示单变点的位置，$m<k<n-m$。本节主要介绍协方差矩阵的变点分析问题。

本节介绍似然比过程和 Informational 途径（信息准则）下的变点分析方法。

4.2.1　似然比过程

下面对 $\boldsymbol{\mu}$ 已知和未知的情形分别导出检验统计量。

4.2.1.1　$\boldsymbol{\mu}$ 已知情形下的检验统计量

在 H_0 下，假设 $\boldsymbol{\mu}$ 已知，不失一般性，取 $\boldsymbol{\mu}=\mathbf{0}$，$\boldsymbol{x}_1$，$\boldsymbol{x}_2$，…，$\boldsymbol{x}_n$ 是独立同分布的 $N_m(\mathbf{0},\boldsymbol{\Sigma})$，则对数似然函数为：

$$\ln L_0(\boldsymbol{\Sigma})=-\frac{1}{2}mn\ln(2\pi)-\frac{n}{2}\ln|\boldsymbol{\Sigma}|-\frac{1}{2}\sum_{i=1}^{n}\boldsymbol{x}_i^{\mathrm{T}}\boldsymbol{\Sigma}^{-1}\boldsymbol{x}_i$$

$\boldsymbol{\Sigma}$ 的最大似然估计为：

$$\hat{\boldsymbol{\Sigma}}=\frac{1}{n}\sum_{i=1}^{n}\boldsymbol{x}_i\boldsymbol{x}_i^{\mathrm{T}}$$

因此在 H_0 下，极大对数似然函数为：

$$\ln L_0(\hat{\boldsymbol{\Sigma}})=-\frac{1}{2}mn\ln(2\pi)-\frac{n}{2}\ln\left|\frac{1}{n}\sum_{i=1}^{n}\boldsymbol{x}_i\boldsymbol{x}_i^{\mathrm{T}}\right|-\frac{n}{2}$$

在 H_1 下，$\boldsymbol{x}_1$，$\boldsymbol{x}_2$，…，$\boldsymbol{x}_k$ 是独立同分布的 $N_m(\mathbf{0},\boldsymbol{\Sigma}_1)$，$\boldsymbol{x}_{k+1}$，$\boldsymbol{x}_{k+2}$，…，$\boldsymbol{x}_n$ 是独立同分布的 $N_m(\mathbf{0},\boldsymbol{\Sigma}_n)$，则对数似然函数为：

$$\ln L_1(\boldsymbol{\Sigma}_1,\boldsymbol{\Sigma}_n)=-\frac{mn}{2}\ln(2\pi)-\frac{k}{2}\ln|\boldsymbol{\Sigma}_1|-\frac{n-k}{2}\ln|\boldsymbol{\Sigma}_n|-\frac{1}{2}\left[\sum_{i=1}^{k}\boldsymbol{x}_i^{\mathrm{T}}\boldsymbol{\Sigma}_1^{-1}\boldsymbol{x}_i+\sum_{i=k+1}^{n}\boldsymbol{x}_i^{\mathrm{T}}\boldsymbol{\Sigma}_n^{-1}\boldsymbol{x}_i\right]$$

$\boldsymbol{\Sigma}_1$，$\boldsymbol{\Sigma}_n$ 的最大似然估计分别为：

$$\hat{\boldsymbol{\Sigma}}_1=\frac{1}{k}\sum_{i=1}^{k}\boldsymbol{x}_i\boldsymbol{x}_i^{\mathrm{T}},\ \hat{\boldsymbol{\Sigma}}_n=\frac{1}{n-k}\sum_{i=k+1}^{n}\boldsymbol{x}_i\boldsymbol{x}_i^{\mathrm{T}}$$

在 H_1 下，极大对数似然函数为：

$$\ln L_1(\hat{\boldsymbol{\Sigma}}_1,\hat{\boldsymbol{\Sigma}}_n)=-\frac{1}{2}mn\ln(2\pi)-\frac{k}{2}\ln\left|\frac{1}{k}\sum_{i=1}^{k}\boldsymbol{x}_i\boldsymbol{x}_i^{\mathrm{T}}\right|-\frac{n-k}{2}\ln\left|\frac{1}{n-k}\sum_{i=k+1}^{n}\boldsymbol{x}_i\boldsymbol{x}_i^{\mathrm{T}}\right|-\frac{n}{2}$$

对数似然过程统计量为：

$$\lambda_n=\max_{m<k<n-m}\left[\ln\frac{\left|\frac{1}{n}\sum_{i=1}^{n}\boldsymbol{x}_i\boldsymbol{x}_i^{\mathrm{T}}\right|^{n}}{\left|\frac{1}{k}\sum_{i=1}^{k}\boldsymbol{x}_i\boldsymbol{x}_i^{\mathrm{T}}\right|^{k}\cdot\left|\frac{1}{n-k}\sum_{i=k+1}^{n}\boldsymbol{x}_i\boldsymbol{x}_i^{\mathrm{T}}\right|^{n-k}}\right]^{1/2}$$

4.2.1.2　H_0 下 $\boldsymbol{\mu}$ 已知时检验统计量的近似分布

定理 4.4　m 固定。在 H_0 下，当 $n\to\infty$，$k\to\infty$，$k/n\to 0$ 时，对 $\forall x\in\mathbf{R}$，有

$$\lim_{n\to\infty}p\{a(\ln n)\lambda_n-b_m(\ln n)\leqslant x\}=\exp(-2\mathrm{e}^{-x})$$

这里 $a(\ln n)=(2\ln\ln n)^{1/2}$，$b_m(\ln n)=2\ln\ln n+(m/2)\ln\ln\ln n-\ln\Gamma(m/2)$。

定理 4.4 主要应用 λ_n^2 与相关 χ^2 随机变量的关系以及对形如函数 $\ln(1+x)$，利用三次

泰勒展式构造的统计量而得到。具体的证明过程见 Chen 和 Gupta[3]。

4.2.1.3 $\boldsymbol{\mu}$ 未知情形的检验统计量

在实际应用中，大多数情况下 $\boldsymbol{\mu}$ 是未知的。

在 H_0 下，其最大对数似然函数很容易得到：

$$\ln L_0(\hat{\boldsymbol{\Sigma}}) = -\frac{1}{2}mn\ln(2\pi) - \frac{n}{2}\ln|\hat{\boldsymbol{\Sigma}}| - \frac{n}{2}$$

这里 $\hat{\boldsymbol{\Sigma}} = \frac{1}{n}\sum_{i=1}^{n}(\boldsymbol{x}_i - \bar{\boldsymbol{x}})(\boldsymbol{x}_i - \bar{\boldsymbol{x}})^{\mathrm{T}}$。

在 H_1 下，其对数似然函数为：

$$\ln L_1(\boldsymbol{\mu}, \boldsymbol{\Sigma}_1, \boldsymbol{\Sigma}_n) = -\frac{1}{2}mn\ln(2\pi) - \frac{k}{2}\ln|\boldsymbol{\Sigma}_1| - \frac{n-k}{2}\ln|\boldsymbol{\Sigma}_n| - \frac{1}{2}\left[\sum_{i=1}^{k}(\boldsymbol{x}_i - \boldsymbol{\mu})^{\mathrm{T}}\boldsymbol{\Sigma}_1^{-1}(\boldsymbol{x}_i - \boldsymbol{\mu}) + \sum_{i=k+1}^{n}(\boldsymbol{x}_i - \boldsymbol{\mu})^{\mathrm{T}}\boldsymbol{\Sigma}_n^{-1}(\boldsymbol{x}_i - \boldsymbol{\mu})\right]$$

利用 $\ln L_1(\boldsymbol{\mu}, \boldsymbol{\Sigma}_1, \boldsymbol{\Sigma}_n)$ 分别对 $\boldsymbol{\mu}$、$\boldsymbol{\Sigma}_1$、$\boldsymbol{\Sigma}_n$ 求偏导，由下列方程可求得最大似然估计 $\hat{\boldsymbol{\mu}}$、$\hat{\boldsymbol{\Sigma}}_1$、$\hat{\boldsymbol{\Sigma}}_n$：

$$\sum_{i=1}^{k}\hat{\boldsymbol{\Sigma}}_1^{-1}(\boldsymbol{x}_i - \hat{\boldsymbol{\mu}}) + \sum_{i=k+1}^{n}\hat{\boldsymbol{\Sigma}}_n^{-1}(\boldsymbol{x}_i - \hat{\boldsymbol{\mu}}) = \boldsymbol{0}$$

$$k\boldsymbol{I}_m - \sum_{i=1}^{k}\hat{\boldsymbol{\Sigma}}_1^{-1}(\boldsymbol{x}_i - \hat{\boldsymbol{\mu}})(\mathbf{x}_i - \hat{\boldsymbol{\mu}})^{\mathrm{T}} = \boldsymbol{O}_m$$

$$(n-k)\boldsymbol{I}_m - \sum_{i=k+1}^{n}\hat{\boldsymbol{\Sigma}}_n^{-1}(\boldsymbol{x}_i - \hat{\boldsymbol{\mu}})(\boldsymbol{x}_i - \hat{\boldsymbol{\mu}})^{\mathrm{T}} = \boldsymbol{O}_m$$

这里 $\boldsymbol{I}_m$ 是 $m \times m$ 单位阵，$\boldsymbol{O}_m$ 是 $m \times m$ 的零矩阵。上面的方程没有 $\hat{\boldsymbol{\mu}}$、$\hat{\boldsymbol{\Sigma}}_1$、$\hat{\boldsymbol{\Sigma}}_n$ 的封闭形式的解。通过数值解法得到 $\hat{\boldsymbol{\mu}}$、$\hat{\boldsymbol{\Sigma}}_1$、$\hat{\boldsymbol{\Sigma}}_n$ 的唯一解后，变点问题就能相应得到解决。

4.2.2 Informational 途径

下面主要介绍两种假设下的 *SICs*。

在 H_0 下，$\boldsymbol{x}_1$，$\boldsymbol{x}_2$，…，$\boldsymbol{x}_n$ 是独立同分布于 $N_m(\boldsymbol{0}, \boldsymbol{\Sigma})$，则对数似然函数为：

$$\ln L_0(\boldsymbol{\Sigma}) = -\frac{1}{2}mn\ln(2\pi) - \frac{n}{2}\ln|\boldsymbol{\Sigma}| - \frac{1}{2}\sum_{i=1}^{n}\boldsymbol{x}_i^{\mathrm{T}}\boldsymbol{\Sigma}^{-1}\boldsymbol{x}_i$$

$\boldsymbol{\Sigma}$ 的最大似然估计是 $\hat{\boldsymbol{\Sigma}} = \frac{1}{n}\sum_{i=1}^{n}\boldsymbol{x}_i\boldsymbol{x}_i^{\mathrm{T}}$，因此在 H_0 下，极大对数似然函数为：

$$\ln L_0(\hat{\boldsymbol{\Sigma}}) = -\frac{1}{2}mn\ln(2\pi) - \frac{n}{2}\ln\left|\frac{1}{n}\sum_{i=1}^{n}\boldsymbol{x}_i\boldsymbol{x}_i^{\mathrm{T}}\right| - \frac{n}{2}$$

在 H_0 下，$SIC(n)$ 为：

$$SIC(n) = mn\ln(2\pi) + n\ln\left|\frac{1}{n}\sum_{i=1}^{n}\boldsymbol{x}_i\boldsymbol{x}_i^{\mathrm{T}}\right| + n + \frac{m(m+1)}{2}\ln n$$

在 H_1 下，$\boldsymbol{x}_1$，$\boldsymbol{x}_2$，…，$\boldsymbol{x}_k$ 是独立同分布的 $N_m(\boldsymbol{0}, \boldsymbol{\Sigma}_1)$，$\boldsymbol{x}_{k+1}$，$\boldsymbol{x}_{k+2}$，…，$\boldsymbol{x}_n$ 是独立同分布的 $N_m(\boldsymbol{0}, \boldsymbol{\Sigma}_n)$，则对数似然函数为：

$$\ln L_1(\boldsymbol{\Sigma}_1, \boldsymbol{\Sigma}_n) = -\frac{1}{2}mn\ln(2\pi) - \frac{k}{2}\ln|\boldsymbol{\Sigma}_1| - \frac{n-k}{2}\ln|\boldsymbol{\Sigma}_n| - \frac{1}{2}\left(\sum_{i=1}^{k}\boldsymbol{x}_i^{\mathrm{T}}\boldsymbol{\Sigma}_1^{-1}\boldsymbol{x}_i + \sum_{i=k+1}^{n}\boldsymbol{x}_i^{\mathrm{T}}\boldsymbol{\Sigma}_n^{-1}\boldsymbol{x}_i\right)$$

$\boldsymbol{\Sigma}_1$，$\boldsymbol{\Sigma}_n$ 的最大似然估计分别为：

$$\hat{\boldsymbol{\Sigma}}_1 = \frac{1}{k}\sum_{i=1}^{k}\boldsymbol{x}_i\boldsymbol{x}_i^{\mathrm{T}},\ \hat{\boldsymbol{\Sigma}}_n = \frac{1}{n-k}\sum_{i=k+1}^{n}\boldsymbol{x}_i\boldsymbol{x}_i^{\mathrm{T}}$$

因此在 H_1 下，极大对数似然函数为：

$$\ln L_1(\hat{\boldsymbol{\Sigma}}_1, \hat{\boldsymbol{\Sigma}}_n) = -\frac{1}{2}mn\ln(2\pi) - \frac{k}{2}\ln\left|\frac{1}{k}\sum_{i=1}^{k}\boldsymbol{x}_i\boldsymbol{x}_i^{\mathrm{T}}\right| - \frac{n-k}{2}\ln\left|\frac{1}{n-k}\sum_{i=k+1}^{n}\boldsymbol{x}_i\boldsymbol{x}_i^{\mathrm{T}}\right| - \frac{n}{2}$$

在 H_1 下，$SIC(k)$ 为：

$$SIC(k) = mn\ln(2\pi) + k\ln\left|\frac{1}{k}\sum_{i=1}^{k}\boldsymbol{x}_i\boldsymbol{x}_i^{\mathrm{T}}\right| + (n-k)\ln\left|\frac{1}{n-k}\sum_{i=k+1}^{n}\boldsymbol{x}_i\boldsymbol{x}_i^{\mathrm{T}}\right| + n + m(m+1)\ln n\ (m < k < n-m)$$

根据信息准则原则，假设 $SIC(n) < \min\limits_{m<k<n-m} SIC(k)$，则接受 H_0；假设 $SIC(n) > \min\limits_{m<k<n-m} SIC(k)$，则拒绝 H_0。则变点位置的估计值 $\hat{k}$ 满足：

$$SIC(\hat{k}) = \min_{m<k<n-m} SIC(k)$$

定理 4.5 令$\Delta_n = \min\limits_{m<k<n-m}[SIC(k) - SIC(n)]$，在 H_0 下，有

$$\lim_{n\to\infty} p\{a(\ln n)[(m(m+1)/2)\ln n - \Delta_n]^{1/2} - b_m(\ln n) \leqslant x\} = \exp(-2e^{-x})$$

这里 $a(\ln n) = (2\ln\ln n)^{1/2}$，$b_m(\ln n) = 2\ln\ln n + (m/2)\ln\ln\ln n - \ln\Gamma(m/2)$。

引进检验水准 α 和相应的界值 C_α，以改进最小 SIC 准则。

假设 $SIC(n) < \min\limits_{m<k<n-m} SIC(k) + C_\alpha$，则接受 H_0。这里 $C_\alpha \geqslant 0$，由下式决定：

$$1-\alpha = p[SIC(n) < \min_{m<k<n-m} SIC(k) + C_\alpha \mid H_0]$$

由定理 4.5 可得：

$$\begin{aligned}
1-\alpha &= p(\Delta_n > -C_\alpha \mid H_0) \\
&= p\{\lambda_n^2 < (m(m+1)/2)\ln n + C_\alpha \mid H_0\} \\
&= p\{0 < \lambda_n < [(m(m+1)/2)\ln n + C_\alpha]^{1/2} \mid H_0\} \\
&= p\{-b_m(\ln n) < a(\ln n)\lambda_n - b_m(\ln n) < a(\ln n)\cdot \\
&\quad [(m(m+1)/2)\ln n + C_\alpha]^{1/2} - b_m(\ln n)\} \\
&\approx \exp\{-2\exp(-a(\ln n)\cdot[(m(m+1)/2)\ln n + C_\alpha]^{1/2} + b_m(\ln n))\} - \\
&\quad \exp\{-2\exp[b_m(\ln n)]\}
\end{aligned}$$

可解得：

$$C_\alpha = \{-(1/a(\ln n))\ln\ln[1-\alpha+\exp(-2\exp(b_m(\ln n)))] + b_m(\ln n)/a(\ln n)\}^2 - (m(m+1)/2)\ln n$$

Chen 和 Guput[3]给出了 $m=2$ 和 $m=3$ 时对应不同的 n 和α 的 SIC 界值表。

4.3 均向量及协方差矩阵的变点分析

假设$\boldsymbol{x}_1$，$\boldsymbol{x}_2$，…，$\boldsymbol{x}_n$ 是独立的 m 维正态随机向量序列，参数分别为（$\boldsymbol{\mu}_1$，$\boldsymbol{\Sigma}_1$），（$\boldsymbol{\mu}_2$，$\boldsymbol{\Sigma}_2$），…，（$\boldsymbol{\mu}_n$，$\boldsymbol{\Sigma}_n$）。本节关心的检验假设是：

$$\mathrm{H}_0: \boldsymbol{\mu}_1 = \boldsymbol{\mu}_2 = \cdots = \boldsymbol{\mu}_n = \boldsymbol{\mu},\ \boldsymbol{\Sigma}_1 = \boldsymbol{\Sigma}_2 = \cdots = \boldsymbol{\Sigma}_n = \boldsymbol{\Sigma}(\boldsymbol{\mu},\ \boldsymbol{\Sigma}\ \text{未知})$$

$$\mathrm{H}_1: \boldsymbol{\mu}_1 = \cdots = \boldsymbol{\mu}_k \neq \boldsymbol{\mu}_{k+1} = \cdots = \boldsymbol{\mu}_n, \boldsymbol{\Sigma}_1 = \cdots = \boldsymbol{\Sigma}_k \neq \boldsymbol{\Sigma}_{k+1} = \cdots = \boldsymbol{\Sigma}_n$$

这里 k 表示单变点的位置，$m<k<n-m$。即本节主要介绍均向量及协方差矩阵的变点分析。

本节介绍似然比过程和 Informational 途径下的变点分析方法。

4.3.1 似然比过程

在 H_0 下，对数似然函数为：

$$\ln L_0(\boldsymbol{\theta}) = -\frac{1}{2}mn\ln(2\pi) - \frac{n}{2}\ln|\boldsymbol{\Sigma}| - \frac{1}{2}\sum_{i=1}^{n}(\boldsymbol{x}_i - \boldsymbol{\mu})^{\mathrm{T}}\boldsymbol{\Sigma}^{-1}(\boldsymbol{x}_i - \boldsymbol{\mu})$$

这里 $\boldsymbol{\theta}=(\boldsymbol{\mu},\ \boldsymbol{\Sigma})$。$\boldsymbol{\theta}$ 的最大似然估计分别为：

$$\hat{\boldsymbol{\mu}} = \bar{\boldsymbol{x}},\ \hat{\boldsymbol{\Sigma}} = \frac{1}{n}\sum_{i=1}^{n}(\boldsymbol{x}_i - \bar{\boldsymbol{x}})(\boldsymbol{x}_i - \bar{\boldsymbol{x}})^{\mathrm{T}} \tag{4.3.1}$$

因此，在 H_0 下，极大对数似然函数为：

$$\ln L_0(\hat{\boldsymbol{\theta}}) = -\frac{1}{2}mn\ln(2\pi) - \frac{n}{2}\ln|\hat{\boldsymbol{\Sigma}}| - \frac{n}{2}$$

在 H_1 下，对数似然函数为：

$$\ln L_1(\boldsymbol{\theta}_1) = -\frac{1}{2}mn\ln(2\pi) - \frac{k}{2}\ln|\boldsymbol{\Sigma}_1| - \frac{n-k}{2}\ln|\boldsymbol{\Sigma}_n| - \frac{1}{2}\left[\sum_{i=1}^{k}(\boldsymbol{x}_i - \boldsymbol{\mu}_1)^{\mathrm{T}}\boldsymbol{\Sigma}_1^{-1}(\boldsymbol{x}_i - \boldsymbol{\mu}_1) + \sum_{i=k+1}^{n}(\boldsymbol{x}_i - \boldsymbol{\mu}_n)^{\mathrm{T}}\boldsymbol{\Sigma}_n^{-1}(\boldsymbol{x}_i - \boldsymbol{\mu}_n)\right]$$

这里 $\boldsymbol{\theta}_1 =$（$\boldsymbol{\mu}_1$，$\boldsymbol{\mu}_n$，$\boldsymbol{\Sigma}_1$，$\boldsymbol{\Sigma}_n$），$\boldsymbol{\theta}_1$ 的最大似然估计分别为：

$$\hat{\boldsymbol{\mu}}_1 = \bar{\boldsymbol{x}}_k = \frac{1}{k}\sum_{i=1}^{k}\boldsymbol{x}_i,\ \hat{\boldsymbol{\mu}}_n = \bar{\boldsymbol{x}}_{n-k} = \frac{1}{n-k}\sum_{i=k+1}^{n}\boldsymbol{x}_i,$$

$$\hat{\boldsymbol{\Sigma}}_1 = \frac{1}{k}\sum_{i=1}^{k}(\boldsymbol{x}_i - \bar{\boldsymbol{x}}_k)(\boldsymbol{x}_i - \bar{\boldsymbol{x}}_k)^{\mathrm{T}},\ \hat{\boldsymbol{\Sigma}}_n = \frac{1}{n-k}\sum_{i=k+1}^{n}(\boldsymbol{x}_i - \bar{\boldsymbol{x}}_{n-k})(\boldsymbol{x}_i - \bar{\boldsymbol{x}}_{n-k})^{\mathrm{T}} \tag{4.3.2}$$

因此，在 H_1 下，极大对数似然函数为：

$$\ln L_1(\hat{\boldsymbol{\theta}}_1) = -\frac{1}{2}mn\ln(2\pi) - \frac{k}{2}\ln|\hat{\boldsymbol{\Sigma}}_1| - \frac{n-k}{2}\ln|\hat{\boldsymbol{\Sigma}}_n| - \frac{n}{2}$$

则对数似然过程统计量为：

$$\lambda_n = \max_{m<k<n-m}\left(\ln\frac{|\hat{\boldsymbol{\Sigma}}|^{n}}{|\hat{\boldsymbol{\Sigma}}_1|^{k}\cdot|\hat{\boldsymbol{\Sigma}}_2|^{n-k}}\right)^{1/2}$$

下面的定理给出了 H_0 下检验统计量的渐近分布。

定理 4.6 在 H_0 下，当 $n\to\infty$时，对 $\forall x\in\mathbf{R}$，有

$$\lim_{n\to\infty} p\{a(\ln n)\lambda_n - b_{2m}(\ln n) \leqslant x\} = \exp(-2e^{-x})$$

这里 $a(\ln n)=(2\ln\ln n)^{1/2}$，$b_{2m}(\ln n)=2\ln\ln n + m\ln\ln\ln n - \ln\Gamma(m)$。

4.3.2 Informational 途径

4.3.2.1 *SIC* 的导出

在 H_0 下，*SIC* 为：

$$SIC(n) = mn\ln(2\pi) + n\ln|\hat{\boldsymbol{\Sigma}}| + n + \frac{m(m+3)}{2}\ln n$$

其中，$\hat{\boldsymbol{\Sigma}}$ 由式（4.3.1）给出。

在 H_1 下，$SIC(k)$ 为：

$$SIC(k) = mn\ln(2\pi) + k\ln|\hat{\boldsymbol{\Sigma}}_1| + (n-k)\ln|\hat{\boldsymbol{\Sigma}}_n| + n + m(m+3)\ln n$$

这里 $m<k<n-m$，其中$\hat{\boldsymbol{\Sigma}}_1$ 和$\hat{\boldsymbol{\Sigma}}_n$ 由式（4.3.2）给出。

根据信息准则原则，假设 $SIC(n) < \min\limits_{m<k<n-m} SIC(k)$，则接受 H_0；假设 $SIC(n) > \min\limits_{m<k<n-m} SIC(k)$ 时，则接受 H_1。变点位置的估计值 $\hat{k}$ 满足：

$$SIC(\hat{k}) = \min_{m<k<n-m} SIC(k)$$

4.3.2.2 *SIC* 的渐近性质

由上节，$\lambda_n = [(m(m+3)/2)\ln n - \Delta_n]^{1/2}$。

定理 4.7 令$\Delta_n = \min\limits_{m<k<n-m} [SIC(k) - SIC(n)]$，在 H_0 下，有

$$\lim_{n\to\infty} p\{a(\ln n)[(m(m+3)/2)\ln n - \Delta_n]^{1/2} - b_{2m}(\ln n) \leqslant x\} = \exp(-2e^{-x})$$

这里 $a(\ln n) = (2\ln\ln n)^{1/2}$，$b_{2m}(\ln n) = 2\ln\ln n + m\ln\ln\ln n - \ln\Gamma(m)$。

4.3.2.3 近似界值 C_α

当 $SIC(n) < \min\limits_{m<k<n-m} SIC(k) + C_\alpha$ 时，接受 H_0。这里 $C_\alpha \geqslant 0$，由下式决定：

$$1-\alpha = p(SIC(n) < \min_{m<k<n-m} SIC(k) + C_\alpha \mid H_0)$$

由定理 4.7 可得：

$$\begin{aligned}
1-\alpha &= p(\Delta_n > -C_\alpha \mid H_0) \\
&= p(\lambda_n^2 < (m(m+3)/2)\ln n + C_\alpha \mid H_0) \\
&= p\{-b_{2m}(\ln n) < a(\ln n)\lambda_n - b_{2m}(\ln n) < a(\ln n)\cdot \\
&\quad [(m(m+3)/2)\ln n + C_\alpha]^{1/2} - b_{2m}(\ln n)\} \\
&\approx \exp\{-2\exp(-a(\ln n)\cdot[(m(m+3)/2)\ln n + C_\alpha]^{1/2} + \\
&\quad b_{2m}(\ln n))\} - \exp\{-2\exp[b_{2m}(\ln n)]\}
\end{aligned}$$

可解得：

$$C_{\alpha} = \{-(1/a(\ln n))\ln\ln[1-\alpha+\exp(-2\exp(b_{2m}(\ln n)))]^{-1/2} + b_{2m}(\ln n)/a(\ln n)\}^{2} - (m(m+3)/2)\ln n$$

Chen 和 Guput[3]给出了 $m=2$ 时对不同的 n 和 α 的选择性近似界值表。

参考文献

[1] Srivastava M S，Worsley K J. Likelihood ratio for a change in the multivariate normal mean [J]. Journal of American Statistical Association，1986 (81)：199—204.

[2] Anderson T W. An introduction to multivariate statistical analysis [J]. 2nd ed. New York：Wiley，1984.

[3] Chen J，Gupta A K. Parametric Statistical Change Point Analysis [M]. Berlin：Springer Science+Business Media，2000.

5　非参数变点分析方法

前面几章介绍了参数的变点分析方法，本章将介绍非参数变点分析方法，包括均数变化的变点分析、位置变化的变点分析、基于 Wilcoxon 型统计量的变点分析、基于 U 统计量的变点过程、Poisson 过程变点分析、流行备择下变点的非参数检验等，并用医学实例说明其应用。

本章主要参考 Csorgo 和 Horvath[1]的研究结果。

5.1　均数变化的变点分析

假设 x_1，x_2，…，x_n 是独立的观察值。本书关心的无效假设是：

$$H_0: Ex_1 = Ex_2 = \cdots = Ex_n$$

备择假设是：

$$H_A: \exists \text{ 正整数 } k^*,\ 1 \leqslant k^* < n,\ Ex_1 = \cdots = Ex_{k^*} \neq Ex_{k^*+1} = \cdots = Ex_n$$

定义统计量为：

$$T_n(t) = \begin{cases} n^{-1/2}(S((n+1)t) - tS(n)),\ 0 \leqslant t < 1 \\ 0,\ t = 1 \end{cases} \tag{5.1.1}$$

其中，$S(x) = \sum_{i=1}^{x} x_i$。

下面介绍 $T_n(t)$ 在下列无效假设 H_0'下的渐近行为。

H_0'：x_1，x_2，…，x_n 是独立同分布的随机变量，$Ex_i = \mu$，$0 < \sigma^2 = Var(x_i) < \infty$，$i = 1$，2，…，$n$。下面不加证明地介绍极限定理[1]。

定理 5.1　假设 H_0'成立，且满足

$$Ex_i^2 \ln\ln(|x_i| + 1) < \infty \tag{5.1.2}$$

则对任意 t，都有

$$\lim_{n\to\infty} p\{A(\ln n)(1/\sigma) \max_{1\leqslant k\leqslant n} [n/(k(n-k))]^{1/2} [S(k) - (k/n)S(n)] \leqslant t + D(\ln n)\} = \exp(-e^{-t})$$

和

$$\lim_{n\to\infty} p\{A(\ln n)(1/\sigma) \max_{1\leqslant k< n} [n/(n(n-k))]^{1/2} |S(k) - (k/n)S(n)| \leqslant t + D(\ln n)\} = \exp(-2e^{-t})$$

其中，$A(x)=(2\ln x)^{1/2}$，$D(x)=2\ln x+(1/2)\ln\ln x-(1/2)\ln\pi$。

通常情况下，σ^2 是未知的，对正态随机样本，建议合并方差如下：

$$\hat{\sigma}_k^2=\begin{cases}\dfrac{1}{n}\left\{\sum\limits_{i=1}^{k}(x_i-\hat{x}_k)^2+\sum\limits_{i=k+1}^{n}(x_i-\hat{x}_{n-k})^2\right\},\ 1\leqslant k<n\\ \dfrac{1}{n}\sum\limits_{i=1}^{n}(x_i-\hat{x}_n)^2,\ k=n\end{cases}$$

这里 $\hat{x}_k=\dfrac{1}{k}\sum\limits_{i=1}^{k}x_i$，$\hat{x}_{n-k}=\dfrac{1}{n-k}\sum\limits_{i=k+1}^{n}x_i$。

定理 5.2 假设 H_0'成立，满足式（5.1.2），则对所有 t，有

$$\lim_{n\to\infty}p\{A(\ln n)\max_{1\leqslant k<n}(1/\hat{\sigma}_k)[n/(k(n-k))]^{1/2}[S(k)-(k/n)S(n)]\leqslant t+D(\ln n)\}=\exp(-\mathrm{e}^{-t})$$

和

$$\lim_{n\to\infty}p\{A(\ln n)\max_{1\leqslant k<n}(1/\hat{\sigma}_k)[n/(k(n-k))]^{1/2}|S(k)-(k/n)S(n)|\leqslant t+D(\ln n)\}=\exp(-2\mathrm{e}^{-t})$$

其中，$A(x)$ 与 $D(x)$ 见定理 5.1。

注：①当 $\hat{\sigma}_k$ 被 $\hat{\sigma}_n$ 取代时，定理 5.2 仍然成立；②定理 5.1 对于检测按时间序列排列的观察序列的变点，在序列的开始段和结尾段效率较高。

5.2 位置变化的变点分析

令 x_1，x_2，…，x_n 具有分布函数为 $F(t-\Delta_1)$，$F(t-\Delta_2)$，…，$F(t-\Delta_n)$ 的独立观察值，F 是分布函数，Δ_1，Δ_2，…，Δ_n 是未知的位置参数。本节关心的无效假设是：

$$H_0:\Delta_1=\Delta_2=\cdots=\Delta_n$$

备择假设是：

H_A：存在正整数 k^*，$1\leqslant k^*<n$，使得 $\Delta_1=\cdots=\Delta_{k^*}\neq\Delta_{k^*+1}=\cdots=\Delta_n$

Page[2,3]提出了一个简单的程序来检验 H_0。即假设初始变化 Δ_0 是已知的，定义部分和为：

$$S^*(x)=\sum_{j=1}^{x}V_j \tag{5.2.1}$$

这里

$$V_j=\begin{cases}a,\ x_j>\Delta_0\\ -b,x_j\leqslant\Delta_0\end{cases} \tag{5.2.2}$$

选择常数 a，b，使得 $EV_j=0$，$1\leqslant j\leqslant n$，即

$$a(1-F(\Delta_0-\Delta_1))-bF(\Delta_0-\Delta_1)=0 \tag{5.2.3}$$

假如 Δ_0 是中位数，则选择 $a=b$，使得式（5.2.3）成立。Page[2,3]的决定规则是：

假如

$$T_n^* = \max_{1\leqslant k\leqslant n}\{S^*(k) - \min_{1\leqslant j\leqslant k} S^*(j)\}$$

足够大时，拒绝 H_0，接受备择假设$\Delta_{k^*+1} > \Delta_{k^*}$。可以证明：假如 H_0 和式（5.2.3）成立，则 $Var(V_j) = ab$。这里不加证明地介绍 T_n^* 的渐近分布。

定理 5.3 假如 H_0 和式（5.2.3）成立，则对任意的 $x>0$，有

$$\begin{aligned}\lim_{n\to\infty} p\left\{\frac{T_n^*}{(nab)^{1/2}} \leqslant x\right\} &= \frac{1}{(2\pi)^{1/2}}\int_{-\infty}^{x}\sum_{-\infty<k<\infty}(-1)^k \exp\left(-\frac{u-2kx}{2}\right)du \\ &= \frac{4}{\pi}\sum_{0\leqslant k<\infty}\frac{(-1)^k}{2k+1}\exp\left[-\frac{\pi^2(2k+1)^2}{8x^2}\right] \\ &= 1 - 4\sum_{1\leqslant k<\infty}(-1)^{k+1}\Phi(-(2k-1)x)\end{aligned}$$

这里 Φ 是标准正态分布函数。

假如

$$a = b = 1, F(\Delta_0) = 1/2 \tag{5.2.4}$$

时，能计算出 T_n^* 的确切分布。

定理 5.4 假如 H_0 和式（5.2.4）成立，则对任意正整数 $k>0$，有

$$p\{T_n^* < k\} = \frac{2}{2k+1}\sum_{j=0}^{2k}\left(\cos\frac{j\pi}{2k+1}\right)^n \cdot \sin\frac{j(k+1)\pi}{2k+1} \cdot \frac{1+\cos\dfrac{j\pi}{2k+1}}{\sin\dfrac{j\pi}{2k+1}} \cdot \left[\frac{1-(-1)^j}{2}\right]$$

下列介绍便于实际应用的定理 5.5。

定理 5.5 假设 H_0 和式（5.2.3）成立，则对$-\infty<t<\infty$，有

$$\lim_{n\to\infty} p\{A(\ln n)\max_{1\leqslant k<n}[S^*(k) - \min_{1\leqslant j\leqslant k} S^*(j)]/(kab)^{1/2} \leqslant t + D(\ln n)\} = \exp(-e^{-t})$$

其中，$A(x) = (2\ln x)^{1/2}$，$D(x) = 2\ln x + (1/2)\ln\ln x - (1/2)\ln\pi$。

5.3 基于 Wilcoxon 型统计量的变点分析

令 x_1，x_2，…，x_n 是独立观察值。本节关心的无效假设是：

H_0：x_1，x_2，…，x_n 是独立同分布于连续分布函数的随机变量

备择假设是：

H_A：存在k^*和 t_0，使得 $p\{x_{k^*} \leqslant t_0\} \neq p\{x_{k^*+1} \leqslant t_0\}$，且对任意 t，$p\{x_1 \leqslant t\} = p\{x_2 \leqslant t\} = \cdots = p\{x_{k^*} \leqslant t\}$，$p\{x_{k^*+1} \leqslant t\} = p\{x_{k^*+2} \leqslant t\} = \cdots = p\{x_n \leqslant t\}$

Wilcoxon 型统计量如下：

$$Q_n(y) = \inf\{t: F_n(t) \geqslant y\}, 0 < y < 1$$

这里

$$F_n(t) = \frac{1}{n}\sum_{i=1}^{n} I\{x_i \leqslant t\}, -\infty < t < \infty$$

是经验分布函数。令

$$\Psi_t(x) = \begin{cases} -(1-t), & x \leqslant 0 \\ t, & x > 0 \end{cases}$$

定义离散过程序列

$$Y_n(s, t) = n^{-1/2} \sum_{i=1}^{ns} \Psi_t(x_i - Q_n(t)), 0<s, t<1 \tag{5.3.1}$$

本节介绍的统计量以上述统计量为基础。为了便于实际工作者应用，这里用一个虚构的例子 5.1 来说明上述统计量的计算。

例 5.1 虚构的例子（见表 5.1）。

表 5.1 一个虚构的例

i	x_i	t	$F_{11}(t)$	y	$Q_{11}(y)$
1	7	5	1/11	1/11	5
2	8	6	2/11	2/11	6
3	6	7	4/11	3/11	7
4	5	8	5/11	4/11	7
5	7	9	7/11	5/11	7
6	9	10	7/11	6/11	8
7	8	11	8/11	7/11	9
8	12	12	9/11	8/11	9
9	15	13	10/11	9/11	11
10	13	14	10/11	10/11	12
11	11	15	11/11	—	13

本例共 11 个观察值，$n=11$，t 值按 x_i 值从小到大排列，本例最小 5，最大 15。

$F_n(t)$ 的计算说明如下：

如当 $t=5$ 时，$F_{11}(5)=\frac{1}{11}\sum_{i=1}^{11} I\{x_i \leqslant 5\}$，只有 $x_4 \leqslant 5$，故 $\sum_{i=1}^{11} I\{x_i \leqslant 5\}=1$，$F_{11}(5)=\frac{1}{11}\sum_{i=1}^{11} I\{x_i \leqslant 5\}=\frac{1}{11}$；

又如当 $t=12$ 时，$F_{11}(12)=\frac{1}{11}\sum_{i=1}^{11} I\{x_i \leqslant 12\}$，本例 $x_1, x_2, x_3, x_4, x_5, x_6, x_7, x_8, x_{11}$ 共 9 个观察值 $\leqslant 12$，即 $\sum_{i=1}^{11} I\{x_i \leqslant 12\}=9$，$F_{11}(5)=\frac{1}{11}\sum_{i=1}^{11} I\{x_i \leqslant 12\}=\frac{9}{11}$；

其余类推。

y 值取 1/11，2/11，…，10/11。

$Q_{11}(y)$ 的计算说明如下：

如 $Q_{11}(1/11)=\inf\{t: F_{11}(t) \geqslant 1/11\}$，满足 $F_{11}(t) \geqslant 1/11$ 的 $t=5, 6, \cdots, 15$，最小的 $t=5$，故 $Q_{11}(1/11)=5$；

又如 $Q_{11}(4/11)=\inf\{t: F_{11}(t)\geqslant 4/11\}$，满足 $F_{11}(t)\geqslant 4/11$ 的 $t=7, 8, \cdots, 15$，最小的 $t=7$，故 $Q_{11}(4/11)=7$；

其余类推。

$Y_{11}(s, t)$ 的计算说明如下：

$s, t=1/11, 2/11, \cdots, 10/11$。

如当 $s=1/11$，$t=2/11$ 时，

$$\begin{aligned}Y_{11}(1/11, 2/11) &= 11^{-1/2}\sum_{i=1}^{1}\Psi_{2/11}[x_i - Q_{11}(2/11)]\\ &= 11^{-1/2}\sum_{i=1}^{1}\Psi_{2/11}(x_i-6) = 11^{-1/2}\Psi_{2/11}(x_1-6)\\ &= 11^{-1/2}\Psi_{2/11}(1) = 11^{-1/2}\cdot 2/11\end{aligned}$$

又如当 $s=1/11$，$t=3/11$ 时，

$$\begin{aligned}Y_{11}(2/11, 3/11) &= 11^{-1/2}\sum_{i=1}^{2}\Psi_{3/11}[x_i - Q_{11}(3/11)]\\ &= 11^{-1/2}\sum_{i=1}^{2}\Psi_{3/11}(x_i-7) = 11^{-1/2}[\Psi_{3/11}(7-7)+\Psi_{3/11}(8-7)]\\ &= 11^{-1/2}\cdot[-(1-3/11)+3/11]\\ &= -11^{-1/2}\cdot(5/11)\end{aligned}$$

其余类推。

下面的定理给出了 $Y_n(s, t)$ 的几个收敛性统计量。

定理 5.6 假设 H_0 成立，则有

$$\sup_{0<s<1}\sup_{0<t<1}|Y_n(s, t)| \xrightarrow{D} \sup_{0<s<1}\sup_{0<t<1}|\Gamma(s, t)| \tag{5.3.2}$$

$$\int_0^1\int_0^1 Y_n^2(s, t)\,\mathrm{d}s\,\mathrm{d}t \xrightarrow{D} \int_0^1\int_0^1 \Gamma^2(s, t)\,\mathrm{d}s\,\mathrm{d}t \tag{5.3.3}$$

$$12\int_0^1\int_0^1 Y_n(s, t)\,\mathrm{d}s\,\mathrm{d}t \xrightarrow{D} N(0, 1) \tag{5.3.4}$$

$$(t_0(1-t_0))^{-1/2}\sup_{0<s<1}|Y_n(s, t_0)| \xrightarrow{D} \sup_{0<s<1}|B(s)| \tag{5.3.5}$$

$$\left(\frac{12}{t_0(1-t_0)}\right)^{1/2}\int_0^1 Y_n(s, t_0)\,\mathrm{d}s \xrightarrow{D} N(0, 1) \tag{5.3.6}$$

这里 $\{B(t), 0\leqslant t\leqslant 1\}$ 是布朗桥；$N(0, 1)$ 是标准正态随机变量；$\{\Gamma(s, t), 0\leqslant s, t\leqslant 1\}$ 是高斯过程，其中 $E(\Gamma(s, t))=0$，$E(\Gamma(s, t)\Gamma(u, v))=(\min(s, u)-su)(\min(t, v)-tv)$。

定理 5.6 中极限随机变量的分布函数没有显式或者很复杂。本节重点介绍式(5.3.5)。给定 $0<p_0<1$，与前面介绍的 Page 过程一样，定义

$$\hat{V}_j = \begin{cases} p_0, & x_j > Q_n(p_0)\\ -(1-p_0), & x_j \leqslant Q_n(p_0)\end{cases}$$

这里 $Q_n(t)$ 是经验分位函数。定义

$$\hat{S}(x)=\sum_{j=1}^{x}\hat{V}_j \tag{5.3.7}$$

对于较大的

$$\hat{T}_n=\max_{1\leqslant k\leqslant n}\{\hat{S}(k)-\min_{1\leqslant j\leqslant k}\hat{S}(j)\} \tag{5.3.8}$$

或者

$$\widetilde{T}_n=\max_{1\leqslant k\leqslant n}\hat{S}(k)-\min_{1\leqslant k\leqslant n}\hat{S}(k) \tag{5.3.9}$$

拒绝 H_0。下面定理给出了 $\hat{T}_n$ 和 $\widetilde{T}_n$ 的极限分布。

定理 5.7 假设 H_0 成立，则有

$$\{1/[np_0(1-p_0)]\}^{1/2}\hat{T}_n\xrightarrow{D}\sup_{0\leqslant t\leqslant 1}\{B(t)-\inf_{0\leqslant s\leqslant t}B(s)\} \tag{5.3.10}$$

$$\{1/[np_0(1-p_0)]\}^{1/2}\widetilde{T}_n\xrightarrow{D}\sup_{0\leqslant t\leqslant 1}B(t)-\inf_{0\leqslant t\leqslant 1}B(t) \tag{5.3.11}$$

这里 $\{B(t),0\leqslant t\leqslant 1\}$ 是布朗桥。

式（5.3.10）中随机变量 $\sup_{0\leqslant t\leqslant 1}\{B(t)-\inf_{0\leqslant s\leqslant t}B(s)\}$的分布函数没有显示表达，可用 Monte Carlo 模拟相对简单地计算分位数的数值；在式（5.3.11）中，极限随机变量是 $R=\sup_{0\leqslant t\leqslant 1}B(t)-\inf_{0\leqslant t\leqslant 1}B(t)$，$R$ 的分布函数如下：

$$p(R>t)=2\sum_{m=1}^{\infty}(4m^2t^2-1)\exp(-2m^2t^2),\ \forall t>0 \tag{5.3.12}$$

并给出了 Kuiper 统计量的极限分布（见表 5.2）。

表 5.2 Kuiper 统计量的极限分布

x	$p(x)$	x	$p(x)$	x	$p(x)$
0.50	0.0000005	1.50	0.8222550	2.50	0.9998211
0.55	0.0000122	1.55	0.8589902	2.55	0.9998875
0.60	0.0001276	1.60	0.8895630	2.60	0.9999300
0.65	0.0007622	1.65	0.9145931	2.65	0.9999569
0.70	0.0030500	1.70	0.9347663	2.70	0.9999738
0.75	0.0090813	1.75	0.9507814	2.75	0.9999842
0.80	0.0216489	1.80	0.9633112	2.80	0.9999906
0.85	0.0435337	1.85	0.9729762	2.85	0.9999945
0.90	0.0766989	1.90	0.9803292	2.90	0.9999968
0.95	0.1217669	1.95	0.9858481	2.95	0.9999981
1.00	0.1779234	2.00	0.9899361	3.00	0.9999989
1.05	0.2431742	2.05	0.9929252	3.05	0.9999994
1.10	0.3147862	2.10	0.9950829	3.10	0.9999997
1.15	0.3897492	2.15	0.9966212	3.11	0.9999997
1.20	0.4651594	2.20	0.9977042	3.12	0.9999997

续表5.2

x	$p(x)$	x	$p(x)$	x	$p(x)$
1.25	0.5384833	2.25	0.9984575	3.13	0.9999998
1.30	0.6077033	2.30	0.9989751	3.14	0.9999998
1.35	0.6713664	2.35	0.9993265	3.15	0.9999998
1.40	0.7285644	2.40	0.9995623	3.16	0.9999998
1.45	0.7788707	2.45	0.9997187	3.18	0.9999999

注：$p(x)=1-2\sum_{m=1}^{\infty}(4m^2x^2-1)\exp(-2m^2x^2)$，$x>0$。

在实际变点监测时，根据实际数据计算统计量 $\widetilde{T}_n$ 以及 $\{1/[np_0(1-p_0)]^{1/2}\}\widetilde{T}_n$，然后与 R 的界值进行比较，判断变点是否存在。

5.4 基于 U 统计量的变点过程

本节关心的假设是：

$$H_0: x_1, x_2, \cdots, x_n \text{ 是独立同分布的随机变量}$$

在关于 U 统计量的相关文献中，比较前 k 个观察值与后 $n-k$ 个观察值的双变量函数 $h(x, y)$，有时也被称为核函数（Kernel function）。

首先假设核函数 h 是对称的，即

$$h(x, y)=h(y, x) \tag{5.4.1}$$

在研究 U 统计量时，对称分布函数 h 的典型选择是 xy，$(x-y)^2/2$，$|x-y|$，$\operatorname{sgn}(x+y)$(Wilcoxon 单样本统计量)。

U 统计量过程为：

$$Z_k=\sum_{i=1}^{k}\sum_{j=k+1}^{n}h(x_i, x_j),\ 1\leqslant k<n \tag{5.4.2}$$

假设

$$Eh^2(x_1, x_2)<\infty \tag{5.4.3}$$

令

$$\theta=Eh(x_1, x_2) \tag{5.4.4}$$

定义

$$\widetilde{h}(t)=E[h(x_1, t)-\theta] \tag{5.4.5}$$

由式（5.4.3）可得 $E\widetilde{h}^2(x_1)<\infty$，假设

$$\sigma^2=E\widetilde{h}^2(x_1)>0 \tag{5.4.6}$$

这是 U 统计量中非退化的情形。将 Z_k 中心化，考虑下列过程：

$$U_k=Z_k-k(n-k)\theta,\ 1\leqslant k<n$$

考虑到基于U_k的U统计量，对每一k，它的标准差渐近地由$\sigma\ [k(n-k+1)n]^{1/2}$给出，很自然地考虑使用$\max\limits_{1\leqslant k<n} U_k/(VarU_k)^{1/2}$和$\max\limits_{1\leqslant k<n}|U_k|/(Var\ (U_k))^{1/2}$作为对 H_0 的检验。下面给出极限形式。

定理 5.8 假设 H_0、式（5.4.1）、式（5.4.3）、式（5.4.6）成立，且

$$E\tilde{h}^2(x_1)\ln\ln(|\tilde{h}(x_1)|+1)<\infty \tag{5.4.7}$$

则对所有t，有

$$\lim_{n\to\infty} p\{A(\ln n)\max_{1\leqslant k<n} U_k/\{\sigma\ [k(n-k+1)n]^{1/2}\}\leqslant t+D(\ln n)\}=\exp(-e^{-t}) \tag{5.4.8}$$

和

$$\lim_{n\to\infty} p\{A(\ln n)\max_{1\leqslant k<n} |U_k|/\{\sigma\ [k(n-k+1)n]^{1/2}\}\leqslant t+D(\ln n)\}=\exp(-2e^{-t}) \tag{5.4.9}$$

退化情形下的U统计量参考文献［1］。

下面介绍在备择假设下的统计推断。

H_A：x_1，x_2，…，x_n 是独立的随机变量，∃整数 k^*，$1\leqslant k^*<n$，使得对所有 t，$p(x_1\leqslant t)=p(x_2\leqslant t)=\cdots=p(x_{k^*}\leqslant t)$，$p(x_{k^*+1}\leqslant t)=p(x_{k^*+2}\leqslant t)=\cdots=p(x_n\leqslant t)$；对某一 t_0，有 $p(x_{k^*}\leqslant t_0)\neq p(x_{k^*+1}\leqslant t_0)$。

令

$$\hat{\theta}_k=\left[1/\binom{k}{2}\right]\sum_{1\leqslant i<j\leqslant k} h(x_i,\ x_j),\ 2\leqslant k\leqslant n$$

$$\hat{\theta}_k^*=\left[1/\binom{n-k}{2}\right]\sum_{k<i<j\leqslant n} h(x_i,\ x_j),\ 1\leqslant k\leqslant n-2$$

分别是基于前k个观察值和后$n-k$个观察值的θ估计量。定义

$$U_n^*(0)=U_n^*(1)=U_n^*(n-1)=U_n^*(n)=0 \tag{5.4.10}$$

$$U_n^*(k)=[k(n-k)/(2\sigma n^{3/2})](\hat{\theta}_k-\hat{\theta}_k^*),\ 2\leqslant k<n-1$$

下面给出了$U_n^*(t)$ 的极限定理，$U_n^*(t)\ =U_n^*\{[(n+1)\ t]\}$。

定理 5.9 假设 H_0、式（5.4.1）、式（5.4.3）、式（5.4.6）成立，且

$$E|h(x_1,x_2)|^{\nu}<\infty,\ \nu>2$$

则对任意t'，有

$$\lim_{n\to\infty} p\{A(\ln n)\max_{0<t<1} U_n^*(t)/[t(1-t)]^{1/2}\leqslant t'+D(\ln n)\}=\exp(-e^{-t'}) \tag{5.4.11}$$

和

$$\lim_{n\to\infty} p\{A(\ln n)\max_{0<t<1} |U_n^*(t)|/[t(1-t)]^{1/2}\leqslant t'+D(\ln n)\}=\exp(-2e^{-t'})$$

其中，$A(\ln n)$，$D(\ln n)$ 见定理 5.1。

下面看几个特殊核函数的例子。

例 5.2 令$h(x,\ y)=(1/2)(x-y)^2$，由 Serfling[4]，有$\theta=E\ (x-Ex)^2=Var(x)$，$\sigma^2=(1/4)\{E\ (x-Ex)^4-[E\ (x-Ex)^2]^2\}$，假如我们考虑用定理 5.9 进行假设检验，必须估计式（5.4.10）中$U_n^*(k)$ 中的未知σ，我们用

$$\hat{\sigma}_k^2 = \frac{1}{4n}\left\{\sum_{i=1}^{k}(x_i-\hat{x}_k)^4+\sum_{i=k+1}^{n}(x_i-\hat{x}_k^*)^4\right\}-$$
$$\frac{1}{4}\left\{\frac{1}{n}\left[\sum_{i=1}^{k}(x_i-\hat{x}_k)^2+\sum_{i=k+1}^{n}(x_i-\hat{x}_k^*)^2\right]\right\}^2,\ 1\leqslant k\leqslant n$$

来估计 σ^2。这里 $\hat{x}_k=\frac{1}{k}\sum_{i=1}^{k}x_i$，$\hat{x}_k^*=\frac{1}{n-k}\sum_{i=k+1}^{n}x_i$。

假设 $E|x|^4[\ln\ln(|x|+1)]^3<\infty$，则用 $U_n^{**}(t)=U^{**}\{[(n+1)t]\}$ 取代 $U_n^*(t)$ 时，定理 5.9 仍然成立，这里 $U^{**}(t)=[k(n-k)/(2n^{3/2}\hat{\sigma}_k)](\hat{\theta}_k-\hat{\theta}_k^*)$。

例 5.3 令 $h(x,y)=xy$，由 Serfling[4]，有 $\theta=(Ex)^2$，$\sigma^2=(Ex)^2E(x-Ex)^2$，假如我们考虑用定理 5.9 进行假设检验，用

$$\hat{\sigma}_k^2=\frac{1}{n}\left[\hat{x}_k^2\sum_{i=1}^{k}(x_i-\hat{x}_k)^2+\hat{x}_k^{*2}\sum_{i=k+1}^{n}(x_i-\hat{x}_k^*)^2\right],\ 1\leqslant k<n$$

来估计 σ^2。这里 $\hat{x}_k=\frac{1}{k}\sum_{i=1}^{k}x_i$ 和 $\hat{x}_k^*=\frac{1}{n-k}\sum_{i=k+1}^{n}x_i$。

假设 $E|x|^3[\ln\ln(|x|+1)]^3<\infty$，则用 $U_n^{**}(t)=U^{**}\{[(n+1)t]\}$ 取代 $U_n^*(t)$ 时，定理 5.9 仍然成立，这里 $U^{**}(t)=[k(n-k)/(2n^{3/2}\hat{\sigma}_k)](\hat{\theta}_k-\hat{\theta}_k^*)$。

例 5.4 Pettitt[5]应用 Mann-Whitney 型统计量

$$(12)^{1/2}n^{-3/2}\sum_{i=1}^{nt}\sum_{j=nt+1}^{n}\operatorname{sgn}(x_i-x_j)$$

来检测分布的变点问题，这是应用非常广泛的非参数变点统计量。这个过程基于 U 统计量，但是核 $\operatorname{sgn}(x-y)$ 是反对称的，即

$$h(x,y)=-h(y,x) \tag{5.4.12}$$

由式（5.4.4），$\theta=Eh(x_1,x_2)=0$，假如 $E|h(x_1,x_2)|<\infty$，对反对称核，$U_k=Z_k$，且

$$U_n(t)=[1/(\sigma n^{3/2})]U_{[(n+1)t]}$$

同时，$\tilde{h}(t)=Eh(x_1,t)$ 和 σ^2 分布由式（5.4.5）和式（5.4.6）定义。

下面给出 U_k 的极限定理[1]。

定理 5.10 假设 H_0、式（5.4.3）、式（5.4.6）、式（5.4.7）、式（5.4.12）成立，则对任意 $-\infty<t'<+\infty$，有

$$\lim_{n\to\infty}p\{A(\ln n)\max_{1\leqslant k<n}U_k/[\sigma(k(n-k)n)^{1/2}]\leqslant t'+D(\ln n)\}=\exp(-e^{-t'})$$

和

$$\lim_{n\to\infty}p\{A(\ln n)\max_{1\leqslant k<n}|U_k|/[\sigma(k(n-k)n)^{1/2}]\leqslant t'+D(\ln n)\}=\exp(-2e^{-t'})$$

其中，$A(\ln n)$，$D(\ln n)$ 见定理 5.1。

鉴于 Pettitt[5]的方法应用极其广泛，下面介绍其结果。

应用 Mann-Whitney 型两样本检验来检测变点在非参数方法中具有吸引力。令 $D_{ij}=\operatorname{sgn}(x_i-y_j)$，则考虑统计量

$$U_{nt,n}=\sum_{i=1}^{nt}\sum_{j=nt+1}^{n}\operatorname{sgn}(x_i-x_j)$$

统计量 $U_{nt,n}$ 与用于检验 x_1，x_2，…，x_{nt} 和 x_{nt+1}，x_{nt+2}，…，x_n 两个样本来自同一

总体的 Mann－Whitney 统计量等价。考虑统计量

$$K_n = \max_{1/n \leqslant t \leqslant (n-1)/t} |U_{nt,n}|$$

以及单侧统计量

$$K_n^{+} = \max_{1/n \leqslant t \leqslant (n-1)/n} U_{nt,n}, \quad K_n^{-} = -\min_{1/n \leqslant t \leqslant (n-1)/n} U_{nt,n}$$

显然 $K_n = \max(K_n^{+}, K_n^{-})$。在无效假设下，$E(D_{ij})=0$，对任意 $1/n \leqslant t \leqslant (n-1)/n$，$U_{nt,n}$的分布关于 0 对称。$K_n^{+}$ 与 K_n^{-} 有相同的无效分布。

假设 R_1，R_2，…，R_{nt}是 nt 个观察值 x_1，x_2，…，x_{nt} 在 n 个观察值中的秩，则

$$U_{nt,n} = 2W_{nt} - nt(n+1)$$

其中，$W_{nt} = \sum_{j=1}^{nt} R_j$。

在无效假设下，可得到：

$$E(W_{nt}) = \frac{nt(n+1)}{2}, \quad Var(W_{nt}) = \frac{nt(n-nt)(n+1)}{12}$$

$$Cov(W_{nt}, W_{ns}) = \frac{nt(n+1)(n-ns)}{12}, \quad t \leqslant s$$

如果观察值 x_1，x_2，…，x_n 有相同值，应对 W_{nt}的方差乘以下列因子进行校正：

$$1 - \sum_{j=1}^{r} q_j(q_j^2 - 1)n^{-1}(n^2-1)^{-1}$$

其中，r 是在 n 个观察值中不同观察值的个数，且第 j 个观察值出现 q_j 次（注意 $\sum_{j=1}^{r} q_j = n$）。

W_{nt}是渐近的正态分布，设

$$y_n(t) = n^{-1}[3/(n+1)]^{1/2} U_{nt,n}$$

当 $n \to \infty$时，$y_n(t)$ 的极限分布为布朗桥 $y(t)$，$n^{-1}[3/(n+1)]^{1/2} K_n$ 的极限分布与 $\sup|y(t)|$ 相同，即

$$p(\sup|y(t)| \leqslant a) = 1 + 2\sum_{r=1}^{\infty}(-1)^r \exp(-2r^2a^2)$$

$n^{-1}[3/(n+1)]^{1/2} K_n^{+}$ 的极限分布与 $\sup y(t)$ 相同，有

$$p(\sup y(t) \leqslant a) = 1 - \exp(-2a^2)$$

K_n 的显著性概率由下式近似得到：

$$p \approx 2\exp[-6K_n^2/(n^3+n^2)]$$

K_n^{+} 的显著性概率由下式近似得到：

$$p \approx \exp[-6(K_n^{+})^2/(n^3+n^2)]$$

Pohlert[6]也介绍和应用了上述显著性概率的近似计算公式。

5.5 Poisson 过程变点分析

令 $\{N(t), 0 \leqslant t < \infty\}$ 是具有密度函数 $\lambda(t)$ 的 Poisson 过程，即 $\{N(t_{i+1}) -$

$N(t_i)$，$1\leqslant i<n$}（$0\leqslant t_1<t_2<\cdots<t_n$）是独立的具有均值函数 $m(t_{i+1})-m(t_i)=\int_{t_i}^{t_{i+1}}\lambda(u)\mathrm{d}u$，$m(0)=0$ 的 Poisson 随机变量。本节关心的无效假设是：

$$\mathrm{H}_0:\lambda(t)=\lambda,t\in[0,T]$$

备择假设是：

$$\mathrm{H}_A:\text{存在 } t \text{ 和 } s,\lambda(t)\neq\lambda(s)$$

在 H_0 下，具有常数但未知参数 λ 的同质 Poisson 过程；H_A 是具有比通常“一个变点”的备择假设更一般的假设。

本节考虑统计量[1]：

$$\sup_{0\leqslant t\leqslant T}\{N(T)/[N(t)(N(T)-N(t))]\}^{1/2}|N(t)-(t/T)N(T)|,T>0 \tag{5.5.1}$$

以及 Kendall 和 Kendall[7]推荐的统计量：

$$Z_T(t)=T^{-1/2}[N(tT)-tN(T)],0\leqslant t\leqslant 1,T>0 \tag{5.5.2}$$

对于上述两个统计量，有如下的极限定理。

定理 5.12 假如 H_0 成立，则对 $x>0$，有

$$\lim_{T\to\infty}p\{A(\ln T)\sup_{1\leqslant t\leqslant T}[N(T)/(N(t)(N(T)-N(t))]^{1/2}|N(t)-(t/T)N(T)|$$
$$\leqslant x+D(\ln T)\}=\exp(-2\mathrm{e}^{-x})$$

和

$$\lim_{T\to\infty}p\{A(\ln T)\sup_{0\leqslant t\leqslant 1}[T/N(T)]^{1/2}|Z_T(t)|/[t(1-t)]^{1/2}$$
$$\leqslant x+D(\ln T)\}=\exp(-2\mathrm{e}^{-x})$$

其中，$A(\ln n)$，$D(\ln n)$ 见定理 5.1。

下面介绍在一些备择假设下 Pontograms 过程的性质。假设在未知时点 T^* 其密度参数有小的变化，令

$$\mathrm{H}_A:\lambda(x)=\begin{cases}\lambda, & 0\leqslant x\leqslant T^*\\ \lambda+\eta_T, & T^*<x\leqslant T\end{cases} \tag{5.5.3}$$

假设

$$\lim_{T\to\infty}(T^*/T)=\rho \tag{5.5.4}$$

$$0\leqslant\rho<1 \tag{5.5.5}$$

条件 $\rho<1$ 意味着随着 $T\to\infty$，不考虑变化出现很晚。假如在 $0<\rho<1$ 下，如果

$$\lim_{T\to\infty}T^{1/2}\eta_T=\Delta_{(1)}<\infty \tag{5.5.6}$$

则认为有小的变化。

假如在 $\rho=0$ 下，小的变化意味着

$$\lim_{T\to\infty}T^*\eta_T/T^{1/2}=\Delta_{(2)}<\infty \tag{5.5.7}$$

对 Z_T 统计量有如下的定理。

定理 5.13 在式（5.5.3）的假设下，当 $\eta_T\to 0(T\to\infty)$ 时假设 $0<\rho<1$，式（5.5.6）成立，则对任意 x 有

$$\lim_{T\to\infty}p\{A(\ln T)\sup_{0\leqslant t\leqslant 1}\lambda^{-1/2}|Z_T(t)|/[t(1-t)]^{1/2}\leqslant x+D(\ln T)\}=\exp(-2\mathrm{e}^{-x}) \tag{5.5.8}$$

假如 $\rho=0$，式（5.5.7）成立，则有

$$Z_T(t)\xrightarrow{D}\lambda^{1/2}B(t)-h_{(2)}(t) \tag{5.5.9}$$

这里 $\{B(t), 0\leqslant t\leqslant 1\}$ 是布朗桥，$h_{(2)}(t)=(1-t)\Delta_{(2)}$。在实际变点监测中，要用到布朗桥的分位点，可查阅相关文献。

5.6 流行备择下变点的非参数检验

流行备择变点问题涉及医学研究中一类非常重要的问题，如新型冠状病毒感染的发展变化规律等公共卫生问题。这种问题一般表现为早期疾病的发生处于稳定的低水平，然后在一段时间内处于高水平发生，最后处于与前期一样的低水平状态。

本节关心的无效假设是：

$$\mathrm{H}_0: Ex_1=Ex_2=\cdots=Ex_n$$

备择假设是：

H_A：存在正整数 $1\leqslant k^*<m^*<n$，满足

$$Ex_1=\cdots=Ex_{k^*}=Ex_{m^*+1}=\cdots=Ex_n,$$

$$Ex_{k^*+1}=Ex_{k^*+2}=\cdots=Ex_{m^*},\ Ex_{k^*}\neq Ex_{k^*+1}$$

流行备择变点分析就是要找出 k^* 与 m^* 的位置。

5.6.1 流行备择下变点的非参数检验

Levin 和 Kline[8] 提出了如下统计量：

$$T_{n,1}=\max_{1\leqslant i<j\leqslant n}\{S(j)-S(i)-[(j-i)/n]S(n)\}$$

和

$$T_{n,2}=\max_{1\leqslant i<j\leqslant n}|S(j)-S(i)-[(j-i)/n]S(n)|$$

Lombard[9] 提出了如下统计量：

$$T_{n,3}=\sum_{1\leqslant i<j\leqslant n}\{S(j)-S(i)-[(j-i)/n]S(n)\}^2$$

这里 $S(k)=x_1+x_2+\cdots+x_k(k=1, 2, \cdots, n)$。尚有其他几个统计量，因为对其分布形式不了解，故不做介绍。

下面再介绍几个统计量，定义：

$$w_k=[(k-1)/k]^{1/2}(x_k-\bar{x}_{k-1}),\ 2\leqslant k\leqslant n$$

其中，$\bar{x}_{k-1}=[1/(k-1)]S(k-1)$，$2\leqslant k\leqslant n$。

令

$$\tilde{S}(k)=\sum_{i=2}^{k}w_i,\ 2\leqslant k\leqslant n$$

考虑下列统计量：

$$T_{n,7} = \max_{1\leqslant i<j\leqslant n} [\widetilde{S}(j) - \widetilde{S}(i)]$$

$$T_{n,8} = \max_{1\leqslant i<j\leqslant n} |\widetilde{S}(j) - \widetilde{S}(i)|$$

$$T_{n,9} = \sum_{1\leqslant i<j\leqslant n} [\widetilde{S}(j) - \widetilde{S}(i)]^2$$

若假设观察值是独立同分布的随机变量时，定理 5.14 给出了上述统计量的渐近分布。

定理 5.14 假设观察值 x_1，x_2，…，x_n 是独立同分布的随机变量，$0<\sigma^2=Var(x_i)<\infty$，则当 $n\to\infty$时，有

$$[1/(\sigma n^{1/2})]T_{n,1} \xrightarrow{D} \sup_{0\leqslant s<t\leqslant 1} [B(t)-B(s)] \tag{5.6.1}$$

$$[1/(\sigma n^{1/2})]T_{n,2} \xrightarrow{D} \sup_{0\leqslant t\leqslant 1} B(t) - \inf_{0\leqslant t\leqslant 1} B(t) \tag{5.6.2}$$

$$[1/(2\sigma n^{3})]T_{n,3} \xrightarrow{D} \int\int_{0\leqslant s<t\leqslant 1} [B(t)-B(s)]^2 \mathrm{d}t\mathrm{d}s \tag{5.6.3}$$

$$[1/(\sigma n^{1/2})]T_{n,7} \xrightarrow{D} \sup_{0\leqslant s<t\leqslant 1} [B(t)-B(s)] \tag{5.6.4}$$

$$[1/(\sigma n^{1/2})]T_{n,8} \xrightarrow{D} \sup_{0\leqslant t\leqslant 1} B(t) - \inf_{0\leqslant t\leqslant 1} B(t) \tag{5.6.5}$$

$$[1/(2\sigma n^{3})]T_{n,9} \xrightarrow{D} \int\int_{0\leqslant s<t\leqslant 1} [B(t)-B(s)]^2 \mathrm{d}t\mathrm{d}s \tag{5.6.6}$$

这里 $\{B(t), 0\leqslant t\leqslant 1\}$ 是布朗桥。

式（5.6.2）、式（5.6.5）的极限变量的分布函数由下式给出：

$$p\{\sup_{0\leqslant t<s\leqslant 1} |B(t)-B(s)| \geqslant x\} = 2\sum_{k=1}^{\infty}(4k^2x^2-1)\mathrm{e}^{-2k^2x^2}$$

式（5.6.3）、式（5.6.6）的极限变量的分布函数由下式给出：

$$p\{U\geqslant x\} = 2\sum_{k=1}^{\infty}(-1)^{k+1}\mathrm{e}^{-2k^2\pi^2x}$$

下面介绍秩检验和符号检验用于流行备择变点的检验[10]。

5.6.2 流行备择下变点的秩和检验

假设 x_1，x_2，…，x_n 是独立连续随机变量序列。本节关心的无效假设是：

$$H_0: x_1, x_2, \cdots, x_n \text{ 具有相同的分布}$$

备择假设是：

$H_A: x_i(i=1, 2, \cdots, \tau_1-1, \tau_2, \cdots, n)$ 具有分布函数 $F(x)$，$x_i(i=\tau_1, \tau_1+1, \cdots, \tau_2-1)$ 具有分布函数 $G(x)$

这里 τ_1 和 τ_2 是未知变点，且 $F(x)$ 不恒等于 $G(x)$。

令 R_i 是 x_i 在 $\{x_1, x_2, \cdots, x_n\}$ 中的秩，$i=1, 2, \cdots, n$。假设分函数 φ 满足 $0<\int_0^1\varphi^2(u)\mathrm{d}u<\infty$。$x_i$ 的秩分定义如下：

$$s(R_i) = \frac{\varphi[R_i/(n+1)]-\bar{\varphi}}{A}, \; i=1, 2, \cdots, n$$

这里

$$\bar{\varphi} = n^{-1}\sum_{i=1}^{n}\varphi[i/(n+1)],\ A^2 = (n-1)^{-1}\sum_{i=1}^{n}\{\varphi[i/(n+1)]-\bar{\varphi}\}^2$$

假如变点 $\tau_1 = k$，$\tau_2 = l$ 是已知的，可使用形为 $\sum_{i=k}^{l-1} s(R_i)$ 的秩和检验统计量。通常 τ_1 和 τ_2 是未知的，可构造统计量

$$T_n = \max_{k<l}\left|n^{-1/2}\sum_{i=k}^{l-1} s(R_i)\right|$$

T_n 的渐近分布为：

$$\lim_{n\to\infty} p\{T_n \leqslant c\} = 1 - \sum_{j=1}^{\infty} 2(4j^2c^2 - 1)\mathrm{e}^{-2j^2c^2}$$

5.6.3 流行备择下变点的符号检验

假设已知 x_i 的中位值 ξ_0，在备择假设下假设观察值总体中位数有变化，即

$\mathrm{H}_A: x_i (i = 1, 2, \cdots, \tau_1 - 1, \tau_2, \cdots, n)$ 有中位数 ξ_0，$x_i (i = \tau_1, \tau_1 + 1, \cdots, \tau_2 - 1)$ 有中位数 ξ_1

这里 τ_1，τ_2 是未知变点。

假如变点 $\tau_1 = k$，$\tau_2 = l$ 是已知的，可使用形如 $\sum_{i=k}^{l-1}\mathrm{sgn}(x_i - \xi_0)$ 的符号检验统计量。但通常 τ_1 和 τ_2 是未知的，可构造统计量

$$\begin{aligned} U_n &= \max_{1\leqslant k\leqslant l\leqslant n}\sum_{i=k}^{l}\mathrm{sgn}(x_i - \xi_0) = \max_{1\leqslant k\leqslant l\leqslant n}(S_l - S_k) \\ &= \max_{1\leqslant l\leqslant n}(S_l - \min_{1\leqslant k\leqslant l} S_k) \end{aligned}$$

这里 $S_k = \sum_{i=1}^{k}\mathrm{sgn}(x_i - \xi_0)$。当 $\xi_1 > \xi_0$ 时，在备择假设下，对于较大的 U_n，拒绝 H_0；当 $\xi_1 < \xi_0$ 时，用 $S'_k = \sum_{i=1}^{k}\mathrm{sgn}(\xi_0 - x_i)$ 代替在 U_n 定义中的 S_k。因此可只关注 $\xi_1 > \xi_0$ 的情形。

定理 5.15 给出在 H_0 下 U_n 的确切分布和渐近分布。

定理 5.15 在 H_0 下，对任意正整数 n，有

$$p\{U_n < N\} = \frac{2}{2N+1}\sum_{j=0}^{2N}\left(\cos\frac{j\pi}{2N+1}\right)^n \sin\frac{j(N+1)\pi}{2N+1}\cdot \frac{1+\cos\dfrac{j\pi}{2N+1}}{\sin\dfrac{j\pi}{2N+1}}\left(\frac{1-(-1)^j}{2}\right)$$

同时，对任意 $c > 0$，有

$$\lim_{n\to\infty} p\{n^{-1/2}U_n < c\} = \frac{4}{\pi}\sum_{k=0}^{\infty}\frac{(-1)^k}{2k+1}\exp\left[-\pi^2\frac{(2k+1)^2}{8c^2}\right]$$

5.7 其他非参数方法简介

5.7.1 基于 M 估计量的非参数检验

Huskova[11,12]，Antoch 和 Hskova[13]构建了基于 M 残差的几个统计量。假设独立的观察值 x_1，x_2，…，x_n 具有分布函数 $F(x, \theta_0+\delta(n)r_{n,1})$，$F(x, \theta_0+\delta(n)r_{n,2})$，…，$F(x, \theta_0+\delta(n)r_{n,n})$，其中 θ_0 和 $\delta(n)$ 是未知参数，无效假设是：

$$H_0: r_{n,1}=r_{n,2}=\cdots=r_{n,n}=0$$

"正好一个变点"的备择假设是：

H_A：存在一个正整数 k^*，$1\leqslant k^*<n$，使得 $r_{n,1}=r_{n,2}=\cdots=r_{n,k^*}=0$，$r_{n,k^*+1}=r_{n,k^*+2}=\cdots=r_{n,n}\neq 0$

假如 ψ 是一个分函数（Score function），则 M 估计量 $\hat{\theta}_n$ 定义为下列方程的解：

$$\sum_{i=1}^{n}\psi(x_i;\hat{\theta}_n)=0$$

基于 M 残差和的函数为：

$$S_{n,k}(\psi)=\sum_{i=1}^{k}\psi(x_i;\hat{\theta}_n),\ 1\leqslant k\leqslant n$$

Huskova[12]研究了基于 M 残差和的函数检验统计量：

$$T_{n,1}(\psi)=n^{-1/2}\max_{1\leqslant k\leqslant n}|S_{n,k}(\psi)|$$

以及

$$T_{n,2}(\psi)=\max_{1\leqslant k\leqslant n}[n/(k(n-k))]^{-1/2}|S_{n,k}(\psi)|$$

假如满足一定条件，在 H_0 成立的条件下，存在正常数 $\sigma=\sigma(\psi)$，满足

$$(1/\sigma)T_{n,1}(\psi)\xrightarrow{D}\sup_{0<t<1}|B(t)|$$

这里 $\{B(t),\ 0\leqslant t\leqslant 1\}$ 是布朗桥。同时，对任意 x 有

$$\lim_{n\to\infty}p\{A(\ln n)(1/\sigma)T_{n,2}(\psi)\leqslant x+D(\ln n)\}=\exp(-2e^{-x})$$

其中，$A(\ln n)$ 和 $D(\ln n)$ 见定理 5.1。

5.7.2 移动和（Moving sum）的变点分析方法

具有独立观察值 x_1，x_2，…，x_n，需要检验

$$H_0: Ex_1=Ex_2=\cdots=Ex_n$$

对备择假设：

$$H_A: \exists\ \text{正整数}\ k^*, 1\leqslant k^*<n,\ Ex_1=\cdots=Ex_{k^*}\neq Ex_{k^*+1}=\cdots=Ex_n$$

考虑检验统计量

$$T_n^*(k)=S(k)-(k/n)S(n)$$

这里 $S(k)=\sum_{i=1}^{k}x_i$，$1\leqslant k\leqslant n$。

给定序列 $a(n)$，假如

$$V_n = [a(n)]^{-1/2} \max_{1\leqslant k\leqslant n-a(n)} |S(k+a(n))-S(k)|$$

大时拒绝 H_0 接受 H_A。我们考虑比 H_0 更强一些的假设下 V_n 的渐近分布，即假设 $H_0{}'$：x_1，x_2，…，x_n 是独立同分布的随机变量，$Ex_i=\mu$，$0<\sigma^2=Var(x_i)<\infty$，$1\leqslant i\leqslant n$。

定理 5.16 假设 $H_0{}'$成立，若：

(1) x_i 在 0 的邻域内有有限的矩生成函数，且

$$a(n)/n \to 0,\ [a(n)]^{-1/2}\ln n\,[\ln n/a(n)]^{1/2} \to 0\ (n\to\infty)$$

则对任意 t，有

$$\lim_{n\to\infty} p\{A[n/a(n)](1/\sigma)V_n \leqslant t + D[n/a(n)]\} = \exp(-2e^{-t}) \quad (5.7.1)$$

其中，$A(x)$ 和 $D(x)$ 见定理 5.1。

(2) $E|x_i|^{\nu}<\infty(\nu>2)$，且满足

$$a(n)/n \to 0,\ \lim_{n\to\infty}\sup n^{1/\nu}[a(n)]^{-1/2} < \infty$$

则式 (5.7.1) 仍然成立。

需要深入了解非参数变点统计分析方法的读者可参考 Brodsky 和 Parknovsky[14] 的专著。

5.8 实例分析

5.8.1 实例

例 5.2 就诊人次的非参数变点分析（位置变化的变点分析）。

本节仍对就诊人次进行非参数变点分析，详情见表 5.3。

表 5.3 就诊人次的非参数变点分析

时段	k	x_k	$S(k)$	$[n/(k(n-k))]^{1/2}\|S(k)-(k/n)S(n)\|$
8：00—8：05	1	7	7	6.3161
8：05—8：10	2	8	15	8.3066
8：10—8：15	3	6	21	11.1803
8：15—8：20	4	7	28	13.0558
8：20—8：25	5	5	33	15.7106
8：25—8：30	6	8	41	16.8028
8：30—8：35	7	9	50	17.4830
8：35—8：40	8	5	55	19.7522
8：40—8：45	9	7	62	21.1711

续表5.3

时段	k	x_k	$S(k)$	$[n/(k(n-k))]^{1/2}$ $\|S(k)-(k/n)S(n)\|$
8：45—8：50	10	8	70	22.2131
8：50—8：55	11	14	84	21.2061
8：55—9：00	12	16	100	19.6667
9：00—9：05	13	13	113	19.2444
9：05—9：10	14	17	130	17.6242
9：10—9：15	15	15	145	16.7377
9：15—9：20	16	14	159	16.2279
9：20—9：25	17	17	176	14.8635
9：25—9：30	18	15	191	14.1618
9：30—9：35	19	16	207	13.2080
9：35—9：40	20	13	220	13.1747
9：40—9：45	21	17	237	12.0020
9：45—9：50	22	15	252	11.4425
9：50—9：55	23	14	266	11.1959
9：55—10：00	24	17	283	10.1036
10：00—10：05	25	15	298	9.6068
10：05—10：10	26	14	312	9.4147
10：10—10：15	27	16	328	8.6560
10：15—10：20	28	13	341	8.7831
10：20—10：25	29	17	358	7.7477
10：25—10：30	30	15	373	7.3045
10：30—10：35	31	14	387	7.1677
10：35—10：40	32	17	404	6.1237
10：40—10：45	33	15	419	5.6830
10：45—10：50	34	17	436	4.6045
10：50—10：55	35	15	451	4.1412
10：55—11：00	36	14	465	4.0000
11：00—11：05	37	16	481	3.1766
11：05—11：10	38	13	494	3.3764
11：10—11：15	39	17	511	2.1264
11：15—11：20	40	15	526	1.5492

续表5.3

时段	k	x_k	$S(k)$	$[n/(k(n-k))]^{1/2}\|S(k)-(k/n)S(n)\|$
11：20—11：25	41	14	540	1.3291
11：25—11：30	42	17	557	0.2182
11：30—11：35	43	15	572	1.0631
11：35—11：40	44	11	583	0.0000
11：40—11：45	45	12	595	0.7454
11：45—11：50	46	10	605	3.2504
11：50—11：55	47	14	619	3.7897
11：55—12：00	48	17	636	

本例的无效假设是：

$$H_0: Ex_1 = Ex_2 = \cdots = Ex_{48}$$

备择假设是：

H_A：∃ 整数 k^*，$1 \leqslant k^* < 48$，$Ex_1 = \cdots = Ex_{k^*} \neq Ex_{k^*+1} = \cdots = Ex_{48}$

$\alpha = 0.05$

对不同的 k，其统计量$[48/(k(48-k))]^{1/2}|S(k)-(k/48)S(48)|$的计算结果已列入表 5.3 中。其统计量$[48/(k(48-k))]^{1/2}|S(k)-(k/48)S(48)|$的最大值为 22.2131，对应的 $k=10$。

$$\hat{x}_{10} = 7.0000,\ \hat{x}_{38} = 14.8947$$

$$\hat{\sigma}_{10}^2 = \frac{1}{48}\left\{\sum_{i=1}^{10}(x_i - \hat{x}_k)^2 + \sum_{i=10+1}^{48}(x_i - \hat{x}_{38})^2\right\} = 2.7829$$

$$\begin{aligned} &A(\ln n)(1/\hat{\sigma}_k)\max_{1\leqslant k<n}[n/(k(n-k))]^{1/2}|S(k)-(k/n)S(n)| - D(\ln n) \\ &= A(\ln 48)(1/\hat{\sigma}_{10})\max_{1\leqslant k<n}[n/(k(n-k))]^{1/2} \cdot \\ &\quad |S(k)-(k/n)S(n)| - D(\ln 48) \\ &= (2\ln\ln 48)^{1/2} \times [1/(2.7829)^{1/2}] \times 22.2131 - \\ &\quad [2\ln\ln 48 + (1/2)\ln\ln\ln 48 - (1/2)\ln\pi] \\ &= 19.6225 \end{aligned}$$

当 $t=19.6225$ 时，

$$\exp(-2e^{-t}) = 0.999999994$$

$$1 - \exp(-2e^{-t}) = 0.000000006$$

本例 $p<\alpha$，故拒绝 H_0，变点为 $k=10$。其结论与第 3 章的参数变点分析方法一致。

5.8.2 讨论

本章介绍的分析方法无须对变量的分布做出要求，即使是正态分布序列也可使用非参数变点方法来分析，适用范围更广。

本节例子应用了均数变化的变点分析方法，其统计量主要基于序贯累计和的均值的变化大小来进行判断，其统计量的渐近分布与第 2 章介绍的参数比较的均值变点分析一样，检测的变点位置也相同。本节的例子也可用本章介绍的其他方法来分析。

参考文献

[1] Csorgo M，Horvath L. Limit Theorems in Change—Point Analysis [M]. New York：John Wiley & Sons，1996.

[2] Page E S. Continuous inspection schemes [J]. Biometrika，1954 (41)：100—105.

[3] Page E S. A test for a change in a parameter occurring at an unknown point [J]. Biometrika，1955 (42)：523—526.

[4] Serfling R J. Approximation theorems of mathematical statistics [M]. New York：Wiley，1980.

[5] Pettitt A N. A non—parametric approach to the change—point problem [J]. Appl. Statist，1979，28：126—135.

[6] Thorsten Pohlert. Non—parametric trend tests and change point detection [EB/OL]. [2023—10—11]. http：//creativecommons. org/licenses/by—nd/4. 0/for details.

[7] Kendall M G，Kendall W S. Alignments in two—dimensional random sets of points [J]. Advances in Applied Probability，1980 (12)：380—424.

[8] Levin B，Kline J. The CUSUM test of homogeneity with an application in spontaneous abortion epidemiology [J]. Statistics in Medicine，1985 (4)，469—488.

[9] Lombard F. Rank test for change point problems [J]. Biometrika，1987 (74)，615—625.

[10] Gombay E. Testing for change—point with rank and sign statistics [J]. Statistics & Probability Letters，1994 (20)，49—55.

[11] Huskova M. Recursive M — tests for detection change [J]. Sequential Analysis，1988 (7)：75—90.

[12] Huskova M. Tests and estimators for the change point problem basedon M—statistics [J]. Statistics & Decisions，1996 (14)：115—136.

[13] Antoch J，Hušková M. Procedures for the detection of multiple changes in series of independent observations [C]. //Asymptotic Statistics：Proceedings of the 5th Prague Symposium on Asymptotic Statistics. Heidelberg：Physica—Verlag，1994.

[14] Brodsky B E，Parknovsky B S. Nonparametric Methods in Change—Point Problems [M]. Boston：Kluwer Academic Publishers，1993.

6 回归模型的变点分析方法

回归模型的应用范围极为广泛。回归分析一直是统计学的一个重要分支，当经典的回归模型不足以应对现实中的复杂数据时，变点模型是较好的选择。本节主要介绍简单线性回归模型、多元线性回归模型以及时间序列分析中三个专门模型的变点统计分析方法等。

6.1 简单线性回归模型的变点分析方法

两阶段回归模型由 Quandt[1]最早提出，此即简单线性回归模型的变点问题，利用最大似然估计法给出了模型参数估计，后来 Quandt[2]用似然比检验对回归模型变点问题进行检验，并给出了检验统计量的渐近分布。Hawkins[3]最早提出了 Union－Intersection 检验，其基本思想是基于参数估计值的比较，若确实存在变点，那么发生变化的参数估计值之间也应该存在较大差异。Brown，Durbin 和 Evans[4]基于复发回归残差（Recursive regression residuals）和回归残差检验线性回归模型中的变点问题。判断模型是否存在变点的过程，也可看成是对模型进行选择的过程。Chen 和 Gupta[5]利用信息准则方法对回归模型的变点问题进行统计推断。赵华玲[6]对这些方法进行了总结。

设（x_1，y_1），（x_2，y_2），…，（x_n，y_n）是观察序列，拟合的线性回归模型为：

$$y_i=\beta_0+\beta_1x_i+\varepsilon_i,\ i=1,\ 2,\ \cdots,\ n$$

其中，$x_i(i=1,\ 2,\ \cdots,\ n)$ 是非随机变量，β_0 和 β_1 是未知的回归参数，$\varepsilon_i(i=1,\ 2,\ \cdots,\ n)$ 是服从于 $N(0,\ \sigma^2)$ 的随机误差，σ^2 未知，ε_i 与观察值不相关，y_i 是服从于 $N(\beta_0+\beta_1x_i,\ \sigma^2)$ 的随机变量。

资料的性质可能会引起研究者的怀疑：在经过某一时点（比如 k）之后，回归系数是否已经发生了变化？即需检验无效假设：

$$H_0:\mu_{y_i}=\beta_0+\beta_1x_i,\ i=1,\ 2,\ \cdots,\ n$$

对备择假设：

$$H_1:\mu_{y_i}=\beta_0'+\beta_1'x_i,\ i=1,\ 2,\ \cdots,\ k$$

$$\mu_{y_i}=\beta_0^*+\beta_1^*x_i,\ i=k+1,\ k+2,\ \cdots,\ n$$

这里 $k(k=2,\ 3,\ \cdots,\ n-2)$ 是可能变点的位置，β^0、β_1、β_0'、β_1'、β_0^* 及 β_1^* 是未知的回归系数。

本书有专门章节介绍最小二乘法用于变点分析的原理和方法。本节分别简单介绍 Informational 途径、似然比检验和贝叶斯途径下的变点回归模型的参数确定。需要了解关于 Union－Intersection 检验、复发回归残差和回归残差检验用于简单线性回归模型中的变点问题，可参考赵华玲[6]的总结。

6.1.1 Informational 途径

使用最小 SIC 原理来确定变点的位置，见 Chen 和 Gupta[1]。

在 H_0 条件下，似然函数为：

$$\begin{aligned}L_0(\beta_0,\beta_1,\sigma^2) &= \prod_{i=1}^{n} f_{y_i}(y_i,\beta_0,\beta_1,\sigma^2)\\ &= \prod_{i=1}^{n}\frac{1}{(2\pi)^{1/2}(\sigma^2)^{1/2}}\exp\left[-\frac{1}{2\sigma^2}(y_i-\beta_0-\beta_1x_i)^2\right]\\ &= \frac{1}{(2\pi)^{n/2}(\sigma^2)^{n/2}}\exp\left[-\frac{1}{2\sigma^2}\sum_{i=1}^{n}(y_i-\beta_0-\beta_1x_i)^2\right]\end{aligned}$$

β_0、β_1 和 σ^2 的最大似然估计量分别为：

$$b_0 \triangleq \hat{\beta}_0 = \bar{y}-b_1\bar{x},\ b_1 \triangleq \hat{\beta}_1 = \frac{S_{xy}}{S_x},$$

$$\hat{\sigma}^2 = \frac{1}{n}\sum_{i=1}^{n}(y_i-b_0-b_1x_i)^2$$

这里

$$\bar{x} = \frac{1}{n}\sum_{i=1}^{n}x_i,\ \bar{y} = \frac{1}{n}\sum_{i=1}^{n}y_i,$$

$$S_x = \sum_{i=1}^{n}(x_i-\bar{x})^2,\ S_{xy} = \sum_{i=1}^{n}(x_i-\bar{x})(y_i-\bar{y})$$

很显然，β_0、β_1 和 σ^2 的最大似然估计量与最小二乘估计量一致。

因此，在 H_0 下，最大似然函数为：

$$\begin{aligned}\sup L_0(\beta_0,\beta_1,\sigma^2) &= L_0(\hat{\beta}_0,\hat{\beta}_1,\hat{\sigma}^2)\\ &= \frac{n^{n/2}e^{-n/2}}{(2\pi)^{n/2}\left[\sum_{i=1}^{n}(y_i-b_0-b_1x_i)^2\right]^{n/2}}\end{aligned}$$

同时，在 H_0 下，*SIC* 用 $SIC(n)$ 表示如下：

$$\begin{aligned}SIC(n) &= -2\ln L_0(\hat{\beta}_0,\hat{\beta}_1,\hat{\sigma}^2)+3\ln n\\ &= n\ln(2\pi)+n\ln\left[\sum_{i=1}^{n}(y_i-b_0-b_1x_i)^2\right]+n+3\ln n-n\ln n\end{aligned}$$

在 H_1 成立的条件下，似然函数为：

$$\begin{aligned}L_1(\beta_0',\beta_1',\beta_0^*,\beta_1^*,\sigma^2) &= \prod_{i=1}^{n} f_{y_i}(y_i,\beta_0',\beta_1',\beta_0^*,\beta_1^*,\sigma^2)\\ &= \prod_{i=1}^{k}\frac{1}{(2\pi)^{1/2}\sigma}\left[\exp\left(-\frac{1}{2\sigma^2}(y_i-\beta_0'-\beta_1'x_i)^2\right)\right]\\ &\quad \prod_{i=k+1}^{n}\frac{1}{(2\pi)^{1/2}\sigma}\left[\exp\left(-\frac{1}{2\sigma^2}(y_i-\beta_0^*-\beta_1^*x_i)^2\right)\right]\\ &= \frac{1}{(2\pi\sigma^2)^{n/2}}\exp\left[-\frac{1}{2\sigma^2}\sum_{i=1}^{k}(y_i-\beta_0'-\beta_1'x_i)^2\right.\end{aligned}$$

$$-\frac{1}{2\sigma^2}\sum_{i=k+1}^{n}(y_i-\beta_0^*-\beta_1^*x_i)^2\Big]$$

β_0'、β_1'、β_0^*、β_1^* 及 σ^2 的最大似然估计分别为：

$$b_0'\stackrel{\Delta}{=}\hat{\beta}_0'=\bar{y}_k-b_1'\bar{x}_k,\ b_1'\stackrel{\Delta}{=}\hat{\beta}_1'=\frac{{}_kS_{xy}}{{}_kS_x},$$

$$b_0^*\stackrel{\Delta}{=}\hat{\beta}_0^*=\bar{y}_{n-k}-b_1^*\bar{x}_{n-k},\ b_1^*\stackrel{\Delta}{=}\hat{\beta}_1^*=\frac{{}_{n-k}S_{xy}}{{}_{n-k}S_x},$$

$$\hat{\sigma}^2=\frac{1}{n}\Big[\sum_{i=1}^{k}(y_i-b_0'-b_1'x_i)^2+\sum_{i=k+1}^{n}(y_i-b_0^*-b_1^*x_i)^2\Big]$$

这里

$$\bar{x}_k=\frac{1}{k}\sum_{i=1}^{k}x_i,\bar{y}_k=\frac{1}{k}\sum_{i=1}^{k}y_i,$$

$$\bar{x}_{n-k}=\frac{1}{n-k}\sum_{i=k+1}^{n}x_i,\ \bar{y}_{n-k}=\frac{1}{n-k}\sum_{i=k+1}^{n}y_i,$$

$${}_kS_x=\sum_{i=1}^{k}(x_i-\bar{x}_k)^2,\ {}_kS_{xy}=\sum_{i=1}^{k}(x_i-\bar{x}_k)(y_i-\bar{y}_k),$$

$${}_{n-k}S_x=\sum_{i=k+1}^{n}(x_i-\bar{x}_{n-k})^2,\ {}_{n-k}S_{xy}=\sum_{i=k+1}^{n}(x_i-\bar{x}_{n-k})(y_i-\bar{y}_{n-k})$$

在 H_1 下，SIC 用 $SIC(k)$ 表示（$k=2, 3, \cdots, n-2$）如下：

$$\begin{aligned}SIC(k)&=-2\ln L_1(\hat{\beta}_0',\hat{\beta}_1',\hat{\beta}_0^*,\hat{\beta}_1^*,\hat{\sigma}^2)+5\ln n\\&=n\ln(2\pi)+n\ln\Big[\sum_{i=1}^{k}(y_i-b_0'-b_1'x_i)^2+\sum_{i=k+1}^{n}(y_i-b_0^*-b_1^*x_i)^2\Big]+\\&\quad n+5\ln n-n\ln n\end{aligned}$$

对所有 k，假设 $SIC(n)<SIC(k)$，则接受 H_0，选择没有变化的模型；在某一时刻 $\hat{k}$，假设 $SIC(\hat{k})=\min\limits_{2\leqslant k\leqslant n-2}SIC(k)<SIC(n)$，则接受 H_1，这里 $\hat{k}=2, 3, \cdots, n-2$。

Chen 和 Guput[5]给出了有关统计量的渐近性质。

定理 6.1 若 k_0 为变点的真值，$\hat{k}$ 由 $SIC(\hat{k})=\min\limits_{2\leqslant k\leqslant n-2}SIC(k)<SIC(n)$ 给出，则在备择假设 H_1 下有

$$\hat{k}\to k_0\quad \text{a. e.}$$

令$\Delta_n=\min\limits_{2\leqslant k\leqslant n-2}(SIC(k)<SIC(n))$，则当$\Delta_n$较小时，拒绝无效假设 H_0。

定理 6.2 在 H_0 成立时，有

$$\lim_{n\to\infty}p[a(\ln n)(2\ln n-\Delta_n)^{1/2}-b(\ln n)\leqslant x]=\exp(-2e^{-x})$$

其中，$a(\ln n)=(2\ln\ln n)^{1/2}$，$b(\ln n)=2\ln\ln n+\ln\ln\ln n$。

6.1.2 似然比检验

Quandt[2]假设（x_1，y_1），（x_2，y_2），…，（x_n，y_n）独立，拟合的变点线性回归模型为：

$$y_i=\beta_0'+\beta_1'x_i+\varepsilon_1,\ i=1, 2, \cdots, k$$
$$y_i=\beta_0^*+\beta_1^*x_i+\varepsilon_2,\ i=k+1, k+2, \cdots, n$$

其中，$\varepsilon_1 \sim N(0, \sigma_1^2)$，与 $\varepsilon_2 \sim N(0, \sigma_2^2)$ 独立。

则在 H_1 成立的条件下，似然函数为：

$$L_1(\beta_0', \beta_1', \beta_0^*, \beta_1^*, \sigma^2) = \prod_{i=1}^{k} \frac{1}{(2\pi)^{1/2}(\sigma_1^2)^{1/2}}\left[\exp\left(-\frac{1}{2\sigma_1^2}(y_i - \beta_0' - \beta_1' x_i)^2\right)\right]$$

$$\prod_{i=k+1}^{n} \frac{1}{(2\pi)^{1/2}(\sigma_2^2)^{1/2}}\left[\exp\left(-\frac{1}{2\sigma_2^2}(y_i - \beta_0^* - \beta_1^* x_i)^2\right)\right]$$

$$= \frac{1}{(2\pi\sigma_1^2)^{n/2}} \frac{1}{(2\pi\sigma_2^2)^{n/2}} \exp\left[-\frac{1}{2\sigma_1^2}\sum_{i=1}^{k}(y_i - \beta_0' - \beta_1' x_i)^2 - \frac{1}{2\sigma_2^2}\sum_{i=k+1}^{n}(y_i - \beta_0^* - \beta_1^* x_i)^2\right]$$

取对数后的对数似然函数为：

$$L = -n\ln(\sqrt{2\pi}) - k\ln(\sigma_1) - (n-k)\ln(\sigma_2) - \frac{1}{2\sigma_1^2}\sum_{i=1}^{k}(y_i - \beta_0' - \beta_1' x_i)^2 - \frac{1}{2\sigma_2^2}\sum_{i=k+1}^{n}(y_i - \beta_0^* - \beta_1^* x_i)^2 - \frac{1}{2\sigma_2^2}\sum_{i=k+1}^{n}(y_i - \beta_0^* - \beta_1^* x_i)^2 \tag{6.1.1}$$

对固定的 k、β_0'、β_1'、β_0^*、β_1^*、σ_1^2 及 σ_2^2 的最大似然估计分别为：

$$b_0' \stackrel{\Delta}{=} \hat{\beta}_0' = \bar{y}_k - b_1'\bar{x}_k,\ b_1' \stackrel{\Delta}{=} \hat{\beta}_1' = \frac{{}_kS_{xy}}{{}_kS_x},$$

$$b_0^* \stackrel{\Delta}{=} \hat{\beta}_0^* = \bar{y}_{n-k} - b_1^*\bar{x}_{n-k},\ b_1^* \stackrel{\Delta}{=} \hat{\beta}_1^* = \frac{{}_{n-k}S_{xy}}{{}_{n-k}S_x},$$

$$\hat{\sigma}_1^2 = \frac{1}{k}\sum_{i=1}^{k}(y_i - b_0' - b_1' x_i)^2,\ \hat{\sigma}_2^2 = \frac{1}{n-k}\sum_{i=k+1}^{n}(y_i - b_0^* - b_1^* x_i)^2$$

其中符号的意义同 6.1.1 节。

上面得到的 β_0'、β_1'、β_0^*、β_1^*、σ_1^2 及 σ_2^2 的最大似然估计也是其最小二乘估计，将 $\hat{\beta}_0'$、$\hat{\beta}_1'$、$\hat{\beta}_0^*$、$\hat{\beta}_1^*$、$\hat{\sigma}_1^2$、$\hat{\sigma}_2^2$ 代入式（6.1.1），可得到关于 k 的函数：

$$L(k) = -n\ln(\sqrt{2\pi}) - k\ln(\hat{\sigma}_1) - (n-k)\ln(\hat{\sigma}_2) - n/2 \tag{6.1.2}$$

取 k 的估计 $\hat{k} = \underset{k}{\arg\max} L(k)$。

Quandt[2]认为在求 $\hat{k}$ 时需注意以下几个问题：①$L(k)$ 中变量 k 是正整数，故 $L(k)$ 关于 k 并非连续变化，从而在求其最大值时不能采用微分方法；②由于 $L(k)$ 可能存在多个极大值点，所以仅仅满足 $L(k-1) < L(k)$，$L(k+1) < L(k)$ 的 k 也是不行的；③对所有的 k 求得 $L(k)$，然后取使 $L(k)$ 达到最大的那个 k。

特别强调，本书介绍的方法都涉及这个问题。

在估计参数之前，应当先判断是否存在变点，即需要对假设

$$H_0: \beta_0' = \beta_0^*,\ \beta_1' = \beta_1^*,\ \sigma_1^2 = \sigma_2^2$$

$$H_1: \beta_0' \neq \beta_0^*,\ \beta_1' \neq \beta_1^*,\ \sigma_1^2 \neq \sigma_2^2$$

做出检验。这里简单介绍似然比检验对上述假设进行检验：

似然比检验统计量为：

$$\lambda = \frac{\sup\limits_{\theta \in \Theta} L(\theta)}{\sup\limits_{\theta \in \Theta_0} L(\theta)} = \frac{\hat{\sigma}_1^k \hat{\sigma}_2^{n-k}}{\hat{\sigma}^n}$$

其中，Θ 表示 H_1 下的参数空间，Θ_0 表示 H_0 下的参数空间。

Quandt[2]从对检验统计量的经验分布的分位数分析中，指出 $-2\ln\lambda$ 的渐近分布不可能是自由度为 4 的 χ^2 分布，这是因为要使得当 $n\to\infty$时，$-2\ln\lambda\to\chi_4^2$，必须要满足似然函数 $L(k)$ 在最大值处的导数必须为零，但 $L(k)$ 中变量 k 是正整数，求其最大值时不能采用微分方法。

关于似然比检验统计量的渐近分布的介绍见 6.2 节。

6.1.3 贝叶斯途径

另外一种 Informational 途径来自贝叶斯观点[7]：

$$\mu_{y_i} = \beta_0' + \beta_1' x_i,\ i = 1, 2, \cdots, k$$

$$\mu_{y_i} = \beta_0^* + \beta_1^* x_i,\ i = k+1, k+2, \cdots, n$$

这里 $k=2, 3, \cdots, n-2$；β_0'，β_1'，β_0^* 和 β_1^* 是未知的回归系数，此途径的目的是根据数据信息找到 k 的估计值。

下面对一般性的不确定性先验概率密度$\pi_0(\cdot)$ 做如下安排：

$$\pi_0(\beta_0', \beta_1', \beta_0^*, \beta_1^* \mid k, \sigma^2) \propto \text{constant},\ -\infty < \beta_0', \beta_1', \beta_0^*, \beta_1^* < \infty$$

$$\pi_0(k) = \begin{cases} 1/(n-3),\ k = 2, 3, \cdots, n-2 \\ 0,\ \text{其他} \end{cases}$$

$$\pi_0(\sigma^2 \mid k) \propto \begin{cases} 1/\sigma^2,\ 0 < \sigma^2 < \infty \\ 0,\ \text{其他} \end{cases}$$

因为 $Y_i \sim N(\beta_0' + \beta_1' x_i, \sigma^2)$ 独立（$i=1, 2, \cdots, k$），$Y_j \sim N(\beta_0^* + \beta_1^* x_j, \sigma^2)$ 独立（$j=k+1, k+2, \cdots, n$），则参数的联合密度函数为：

$$\begin{aligned}
&L(\beta_0', \beta_1', \beta_0^*, \beta_1^*, k, \sigma^2) \\
&= f(y_1, y_2, \cdots, y_n \mid \beta_0', \beta_1', \beta_0^*, \beta_1^*, k, \sigma^2) \\
&= \frac{1}{(2\pi\sigma^2)^{n/2}} \exp\left[-\frac{1}{2\sigma^2}\sum_{i=1}^{k}(y_i - \beta_0' - \beta_1' x_i)^2 - \frac{1}{2\sigma^2}\sum_{i=k+1}^{n}(y_i - \beta_0^* - \beta_1^* x_i)^2\right]
\end{aligned}$$

则所有参数的联合后验密度为：

$$\begin{aligned}
&\pi_1(k, \beta_0', \beta_1', \beta_0^*, \beta_1^*, \sigma^2) \\
&= f(k, \beta_0', \beta_1', \beta_0^*, \beta_1^*, \sigma^2 \mid y_1, y_2, \cdots, y_n) \\
&= \frac{f(y_1, y_2, \cdots, y_n \mid \beta_0', \beta_1', \beta_0^*, \beta_1^*, k, \sigma^2) f(_0', \beta_1', \beta_0^*, \beta_1^*, k, \sigma^2)}{f(y_1, y_2, \cdots, y_n)} \\
&\propto f(y_1, y_2, \cdots, y_n \mid \beta_0', \beta_1', \beta_0^*, \beta_1^*, k, \sigma^2) f(\beta_0', \beta_1', \beta_0^*, \beta_1^*, k, \sigma^2) \\
&= \pi_0(k)\,\pi_0(\sigma^2 \mid k)\,\pi_0(\beta_0', \beta_1', \beta_0^*, \beta_1^* \mid k, \sigma^2) L(\beta_0', \beta_1', \beta_0^*, \beta_1^*, k, \sigma^2) \\
&\propto \frac{1}{n-3}\frac{1}{\sigma^2}\frac{1}{(2\pi\sigma^2)^{n/2}} \exp\left[-\frac{1}{2\sigma^2}\sum_{i=1}^{k}(y_i - \beta_0' - \beta_1' x_i)^2\right] \exp\left[-\frac{1}{2\sigma^2}\sum_{i=k+1}^{n}(y_i - \beta_0^* - \beta_1^* x_i)^2\right] \\
&\propto \left(\frac{1}{\sigma^2}\right)^{n/2+1} \exp\left[-\frac{1}{2\sigma^2}\sum_{i=1}^{k}(y_i - \beta_0' - \beta_1' x_i)^2\right] \exp\left[-\frac{1}{2\sigma^2}\sum_{i=k+1}^{n}(y_i - \beta_0^* - \beta_1^* x_i)^2\right]
\end{aligned}$$

对$\pi_1(k, \beta_0', \beta_1', \beta_0^*, \beta_1^*, \sigma^2)$关于$\beta_0'$、$\beta_1'$、$\beta_0^*$、$\beta_1^*$及$\sigma^2$积分，即得到变点位置$k$的后验密度为：

$$\pi_1(k) = f(k \mid y_1, y_2, \cdots, y_n)$$

$$= \int_{-\infty}^{+\infty}\int_{-\infty}^{+\infty}\int_{-\infty}^{+\infty}\int_{-\infty}^{+\infty}\int_{-\infty}^{+\infty} \pi_1(k, \beta_0', \beta_1', \beta_0^*, \beta_1^*, \sigma^2) \mathrm{d}\beta_0' \mathrm{d}\beta_1' \mathrm{d}\beta_0^* \mathrm{d}\beta_1^* \mathrm{d}\sigma^2 \propto$$

$$\int_{0}^{+\infty}\int_{-\infty}^{+\infty}\int_{-\infty}^{+\infty}\int_{-\infty}^{+\infty}\int_{-\infty}^{+\infty} \left(\frac{1}{\sigma^2}\right)^{n/2+1} \exp\left[-\frac{1}{2\sigma^2}\sum_{i=1}^{k}(y_i - \beta_0' - \beta_1' x_i)^2\right] \cdot$$

$$\exp\left[-\frac{1}{2\sigma^2}\sum_{i=k+1}^{n}(y_i - \beta_0^* - \beta_1^* x_i)^2\right] \mathrm{d}\beta_0' \mathrm{d}\beta_1' \mathrm{d}\beta_0^* \mathrm{d}\beta_1^* \mathrm{d}\sigma^2$$

$$\overset{\Delta}{=} I$$

为了简化I的表达，计算下列各式：

$$\int_{-\infty}^{+\infty} \frac{1}{\sqrt{\sigma^2}} \exp\left[-\frac{1}{2\sigma^2}\sum_{i=1}^{k}(y_i - \beta_0' - \beta_1' x_i)^2\right] \mathrm{d}\beta_0'$$

$$= \int_{-\infty}^{+\infty} \frac{1}{\sqrt{\sigma^2}} \exp\left\{-\frac{1}{2\sigma^2}\left[\sqrt{k}\beta_0' - \left(\sum_{i=1}^{k} y_i - \beta_1' \sum_{i=1}^{k} x_i\right)\frac{1}{\sqrt{k}}\right]^2\right\} \cdot$$

$$\exp\left\{-\frac{1}{2\sigma^2}\left[\left(\sqrt{{}_kS_x}\beta_1' - \sqrt{{}_kS_x}\hat{\beta}_1'\right)^2 - \hat{\beta}_1'^2\,{}_kS_x + {}_kS_y\right]\right\} \mathrm{d}\beta_0'$$

$$= \sqrt{2\pi/k} \exp\left\{-\left[\left(\sqrt{{}_kS_x}\beta_1' - \sqrt{{}_kS_x}\hat{\beta}_1'\right)^2 - \hat{\beta}_1'^2\,{}_kS_x + {}_kS_y\right]/(2\sigma^2)\right\} \cdot$$

$$\int_{-\infty}^{+\infty} \frac{1}{\sqrt{\sigma^2}}\sqrt{\frac{2\pi}{k}} \exp\left\{-\left[\left(\sqrt{{}_kS_x}\beta_1' - \sqrt{{}_kS_x}\hat{\beta}_1'\right)^2 - \hat{\beta}_1'^2\,{}_kS_x + {}_kS_y\right]/(2\sigma^2)\right\} \mathrm{d}\beta_1'$$

$$= \left(2\pi/\sqrt{k\,{}_kS_x}\right) \exp\left[-\left({}_kS_y - \hat{\beta}_1'^2\,{}_kS_x\right)/(2\sigma^2)\right] \cdot$$

$$\int_{-\infty}^{+\infty} \frac{1}{\sqrt{\sigma^2}} \exp\left[-\frac{1}{2\sigma^2}\sum_{i=k+1}^{n}(y_i - \beta_0^* - \beta_1^* x_i)^2\right] \mathrm{d}\beta_0^*$$

$$= \sqrt{2\pi/(n-k)} \exp\left\{-\left[\left(\sqrt{{}_{n-k}S_x}\beta_1^* - \sqrt{{}_{n-k}S_x}\hat{\beta}_1^*\right)^2 - {}_{n-k}S_x\hat{\beta}_1^{*2} + {}_{n-k}S_y\right]/(2\sigma^2)\right\} \cdot$$

$$\int_{-\infty}^{+\infty} \frac{1}{\sqrt{\sigma^2}} \exp\left\{-\left[\left(\sqrt{{}_{n-k}S_x}\beta_1^* - \sqrt{{}_{n-k}S_x}\hat{\beta}_1^*\right)^2 - \hat{\beta}_1^{*2}\,{}_{n-k}S_x + {}_{n-k}S_y\right]/(2\sigma^2)\right\} \mathrm{d}\beta_1^*$$

$$= \sqrt{2\pi/{}_{n-k}S_x} \exp\left[-\left({}_{n-k}S_y - {}_{n-k}S_x\hat{\beta}_1^{*2}\right)/(2\sigma^2)\right]$$

其中

$${}_kS_y = \sum_{i=1}^{k}(y_i - \bar{y})^2, \quad {}_{n-k}S_y = \sum_{i=k+1}^{n}(y_i - \bar{y}_{n-k})^2$$

故可导出I为：

$$I = (2\pi)^2/\sqrt{k(n-k)\,{}_kS_x\,{}_{n-k}S_x} \int_0^{+\infty} \left(\frac{1}{\sigma^2}\right)^{n/2+1} \cdot$$

$$\exp\left[-\frac{1}{2\sigma^2}\left({}_kS_y - \hat{\beta}_1'^2\,{}_kS_x + {}_{n-k}S_y - {}_{n-k}S_x\hat{\beta}_1^{*2}\right)\right] \mathrm{d}\sigma^2$$

通过代数运算，可得

$$D \stackrel{\Delta}{=} {}_kS_y - \hat{\beta}_1^2{}_kS_x + {}_{n-k}S_y - {}_{n-k}S_x\hat{\beta}_1^{*2}$$
$$= \sum_{i=1}^{k}(y_i - \hat{y}_{i(1,k)})^2 + \sum_{i=k+1}^{n}(y_i - \hat{y}_{i(k+1,n)})^2$$

这里

$$\hat{y}_{i(1,k)} = \hat{\beta}_0' + \hat{\beta}_1' x_i,\ i = 1, 2, \cdots, k$$
$$\hat{y}_{i(k+1,n)} = \hat{\beta}_0^* + \hat{\beta}_1^* x_i,\ i = k+1, k+2, \cdots, n$$

因此有

$$I = (2\pi)^2 / \sqrt{k(n-k)_kS_{x\,n-k}S_x} \int_0^{+\infty} \left(\frac{1}{\sigma^2}\right)^{n/2-1} \exp[-D/(2\sigma^2)]\mathrm{d}\sigma^2$$

要建立两个回归模型，$n>2$，$n-2>2$ 是必要的条件，因此 $n \geqslant 5$。

设 $n=2m$，$m=3$，4，…，有

$$\int_0^{+\infty} \left(\frac{1}{\sigma^2}\right)^{n/2-1} \exp[-D/(2\sigma^2)]\mathrm{d}\sigma^2$$
$$= (m-3)!/(D/2)^{m-2}$$
$$= (n/2-3)!/(D/2)^{(n-4)/2}$$
$$\propto D^{-(n-4)/2}$$

设 $n=2m-1$，$m=3$，4，…，有

$$\int_0^{+\infty} \left(\frac{1}{\sigma^2}\right)^{n/2-1} \exp[-D/(2\sigma^2)]\mathrm{d}\sigma^2$$
$$= \sqrt{2\pi}(2m-7)!/(D)^{m-5/2}$$
$$\propto D^{-(n-4)/2}$$

因此有

$$I \propto [k(n-k)_kS_{x\,n-k}S_x]^{-1/2} D^{-(n-4)/2},\ k = 2, 3, \cdots, n-2$$
$$\pi_1(k) \propto [k(n-k)_kS_{x\,n-k}S_x]^{-1/2} D^{-(n-4)/2},\ k = 2, 3, \cdots, n-2$$

取 $\pi_1(\hat{k}) = \max\limits_{2\leqslant k\leqslant n-2} \pi_1(k)$，$\hat{k}$ 即为变点。

Holbert[7]从贝叶斯的观点研究了简单线性回归的变点模型，并应用到股票市场销售额的数据集分析。

6.2 多元线性回归模型的变点分析方法

上节介绍了简单线性回归模型的变点分析方法，本节介绍多元线性回归模型的变点分析方法。

多元线性回归模型为：

$$y_i = \boldsymbol{X}_i^{\mathrm{T}}\boldsymbol{\beta} + \varepsilon_i,\ i = 1, 2, \cdots, n$$

这里 $\boldsymbol{X}_i$ 是非随机（$p+1$）维向量变量，$\boldsymbol{X}_i^{\mathrm{T}} = (1, x_{1i}, x_{2i}, \cdots, x_{pi})$（$i=1, 2, \cdots, n$），$\boldsymbol{\beta}^{\mathrm{T}} = (\beta_0, \beta_1, \cdots, \beta_p)$ 是（$p+1$）个未知的回归变量，$\varepsilon_i (i=1, 2, \cdots, n)$ 是服从于分布为 $N(0, \sigma^2)$ 的随机误差，σ^2 未知，ε_i 与各观察值不相关，$y_i (i=1, 2, \cdots,$

n）是服从于分布为 $N(\boldsymbol{X}_i^{\mathrm{T}}\boldsymbol{\beta},\ \sigma^2)$ 的随机变量。我们要找出回归模型中是否存在变点位置 k，即需检验无效假设：

$$\mathrm{H}_0: \mu_{y_i} = \boldsymbol{X}_i^{\mathrm{T}}\boldsymbol{\beta},\ i = 1,\ 2,\ \cdots,\ n$$

对备择假设：

$$\mathrm{H}_1: \mu_{y_i} = \begin{cases} \boldsymbol{X}_i^{\mathrm{T}}\boldsymbol{\beta}_1,\ i = 1,\ 2,\ \cdots,\ k \\ \boldsymbol{X}_i^{\mathrm{T}}\boldsymbol{\beta}_2,\ i = k+1,\ k+2,\ \cdots,\ n \end{cases}$$

这里 $k(k=p+1,\ p+2,\ \cdots,\ n-p)$ 是变点的可能位置，$\boldsymbol{\beta}$、$\boldsymbol{\beta}_1$ 和 $\boldsymbol{\beta}_2$ 是未知回归系数向量。

与单变量回归模型一样，我们仍用 Informational 途径、似然比检验和贝叶斯途径来处理。需要了解关于 Union－Intersection 检验、复发回归残差和回归残差检验用于多元线性回归模型中的变点问题，可参考赵华玲[6]的总结。

6.2.1 Informational 途径

对多元回归模型变点问题的一种可供选择的途径是使用 SIC 准则，见 Chen 和 Gupta[5]。

令

$$\boldsymbol{y} = \begin{bmatrix} y_1 \\ y_2 \\ \vdots \\ y_n \end{bmatrix},\ \boldsymbol{X} = \begin{bmatrix} 1 & x_{1,1} & \cdots & x_{p,1} \\ 1 & x_{1,2} & \cdots & x_{p,2} \\ \vdots & \vdots & \vdots & \vdots \\ 1 & x_{1,n} & \cdots & x_{p,n} \end{bmatrix} = \begin{bmatrix} \boldsymbol{X}_1^{\mathrm{T}} \\ \boldsymbol{X}_2^{\mathrm{T}} \\ \vdots \\ \boldsymbol{X}_n^{\mathrm{T}} \end{bmatrix},\ \boldsymbol{\beta} = \begin{bmatrix} \beta_0 \\ \beta_1 \\ \vdots \\ \beta_p \end{bmatrix}$$

在无效假设 H_0 条件下，对应的模型为：

$$\boldsymbol{\mu}_y = \boldsymbol{X\beta}$$

这里 $\boldsymbol{\mu}_y = \begin{bmatrix} \mu_{y_1} \\ \mu_{y_2} \\ \vdots \\ \mu_{y_n} \end{bmatrix}$。

显然，在 H_0 下，似然函数的矩阵形式为：

$$\begin{aligned} L_0(\boldsymbol{\beta},\ \sigma^2) &= f(y_1,\ y_2,\ \cdots,\ y_n;\ \boldsymbol{\beta},\ \sigma^2) \\ &= (2\pi)^{-n/2}(\sigma^2)^{-n/2}\exp[-(\boldsymbol{y}-\boldsymbol{X\beta})^{\mathrm{T}}(\boldsymbol{y}-\boldsymbol{X\beta})/(2\sigma^2)] \end{aligned}$$

$\boldsymbol{\beta}$ 和 σ^2 的最大似然估计分别为：

$$\hat{\boldsymbol{\beta}} \overset{\Delta}{=} \boldsymbol{b} = (\boldsymbol{X}^{\mathrm{T}}\boldsymbol{X})^{-1}\boldsymbol{X}^{\mathrm{T}}\boldsymbol{y}$$

$$\hat{\sigma}^2 = (1/n)(\boldsymbol{y}-\boldsymbol{Xb})^{\mathrm{T}}(\boldsymbol{y}-\boldsymbol{Xb})$$

在 H_0 下，最大似然函数为：

$$\begin{aligned} L_0(\hat{\boldsymbol{\beta}},\hat{\sigma}^2) &= L_0(\boldsymbol{b},\ \hat{\sigma}^2) \\ &= (2\pi)^{-n/2}\left[\frac{1}{n}(\boldsymbol{y}-\boldsymbol{Xb})^{\mathrm{T}}(\boldsymbol{y}-\boldsymbol{Xb})\right]^{-n/2}\mathrm{e}^{-n/2} \end{aligned}$$

因此，在 H_0 下，根据 SIC 准则，可得到 $SIC(n)$ 如下：

$$
\begin{aligned}
SIC(n) &= -2\ln L_0(\boldsymbol{b}, \hat{\sigma}^2) + (p+2)\ln n \\
&= n\ln[(\boldsymbol{y}-\boldsymbol{Xb})^{\mathrm{T}}(\boldsymbol{y}-\boldsymbol{Xb})] + n(\ln(2\pi)+1) + (p+2-n)\ln n
\end{aligned}
$$

下面介绍备择假设下的估计问题。

令

$$
\boldsymbol{y}_1 = \begin{bmatrix} y_1 \\ y_2 \\ \vdots \\ y_k \end{bmatrix},\ \boldsymbol{y}_2 = \begin{bmatrix} y_{k+1} \\ y_{k+2} \\ \vdots \\ y_n \end{bmatrix},\ \boldsymbol{X}_1 = \begin{bmatrix} 1 & x_{1,1} & \cdots & x_{p,1} \\ 1 & x_{1,2} & \cdots & x_{p,2} \\ \vdots & \vdots & \vdots & \vdots \\ 1 & x_{1,k} & \cdots & x_{p,k} \end{bmatrix} = \begin{bmatrix} \boldsymbol{x}_1^{\mathrm{T}} \\ \boldsymbol{x}_2^{\mathrm{T}} \\ \vdots \\ \boldsymbol{x}_k^{\mathrm{T}} \end{bmatrix}
$$

$$
\boldsymbol{X}_2 = \begin{bmatrix} 1 & x_{1,k+1} & \cdots & x_{p,k+1} \\ 1 & x_{1,k+2} & \cdots & x_{p,k+2} \\ \vdots & \vdots & \vdots & \vdots \\ 1 & x_{1,n} & \cdots & x_{p,n} \end{bmatrix} = \begin{bmatrix} \boldsymbol{x}_{k+1}^{\mathrm{T}} \\ \boldsymbol{x}_{k+2}^{\mathrm{T}} \\ \vdots \\ \boldsymbol{x}_n^{\mathrm{T}} \end{bmatrix}
$$

$$
\boldsymbol{\beta}_1 = \begin{bmatrix} \beta_0' \\ \beta_1' \\ \vdots \\ \beta_p' \end{bmatrix},\ \boldsymbol{\beta}_2 = \begin{bmatrix} \beta_0^* \\ \beta_1^* \\ \vdots \\ \beta_p^* \end{bmatrix}
$$

这些式子中 $k=p+1, p+2, \cdots, n-p$，则在备择假设 H_1 下对应的模型为：

$$
\boldsymbol{\mu}_{y_1} = \boldsymbol{X}_1\boldsymbol{\beta}_1,\ \boldsymbol{\mu}_{y_2} = \boldsymbol{X}_2\boldsymbol{\beta}_2,\ k = p+1, p+2, \cdots, n-p
$$

这里

$$
\boldsymbol{\mu}_{y_1} = \begin{bmatrix} \mu_{y_1} \\ \mu_{y_2} \\ \vdots \\ \mu_{y_k} \end{bmatrix},\ \boldsymbol{\mu}_{y_2} = \begin{bmatrix} \mu_{y_{k+1}} \\ \mu_{y_{k+2}} \\ \vdots \\ \mu_{y_n} \end{bmatrix}
$$

在 H_1 下，似然函数为：

$$
\begin{aligned}
L_1(\boldsymbol{\beta}_1, \boldsymbol{\beta}_2, \sigma^2) &= f(y_1, y_2, \cdots, y_n; \boldsymbol{\beta}_1, \boldsymbol{\beta}_2, \sigma^2) \\
&= (2\pi)^{-n/2}(\sigma^2)^{-n/2}\exp[-(\boldsymbol{y}_1-\boldsymbol{X}_1\boldsymbol{\beta}_1)^{\mathrm{T}}(\boldsymbol{y}_1-\boldsymbol{X}_1\boldsymbol{\beta}_1)/(2\sigma^2)]\cdot \\
&\quad \exp[-(\boldsymbol{y}_2-\boldsymbol{X}_2\boldsymbol{\beta}_2)^{\mathrm{T}}(\boldsymbol{y}_2-\boldsymbol{X}_2\boldsymbol{\beta}_2)/(2\sigma^2)]
\end{aligned}
$$

参数的最大似然估计分别为：

$$
\boldsymbol{b}_1 \stackrel{\Delta}{=} \hat{\boldsymbol{\beta}}_1 = (\boldsymbol{X}_1^{\mathrm{T}}\boldsymbol{X}_1)^{-1}\boldsymbol{X}_1^{\mathrm{T}}\boldsymbol{y}_1
$$

$$
\boldsymbol{b}_2 \stackrel{\Delta}{=} \hat{\boldsymbol{\beta}}_2 = (\boldsymbol{X}_2^{\mathrm{T}}\boldsymbol{X}_2)^{-1}\boldsymbol{X}_2^{\mathrm{T}}\boldsymbol{y}_2
$$

$$
\hat{\sigma}^2 = \frac{1}{n}[(\boldsymbol{y}_1-\boldsymbol{X}_1\boldsymbol{b}_1)^{\mathrm{T}}(\boldsymbol{y}_1-\boldsymbol{X}_1\boldsymbol{b}_1) + (\boldsymbol{y}_2-\boldsymbol{X}_2\boldsymbol{b}_2)^{\mathrm{T}}(\boldsymbol{y}_2-\boldsymbol{X}_2\boldsymbol{b}_2)]
$$

在 H_1 下，最大似然函数为：

$$
L_1(\hat{\boldsymbol{\beta}}_1, \hat{\boldsymbol{\beta}}_2, \hat{\sigma}^2) = L_1(\boldsymbol{b}_1, \boldsymbol{b}_2, \hat{\sigma}^2)
$$

$$
= (2\pi)^{-n/2}\left\{\frac{1}{n}[(\boldsymbol{y}_1-\boldsymbol{X}_1\boldsymbol{b}_1)^{\mathrm{T}}(\boldsymbol{y}_1-\boldsymbol{X}_1\boldsymbol{b}_1) + (\boldsymbol{y}_2-\boldsymbol{X}_2\boldsymbol{b}_2)^{\mathrm{T}}(\boldsymbol{y}_2-\boldsymbol{X}_2\boldsymbol{b}_2)]\right\}^{-n/2} \mathrm{e}^{-n/2}
$$

因此，在 H_1 下，根据 SIC 准则，可得到 $SIC(k)$ 如下：

$$
\begin{aligned}
SIC(k) &= -2\ln L_1(\boldsymbol{b}_1, \boldsymbol{b}_2, \hat{\sigma}^2) + (2p+3)\ln n \\
&= n\ln[(\boldsymbol{y}_1 - \boldsymbol{X}_1\boldsymbol{b}_1)^{\mathrm{T}}(\boldsymbol{y}_1 - \boldsymbol{X}_1\boldsymbol{b}_1) + (\boldsymbol{y}_2 - \boldsymbol{X}_2\boldsymbol{b}_2)^{\mathrm{T}}(\boldsymbol{y}_2 - \boldsymbol{X}_2\boldsymbol{b}_2)] + \\
&\quad n(\ln(2\pi+1)) + (2p+3-n)\ln n,\ k = p+1, p+2, \cdots, n-p
\end{aligned}
$$

根据模型选择中的信息准则原理，假设 $SIC(n) \leqslant \min\limits_{p+1 \leqslant k \leqslant n-p} SIC(k)$，则接受 H_0；假设 $SIC(n) > \min\limits_{p+1 \leqslant k \leqslant n-p} SIC(k)$，则接受 H_1。变点位置的估计值 $\bar{k}$ 满足：

$$
SIC(\hat{k}) = \min_{p+1 \leqslant k \leqslant n-p} SIC(k)
$$

6.2.2 似然比检验

本章第 1 节介绍了简单线性回归变点问题的似然比检验，多元线性回归变点问题的似然比检验的原理与简单线性回归问题的似然比原理类似。赵华玲[6]介绍了仅仅回归系数发生变化的检验统计量在 H_0 假设下的渐近分布，在实际应用中，随机误差的方差也许会随时间的变化而变化。这里介绍带普遍性的回归系数和方差均发生变化的检验问题[2]。考虑下列模型：

$$
\begin{aligned}
y_i &= \boldsymbol{X}_i^{\mathrm{T}}\boldsymbol{\beta}_1 + \varepsilon_i,\ i = 1, 2, \cdots, k \\
y_i &= \boldsymbol{X}_i^{\mathrm{T}}\boldsymbol{\beta}_2 + \varepsilon_i,\ i = k+1, k+2, \cdots, n
\end{aligned}
$$

其中，$\boldsymbol{X}_i \in \mathbf{R}^d$，$i=1, 2, \cdots, n$ 是已知的列向量，$\boldsymbol{\beta}_1$，$\boldsymbol{\beta}_2$ 是未知的列向量，ε_1，ε_2，$\cdots$，ε_n 独立，且 $E(\varepsilon_i)=0$，

$$
Var(\varepsilon_1) = \cdots = Var(\varepsilon_k) = \sigma_1^2 \neq Var(\varepsilon_{k+1}) = \cdots = Var(\varepsilon_n) = \sigma_2^2 \tag{6.2.1}
$$

沿用 6.2.1 节的记号，$\boldsymbol{\beta}_1$、$\boldsymbol{\beta}_2$、σ_1^2、σ_2^2 的最大似然估计分别为：

$$
\begin{aligned}
\hat{\boldsymbol{\beta}}_1 &= (\boldsymbol{X}_1^{\mathrm{T}}\boldsymbol{X}_1)^{-1}\boldsymbol{X}_1^{\mathrm{T}}\boldsymbol{y}_1,\ d \leqslant k \leqslant n-k \\
\hat{\boldsymbol{\beta}}_2 &= (\boldsymbol{X}_2^{\mathrm{T}}\boldsymbol{X}_2)^{-1}\boldsymbol{X}_2^{\mathrm{T}}\boldsymbol{y}_2,\ d \leqslant k \leqslant n-k \\
\hat{\sigma}_1^2 &= \frac{1}{k}[(\boldsymbol{y}_1 - \boldsymbol{X}_1\hat{\boldsymbol{\beta}}_1)^{\mathrm{T}}(\boldsymbol{y}_1 - \boldsymbol{X}_1\hat{\boldsymbol{\beta}}_1)] \\
\hat{\sigma}_2^2 &= \frac{1}{n-k}[(\boldsymbol{y}_2 - \boldsymbol{X}_2\hat{\boldsymbol{\beta}}_2)^{\mathrm{T}}(\boldsymbol{y}_2 - \boldsymbol{X}_2\hat{\boldsymbol{\beta}}_2)]
\end{aligned}
$$

在 H_0 下，最大似然函数为：

$$
L_0(\hat{\boldsymbol{\beta}}, \hat{\sigma}^2) = (2\pi\hat{\sigma}^2)^{-n/2}\mathrm{e}^{-n/2}
$$

在 H_1 下，最大似然函数为：

$$
\begin{aligned}
&L_1(\hat{\boldsymbol{\beta}}_1, \hat{\boldsymbol{\beta}}_2, \hat{\sigma}_1^2, \hat{\sigma}_2^2) \\
&= \left(\frac{1}{2\pi\hat{\sigma}_1^2}\right)^{-k/2}\exp\left[-\frac{1}{2\hat{\sigma}_1^2}(\boldsymbol{y}_1 - \boldsymbol{X}_1\hat{\beta}_1)^{\mathrm{T}}(\boldsymbol{y}_1 - \boldsymbol{X}_1\hat{\boldsymbol{\beta}}_1)\right]\cdot \\
&\quad \left(\frac{1}{2\pi\hat{\sigma}_2^2}\right)^{-(n-k)/2}\exp\left[-\frac{1}{2\hat{\sigma}_2^2}(\boldsymbol{y}_2 - \boldsymbol{X}_1\hat{\boldsymbol{\beta}}_2)^{\mathrm{T}}(\boldsymbol{y}_1 - \boldsymbol{X}_1\hat{\boldsymbol{\beta}}_2)\right] \\
&= (2\pi\hat{\sigma}_1^2)^{-k/2}(2\pi\hat{\sigma}_2^2)^{-(n-k)/2}\mathrm{e}^{-n/2}
\end{aligned}
$$

对固定的 k，似然比为：

$$
\begin{aligned}
\tilde{\Lambda}_k &= \frac{L_0(\hat{\boldsymbol{\beta}}, \hat{\sigma}^2)}{L_1(\hat{\boldsymbol{\beta}}_1, \hat{\boldsymbol{\beta}}_2, \hat{\sigma}_1^2, \hat{\sigma}_2^2)} \\
&= \frac{\hat{\sigma}_1^k\hat{\sigma}_2^{n-k}}{\hat{\sigma}^n},\ d \leqslant k \leqslant n-d
\end{aligned}
$$

k 未知，采用检验统计量：

$$\tilde{Z}_n = \max_{d \leqslant k \leqslant n-d} (-2\ln\tilde{\Lambda}_k)$$

当 $\tilde{Z}_n$ 比较大时，拒绝 H_0，可认为存在变点。变点 k 的估计为：

$$\hat{k} = \underset{k}{\operatorname{argmax}}(-2\ln\tilde{\Lambda}_k)$$

在介绍渐近分布前先介绍几个假设：

C1. $rank(\boldsymbol{X}_1)=d$，对任意 $d \leqslant k \leqslant n-d$。

C2. $rank(\boldsymbol{X}_2)=d$，对任意 $1 \leqslant k \leqslant n-d$。

C3. 存在矩阵 $\boldsymbol{A}$，使得

$$\| \boldsymbol{X}_1^{\mathrm{T}} \boldsymbol{X}_1 - \boldsymbol{A} \| = o(r_1(k)), k \to \infty$$

$$\| \boldsymbol{X}_2^{\mathrm{T}} \boldsymbol{X}_2 - \boldsymbol{A} \| = o(r_1(n-k)), n-k \to \infty$$

$$r_1(t) = (\ln t)^{-\nu}, \nu > 0$$

C4. $rank(\boldsymbol{A})=d$。

定理 6.3 在 H_0 和 $\nu>12$ 下 C1～C4 成立，且随机误差满足式（6.2.1）时，对任意实数 x，有[7]

$$\lim_{n\to\infty} p[A(\ln n)\tilde{Z}_n^{1/2} - D_{d+1}(\ln n) \leqslant x] = \exp(-2e^{-x})$$

当定理 6.3 中随机误差服从更广的一类分布时，定理 6.3 的结论仍然成立。更广的一类分布为：

当 ε_1，ε_2，…，ε_n 独立，且 $E(\varepsilon_i)=0$ 时，有

$$0 < \sigma^2 = Var(\varepsilon_i) < \infty,\ E(\varepsilon_i^3) = 0,\ E(\varepsilon_i^4) = 3\sigma^4,\ E(|\varepsilon_i|4+\delta) < \infty,\ \exists \delta > 0 \tag{6.2.2}$$

定理 6.4 在 H_0 和 $\nu>2+27/\min(1, \delta)$ 下 C1～C4 成立，且随机误差满足式（6.2.2）时，对任意实数 x，有[7]

$$\lim_{n\to\infty} p[A(\ln n)\tilde{Z}_n^{1/2} - D_{d+1}(\ln n) \leqslant x] = \exp(-2e^{-x})$$

6.2.3 贝叶斯途径

Holbert[7]从贝叶斯的观点研究了多元线性回归的变点模型。

备择假设是：

$$\boldsymbol{\mu}_{y_i} = \boldsymbol{X}_i^{\mathrm{T}} \boldsymbol{\beta}_1,\ i = 1, 2, \cdots, k$$

$$\boldsymbol{\mu}_{y_i} = \boldsymbol{X}_i^{\mathrm{T}} \boldsymbol{\beta}_2,\ i = k+1, k+2, \cdots, n$$

其中，$k=p+1$，$p+2$，…，$n-p$。

令

$$\boldsymbol{y} = \begin{bmatrix} \boldsymbol{y}_1 \\ \boldsymbol{y}_2 \end{bmatrix},\ \boldsymbol{\beta} = \begin{bmatrix} \boldsymbol{\beta}_1 \\ \boldsymbol{\beta}_2 \end{bmatrix},\ R = \frac{1}{\sigma^2}$$

其中，$\boldsymbol{y}_1$、$\boldsymbol{y}_2$、$\boldsymbol{\beta}_1$、$\boldsymbol{\beta}_2$ 的定义与 6.2.1 节相同。

安排变点位置 k 的先验分布为：

$$\pi_0(k)=\begin{cases}\dfrac{1}{n-2p}, & k=p+1,p+2,\cdots,n-p\\ 0, & \text{其他}\end{cases}$$

同时假定（$2p+1$）个参数向量$\boldsymbol{\beta}$和参数R是联合独立于变点位置k，假如R具有参数a和b的Gamma分布作为先验分布。在给定$R=r$下，$\boldsymbol{\beta}$的条件先验是$2(p+1)$维均向量为$\boldsymbol{\beta}^*$，协方差矩阵为$\frac{1}{r}\Im^{-1}$的正态分布，$\Im$是（$p+1$）×（$p+1$）正定阵，即

$$\pi_0(r)=\begin{cases}\dfrac{b^a}{\Gamma(b)}r^{a-1}\mathrm{e}^{-br}, & r>0\\ 0, & \text{其他}\end{cases}$$

$$\pi_0(\boldsymbol{\beta}|R=r)=\frac{r^{p+1}|\Im|^{p+1}}{(2\pi)^{p+1}}\exp\left[-\frac{r}{2}(\boldsymbol{\beta}-\boldsymbol{\beta}^*)^{\mathrm{T}}\Im(\boldsymbol{\beta}-\boldsymbol{\beta}^*)\right]$$

$\boldsymbol{\beta}$和R的联合先验分布可表示成：

$$\pi_0(\boldsymbol{\beta},R)=\frac{b^a}{\Gamma(b)}r^{a-1}\exp(-br)\frac{r^{p+1}|\Im|^{p+1}}{(2\pi)^{p+1}}\exp\left[-\frac{r}{2}(\boldsymbol{\beta}-\boldsymbol{\beta}^*)^{\mathrm{T}}\Im(\boldsymbol{\beta}-\boldsymbol{\beta}^*)\right]$$
$$\propto r^{a+p}\exp\{-r[b+(1/2)(\boldsymbol{\beta}-\boldsymbol{\beta}^*)^{\mathrm{T}}\Im(\boldsymbol{\beta}-\boldsymbol{\beta}^*)]\}$$

引进$n\times(2p+2)$矩阵$\boldsymbol{X}(k)$如下：

$$\boldsymbol{X}(k)=\begin{bmatrix}\boldsymbol{X}_1 & \boldsymbol{O}_1\\ \boldsymbol{O}_2 & \boldsymbol{X}_2\end{bmatrix}$$

其中，$\boldsymbol{X}_1$，$\boldsymbol{X}_2$在本节前面已定义，$\boldsymbol{O}_1$是$k\times(p+1)$零矩阵，$\boldsymbol{O}_2$是$(n-k)\times(p+1)$零矩阵。则似然函数为：

$$\begin{aligned}&L_1(\boldsymbol{\beta},R,k)=L_1(\boldsymbol{\beta}_1,\boldsymbol{\beta}_2,R,k)\\&=f(y_1,y_2,\cdots,y_n;\boldsymbol{\beta}_1,\boldsymbol{\beta}_2,R,k)\\&=(2\pi)^{-n/2}r^{n/2}\exp[-r(\boldsymbol{y}_1-\boldsymbol{X}_1\boldsymbol{\beta}_1)^{\mathrm{T}}(\boldsymbol{y}_1-\boldsymbol{X}_1\boldsymbol{\beta}_1)/2]\cdot\\&\quad\exp[-r(\boldsymbol{y}_2-\boldsymbol{X}_2\boldsymbol{\beta}_2)^{\mathrm{T}}(\boldsymbol{y}_2-\boldsymbol{X}_2\boldsymbol{\beta}_2)/2]\\&=(2\pi)^{-n/2}r^{n/2}\exp\{-r[\boldsymbol{y}-\boldsymbol{X}(k)\boldsymbol{\beta}]^{\mathrm{T}}[\boldsymbol{y}-\boldsymbol{X}(k)\boldsymbol{\beta}]/2\}\end{aligned}$$

参数的联合后验密度为：

$$\begin{aligned}&\pi_1(\boldsymbol{\beta},R,k)=f(\boldsymbol{\beta},R,k|y_1,y_2,\cdots,y_n)\\&\propto L_1(\boldsymbol{\beta},R,k)\pi_0(\boldsymbol{\beta},R)\pi_0(k)\\&\propto r^{a+p+n/2}\exp\left\{(-r)\left[b+\frac{1}{2}(\boldsymbol{\beta}-\boldsymbol{\beta}^*)^{\mathrm{T}}\Im(\boldsymbol{\beta}-\boldsymbol{\beta}^*)+\frac{1}{2}(\boldsymbol{y}-\boldsymbol{X}(k)\boldsymbol{\beta})^{\mathrm{T}}(\boldsymbol{y}-\boldsymbol{X}(k)\boldsymbol{\beta})\right]\right\}\end{aligned}$$

对$\pi_1(\boldsymbol{\beta},R,k)$关于$\boldsymbol{\beta}$和$R$积分，经整理得到变点位置$k$的后验密度为：

$$\begin{aligned}&\pi_1(k)=f(k|y_1,y_2,\cdots,y_n)\\&\propto D(k)^{-a^*}|\boldsymbol{X}(k)^{\mathrm{T}}\boldsymbol{X}(k)+\Im|^{-1/2},\ k=p+1,p+2,\cdots,n-p\end{aligned}$$

其中

$$a^*=a+1+n/2$$
$$D(k)=b+(1/2)\{[\boldsymbol{y}-\hat{\boldsymbol{y}}(k)]^{\mathrm{T}}[\boldsymbol{y}-\hat{\boldsymbol{y}}(k)]+[\hat{\boldsymbol{\beta}}(k)-\boldsymbol{\beta}^*]^{\mathrm{T}}\boldsymbol{w}(k)[\hat{\boldsymbol{\beta}}(k)-\boldsymbol{\beta}^*]\}$$
$$\boldsymbol{w}(k)=\boldsymbol{X}(k)^{\mathrm{T}}\boldsymbol{X}(k)[\boldsymbol{X}(k)^{\mathrm{T}}\boldsymbol{X}(k)+\Im]^{-1}\Im$$
$$\hat{\boldsymbol{\beta}}(k)=[\boldsymbol{X}(k)^{\mathrm{T}}\boldsymbol{X}(k)]^{-1}\boldsymbol{X}(k)^{\mathrm{T}}\boldsymbol{y}$$
$$\hat{\boldsymbol{y}}(k)=\boldsymbol{X}(k)\hat{\boldsymbol{\beta}}(k)$$

6.3 $MA(q)$ 模型的变点分析方法

时间序列分析包括移动平均模型、自回归模型及自回归移动平均模型。本节介绍移动平均模型（Moving Average Model，简称 MA 模型）的变点分析方法。

假定读者已对移动平均模型有一定的了解。首先对移动平均模型作一简单回顾。

若时间序列 $\{x_t,\ t=1,\ 2,\ \cdots\}$ 是具有如下结构的模型：

$$x_t=\sum_{i=1}^{q}\beta_i\varepsilon^{t-i}+\varepsilon_t,\ \exists\beta_q\neq 0$$

$$E(\varepsilon_t)=0,\ Var(\varepsilon_t)=\sigma^2,\ Cov(\varepsilon_t,\ \varepsilon_s)=0(\forall t\neq s)$$

则称为 q 阶移动平均模型，简记为 $MA(q)$模型。满足 $MA(q)$模型的随机序列是平稳序列。

$MA(q)$ 模型的表达式可写成 $x_t=\Theta(L)\varepsilon_t$，其中 $\Theta(L)=1+\beta_1L+\beta_2L^2+\cdots+\beta_qL^q$，故 $\varepsilon_t=\Theta(L)^{-1}x_t$，只要 $\Theta(L)^{-1}$收敛就可保证 $MA(q)$ 过程转化为一个自回归过程，而 $\Theta(L)^{-1}$收敛的充要条件是 $\Theta(L)$ 的特征根方程：

$$\Theta(L)=1+\beta_1L+\beta_2L^2+\cdots+\beta_qL^q=0$$

的所有根的绝对值都大于 1，这个条件被称为移动平均过程的可逆性条件。可逆性条件是 $MA(q)$ 模型必须满足的条件，此时，有限阶移动平均过程等价于一个无限阶自回归过程。

$MA(q)$ 模型的变点问题都是基于可逆的 $MA(q)$ 模型。

含有 m 个变点的 $MA(q)$ 模型形式如下：

$$x_t=\sum_{i=1}^{q}\beta_i^{(1)}\varepsilon_{t-i}^{(1)}+\varepsilon_t^{(1)},\ t=q+1,\ q+2,\ \cdots,\ k_1$$

$$x_t=\sum_{i=1}^{q}\beta_i^{(2)}\varepsilon_{t-i}^{(2)}+\varepsilon_t^{(2)},\ t=k_1+1,\ k_1+2,\ \cdots,\ k_2$$

$$\vdots$$

$$x_t=\sum_{i=1}^{q}\beta_i^{(m)}\varepsilon_{t-i}^{(m)}+\varepsilon_t^{(m)},\ t=k_{m-1}+1,\ k_{m-1}+2,\ \cdots,\ k_m$$

$$x_t=\sum_{i=1}^{q}\beta_i^{(m+1)}\varepsilon_{t-i}^{(m+1)}+\varepsilon_t^{(m+1)},\ t=k_m+1,\ k_m+2,\ \cdots,\ n$$

其中，n 为样本含量，时刻 k_1，k_2，$\cdots$，k_m 为待估计的变点位置。

下面介绍基于似然比方法的 $MA(q)$ 模型的变点估计方法[8]。

在建立变点模型的假设检验时，设原假设为无变点，备择假设为有变点。为了探测变点个数，基于二元分割思想，不断分割序列即可，从而只需要考虑一个变点的 $MA(q)$ 模型。原假设和备择假设如下：

$$
\begin{aligned}
&H_0: x_t = \sum_{i=1}^{q}\beta_i\varepsilon_{t-i} + \varepsilon_t,\ t = q+1,\ q+2,\ \cdots,\ n \\
&\varepsilon_t \sim N(0,\ \sigma^2),\ t = q+1,\ q+2,\ \cdots,\ n \\
&H_1: x_t = \sum_{i=1}^{q}\beta_i^{(1)}\varepsilon_{t-i}^{(1)} + \varepsilon_t^{(1)},\ t = q+1,\ q+2,\ \cdots,\ k \\
&\varepsilon_t^{(1)} \sim N(0,\ \sigma_1^2),\ t = q+1,\ q+2,\ \cdots,\ k \\
&x_t = \sum_{i=1}^{q}\beta_i^{(2)}\varepsilon_{t-i}^{(2)} + \varepsilon_t^{(2)},\ t = k+1,\ k+2,\ \cdots,\ n \\
&\varepsilon_t^{(2)} \sim N(0,\ \sigma_2^2),\ t = k+1,\ k+2,\ \cdots,\ n
\end{aligned}
\tag{6.3.1}
$$

通俗地说，如果接受 H_0，则说明 $MA(q)$ 模型不存在变点，样本数据可以用一个 $MA(q)$ 模型来刻画；若接受 H_1，则说明 $MA(q)$ 模型存在一个变点，样本数据从第一个到第 k 个用一个 $MA(q)$ 刻画，从第 $k+1$ 个到第 n 个用另一 $MA(q)$ 模型刻画。

下面分几种情况来介绍。

6.3.1　模型系数改变、残差序列方差不变的 $MA(q)$ 变点模型

定义该模型的似然比函数为：

$$
\begin{aligned}
&\lambda_k(x_1,\ x_2,\ \cdots,\ x_n) = \sup L_0/\sup L_1 \\
&L_0 = f_{x_{q+1}|\varepsilon_q,\cdots,\varepsilon_1}(x_{q+1}|\varepsilon_q,\ \cdots,\ \varepsilon_1)f_{x_{q+2}|\varepsilon_{q+1},\cdots,\varepsilon_1}(x_{q+2}|\varepsilon_{q+1},\ \cdots,\ \varepsilon_1) \\
&\qquad\cdots f_{x_n|\varepsilon_{n-1},\cdots,\varepsilon_1}(x_n|\varepsilon_{n-1},\ \cdots,\ \varepsilon_1) \\
&L_1 = f_{x_{q+1}|\varepsilon_q,\cdots,\varepsilon_1}(x_{q+1}|\varepsilon_q,\ \cdots,\ \varepsilon_1)\cdots f_{x_k|\varepsilon_{k-1},\cdots,\varepsilon_1}(x_k|\varepsilon_{k-1},\ \cdots,\ \varepsilon_1) \\
&\qquad f_{x_{k+1}|\varepsilon_k,\cdots,\varepsilon_1}(x_{k+1}|\varepsilon_k,\ \cdots,\ \varepsilon_1)\cdots f_{x_n|\varepsilon_{n-1},\cdots,\varepsilon_1}(x_n|\varepsilon_{n-1},\ \cdots,\ \varepsilon_1)
\end{aligned}
$$

其中，L_0 表示原假设下样本的条件似然函数，L_1 表示在备择假设下样本的条件似然函数。

因 $\varepsilon_t = x_t - \sum_{i=1}^{q}\beta_i\varepsilon_{t-i}$，在无效假设 H_0 下，可得到样本 x_{q+1}，x_{q+2}，$\cdots$，x_n 的条件概率密度函数为：

$$
f_{x_{q+1}|\varepsilon_q,\cdots,\varepsilon_1}(x_{q+1}|\varepsilon_q,\ \cdots,\ \varepsilon_1) = \frac{1}{\sqrt{2\pi}\sigma}\exp\left[-\frac{1}{2\sigma^2}(x_{q+1}-\beta_1\varepsilon_q-\cdots-\beta_q\varepsilon_1)^2\right]
$$

$$
\vdots
$$

$$
f_{x_n|\varepsilon_{n-1},\cdots,\varepsilon_1}(x_n|\varepsilon_{n-1},\ \cdots,\ \varepsilon_1) = \frac{1}{\sqrt{2\pi}\sigma}\exp\left[-\frac{1}{2\sigma^2}(x_n-\beta_1\varepsilon_{n-1}-\cdots-\beta_q\varepsilon_{n-q})^2\right]
$$

则在无效假设 H_0 下的条件似然函数为：

$$
L_0 = (2\pi\sigma^2)^{-(n-q)/2}\exp\left[-\frac{1}{2\sigma^2}\sum_{i=q+1}^{n}(x_i-\beta_1\varepsilon_{i-1}-\cdots-\beta_q\varepsilon_{i-q})^2\right]
$$

对 L_0 取对数，即得：

$$
\ln L_0 = -\frac{n-q}{2}\ln(2\pi\sigma^2) - \frac{1}{2\sigma^2}\sum_{i=q+1}^{n}(x_i-\beta_1\varepsilon_{i-1}-\cdots-\beta_q\varepsilon_{i-q})^2
$$

令 $\frac{\partial \ln L_0}{\partial \beta_i}=0(i=1,\ 2,\ \cdots,\ q)$，经整理得到如下线性方程组：

$$\begin{aligned}
&\beta_1\sum_{i=q+1}^{n}\varepsilon_{i-1}^2+\beta_2\sum_{i=q+1}^{n}\varepsilon_{i-1}\varepsilon_{i-2}+\cdots+\beta_q\sum_{i=q+1}^{n}\varepsilon_{i-1}\varepsilon_{i-q}=\sum_{i=q+1}^{n}x_i\varepsilon_{i-1}\\
&\qquad\vdots\\
&\beta_1\sum_{i=q+1}^{n}\varepsilon_{i-1}\varepsilon_{i-q}+\beta_2\sum_{i=q+1}^{n}\varepsilon_{i-2}\varepsilon_{i-q}+\cdots+\beta_q\sum_{i=q+1}^{n}\varepsilon_{i-q}^2=\sum_{i=q+1}^{n}x_i\varepsilon_{i-q}
\end{aligned}\tag{6.3.2}$$

令

$$\mathbf{A}=\begin{pmatrix}\varepsilon_q & \cdots & \varepsilon_{q-j+2} & \varepsilon_{q-j+1} & \varepsilon_{q-j} & \cdots & \varepsilon_1\\ \varepsilon_{q+1} & \cdots & \varepsilon_{q-j+3} & \varepsilon_{q-j+2} & \varepsilon_{q-j+1} & \cdots & \varepsilon_2\\ \vdots & \vdots & \vdots & \vdots & \vdots & \vdots & \vdots\\ \varepsilon_{n-1} & \cdots & \varepsilon_{q-j+1} & \varepsilon_{q-j} & \varepsilon_{q-j-1} & \cdots & \varepsilon_{n-q}\end{pmatrix}_{(n-q)\times n}$$

$$\mathbf{A}_j=\begin{pmatrix}\varepsilon_q & \cdots & \varepsilon_{q-j+2} & x_{q+1} & \varepsilon_{q-j} & \cdots & \varepsilon_1\\ \varepsilon_{q+1} & \cdots & \varepsilon_{q-j+3} & x_{q+2} & \varepsilon_{q-j+1} & \cdots & \varepsilon_2\\ \vdots & \vdots & \vdots & \vdots & \vdots & \vdots & \vdots\\ \varepsilon_{n-1} & \cdots & \varepsilon_{q-j+1} & x_n & \varepsilon_{q-j-1} & \cdots & \varepsilon_{n-q}\end{pmatrix}_{(n-q)\times q}$$

则用矩阵表示如下：

$$\mathbf{A}^{\mathrm{T}}\mathbf{A}\begin{bmatrix}\beta_1\\ \beta_2\\ \vdots\\ \beta_q\end{bmatrix}=\begin{bmatrix}\sum_{i=q+1}^{n}x_i\varepsilon_{i-1}\\ \sum_{i=q+1}^{n}x_i\varepsilon_{i-2}\\ \vdots\\ \sum_{i=q+1}^{n}x_i\varepsilon_{i-q}\end{bmatrix}$$

当$|\mathbf{A}^{\mathrm{T}}\mathbf{A}|\neq 0$时，线性方程组（6.3.2）有唯一解，$\beta_1$，$\beta_2$，…，$\beta_q$ 的条件最大似然估计分别为：

$$\hat{\beta}_j=|\mathbf{A}^{\mathrm{T}}\mathbf{A}_j|/|\mathbf{A}^{\mathrm{T}}\mathbf{A}|,j=1,2,\cdots,q$$

令

$$\frac{\partial\ln L_0}{\partial\sigma^2}=-\frac{n-q}{2\sigma^2}+\frac{1}{2\sigma^4}\Big[\sum_{i=q+1}^{n}(x_t-\hat{\beta}_1\varepsilon_{i-1}-\cdots-\hat{\beta}_q\varepsilon_{i-q})^2\Big]=0$$

σ^2 的条件最大似然估计为：

$$\hat{\sigma}^2=\frac{1}{n-q}\sum_{i=q+1}^{n}(x_t-\hat{\beta}_1\varepsilon_{i-1}-\cdots-\hat{\beta}_q\varepsilon_{i-q})^2$$

在备择假设 H_1 下，可得到样本 x_{q+1}，…，x_k，x_{k+1}，…，x_n 的条件概率密度函数为：

$$f_{x_{q+1}|\varepsilon_q,\cdots,\varepsilon_1}(x_{q+1}|\varepsilon_q,\cdots,\varepsilon_1)=\frac{1}{\sqrt{2\pi}\sigma_1}\exp\Big[-\frac{1}{2\sigma_1^2}(x_{q+1}-\beta_1^{(1)}\varepsilon_q-\cdots-\beta_q^{(1)}\varepsilon_1)^2\Big]$$

$$\vdots$$

$$f_{x_k|\varepsilon_{k-1},\cdots,\varepsilon_1}(x_k|\varepsilon_{k-1},\cdots,\varepsilon_1)=\frac{1}{\sqrt{2\pi}\sigma_1}\exp\Big[-\frac{1}{2\sigma_1^2}(x_k-\beta_1^{(1)}\varepsilon_{k-1}-\cdots-\beta_q^{(1)}\varepsilon_{k-q})^2\Big]$$

$$f_{x_{k+1}\mid\varepsilon_k,\cdots,\varepsilon_1}(x_{k+1}\mid\varepsilon_k,\cdots,\varepsilon_1)=\frac{1}{\sqrt{2\pi}\sigma_1}\exp\left[-\frac{1}{2\sigma_1^2}(x_{k+1}-\beta_1^{(2)}\varepsilon_k-\cdots-\beta_q^{(2)}\varepsilon_{k+1-q})^2\right]$$

$$\vdots$$

$$f_{x_n\mid\varepsilon_{n-1},\cdots,\varepsilon_1}(x_n\mid\varepsilon_{n-1},\cdots,\varepsilon_1)=\frac{1}{\sqrt{2\pi}\sigma_1}\exp\left[-\frac{1}{2\sigma_1^2}(x_n-\beta_1^{(2)}\varepsilon_{n-1}-\cdots-\beta_q^{(2)}\varepsilon_{n-q})^2\right]$$

则在备择假设 H_1 的条件似然函数为：

$$L_1=(2\pi\sigma_1^2)^{-(n-q)/2}\exp\left\{-\frac{1}{2\sigma_1^2}\left[\sum_{i=q+1}^{k}(x_i-\beta_1^{(1)}\varepsilon_{i-1}-\beta_2^{(1)}\varepsilon_{i-2}-\cdots-\beta_q^{(1)}\varepsilon_{i-q})^2+\sum_{i=k+1}^{n}(x_i-\beta_1^{(2)}\varepsilon_{i-1}-\beta_2^{(2)}\varepsilon_{i-2}-\cdots-\beta_q^{(2)}\varepsilon_{i-q})^2\right]\right\}$$

对 L_1 取对数，可得：

$$\ln L_1=-[(n-q)/2]\ln(2\pi\sigma_1^2)-\frac{1}{2\sigma_1^2}\left[\sum_{i=q+1}^{k}(x_i-\beta_1^{(1)}\varepsilon_{i-1}-\beta_2^{(1)}\varepsilon_{i-2}-\cdots-\beta_q^{(1)}\varepsilon_{i-q})^2+\sum_{i=k+1}^{n}(x_i-\beta_1^{(2)}\varepsilon_{i-1}-\beta_2^{(2)}\varepsilon_{i-2}-\cdots-\beta_q^{(2)}\varepsilon_{i-q})^2\right]$$

令$\dfrac{\partial\ln L_1}{\partial\beta_i^{(1)}}=0(i=1,2,\cdots,q)$，经整理得到如下线性方程组：

$$\begin{cases}\beta_1^{(1)}\sum\limits_{i=q+1}^{k}\varepsilon_{i-1}^2+\beta_2^{(1)}\sum\limits_{i=q+1}^{k}\varepsilon_{i-1}\varepsilon_{i-2}+\cdots+\beta_q^{(1)}\sum\limits_{i=q+1}^{k}\varepsilon_{i-1}\varepsilon_{i-q}=\sum\limits_{i=q+1}^{k}x_i\varepsilon_{i-1}\\ \beta_1^{(1)}\sum\limits_{i=q+1}^{k}\varepsilon_{i-1}\varepsilon_{i-2}+\cdots+\beta_2^{(1)}\sum\limits_{i=q+1}^{k}\varepsilon_{i-2}^2+\cdots+\beta_q^{(1)}\sum\limits_{i=q+1}^{k}\varepsilon_{i-2}\varepsilon_{i-q}=\sum\limits_{i=q+1}^{k}x_i\varepsilon_{i-2}\\ \vdots\\ \beta_1^{(1)}\sum\limits_{i=q+1}^{k}\varepsilon_{i-1}\varepsilon_{i-q}+\cdots+\beta_2^{(1)}\sum\limits_{i=q+1}^{k}\varepsilon_{i-2}\varepsilon_{i-q}+\cdots+\beta_q^{(1)}\sum\limits_{i=q+1}^{k}\varepsilon_{i-q}^2=\sum\limits_{i=q+1}^{k}x_i\varepsilon_{i-q}\end{cases}\tag{6.3.3}$$

令

$$\boldsymbol{B}=\begin{bmatrix}\varepsilon_q & \cdots & \varepsilon_{q-i+2} & \varepsilon_{q-i+1} & \varepsilon_{q-i} & \cdots & \varepsilon_1\\ \varepsilon_{q+1} & \cdots & \varepsilon_{q-i+3} & \varepsilon_{q-i+2} & \varepsilon_{q-i+1} & \cdots & \varepsilon_2\\ \vdots & \vdots & \vdots & \vdots & \vdots & \vdots & \vdots\\ \varepsilon_{k-i+1} & \cdots & \varepsilon_{k-i+1} & \varepsilon_{k-i} & \varepsilon_{k-i-1} & \cdots & \varepsilon_{k-q}\end{bmatrix}_{(k-q)\times q}$$

$$\boldsymbol{B}_i=\begin{bmatrix}\varepsilon_q & \cdots & \varepsilon_{q-i+2} & x_{q+1} & \varepsilon_{q-i} & \cdots & \varepsilon_1\\ \varepsilon_{q+1} & \cdots & \varepsilon_{q-i+3} & x_{q+2} & \varepsilon_{q-i+1} & \cdots & \varepsilon_2\\ \vdots & \vdots & \vdots & \vdots & \vdots & \vdots & \vdots\\ \varepsilon_{k-1} & \cdots & \varepsilon_{k-i+1} & x_k & \varepsilon_{k-i-1} & \cdots & \varepsilon_{k-q}\end{bmatrix}_{(k-q)\times q}$$

则线性方程组可表示成：

$$\boldsymbol{B}^{\mathrm{T}}\boldsymbol{B}\begin{bmatrix}\beta_1^{(1)}\\ \beta_2^{(1)}\\ \vdots\\ \beta_q^{(1)}\end{bmatrix}=\begin{bmatrix}\sum_{i=q+1}^{k}x_i\varepsilon_{i-1}\\ \sum_{i=q+1}^{k}x_i\varepsilon_{i-2}\\ \vdots\\ \sum_{i=q+1}^{k}x_i\varepsilon_{i-q}\end{bmatrix}$$

当 $|\boldsymbol{B}^{\mathrm{T}}\boldsymbol{B}|\neq 0$ 时，线性方程组（6.3.3）有唯一解，$\beta_1^{(1)}$，$\beta_2^{(1)}$，…，$\beta_q^{(1)}$ 的条件最大似然估计为：

$$\hat{\beta}_j^{(1)}=|\boldsymbol{B}^{\mathrm{T}}\boldsymbol{B}_j|/|\boldsymbol{B}^{\mathrm{T}}\boldsymbol{B}|,\ j=1,2,\cdots,q$$

再令 $\dfrac{\partial \ln L_1}{\partial \beta_i^{(2)}}=0$（$i=1$，2，…，$q$），可得到线性方程组如下：

$$\begin{gathered}\beta_1^{(2)}\sum_{i=k+1}^{n}\varepsilon_{i-1}\varepsilon_{i-2}+\cdots+\beta_2^{(2)}\sum_{i=k+1}^{n}\varepsilon_{i-2}^{2}+\cdots+\beta_q^{(2)}\sum_{i=k+1}^{n}\varepsilon_{i-2}\varepsilon_{i-q}=\sum_{i=k+1}^{n}x_i\varepsilon_{i-2}\\ \vdots\\ \beta_1^{(2)}\sum_{i=k+1}^{n}\varepsilon_{i-1}\varepsilon_{i-q}+\cdots+\beta_2^{(2)}\sum_{i=k+1}^{n}\varepsilon_{i-2}\varepsilon_{i-q}+\cdots+\beta_q^{(2)}\sum_{i=k+1}^{n}\varepsilon_{i-q}^{2}=\sum_{i=k+1}^{n}x_i\varepsilon_{i-q}\end{gathered}\tag{6.3.4}$$

令

$$\boldsymbol{C}=\begin{bmatrix}\varepsilon_k & \cdots & \varepsilon_{k-i+2} & \varepsilon_{k-i+1} & \varepsilon_{k-i} & \cdots & \varepsilon_{k+1-q}\\ \varepsilon_{k+1} & \cdots & \varepsilon_{k-i+3} & \varepsilon_{k-i+2} & \varepsilon_{k-i+1} & \cdots & \varepsilon_{k+2-q}\\ \vdots & \vdots & \vdots & \vdots & \vdots & \vdots & \vdots\\ \varepsilon_{n-1} & \cdots & \varepsilon_{n-i+1} & \varepsilon_{n-i} & \varepsilon_{n-i-1} & \cdots & \varepsilon_{n-q}\end{bmatrix}_{(n-k)\times q}$$

$$\boldsymbol{C}_i=\begin{bmatrix}\varepsilon_k & \cdots & \varepsilon_{k-i+2} & x_{k+1} & \varepsilon_{k-i} & \cdots & \varepsilon_{k+1-q}\\ \varepsilon_{k+1} & \cdots & \varepsilon_{k-i+3} & x_{k+2} & \varepsilon_{k-i+1} & \cdots & \varepsilon_{k+2-q}\\ \vdots & \vdots & \vdots & \vdots & \vdots & \vdots & \vdots\\ \varepsilon_{n-1} & \cdots & \varepsilon_{n-i+1} & x_n & \varepsilon_{n-i-1} & \cdots & \varepsilon_{n-q}\end{bmatrix}_{(n-k)\times q}$$

则线性方程组（6.3.4）可表示成：

$$\boldsymbol{C}^{\mathrm{T}}\boldsymbol{C}\begin{bmatrix}\beta_1^{(2)}\\ \beta_2^{(2)}\\ \vdots\\ \beta_q^{(2)}\end{bmatrix}=\begin{bmatrix}\sum_{i=k+1}^{n}x_i\varepsilon_{i-1}\\ \sum_{i=k+1}^{n}x_i\varepsilon_{i-2}\\ \vdots\\ \sum_{i=k+1}^{n}x_i\varepsilon_{i-q}\end{bmatrix}$$

当 $|\boldsymbol{C}^{\mathrm{T}}\boldsymbol{C}|\neq 0$ 时，线性方程组（6.3.4）有唯一解，$\beta_1^{(2)}$，$\beta_2^{(2)}$，…，$\beta_q^{(2)}$ 的条件最大似然估计分别为：

$$\hat{\beta}_i^{(2)}=|\boldsymbol{C}^{\mathrm{T}}\boldsymbol{C}_i|/|\boldsymbol{C}^{\mathrm{T}}\boldsymbol{C}|,\ i=1,2,\cdots,q$$

再用 $\ln L_1$ 对参数 σ_1^2 求偏导，并令其为零，得：

$$\frac{\partial \ln L_1}{\partial \sigma_1^2} = -\frac{n-q}{2\sigma_1^2} + \frac{1}{2\sigma_1^4}\Big[\sum_{i=q+1}^{k}(x_t - \beta_1^{(1)}\varepsilon_{i-1} - \cdots - \beta_q^{(1)}\varepsilon_{i-q})^2 + \sum_{i=k+1}^{n}(x_t - \beta_1^{(2)}\varepsilon_{i-1} - \cdots - \beta_q^{(2)}\varepsilon_{i-q})^2\Big] = 0$$

整理得到参数 σ_1^2 的最大似然估计为：

$$\hat{\sigma}_1^2 = \frac{1}{n-q}\Big[\sum_{i=q+1}^{k}(x_i - \hat{\beta}_1^{(1)}\varepsilon_{i-1} - \cdots - \hat{\beta}_q^{(1)}\varepsilon_{i-q})^2 + \sum_{i=k+1}^{n}(x_i - \hat{\beta}_1^{(2)}\varepsilon_{i-1} - \cdots - \hat{\beta}_q^{(2)}\varepsilon_{i-q})^2\Big]$$

则有：

$$\begin{aligned}
&\lambda_k(x_1, x_2, \cdots, x_n)\\
&= \frac{(2\pi\sigma^2)^{-(n-q)/2}\exp\left\{-\frac{1}{2\sigma^2}\Big[\sum_{i=q+1}^{n}(x_i - \hat{\beta}_1\varepsilon_{i-1} - \cdots - \hat{\beta}_q\varepsilon_{i-q})^2\Big]\right\}}{(2\pi\sigma_1^2)^{-(n-q)/2}\exp\left\{-\frac{1}{2\sigma_1^2}\Big[\sum_{i=q+1}^{k}(x_i - \hat{\beta}_1^{(1)}\varepsilon_{i-1} - \cdots - \hat{\beta}_q^{(1)}\varepsilon_{i-q})^2 + \sum_{i=k+1}^{n}(x_i - \hat{\beta}_1^{(2)}\varepsilon_{i-1} - \cdots - \hat{\beta}_q^{(2)}\varepsilon_{i-q})^2\Big]\right\}}\\
&= (\hat{\sigma}^2/\hat{\sigma}_1^2)^{-(n-q)/2}
\end{aligned}$$

令 $\Lambda_k = -2\ln(\lambda_k) = (n-q)[\ln\hat{\sigma}^2 - \ln\hat{\sigma}_1^2]$，变点 k 的估计为：

$$\hat{k} = \arg\max_{q<k<n} \Lambda_k$$

如果 $\mathbf{A}^{\mathrm{T}}\mathbf{A}$ 不可逆，则可使用 Moor-penrose 广义逆来处理。

6.3.2 模型系数改变、残差序列方差也改变的 $MA(q)$ 变点模型

前面介绍了模型系数改变、残差序列方差不变的 $MA(q)$ 变点模型，本节介绍模型系数改变、残差序列方差也改变的 $MA(q)$ 变点模型。

在式（6.3.1）中，当 $\varepsilon_t^{(1)}$ 和 $\varepsilon_t^{(2)}$ 表示不同的白噪声时，则在备择假设 H_1 下的条件似然函数为：

$$\begin{aligned}
L_1 = {}& (2\pi)^{-(n-q)/2}(\sigma_1^2)^{-(k-q)/2}(\sigma_2^2)^{-(n-k)/2}\cdot\\
&\exp\left\{-\frac{1}{2\sigma_1^2}\Big[\sum_{i=q+1}^{k}(x_i - \beta_1^{(1)}\varepsilon_{i-1} - \beta_2^{(1)}\varepsilon_{i-2} - \cdots - \beta_q^{(1)}\varepsilon_{i-q})^2\Big] - \right.\\
&\left.\frac{1}{2\sigma_2^2}\Big[\sum_{i=k+1}^{n}(x_i - \beta_1^{(2)}\varepsilon_{i-1} - \beta_2^{(2)}\varepsilon_{i-2} - \cdots - \beta_q^{(2)}\varepsilon_{i-q})^2\Big]\right\}
\end{aligned}$$

对 L_1 取对数，得：

$$\begin{aligned}
\ln L_1 = {}& -\frac{n-q}{2}\ln(2\pi) - \frac{k-q}{2}\ln(\sigma_1^2) - \frac{n-k}{2}\ln(\sigma_2^2) - \\
&\frac{1}{2\sigma_1^2}\sum_{i=q+1}^{k}(x_i - \beta_1^{(1)}\varepsilon_{i-1} - \beta_2^{(1)}\varepsilon_{i-2} - \cdots - \beta_q^{(1)}\varepsilon_{i-q})^2 - \\
&\frac{1}{2\sigma_2^2}\sum_{i=k+1}^{n}(x_i - \beta_1^{(2)}\varepsilon_{i-1} - \beta_2^{(2)}\varepsilon_{i-2} - \cdots - \beta_q^{(2)}\varepsilon_{i-q})^2
\end{aligned}$$

用 $\ln L_1$ 分别对参数 $\beta_1^{(1)}$，$\beta_2^{(1)}$，…，$\beta_q^{(1)}$ 求偏导并令其为零，得到 $\beta_1^{(1)}$，$\beta_2^{(1)}$，…，$\beta_q^{(1)}$ 的条件似然估计同前；同理，$\beta_1^{(2)}$，$\beta_2^{(2)}$，…，$\beta_q^{(2)}$ 的条件似然估计也同前，再用 $\ln L_1$ 分别对 σ_1^2、σ_2^2 求偏导并令其为零，得：

$$\frac{\partial \ln L}{\partial \sigma_1^2} = -\frac{k-q}{2\sigma_1^2} + \frac{1}{2\sigma_1^4}\sum_{i=q+1}^{k}(x_i - \beta_1^{(1)}\varepsilon_{i-1} - \beta_2^{(1)}\varepsilon_{i-2} - \cdots - \beta_q^{(1)}\varepsilon_{i-q})^2 = 0$$

$$\frac{\partial \ln L}{\partial \sigma_2^2} = -\frac{n-k}{2\sigma_2^2} + \frac{1}{2\sigma_2^4}\sum_{i=k+1}^{n}(x_i - \beta_1^{(2)}\varepsilon_{i-1} - \beta_2^{(2)}\varepsilon_{i-2} - \cdots - \beta_q^{(2)}\varepsilon_{i-q})^2 = 0$$

整理得到 σ_1^2、σ_2^2 的条件最大似然估计为：

$$\hat{\sigma}_1^2 = \frac{1}{k-q}\sum_{i=q+1}^{k}(x_i - \hat{\beta}_1^{(1)}\varepsilon_{i-1} - \hat{\beta}_2^{(1)}\varepsilon_{i-2} - \cdots - \hat{\beta}_q^{(1)}\varepsilon_{i-q})^2$$

$$\hat{\sigma}_2^2 = \frac{1}{n-k}\sum_{i=k+1}^{n}(x_i - \hat{\beta}_1^{(2)}\varepsilon_{i-1} - \hat{\beta}_2^{(2)}\varepsilon_{i-2} - \cdots - \hat{\beta}_q^{(2)}\varepsilon_{i-q})^2$$

$$\lambda_k(x_1, x_2, \cdots, x_n)$$

$$= \frac{(2\pi)^{-(n-q)/2}(\hat{\sigma}^2)^{-(n-q)/2}\exp\left\{-\frac{1}{2\hat{\sigma}^2}\left[\sum_{i=q+1}^{n}(x_i - \hat{\beta}_1\varepsilon_{i-1} - \cdots - \hat{\beta}_q\varepsilon_{i-q})^2\right]\right\}}{(2\pi)^{-(n-q)/2}(\hat{\sigma}_1^2)^{-(k-q)/2}(\hat{\sigma}_2^2)^{-(n-k)/2}\exp\left\{\begin{array}{l}-\frac{1}{2\hat{\sigma}_1^2}\sum_{i=q+1}^{k}(x_i - \hat{\beta}_1^{(1)}\varepsilon_{i-1} - \cdots - \hat{\beta}_q^{(1)}\varepsilon_{i-q})^2 - \\ \frac{1}{2\hat{\sigma}_2^2}\sum_{i=k+1}^{n}(x_i - \hat{\beta}_1^{(2)}\varepsilon_{i-1} - \cdots - \hat{\beta}_q^{(2)}\varepsilon_{i-q})^2\end{array}\right\}}$$

$$= \frac{(\hat{\sigma}^2)^{-(n-q)/2}}{(\hat{\sigma}_1^2)^{-(k-q)/2}(\hat{\sigma}_2^2)^{-(n-k)/2}}$$

令 $\Lambda_k = -2\ln(\lambda_k) = (n-q)\ln(\hat{\sigma}^2) - (k-q)\ln(\hat{\sigma}_1^2) - (n-k)\ln(\hat{\sigma}_2^2)$，变点的估计为：

$$\hat{k} = \arg\max_{q<k<n}\Lambda_k$$

由于任何一个可逆的 $MA(q)$ 模型都可利用长阶自回归模型逼近，因此基于似然比方法在 $AR(p)$ 变点模型中研究所得到的变点统计量在极限理论下的渐近分布对于 $MA(q)$ 变点模型也适用，见 Davis，Huang 和 Yao[10]。

文献［9］应用本书介绍的方法判别了我国 GDP 时间序列的变点，结合我国历史发展进程确定变点位置。

6.4　*AR*(*p*)模型中的变点分析方法

假定读者已对自回归模型（Autoregressive Model，简称 AR 模型）有一定的了解。首先对 AR 模型作一简单回顾。

设$\{\varepsilon_t\}$是白噪声 $N(0, \sigma^2)$ 序列，如果存在实数 φ_1，φ_2，…，$\varphi_p(\varphi_p \neq 0)$，使得

$$\psi(z) = 1 - \sum_{i=1}^{p}\varphi_i z^j \neq 0(|z| \leqslant 1) \tag{6.4.1}$$

即多项式 $\psi(z)$ 的零点都在单位圆外，此即平稳性条件。

称 p 阶差分方程：

$$w_t = \sum_{j=1}^{p}\varphi_j w_{t-j} + \varepsilon_t \tag{6.4.2}$$

为 p 阶自回归模型，记为 $AR(p)$模型。$\boldsymbol{\varphi} = [\varphi_1, \varphi_2, \cdots, \varphi_p]^{\mathrm{T}}$ 称为 $AR(p)$ 模型的自

回归系数，其中$\{\varepsilon_t\}$独立同分布于$N(0, \sigma^2)$。

在实际应用中，模型参数也有可能发生变化，模型可写成：

$$
\begin{aligned}
w_t &= \varphi_1^{(1)} w_{t-1} + \varphi_2^{(1)} w_{t-2} + \cdots + \varphi_p^{(1)} w_{t-p} + \varepsilon_t,\ t = p+1, p+2, \cdots, k_1 \\
w_t &= \varphi_1^{(2)} w_{t-1} + \varphi_2^{(2)} w_{t-2} + \cdots + \varphi_p^{(2)} w_{t-p} + \varepsilon_t,\ t = k_1+1, k_1+2, \cdots, k_2 \\
&\vdots \\
w_t &= \varphi_1^{(m)} w_{t-1} + \varphi_2^{(m)} w_{t-2} + \cdots + \varphi_p^{(m)} w_{t-p} + \varepsilon_t,\ t = k_m+1, k_m+2, \cdots, n
\end{aligned}
\tag{6.4.3}
$$

其中，k_1，k_2，…，k_m 是未知正整数，称为变点发生的位置。这是含有 m 个变点的 $AR(p)$ 模型。

本节只考虑含有一个变点的 $AR(p)$ 模型：

$$
\begin{aligned}
&H_0: w_t = \varphi_1 w_{t-1} + \varphi_2 w_{t-2} + \cdots + \varphi_p w_{t-p} + \varepsilon_t,\ \varepsilon_t \sim N(0, \sigma^2),\ t = p+1, p+2, \cdots, n \\
&H_1: w_t = \psi_1 w_{t-1} + \psi_2 w_{t-2} + \cdots + \psi_p w_{t-p} + \varepsilon_t,\ \varepsilon_t \sim N(0, \sigma^2),\ t = p+1, p+2, \cdots, k \\
&\quad\ \ w_t = \theta_1 w_{t-1} + \theta_2 w_{t-2} + \cdots + \theta_p w_{t-p} + \varepsilon_t,\ \varepsilon_t \sim N(0, \sigma^2),\ t = k+1, k+2, \cdots, n
\end{aligned}
$$

满足至少有某个 $i(1 \leqslant i \leqslant p)$，使得 $\psi_i \neq \theta_i$。

如果接受 H_0，则表示没有变点，所分析数据可用同一个 $AR(p)$模型来刻画；如果拒绝 H_0，则存在一个变点 k，所分析数据要用两个不同的 $AR(p)$模型来刻画。这里$p+1 \leqslant k \leqslant n$。

本节分别介绍最大似然法、条件最小二乘法以及贝叶斯原理下 AR 模型的变点分析方法[5,11,12,13]。

6.4.1 变点分析的最大似然估计

记$\boldsymbol{w}_p^{\mathrm{T}} = (w_1, w_2, \cdots, w_p)$，给定$\boldsymbol{w}_p$ 时，在 H_0下的似然函数为：

$$
\begin{aligned}
L_0(\boldsymbol{w} \mid \varphi, \sigma^2) &= f_{w_{p+1} \mid w_p, \cdots, w_1}(w_{p+1} \mid w_p, \cdots, w_1) f_{w_{p+2} \mid w_{p+1}, \cdots, w_1}(w_{p+2} \mid w_{p+1}, \cdots, w_1) \\
&\quad \cdots f_{w_n \mid w_{n-1}, \cdots, w_1}(w_n \mid w_{n-1}, \cdots, w_1) \\
&= (2\pi\sigma^2)^{-(n-p)/2} \exp\left[-\frac{1}{2\sigma^2} \sum_{t=p+1}^{n} (w_t - \varphi_1 w_{t-1} - \cdots - \varphi_p w_{t-p})^2\right]
\end{aligned}
\tag{6.4.4}
$$

在 H_1 下的似然函数为：

$$
\begin{aligned}
L_1(\boldsymbol{w} \mid \varphi, \sigma^2) &= f_{w_{p+1} \mid w_p, \cdots, w_1}(w_{p+1} \mid w_p, \cdots, w_1) \cdots f_{w_k \mid w_{k-1}, \cdots, w_1}(w_k \mid w_{k-1}, \cdots, w_1) \\
&\quad f_{w_{k+1} \mid w_k, \cdots, w_1}(w_{k+1} \mid w_k, \cdots, w_1) \cdots f_{w_n \mid w_{n-1}, \cdots, w_1}(w_n \mid w_{n-1}, \cdots, w_1) \\
&= (2\pi\sigma^2)^{-(n-p)/2} \exp\left[-\frac{1}{2\sigma^2} \sum_{t=p+1}^{k} (w_t - \psi_1 w_{t-1} - \cdots - \psi_p w_{t-p})^2\right] \cdot \\
&\quad \exp\left[-\frac{1}{2\sigma^2} \sum_{t=k+1}^{n} (w_t - \theta_1 w_{t-1} - \cdots - \theta_p w_{t-p})^2\right]
\end{aligned}
$$

最大似然比函数为：

$$\lambda_k = \sup L_0 / \sup L_1$$

令 $\Lambda_k = -2\ln\lambda_k$，则变点 k 的检验统计量为：

$$\hat{k} = \arg \max_{p+1 \leqslant k \leqslant n} \{\Lambda_k\}$$

下面对具体计算中的矩阵运算说明如下：

记

$$\boldsymbol{w}_{1k}=\begin{bmatrix}w_{p+1}\\ w_{p+2}\\ \vdots\\ w_{k}\end{bmatrix},\ \boldsymbol{w}_{2k}=\begin{bmatrix}w_{k+1}\\ w_{k+2}\\ \vdots\\ w_{n}\end{bmatrix},\ \boldsymbol{w}=\begin{bmatrix}w_{p+1}\\ w_{p+2}\\ \vdots\\ w_{n}\end{bmatrix}\overset{\Delta}{=}\begin{bmatrix}\boldsymbol{w}_{1k}\\ \boldsymbol{w}_{2k}\end{bmatrix},\ \boldsymbol{\varphi}=\begin{bmatrix}\psi_{1}\\ \psi_{2}\\ \vdots\\ \psi_{p}\end{bmatrix},\ \boldsymbol{\theta}=\begin{bmatrix}\theta_{1}\\ \theta_{2}\\ \vdots\\ \theta_{p}\end{bmatrix}$$

$$\boldsymbol{A}=\begin{bmatrix}w_{p} & w_{p-1} & \cdots & w_{1}\\ w_{p+1} & w_{p} & \cdots & w_{2}\\ \vdots & \vdots & \vdots & \vdots\\ w_{n-1} & w_{n-2} & \cdots & w_{n-p}\end{bmatrix}\overset{\Delta}{=}\begin{bmatrix}\boldsymbol{A}_{1k}\\ \boldsymbol{A}_{2k}\end{bmatrix}$$

$$\boldsymbol{A}_{1k}=\begin{bmatrix}w_{p} & w_{p-1} & \cdots & w_{1}\\ w_{p+1} & w_{p} & \cdots & w_{2}\\ \vdots & \vdots & \vdots & \vdots\\ w_{k-1} & w_{k-2} & \cdots & w_{k-p}\end{bmatrix},\ \boldsymbol{A}_{2k}=\begin{bmatrix}w_{k} & w_{k-1} & \cdots & w_{k+1-p}\\ w_{k+1} & w_{k} & \cdots & w_{k+2-p}\\ \vdots & \vdots & \vdots & \vdots\\ w_{n-1} & w_{n-2} & \cdots & w_{n-p}\end{bmatrix}$$

$$\boldsymbol{\varepsilon}=\begin{bmatrix}\varepsilon_{p+1}\\ \varepsilon_{p+2}\\ \vdots\\ \varepsilon_{n}\end{bmatrix}\overset{\Delta}{=}\begin{bmatrix}\boldsymbol{\varepsilon}_{1k}\\ \boldsymbol{\varepsilon}_{2k}\end{bmatrix},\ \boldsymbol{\varepsilon}_{1k}=\begin{bmatrix}\varepsilon_{p+1}\\ \varepsilon_{p+2}\\ \vdots\\ \varepsilon_{k}\end{bmatrix},\ \boldsymbol{\varepsilon}_{2k}=\begin{bmatrix}\varepsilon_{k+1}\\ \varepsilon_{k+2}\\ \vdots\\ \varepsilon_{n}\end{bmatrix}$$

令$\dfrac{\partial\ \ln L_0}{\partial\ \varphi_j}=0(j=1,2,\cdots,p)$，可得：

$$\sum_{t=p+1}^{n}(w_t-\varphi_1 w_{t-1}-\cdots-\varphi_p w_{t-p})w_{t-j}=0,\ j=1,2,\cdots,p$$

整理得

$$\sum_{t=p+1}^{n}(w_{t-1}w_{t-j})\varphi_1+\cdots+\sum_{t=p+1}^{n}(w_{t-p}w_{t-j})\varphi_p=\sum_{t=p+1}^{n}w_t w_{t-j},\ j=1,2,\cdots,p$$

用矩阵形式表达成：

$$\boldsymbol{A}^{\mathrm{T}}\boldsymbol{A}\boldsymbol{\varphi}=\boldsymbol{A}^{\mathrm{T}}\boldsymbol{w}$$

如果$\boldsymbol{A}^{\mathrm{T}}\boldsymbol{A}$ 可逆，则 $\hat{\boldsymbol{\varphi}}=(\boldsymbol{A}^{\mathrm{T}}\boldsymbol{A})^{-1}\boldsymbol{A}^{\mathrm{T}}\boldsymbol{w}$；

如果$\boldsymbol{A}^{\mathrm{T}}\boldsymbol{A}$ 不可逆，则 $\hat{\boldsymbol{\varphi}}=(\boldsymbol{A}^{\mathrm{T}}\boldsymbol{A})^{+}\boldsymbol{A}^{\mathrm{T}}\boldsymbol{w}=\boldsymbol{A}^{+}\boldsymbol{w}$。

这里$\boldsymbol{A}^{+}$是 $\boldsymbol{A}$ 的 Moor−penrose 广义逆，这种逆是唯一的，当 $\boldsymbol{A}$ 可逆时有$\boldsymbol{A}^{+}=\boldsymbol{A}^{-1}$。

$\boldsymbol{A}^{+}$或 $(\boldsymbol{A}^{+}\boldsymbol{A})^{+}$的求法：

对 $\boldsymbol{A}$ 作满秩分解 $\boldsymbol{A}=\boldsymbol{F}\boldsymbol{G}$，$\boldsymbol{F}$ 是 $(n-p)\times r$ 矩阵，$rank(\boldsymbol{F})=r$，$\boldsymbol{G}$ 是 $r\times p$ 矩阵，$rank(\boldsymbol{G})=r$，则

$$\boldsymbol{A}^{+}=\boldsymbol{G}^{\mathrm{T}}(\boldsymbol{G}\boldsymbol{G}^{\mathrm{T}})^{-1}(\boldsymbol{F}^{\mathrm{T}}\boldsymbol{F})^{-}\boldsymbol{F}^{\mathrm{T}}$$

对$\boldsymbol{A}^{\mathrm{T}}\boldsymbol{A}$ 做谱分解：

$$\boldsymbol{A}^{\mathrm{T}}\boldsymbol{A}=\boldsymbol{P}\begin{bmatrix}\lambda_1^{-1} & 0 & 0 & 0 & 0\\ \vdots & \vdots & \vdots & \vdots & \vdots\\ 0 & 0 & \lambda_r^{-1} & 0 & 0\\ \vdots & \vdots & \vdots & \vdots & \vdots\\ 0 & 0 & 0 & 0 & 0\end{bmatrix}\boldsymbol{P}^{\mathrm{T}}$$

其中，$\lambda_1 \geqslant \lambda_2 \geqslant \cdots \geqslant \lambda_r > 0$ 是$\boldsymbol{A}^{\mathrm{T}}\boldsymbol{A}$ 的非零特征根，$\boldsymbol{P}$ 是正交矩阵，则有：

$$(\boldsymbol{A}^{\mathrm{T}}\boldsymbol{A})^{+} = \boldsymbol{P}\begin{bmatrix} \lambda_1^{-1} & 0 & 0 & 0 & 0 \\ 0 & \cdots & 0 & 0 & 0 \\ 0 & 0 & \lambda_r^{-1} & 0 & 0 \\ 0 & 0 & 0 & 0 & 0 \\ 0 & 0 & 0 & 0 & 0 \end{bmatrix}\boldsymbol{P}^{\mathrm{T}}$$

令$\dfrac{\partial \ln L_0}{\partial \sigma^2}=0$，整理得到在 H_0 下 σ^2 的最大似然估计为：

$$\hat{\sigma}_n^2 = (\boldsymbol{W} - \boldsymbol{A}\hat{\boldsymbol{\varphi}})^{\mathrm{T}}(\boldsymbol{W} - \boldsymbol{A}\hat{\boldsymbol{\varphi}})/(n-p) = \boldsymbol{W}^{\mathrm{T}}(\boldsymbol{I}_{(n-p)} - \boldsymbol{P}_A)\boldsymbol{W}/(n-p) \quad (6.4.5)$$

其中，$\boldsymbol{P}_A = \boldsymbol{A}(\boldsymbol{A}^{\mathrm{T}}\boldsymbol{A})^{+}\boldsymbol{A}^{\mathrm{T}} = \boldsymbol{A}^{+}\boldsymbol{A}$。

令$\dfrac{\partial \ln L_1}{\partial \psi_j}=0(j=1, 2, \cdots, p)$，$\dfrac{\partial \ln L_1}{\partial \theta_j}=0(j=1, 2, \cdots, p)$，化简得到：

$$\boldsymbol{A}_{1k}^{\mathrm{T}}\boldsymbol{A}_{1k}\psi = \boldsymbol{A}_{1k}^{\mathrm{T}}\boldsymbol{W}_{2k}$$

$$\boldsymbol{A}_{2k}^{\mathrm{T}}\boldsymbol{A}_{2k}\boldsymbol{\theta} = \boldsymbol{A}_{2k}^{\mathrm{T}}\boldsymbol{W}_{2k}$$

$$\hat{\boldsymbol{\psi}}_{H_1} = (\boldsymbol{A}_{1k}^{\mathrm{T}}\boldsymbol{A}_{1k})^{+}\boldsymbol{A}_{1k}^{\mathrm{T}}\boldsymbol{W}_{1k} = \boldsymbol{A}_{1k}^{+}\boldsymbol{W}_{1k}$$

$$\hat{\boldsymbol{\theta}}_{H_1} = (\boldsymbol{A}_{2k}^{\mathrm{T}}\boldsymbol{A}_{2k})^{+}\boldsymbol{A}_{2k}^{\mathrm{T}}\boldsymbol{W} = \boldsymbol{A}_{2k}^{+}\boldsymbol{W}_{2k}$$

令$\dfrac{\partial \ln L_1}{\partial \sigma^2}=0$，整理得到在 H_1 下 σ^2 的最大似然估计为：

$$\begin{aligned}\hat{\sigma}_k^2 &= [(\boldsymbol{W}_{1k} - \boldsymbol{A}_{1k}\hat{\boldsymbol{\psi}}_{H_1})^{\mathrm{T}}(\boldsymbol{W}_{1k} - \boldsymbol{A}_{1k}\hat{\boldsymbol{\psi}}_{H_1}) + (\boldsymbol{W}_{2k} - \boldsymbol{A}_{2k}\hat{\boldsymbol{\theta}}_{H_1})^{\mathrm{T}}(\boldsymbol{W}_{2k} - \boldsymbol{A}_{2k}\hat{\boldsymbol{\theta}}_{H_1})]/(n-p) \\ &= [\boldsymbol{W}_{1k}^{\mathrm{T}}(\boldsymbol{I}_{(k-p)} - \boldsymbol{P}_{A_{1k}})\boldsymbol{W}_{1k} + \boldsymbol{W}_{2k}^{\mathrm{T}}(\boldsymbol{I}_{(n-k)} - \boldsymbol{P}_{A_{2k}})\boldsymbol{W}_{2k}]/(n-p)\end{aligned}$$

其中，$\boldsymbol{P}_{A_{1k}} = \boldsymbol{A}_{1k}(\boldsymbol{A}_{1k}^{\mathrm{T}}\boldsymbol{A}_{1k})^{+}\boldsymbol{A}_{1k}^{\mathrm{T}} = \boldsymbol{A}_{1k}^{+}\boldsymbol{A}_{1k}$，$\boldsymbol{P}_{A_{2k}} = \boldsymbol{A}_{2k}(\boldsymbol{A}_{2k}^{\mathrm{T}}\boldsymbol{A}_{2k})^{+}\boldsymbol{A}_{2k}^{\mathrm{T}} = \boldsymbol{A}_{2k}^{+}\boldsymbol{A}_{2k}$。

因此

$$\sup L_0 = (2\pi)^{-(n-p)/2}(\hat{\sigma}_n^2)^{-(n-p)/2}\exp[-(n-p)/2]$$

$$\sup L_1 = (2\pi)^{-(n-p)/2}(\hat{\sigma}_k^2)^{-(n-p)/2}\exp[-(n-p)/2]$$

$$\lambda_k = \sup L_0/\sup L_1 = (\hat{\sigma}_k^2/\hat{\sigma}_n^2)^{-(n-p)/2}$$

$$\Lambda_n = \max_{p+1\leqslant k\leqslant n}\Lambda_k = \max_{p+1\leqslant k\leqslant n}(-2\ln\lambda_k) = \max_{p+1\leqslant k\leqslant n}(n-p)(\ln\hat{\sigma}_n^2 - \ln\hat{\sigma}_k^2)$$

$$\hat{k} = \arg\max_{p+1\leqslant k\leqslant n}\Lambda_k$$

要确定变点 k，需要确定统计量 Λ_k 的极限分布。

根据 Davis，Huang 和 Yao[10]提出的检验统计量的渐近分布，得到如下的结果。

定理 6.1 在 H_0 成立的条件下，有

$$\lim_{n\to\infty} p\left[\frac{\sigma^{-2}\Lambda_n - b_n(p+1)}{a_n(p+1)} \leqslant x\right] = \exp(-2\mathrm{e}^{-x/2})$$

这里，$b_n(d) = [2\ln\ln n + (d/2)\ln\ln\ln n - \ln\Gamma(d/2)]^2/(2\ln\ln n)$，$a_n(d) = \sqrt{b_n(d)/(2\ln\ln n)}$ 是正态化的常数，$\Gamma(t)$ 是 Γ 函数。

根据定理 6.1，可得到检验统计量 Λ_n 的渐近界值。

Wang Liming[14]导出了一阶 AR 模型的统计量 Λ_n，相当于 $p=1$ 的情形。

6.4.2 变点分析的条件最小二乘法

从本节前面的过程来看，要确定变点 k，需知道统计量 Λ_n 的极限分布，对样本含量

要求也高，下面介绍的条件最小二乘法方法简单，也适合于小样本。

对于 $AR(p)$ 模型，

$$w_t = \varphi_1 w_{t-1} + \varphi_2 w_{t-2} + \cdots + \varphi_p w_{t-p} + \varepsilon_t,\ \varepsilon_t \sim N(0, \sigma^2),\ t = p+1, p+2, \cdots, n \tag{6.4.6}$$

矩阵形式为：

$$\boldsymbol{W} = \boldsymbol{A\Phi} + \varepsilon,\ \varepsilon \sim \boldsymbol{N}_{n-p}(0, \sigma^2 \boldsymbol{I})$$

给定$\boldsymbol{W}_p^{\mathrm{T}} = (w_1, w_2, \cdots, w_p)$ 时，$\boldsymbol{W}$ 的条件分布是$\boldsymbol{N}_{n-p}(\boldsymbol{A\Phi}, \sigma^2 \boldsymbol{I})$。

误差平方和 $Q(\boldsymbol{\Phi}) = \boldsymbol{\varepsilon}^{\mathrm{T}}\boldsymbol{\varepsilon} = (\boldsymbol{W} - \boldsymbol{A\Phi})^{\mathrm{T}}(\boldsymbol{W} - \boldsymbol{A\Phi})$

令

$$\frac{\partial Q(\boldsymbol{\Phi})}{\partial \boldsymbol{\Phi}} = -2\boldsymbol{A}^{\mathrm{T}}(\boldsymbol{W} - \boldsymbol{A\Phi}) = \boldsymbol{0}$$

可推出

$$\boldsymbol{A}^{\mathrm{T}}\boldsymbol{A\Phi} = \boldsymbol{A}^{\mathrm{T}}\boldsymbol{W}$$

$$\hat{\boldsymbol{\Phi}} = (\boldsymbol{A}^{\mathrm{T}}\boldsymbol{A})^{+}\boldsymbol{A}^{\mathrm{T}}\boldsymbol{W} = \boldsymbol{A}^{\mathrm{T}}\boldsymbol{W}$$

与最大似然估计一致。

存在一个变点时模型的矩阵形式：

$$\boldsymbol{W}_{1k} = \boldsymbol{A}_{1k}\boldsymbol{\Phi} + \boldsymbol{\varepsilon}_{1k},\ \varepsilon \sim \boldsymbol{N}_{k-p}(0, \sigma^2 \boldsymbol{I})$$

$$\boldsymbol{W}_{2k} = \boldsymbol{A}_{2k}\boldsymbol{\Theta} + \boldsymbol{\varepsilon}_{2k},\ \varepsilon \sim \boldsymbol{N}_{n-k}(0, \sigma^2 \boldsymbol{I})$$

误差平方和：

$$Q(\boldsymbol{\Phi}, \boldsymbol{\Theta}) = (\boldsymbol{W}_{1k} - \boldsymbol{A}_{1k}\boldsymbol{\Phi})^{\mathrm{T}}(\boldsymbol{W}_{1k} - \boldsymbol{A}_{1k}\boldsymbol{\Phi}) + (\boldsymbol{W}_{2k} - \boldsymbol{A}_{2k}\boldsymbol{\Theta})^{\mathrm{T}}(\boldsymbol{W}_{2k} - \boldsymbol{A}_{2k}\boldsymbol{\Theta})$$

令$\dfrac{\partial Q}{\partial \boldsymbol{\Phi}} = 0$，$\dfrac{\partial Q}{\partial \boldsymbol{\Theta}} = 0$，可推出：

$$\hat{\boldsymbol{\Phi}}_{H_1} = (\boldsymbol{A}_{1k}^{\mathrm{T}}\boldsymbol{A})^{+}\boldsymbol{A}_{1k}^{\mathrm{T}}\boldsymbol{W}_{1k} = \boldsymbol{A}_{1k}^{+}\boldsymbol{W}_{1k}$$

$$\hat{\boldsymbol{\Theta}}_{H_1} = (\boldsymbol{A}_{2k}^{\mathrm{T}}\boldsymbol{A})^{+}\boldsymbol{A}_{2k}^{\mathrm{T}}\boldsymbol{W}_{2k} = \boldsymbol{A}_{2k}^{+}\boldsymbol{W}_{2k}$$

因此，在 H_0 下的残差平方和为：

$$Q_e = Q(\hat{\boldsymbol{\Phi}}) = (\boldsymbol{W} - \boldsymbol{A}\hat{\boldsymbol{\Phi}})^{\mathrm{T}}(\boldsymbol{W} - \boldsymbol{A}\hat{\boldsymbol{\Phi}}) = \boldsymbol{W}^{\mathrm{T}}(\boldsymbol{I}_{n-p} - \boldsymbol{P}_A)\boldsymbol{W}$$

在 H_1 下的残差平方和为：

$$\begin{aligned} Q_{eH_1} = Q(\hat{\boldsymbol{\Phi}}_{H_1}, \hat{\boldsymbol{\Theta}}_{H_1}) &= (\boldsymbol{W}_{1k} - \boldsymbol{A}_{1k}\hat{\boldsymbol{\Phi}}_{H_1})^{\mathrm{T}}(\boldsymbol{W}_{1k} - \boldsymbol{A}_{1k}\hat{\boldsymbol{\Phi}}_{H_1}) + \\ &\quad (\boldsymbol{W}_{2k} - \boldsymbol{A}_{2k}\hat{\boldsymbol{\Theta}}_{H_1})^{\mathrm{T}}(\boldsymbol{W}_{2k} - \boldsymbol{A}_{2k}\hat{\boldsymbol{\Theta}}_{H_1}) \\ &= \boldsymbol{W}_{1k}^{\mathrm{T}}(\boldsymbol{I}_{(k-p)} - \boldsymbol{P}_{A1k})\boldsymbol{W}_{1k} + \boldsymbol{W}_{2k}^{\mathrm{T}}(\boldsymbol{I}_{(n-k)} - \boldsymbol{P}_{A2k})\boldsymbol{W}_{2k} \end{aligned}$$

引理 6.2 设 $\boldsymbol{A}$ 是 $m \times n$ 矩阵，$rank(\boldsymbol{A}) = r$，则有 m 阶正交阵 $\boldsymbol{Q}$ 和 n 阶可逆阵 $\boldsymbol{G}$，使得

$$\boldsymbol{A} = \boldsymbol{Q}\begin{bmatrix} \boldsymbol{I}_r & 0 \\ 0 & 0 \end{bmatrix}\boldsymbol{G}$$

引理 6.3 设 $\boldsymbol{X} \sim \boldsymbol{N}_n(\boldsymbol{\mu}, \sigma^2 \boldsymbol{I}_n)$，$\boldsymbol{C}^{\mathrm{T}} = \boldsymbol{C}$，则

$$\boldsymbol{X}^{\mathrm{T}}\boldsymbol{CX} \sim \sigma^2\chi^2(r) \Leftrightarrow \boldsymbol{C}^2 = \boldsymbol{C},\ rank(\boldsymbol{C}) = r,\ \boldsymbol{C\mu} = 0$$

定理 6.4 在模型（6.4.6）下，统计量为

$$U_k = \frac{\boldsymbol{W}_{1k}^{\mathrm{T}}(\boldsymbol{I}_{(k-p)} - \boldsymbol{P}_{A1k})\boldsymbol{W}_{1k}}{\boldsymbol{W}^{\mathrm{T}}(\boldsymbol{I}_{(n-k)} - \boldsymbol{P}_A)\boldsymbol{W}} \sim B[(k-p-r_1)/2, (n-k-r+r_1)/2]$$

即统计量U_k服从参数为［$(k-p-r_1)/2$，$(n-k-r+r_1)/2$］的贝塔分布，$r=rank(\mathbf{A})$，$r_1=rank(\mathbf{A}_{1k})$。

特别当$r=r_1=p$时，即$\mathbf{A}$和$\mathbf{A}_{1k}$列满时，有

$$U_k \sim B[(k-2p)/2,(n-k)/2]$$

当H_0成立时，统计量U_k的取值较大；反之，当U_k的取值偏小时，则有理由认为H_0不真而拒绝H_0，即存在变点。给定检验水准α，由分布$B[(k-p-r_1)/2, (n-k-r+r_1)/2]$得到分位点$b_\alpha(k)$，令$T_k=U_k-b_\alpha(k)$，$T_n=\min\limits_{p+r_1<k\leqslant n-(r-r_1)} T_k$，变点$k$的估计为：

$$\hat{k} = \min\{k: T_k = T_n\}$$

这种方法是利用变点前的残差平方和与H_0下的残差平方和之比作为统计量，具有精确分布，并导出T_k统计量。该方法计算简便，适合于中小样本。

6.4.3 Bayes 方法

基于 Bayes 原理的变点分析方法将在第 7 章介绍，这里不加展开地分别介绍 Bayes 方法在$AR(1)$模型和$AR(p)$模型变点分析中的应用。

6.4.3.1 $AR(1)$模型变点问题的 Bayes 方法

$AR(1)$模型如下：

$$H_0: w_t = \varphi w_{t-1} + \varepsilon_t,\ \varepsilon_t \sim N(0, \sigma^2),\ t = 2, 3, \cdots, n$$

$$H_1: w_t = \psi w_{t-1} + \varepsilon_t,\ \varepsilon_t \sim N(0, \sigma^2),\ t = 2, 3, \cdots, k$$

$$w_t = \theta w_{t-1} + \varepsilon_t,\ \varepsilon_t \sim N(0, \sigma^2),\ t = k+1, k+2, \cdots, n$$

在H_1下的似然函数为：

$$\begin{aligned} & L_1(k, \psi, \theta, \sigma^2 \mid w_t) \\ & = (2\pi\sigma^2)^{-(n-1)/2} \exp\left\{-\frac{1}{2\sigma^2}\left[\sum_{i=2}^{k}(w_t - \psi w_{t-1})^2 + \sum_{i=k+1}^{n}(w_t - \theta w_{t-1})^2\right]\right\} \end{aligned} \tag{6.4.7}$$

先验分布的选择：由于没有先验信息，ψ、θ、σ^2的先验分布采用的是无信息先验；为方便起见，假设k的先验分布取$\pi_1(k) \propto k(n-k)$，$\pi_2(k) \propto \sqrt{k(n-k)}$，$\pi_3(k) \propto 1$。

参数k、ψ、θ、σ^2的联合后验分布为：

$$\begin{aligned} & \pi(k, \psi, \theta, \sigma^2 \mid w_t) \propto L_1(k, \psi, \theta, \sigma^2 \mid w_t)\, \pi(k)/\sigma^2 \\ & \propto (2\pi\sigma^2)^{-(n-1)/2} \exp\left\{-\frac{1}{2\sigma^2}\left[\sum_{i=2}^{k}(w_t - \psi w_{t-1})^2 + \sum_{i=k+1}^{n}(w_t - \theta w_{t-1})^2\right]\right\} \pi(k)/\sigma^2 \end{aligned} \tag{6.4.8}$$

对式（6.4.8）中的参数ψ、θ、σ^2分布进行积分，可得

$$\pi(k \mid w_t) \propto u_1^{-1/2}(z_1 + z_2)^{-(n-3)/2} u_2^{-1/2}\, \pi(k) \tag{6.4.9}$$

其中

$$u_1 = \sum_{t=2}^{k} w_{t-1}^2,\ v_1 = -\sum_{t=2}^{k} w_t w_{t-1} / \sum_{t=2}^{k} w_{t-1}^2$$

$$z_1 = \sum_{t=2}^{k} w_t^2 - (\sum_{t=2}^{k} w_t w_{t-1})^2 / \sum_{t=2}^{k} w_{t-1}^2$$

$$u_2 = \sum_{t=k+1}^{n} w_{t-1}^2,\ v_2 = -\sum_{t=k+1}^{n} w_t w_{t-1} / \sum_{t=k+1}^{n} w_{t-1}^2$$

$$z_2 = \sum_{t=k+1}^{n} w_t^2 - (\sum_{t=k+1}^{n} w_t w_{t-1})^2 / \sum_{t=k+1}^{n} w_{t-1}^2$$

式（6.4.9）的证明如下[16,17]：

令

$$\begin{aligned} S_1 &= \sum_{i=2}^{k} (w_t - \psi w_{t-1})^2 \\ &= \sum_{i=2}^{k} w_t^2 - 2\psi \sum_{i=2}^{k} w_t w_{t-1} + \psi^2 \sum_{i=2}^{k} w_{t-1}^2 \\ &= \sum_{i=2}^{k} w_t^2 - (\sum_{t=2}^{k} w_t w_{t-1})^2 / \sum_{t=2}^{k} w_{t-1}^2 + \sum_{t=2}^{k} w_{t-1}^2 \left(\psi - \sum_{t=2}^{k} w_t w_{t-1} / \sum_{t=2}^{k} w_{t-1}^2\right)^2 \\ &= u_1 (\psi + v_1)^2 + z_1 \end{aligned}$$

同理，可得到：

$$S_2 = \sum_{k+1}^{n} (w_t - \psi w_{t-1})^2 = u_2 (\theta + v_2)^2 + z_2$$

所以

$$\pi(k \mid w_t) \propto \int_{-\infty}^{\infty} \int_{-\infty}^{\infty} \int_{0}^{\infty} (2\pi\sigma^2)^{-(n-1)/2} \exp(-(S_1 + S_2)/(2\sigma^2))\, \pi(k)/(\sigma^2)\, d\sigma^2\, d\psi\, d\theta$$

令

$$\begin{aligned} I &= \int_0^{\infty} (2\pi\sigma^2)^{-(n-1)/2} \exp(-(S_1 + S_2)/(2\sigma^2))\, d\sigma^2 \\ &\propto \int_0^{\infty} \frac{1}{(\sigma^2)^{\frac{n-1}{2}+1}} \exp(-(S_1 + S_2)/(2\sigma^2))\, d\sigma^2 \\ &= \Gamma\left(\frac{n-1}{2}\right)\left(\frac{S_1 + S_2}{2}\right)^{-\frac{n-1}{2}} \int_0^{\infty} \frac{\left(\frac{S_1 + S_2}{2}\right)^{\frac{n-1}{2}}}{\Gamma\left(\frac{n-1}{2}\right)(\sigma^2)^{\frac{n-1}{2}+1}} \exp\left(-\frac{(S_1 + S_2)/2}{\sigma^2}\right) d\sigma^2 \\ &\propto 2^{\frac{n-1}{2}} \Gamma\left(\frac{n-1}{2}\right)(S_1 + S_2)^{-\frac{n-1}{2}} \end{aligned}$$

$$\begin{aligned} II &= \int_{-\infty}^{\infty} 2^{\frac{n-1}{2}} \Gamma\left(\frac{n-1}{2}\right)(S_1 + S_2)^{-\frac{n-1}{2}}\, d\psi \\ &\propto \int_{-\infty}^{\infty} (S_1 + S_2)^{-\frac{n-1}{2}}\, d\psi \\ &\propto \int_{-\infty}^{\infty} ((u_1\psi + v_1)^2 + z_1 + S_2)^{-\frac{n-1}{2}}\, d\psi \\ &\propto (z_1 + S_2)^{-\frac{n-2}{2}} u_1^{-\frac{1}{2}} \text{（由变量变换和 } t \text{ 分布的性质得到）} \end{aligned}$$

$$III = \int_{-\infty}^{\infty} (z_1 + S_2)^{-\frac{n-2}{2}} u_1^{-\frac{1}{2}} \mathrm{d}\theta$$

$$\propto \int_{-\infty}^{\infty} (z_1 + u_2 (\theta + v_2)^2 + z_2)^{-\frac{n-2}{2}} u_1^{-\frac{1}{2}} \mathrm{d}\theta$$

$$\propto u_1^{-\frac{1}{2}} (z_1 + z_2)^{-\frac{n-3}{2}} u_2^{-\frac{1}{2}} (\text{由变量变换和 } t \text{ 分布的性质得到})$$

故式（6.4.9）得证。

k 的后验分布为：

$$\pi(k \mid w_t) = \frac{u_1^{-\frac{1}{2}} (z_1 + z_2)^{-\frac{n-3}{2}} u_2^{-\frac{1}{2}} \pi(k)}{\sum_{k=2}^{n-1} u_1^{-\frac{1}{2}} (z_1 + z_2)^{-\frac{n-3}{2}} u_2^{-\frac{1}{2}} \pi(k)}$$

变点 k 的 Bayes 估计为：

$$\hat{k} = \arg \max_{2 \leqslant k \leqslant n-1} \pi(k \mid w_t)$$

6.4.3.2　$AR(p)$模型变点问题的 Bayes 方法

上小节介绍了 $AR(1)$模型变点问题的 Bayes 方法，杨吉斌[16]介绍了 $AR(2)$模型变点问题的 Bayes 方法。本小节介绍 $AR(p)$模型变点问题的 Bayes 方法。

这里只介绍含有一个变点且变点前后残差相等的 $AR(p)$模型：

H_0: $w_t = \varphi_1 w_{t-1} + \varphi_2 w_{t-2} + \cdots + \varphi_p w_{t-p} + \varepsilon_t$, $\varepsilon_t \sim N(0, \sigma^2)$, $t = p+1, p+2, \cdots, n$

H_1: $w_t = \psi_1 w_{t-1} + \psi_2 w_{t-2} + \cdots + \psi_p w_{t-p} + \varepsilon_t$, $\varepsilon_t \sim N(0, \sigma^2)$, $t = p+1, p+2, \cdots, k$

$w_t = \theta_1 w_{t-1} + \theta_2 w_{t-2} + \cdots + \theta_p w_{t-p} + \varepsilon_t$, $\varepsilon_t \sim N(0, \sigma^2)$, $t = k+1, k+2, \cdots, n$

在 H_1 下，参数向量为$\boldsymbol{\theta}_1 = (k, \psi_1, \cdots, \psi_p, \theta_1, \cdots, \theta_p)^{\mathrm{T}}$，参数的似然函数为：

$$L_1(\boldsymbol{\theta}_1 \mid w_t) = (2\pi\sigma^2)^{-(n-p)/2} \exp\left[-\frac{1}{2\sigma^2}\sum_{t=p+1}^{k} (w_t - \psi_1 w_{t-1} - \psi_2 w_{t-2} - \cdots - \psi_p w_{t-p})^2\right] \cdot$$

$$\exp\left[-\frac{1}{2\sigma^2}\sum_{t=k+1}^{n} (w_t - \theta_1 w_{t-1} - \cdots - \theta_p w_{t-p})^2\right]$$

令

$$R_1 = \sum_{t=p+1}^{k} (w_t - \psi_1 w_{t-1} - \cdots - \psi_p w_{t-p})^2$$

$$R_2 = \sum_{t=k+1}^{n} (w_t - \theta_1 w_{t-1} - \cdots - \theta_p w_{t-p})^2$$

通过参数代换，使得 R_1，R_2 中关于 ψ_1，ψ_2，$\cdots$，ψ_p；θ_1，θ_2，$\cdots$，θ_p 的二次型转换为标准型，即

$$R_1 = a_1^{(1)} (u_1 + b_1^{(1)})^2 + \cdots + a_p^{(1)} (u_p + b_p^{(1)})^2 + c^{(1)}$$

$$R_2 = a_1^{(2)} (v_1 + b_1^{(2)})^2 + \cdots + a_p^{(2)} (v_p + b_p^{(2)})^2 + c^{(2)}$$

其中，

$$a_i^{(1)} = \sum_{t=p+1}^{k} w_{t-i}^2,\ a_i^{(2)} = \sum_{t=k+1}^{n} w_{t-i}^2,\ i = 1,2,\cdots,p$$

$$c^{(1)} = \sum_{t=p+1}^{k} w_t^2 - a_1^{(1)} (b_1^{(1)})^2 - \cdots - a_p^{(1)} (b_p^{(1)})^2$$

$$c^{(2)} = \sum_{t=k+1}^{n} w_t^2 - a_1^{(2)} (b_1^{(2)})^2 - \cdots - a_p^{(2)} (b_p^{(2)})^2$$

各参数的联合后验分布为：

$$\pi(\boldsymbol{\theta}_1 | w_t) \propto L_1(\boldsymbol{\theta}_1 | w_t) \pi(k)$$

$$= (2\pi\sigma^2)^{-(n-p)/2} \exp\left[-\frac{1}{2\sigma^2} \sum_{t=p+1}^{k} (w_t - \psi_1 w_{t-1} - \cdots - \psi_p w_{t-p})^2 \right] \cdot$$

$$\exp\left[-\frac{1}{2\sigma^2} \sum_{t=k+1}^{n} (w_t - \theta_1 w_{t-1} - \cdots - \theta_p w_{t-p})^2 \right] \pi(k)$$

$$= (2\pi\sigma^2)^{-(n-p)/2} \exp\left[-\frac{1}{2\sigma^2} (R_1 + R_2) \right] \pi(k)$$

与 $AR(1)$ 的推导过程类似，利用逆伽玛分布和 t 分布的性质对上式进行积分可得到 k 的后验分布的核为：

$$\pi(k | w_t) \propto (a_1^{(1)} \cdots a_p^{(1)} a_1^{(2)} \cdots a_p^{(2)})^{-\frac{1}{2}} (c^{(1)} + c^{(2)})^{-\frac{n-2p-1}{2}} \pi(k)$$

k 的后验分布为：

$$\pi(k | w_t) = \frac{(a_1^{(1)} \cdots a_p^{(1)} a_1^{(2)} \cdots a_p^{(2)})^{-\frac{1}{2}} (c^{(1)} + c^{(2)})^{-\frac{n-2p-1}{2}} \pi(k)}{\sum_{k=2}^{n-1} (a_1^{(1)} \cdots a_p^{(1)} a_1^{(2)} \cdots a_p^{(2)})^{-\frac{1}{2}} (c^{(1)} + c^{(2)})^{-\frac{n-2p-1}{2}} \pi(k)}$$

变点 k 的 Bayes 估计为：

$$\hat{k} = \arg \max_{2 \leqslant k \leqslant n-1} \pi(k | w_t)$$

根据逆伽玛分布和 t 分布的性质，可得到参数 u_1，u_2，…，u_p，v_1，v_2，…，v_p。σ^2 的估计值分别为[17]：

$$u_i = \sum_{k=p+1}^{n-1} (-b_i^{(1)}) \pi(k | w_t),\ i = 1,2,\cdots,p$$

$$v_i = \sum_{k=p+1}^{n-1} (-b_i^{(2)}) \pi(k | w_t),\ i = 1,2,\cdots,p$$

$$\hat{\sigma}^2 = \sum_{t=p+1}^{n-1} \frac{c^{(1)} + c^{(2)}}{n - 2p - 3} \pi(k | w_t)$$

鉴于篇幅，对于变点前后残差不相等的 $AR(p)$ 模型的 Bayes 方法参看文献［16］。

6.5 ARMA(p，q)模型的变点分析方法

6.5.1 问题提法

如果时间序列 $\{w_t,\ t=1,\ 2,\ \cdots\}$ 具有如下结构：

$$w_t = \sum_{i=1}^{p} \alpha_i w_{t-i} + \sum_{j=1}^{q} \beta_j \varepsilon_{t-j} + \varepsilon_t,\ \exists \alpha_i \neq 0,\ \beta_j \neq 0$$

$$E(\varepsilon_t) = 0,\ Var(\varepsilon_t) = \sigma^2,\ Cov(\varepsilon_t, \varepsilon_s) = 0 (\forall t \neq s),\ Cov(w_t, \varepsilon_s) = 0 (\forall t < s)$$

则称为自回归移动平均模型（Autoregressive Moving Average Model），简记为 $ARMA(p, q)$模型，其中 p 为自回归部分的阶数，q 为移动平均部分的阶数。$ARMA(p, q)$ 模型是由 p 阶自回归部分和 q 阶移动平均部分共同构造的随机过程。利用滞后算子可将 $ARMA(p, q)$ 模型表达成：

$$(1-\alpha_1 L-\alpha_2 L^2-\cdots-\alpha_p L^p)w_t=(1+\beta_1 L+\beta_2 L^2+\cdots+\beta_q L^q)\varepsilon_t$$

或者

$$\Phi(L)w_t=\Theta(L)\varepsilon_t$$

其中，$\Phi(L)=1-\alpha_1 L-\alpha_2 L^2-\cdots-\alpha_p L^p$，$\Theta(L)=1+\beta_1 L+\beta_2 L^2+\cdots+\beta_q L^q$ 分别表示 L 的 p，q 阶特征多项式。

假定 $ARMA(p, q)$ 模型的变点问题都是基于平稳、可逆的 $ARMA(p, q)$ 模型。

含有 m 个变点的 $ARMA(p, q)$ 模型形式如下：

$$w_t=\sum_{i=1}^{p}\alpha_i^{(1)}w_{t-i}+\varepsilon_t^{(1)}+\sum_{i=1}^{q}\beta_j^{(1)}\varepsilon_{t-j}^{(1)},\ t=p+1, p+2, \cdots, k_1$$

$$w_t=\sum_{i=1}^{p}\alpha_i^{(2)}w_{t-i}+\varepsilon_t^{(2)}+\sum_{i=1}^{q}\beta_j^{(2)}\varepsilon_{t-j}^{(2)},\ t=k_1+1, k_1+2, \cdots, k_2$$

$$\vdots$$

$$w_t=\sum_{i=1}^{p}\alpha_i^{(m)}w_{t-i}+\varepsilon_t^{(m)}+\sum_{i=1}^{q}\beta_j^{(m)}\varepsilon_{t-j}^{(m)},\ t=k_{m-1}+1, k_{m-1}+2, \cdots, k_m$$

$$w_t=\sum_{i=1}^{p}\alpha_i^{(m+1)}w_{t-i}+\varepsilon_t^{(m+1)}+\sum_{i=1}^{q}\beta_j^{(m+1)}\varepsilon_{t-j}^{(m+1)},\ t=k_m+1, k_m+2, \cdots, n$$

其中，n 为样本含量，时刻 k_1，k_2，…，k_m 为待估计的变点位置。

本节分别介绍基于似然比方法和 Bayes 方法的 $ARMA(p, q)$ 模型的变点估计方法。

6.5.2 基于似然比方法的 $ARMA(p, q)$ 模型的变点估计方法[8]

仅考虑含有一个变点的 $ARMA(p, q)$ 模型。其原假设 H_0 和备择假设 H_1 分别如下：

$$\begin{aligned}
&H_0: w_t=\sum_{i=1}^{p}\alpha_i w_{t-i}+\varepsilon_t+\sum_{i=1}^{q}\beta_j\varepsilon_{t-j},\ t=p+1, p+2, \cdots, n\\
&H_1: w_t=\sum_{i=1}^{p}\alpha_i^{(1)}w_{t-i}+\varepsilon_t^{(1)}+\sum_{j=1}^{q}\beta_j^{(1)}\varepsilon_{t-j}^{(1)},\ t=p+1, p+2, \cdots, k\\
&\varepsilon_t^{(1)}\sim N(0, \sigma_1^2),\ t=p+1, \cdots, k\\
&w_t=\sum_{i=1}^{p}\alpha_i^{(2)}w_{t-i}+\varepsilon_t^{(2)}+\sum_{j=1}^{q}\beta_j^{(2)}\varepsilon_{t-j}^{(2)},\ t=k+1, k+2, \cdots, n\\
&\varepsilon_t^{(2)}\sim N(0, \sigma_2^2),\ t=k+1, k+2, \cdots, n
\end{aligned}\tag{6.5.1}$$

其中，$p>q$。如果接受原假设 H_0，则说明 $ARMA(p, q)$ 模型不存在变点，样本数据可以用一个 $ARMA(p, q)$ 模型来刻画；如果接受 H_1，则说明 $ARMA(p, q)$ 模型存在一个变点，样本数据从第一个到第 k 个用一个 $ARMA(p, q)$ 刻画，从第 $k+1$ 个到第 n 个用另一 $ARMA(p, q)$ 模型刻画。

下面也分几种情况来介绍。

6.5.2.1 模型系数改变、残差序列方差不变的 $ARMA(p, q)$ 变点模型

似然比函数为：

$$\lambda_k(w_1, w_2, \cdots, w_n) = \sup L_0 / \sup L_1$$

$$L_0 = f_{(w_{p+1} \mid w_p, \cdots, w_1, \varepsilon_p, \cdots, \varepsilon_1)}(w_{p+1} \mid w_p, \cdots, w_1, \varepsilon_p, \cdots, \varepsilon_1)$$

$$f_{(w_{p+2} \mid w_{p+1}, \cdots, w_1, \varepsilon_{p+1}, \cdots, \varepsilon_1)}(w_{p+2} \mid w_{p+1}, \cdots, w_1, \varepsilon_{p+1}, \cdots, \varepsilon_1)\cdots$$

$$f_{(w_n \mid w_{n-1}, \cdots, w_1, \varepsilon_{n-1}, \cdots, \varepsilon_1)}(w_n \mid w_{n-1}, \cdots, w_1, \varepsilon_{n-1}, \cdots, \varepsilon_1)$$

$$L_1 = f_{(w_{p+1} \mid w_p, \cdots, w_1, \varepsilon_p, \cdots, \varepsilon_1)}(w_{p+1} \mid w_p, \cdots, w_1, \varepsilon_p, \cdots, \varepsilon_1)\cdots$$

$$f_{(w_k \mid w_{k-1}, \cdots, w_1, \varepsilon_{k-1}, \cdots, \varepsilon_1)}(w_k \mid w_{k-1}, \cdots, w_1, \varepsilon_{k-1}, \cdots, \varepsilon_1)$$

$$f_{(w_{k+1} \mid w_k, \cdots, w_1, \varepsilon_k, \cdots, \varepsilon_1)}(w_{k+1} \mid w_k, \cdots, w_1, \varepsilon_k, \cdots, \varepsilon_1)\cdots$$

$$f_{(w_n \mid w_{n-1}, \cdots, w_1, \varepsilon_{n-1}, \cdots, \varepsilon_1)}(w_n \mid w_{n-1}, \cdots, w_1, \varepsilon_{n-1}, \cdots, \varepsilon_1)$$

其中，L_0 表示原假设 H_0 下样本的条件似然函数，L_1 表示备择假设 H_1 下样本的条件似然函数。

在 H_0 下，对自回归部分条件似然函数近似依赖于初始的 w_t 值，对自回归移动平均模型的条件似然函数的近似既依赖于初始的 w_t 值，也依赖于初始的 ε_t 值。设定初始值

$$x_0 = x_{-1} = \cdots = x_{-p+1} = 0, \varepsilon_0 = \varepsilon_{-1} = \cdots = \varepsilon_{-q+1} = 0$$

$$\varepsilon_t = w_t - \sum_{i=1}^{p} \alpha_i w_{t-i} - \sum_{j=1}^{q} \beta_j \varepsilon_{t-j}$$

样本 $w_{p+1}, w_{p+2}, \cdots, w_n$ 的条件概率密度函数为：

$$f_{(w_{p+1} \mid w_p, \cdots, w_1, \varepsilon_p, \cdots, \varepsilon_1)}(w_{p+1} \mid w_p, \cdots, w_1, \varepsilon_p, \cdots, \varepsilon_1)$$

$$= \frac{1}{\sqrt{2\pi}\sigma}\exp\left[-\frac{1}{2\sigma^2}(w_{p+1} - \alpha_1 w_p - \cdots - \alpha_p w_1 - \beta_1 \varepsilon_p - \cdots - \beta_q \varepsilon_{p+1-q})^2\right]$$

$$f_{(w_{p+2} \mid w_{p+1}, \cdots, w_1, \varepsilon_{p+1}, \cdots, \varepsilon_1)}(w_{p+2} \mid w_{p+1}, \cdots, w_1, \varepsilon_{p+1}, \cdots, \varepsilon_1)$$

$$= \frac{1}{\sqrt{2\pi}\sigma}\exp\left[-\frac{1}{2\sigma^2}(w_{p+2} - \alpha_1 w_{p+1} - \cdots - \alpha_p w_2 - \beta_1 \varepsilon_{p+1} - \cdots - \beta_q \varepsilon_{p+2-q})^2\right]$$

$$\vdots$$

$$f_{(w_n \mid w_{n-1}, \cdots, w_1, \varepsilon_{n-1}, \cdots, \varepsilon_1)}(w_n \mid w_{n-1}, \cdots, w_1, \varepsilon_{n-1}, \cdots, \varepsilon_1)$$

$$= \frac{1}{\sqrt{2\pi}\sigma}\exp\left[-\frac{1}{2\sigma^2}(w_n - \alpha_1 w_{n-1} - \cdots - \alpha_p w_{n-p} - \beta_1 \varepsilon_{n-1} - \cdots - \beta_q \varepsilon_{n-q})^2\right]$$

H_0 下样本的条件似然函数为：

$$L_0 = (2\pi\sigma^2)^{-(n-p)/2} \cdot$$

$$\exp\left[-\frac{1}{2\sigma^2}\sum_{i=p+1}^{n}(w_i - \alpha_1 w_{i-1} - \cdots - \alpha_p w_{i-p} - \beta_1 \varepsilon_{i-1} - \cdots - \beta_q \varepsilon_{i-q})^2\right]$$

对 L_0 取对数，即得：

$$\ln L_0 = -\frac{n-p}{2}\ln(2\pi) - \frac{n-p}{2}\ln(\sigma^2) -$$

$$\frac{1}{2\sigma^2}\sum_{i=p+1}^{n}(w_i - \alpha_1 w_{i-1} - \cdots - \alpha_p w_{i-p} - \beta_1 \varepsilon_{i-1} - \cdots - \beta_q \varepsilon_{i-q})^2$$

令$\frac{\partial \ln L_0}{\partial \alpha_i}=0(i=1, 2, \cdots, p)$，$\frac{\partial \ln L_0}{\partial \beta_j}=0(j=1, 2, \cdots, q)$，整理得到如下线性方程组：

$$
\begin{aligned}
&\alpha_1 \sum_{i=p+1}^{n} w_{i-1}^2+\alpha_2 \sum_{i=p+1}^{n} w_{i-1} w_{i-2}+\cdots+\alpha_p \sum_{i=p+1}^{n} w_{i-1} w_{i-p}+ \\
&\quad \beta_1 \sum_{j=p+1}^{n} w_{j-1} \varepsilon_{j-1}+\cdots+\beta_q \sum_{j=p+1}^{n} w_{j-1} \varepsilon_{j-q}=\sum_{i=p+1}^{n} w_i w_{i-1} \\
&\alpha_1 \sum_{i=p+1}^{n} w_{i-1} w_{i-2}+\alpha_2 \sum_{i=p+1}^{n} w_{i-2}^2+\cdots+\alpha_p \sum_{i=p+1}^{n} w_{i-2} w_{i-p}+ \\
&\quad \beta_1 \sum_{j=p+1}^{n} w_{j-2} \varepsilon_{j-1}+\cdots+\beta_q \sum_{j=q+1}^{n} w_{j-2} \varepsilon_{j-q}=\sum_{i=p+1}^{n} w_i w_{i-2} \\
&\qquad \vdots \\
&\alpha_1 \sum_{i=p+1}^{n} w_{i-1} w_{i-p}+\alpha_2 \sum_{i=p+1}^{n} w_{i-2} w_{i-p}+\cdots+\alpha_p \sum_{i=p+1}^{n} w_{i-p}^2+ \\
&\quad \beta_1 \sum_{j=p+1}^{n} w_{j-p} \varepsilon_{j-1}+\cdots+\beta_q \sum_{j=p+1}^{n} w_{j-p} \varepsilon_{j-p}=\sum_{i=p+1}^{n} w_i w_{i-p} \\
&\alpha_1 \sum_{i=p+1}^{n} w_{i-1} \varepsilon_{i-1}+\alpha_2 \sum_{i=p+1}^{n} w_{i-2} \varepsilon_{i-1}+\cdots+\alpha_p \sum_{i=p+1}^{n} w_{i-p} \varepsilon_{i-1}+ \\
&\quad \beta_1 \sum_{j=p+1}^{n} \varepsilon_{j-1}^2+\cdots+\beta_q \sum_{j=p+1}^{n} \varepsilon_{j-1} \varepsilon_{j-p}=\sum_{i=p+1}^{n} w_i \varepsilon_{i-1} \\
&\alpha_1 \sum_{i=p+1}^{n} w_{i-1} \varepsilon_{i-2}+\alpha_2 \sum_{i=p+1}^{n} w_{i-2} \varepsilon_{i-2}+\cdots+\alpha_p \sum_{i=p+1}^{n} w_{i-p} \varepsilon_{i-2}+ \\
&\quad \beta_1 \sum_{j=p+1}^{n} \varepsilon_{j-1} \varepsilon_{j-2}+\cdots+\beta_q \sum_{j=p+1}^{n} \varepsilon_{j-2} \varepsilon_{j-q}=\sum_{i=p+1}^{n} w_i \varepsilon_{i-2} \\
&\qquad \vdots \\
&\alpha_1 \sum_{i=p+1}^{n} w_{i-1} \varepsilon_{i-q}+\alpha_2 \sum_{i=p+1}^{n} w_{i-2} \varepsilon_{i-q}+\cdots+\alpha_p \sum_{i=p+1}^{n} w_{i-p} \varepsilon_{i-q}+ \\
&\quad \beta_1 \sum_{j=p+1}^{n} \varepsilon_{j-1} \varepsilon_{j-q}+\cdots+\beta_q \sum_{j=p+1}^{n} \varepsilon_{j-q}^2=\sum_{i=p+1}^{n} w_i \varepsilon_{i-q}
\end{aligned}
\tag{6.5.2}
$$

令

$$
\boldsymbol{A}=\begin{bmatrix}
w_p & \cdots & w_{p-j+2} & w_{p-j+1} & w_{p-j} & \cdots & w_1 & \varepsilon_p & \cdots & \varepsilon_{p+1-q} \\
w_{p+1} & \cdots & w_{p-j+3} & w_{p-j+2} & w_{p-j+1} & \cdots & w_2 & \varepsilon_{p+1} & \cdots & \varepsilon_{p+2-q} \\
\vdots & \vdots & \vdots & \vdots & \vdots & \vdots & \vdots & \vdots & \vdots & \vdots \\
w_{n-1} & \cdots & w_{n-j+1} & w_{n-j} & w_{n-j-1} & \cdots & w_{n-p} & \varepsilon_{n-1} & \cdots & \varepsilon_{n-q}
\end{bmatrix}_{(n-p)\times(p+q)}
$$

$$
\boldsymbol{A}_j=\begin{bmatrix}
w_p & \cdots & w_{p-j+2} & w_{p+1} & w_{p-j} & \cdots & w_1 & \varepsilon_p & \cdots & \varepsilon_{p+1-q} \\
w_{p+1} & \cdots & w_{p-j+3} & w_{p+2} & w_{p-j+1} & \cdots & w_2 & \varepsilon_{p+1} & \cdots & \varepsilon_{p+2-q} \\
\vdots & \vdots & \vdots & \vdots & \vdots & \vdots & \vdots & \vdots & \vdots & \vdots \\
w_{n-1} & \cdots & w_{n-j+1} & w_n & w_{n-j-1} & \cdots & w_{n-p} & \varepsilon_{n-1} & \cdots & \varepsilon_{n-q}
\end{bmatrix}_{(n-p)\times(p+q)}
$$

线性方程组（6.5.2）用矩阵表示如下：

$$\boldsymbol{A}^{\mathrm{T}}\boldsymbol{A}\begin{bmatrix}\alpha_1\\ \alpha_2\\ \vdots\\ \alpha_p\\ \beta_1\\ \beta_2\\ \vdots\\ \beta_q\end{bmatrix}=\begin{bmatrix}\sum_{i=p+1}^{n} w_i w_{i-1}\\ \sum_{i=p+1}^{n} w_i w_{i-2}\\ \vdots\\ \sum_{i=p+1}^{n} w_i \varepsilon_{i-p}\\ \sum_{j=p+1}^{n} w_j \varepsilon_{j-1}\\ \sum_{j=p+1}^{n} w_j \varepsilon_{j-2}\\ \vdots\\ \sum_{j=p+1}^{n} w_j \varepsilon_{j-q}\end{bmatrix}$$

当$|\boldsymbol{A}^{\mathrm{T}}\boldsymbol{A}|\neq 0$时，线性方程组（6.5.2）有唯一解，$\alpha_1$，$\alpha_2$，…，$\alpha_p$，$\beta_1$，$\beta_2$，…，$\beta_q$的条件最大似然估计分别为：

$$\hat{\alpha}_j=|\boldsymbol{A}^{\mathrm{T}}\boldsymbol{A}_j|/|\boldsymbol{A}^{\mathrm{T}}\boldsymbol{A}|,\ j=1,2,\cdots,p$$

$$\hat{\beta}_{j-p}=|\boldsymbol{A}^{\mathrm{T}}\boldsymbol{A}_j|/|\boldsymbol{A}^{\mathrm{T}}\boldsymbol{A}|,\ j=p+1,p+2,\cdots,p+q$$

再用 $\ln L_0$ 对参数 σ^2 求偏导数，并令其为零，有

$$\frac{\partial \ln L_0}{\partial \sigma^2}=-\frac{n-p}{2\sigma^2}+\frac{1}{2\sigma^4}\left[\sum_{i=p+1}^{n}(w_i-\hat{\alpha}_1 w_{i-1}-\cdots-\hat{\alpha}_p w_{i-p}-\hat{\beta}_1\varepsilon_{i-1}-\cdots-\hat{\beta}_q\varepsilon_{i-q})^2\right]$$
$$=0$$

得到 σ^2 的条件最大似然估计为：

$$\hat{\sigma}^2=\frac{1}{n-p}\sum_{i=p+1}^{n}(w_i-\hat{\alpha}_1 w_{i-1}-\cdots-\hat{\alpha}_p w_{i-p}-\hat{\beta}_1\varepsilon_{i-1}-\cdots-\hat{\beta}_q\varepsilon_{i-q})^2$$

在备择假设 H_1 下，设初始值

$$w_0=w_{-1}=\cdots=w_{-p+1}=0,\ \varepsilon_0=\varepsilon_{-1}=\cdots=\varepsilon_{-q+1}=0$$

$$\varepsilon_t=w_t-\sum_{i=1}^{p}\alpha_i w_{t-i}-\sum_{j=1}^{q}\beta_j\varepsilon_{t-j}$$

样本 w_{p+1}，…，w_k，w_{k+1}，…，w_n 的条件概率密度函数为：

$$f_{(w_{p+1}|w_p,\cdots,w_1,\varepsilon_p,\cdots,\varepsilon_1)}(w_{p+1}|w_p,\cdots,w_1,\varepsilon_p,\cdots,\varepsilon_1)$$
$$=\frac{1}{\sqrt{2\pi}\sigma_1}\exp\left[-\frac{1}{2\sigma_1^2}(w_{p+1}-\alpha_1^{(1)}w_p-\cdots-\alpha_p^{(1)}w_1-\beta_1^{(1)}\varepsilon_p-\cdots-\beta_q^{(1)}\varepsilon_{p+1-q})^2\right]$$
$$\vdots$$
$$f_{(w_k|w_{k-1},\cdots,w_1,\varepsilon_{k-1},\cdots,\varepsilon_1)}(w_k|w_{k-1},\cdots,w_1,\varepsilon_{k-1},\cdots,\varepsilon_1)$$
$$=\frac{1}{\sqrt{2\pi}\sigma_1}\exp\left[-\frac{1}{2\sigma_1^2}(w_k-\alpha_1^{(1)}w_{k-1}-\cdots-\alpha_p^{(1)}w_{k-p}-\beta_1^{(1)}\varepsilon_{k-1}-\cdots-\beta_q^{(1)}\varepsilon_{k-q})^2\right]$$

$$f_{(w_{k+1}|w_k,\cdots,w_1,\varepsilon_k,\cdots,\varepsilon_1)}(w_{k+1}|w_k,\cdots,w_1,\varepsilon_k,\cdots,\varepsilon_1)$$

$$= \frac{1}{\sqrt{2\pi}\sigma_1} \exp\left[-\frac{1}{2\sigma_1^2} (w_{k+1} - \alpha_1^{(2)} w_k - \cdots - \alpha_p^{(2)} w_{k+1-p} - \beta_1^{(2)} \varepsilon_k - \cdots - \beta_q^{(2)} \varepsilon_{k+1-q})^2 \right]$$

$$\vdots$$

$$f_{(w_n \mid w_{n-1}, \cdots, w_1, \varepsilon_{n-1}, \cdots, \varepsilon_1)}(w_n \mid w_{n-1}, \cdots, w_1, \varepsilon_{n-1k}, \cdots, \varepsilon_1)$$

$$= \frac{1}{\sqrt{2\pi}\sigma_1} \exp\left[-\frac{1}{2\sigma_1^2} (w_n - \alpha_1^{(2)} w_{n-1} - \cdots - \alpha_p^{(2)} w_{n-p} - \beta_1^{(2)} \varepsilon_n - \cdots - \beta_q^{(2)} \varepsilon_{n-q})^2 \right]$$

H_1 下样本的条件似然函数为：

$$L_1 = (2\pi\sigma_1^2)^{-(n-p)/2} \cdot$$
$$\exp\left\{ -\frac{1}{2\sigma_1^2} \left[\sum_{i=p+1}^{k} (w_i - \alpha_1^{(1)} w_{i-1} - \cdots - \alpha_p^{(1)} w_{i-p} - \beta_1^{(1)} \varepsilon_{i-1} - \cdots - \beta_q^{(1)} \varepsilon_{i-q})^2 + \right.\right.$$
$$\left.\left. \sum_{j=k+1}^{n} (w_j - \alpha_1^{(2)} w_{j-1} - \cdots - \alpha_p^{(2)} w_{j-p} - \beta_1^{(2)} \varepsilon_{j-1} - \cdots - \beta_q^{(2)} \varepsilon_{j-q})^2 \right] \right\}$$

对 L_1 取对数，可得：

$$\ln L_1 = -[(n-p)/2]\ln(2\pi) - [(n-p)/2]\ln(\sigma_1^2) -$$
$$\frac{1}{2\sigma_1^2} \left[\sum_{i=p+1}^{k} (w_i - \alpha_1^{(1)} w_{i-1} - \cdots - \alpha_p^{(1)} w_{i-p} - \beta_1^{(1)} \varepsilon_{i-1} - \cdots - \beta_q^{(1)} \varepsilon_{i-q})^2 + \right.$$
$$\left. \sum_{j=k+1}^{n} (w_j - \alpha_1^{(2)} w_{j-1} - \cdots - \alpha_p^{(2)} w_{j-p} - \beta_1^{(2)} \varepsilon_{j-1} - \cdots - \beta_q^{(2)} \varepsilon_{j-q})^2 \right]$$

令 $\frac{\partial \ln L_1}{\partial \alpha_i^{(1)}} = 0(i=1, 2, \cdots, p)$，$\frac{\partial \ln L_1}{\partial \beta_j^{(1)}} = 0(j=1, 2, \cdots, q)$，经整理得到关于 $\alpha_i^{(1)}(i=1, 2, \cdots, p)$，$\beta_j^{(1)}(j=1, 2, \cdots, q)$ 的线性方程组：

$$\alpha_1^{(1)} \sum_{i=p+1}^{n} w_{i-1}^2 + \alpha_2^{(1)} \sum_{i=p+1}^{n} w_{i-1} w_{i-2} + \cdots + \alpha_p^{(1)} \sum_{i=p+1}^{n} w_{i-1} w_{i-p} +$$
$$\beta_1^{(1)} \sum_{j=p+1}^{n} x_{j-1} \varepsilon_{j-1} + \cdots + \beta_q^{(1)} \sum_{j=p+1}^{n} w_{j-1} w_{j-q} = \sum_{i=p+1}^{n} w_i w_{i-1}$$

$$\alpha_1^{(1)} \sum_{i=p+1}^{n} w_{i-1} w_{i-2} + \alpha_2^{(1)} \sum_{i=p+1}^{n} w_{i-2}^2 + \cdots + \alpha_p^{(1)} \sum_{i=p+1}^{n} w_{i-2} w_{i-p} +$$
$$\beta_1^{(1)} \sum_{j=p+1}^{n} w_{j-2} \varepsilon_{j-1} + \cdots + \beta_q^{(1)} \sum_{j=p+1}^{n} w_{j-2} w_{j-q} = \sum_{i=p+1}^{n} w_i w_{i-2}$$

$$\vdots$$

$$\alpha_1^{(1)} \sum_{i=p+1}^{n} w_{i-1} w_{i-p} + \alpha_2^{(1)} \sum_{i=p+1}^{n} w_{i-2} w_{i-p} + \cdots + \alpha_p^{(1)} \sum_{i=p+1}^{n} w_{i-p}^2 +$$
$$\beta_1^{(1)} \sum_{j=p+1}^{n} w_{j-p} \varepsilon_{j-1} + \cdots + \beta_q^{(1)} \sum_{j=p+1}^{n} w_{i-p} w_{i-q} = \sum_{i=p+1}^{n} w_i w_{i-p}$$

$$\alpha_1^{(1)} \sum_{i=p+1}^{n} w_{i-1} \varepsilon_{i-1} + \alpha_2^{(1)} \sum_{i=p+1}^{n} w_{i-2} \varepsilon_{i-1} + \cdots +$$
$$\alpha_p^{(1)} \sum_{i=p+1}^{n} w_{i-p} \varepsilon_{i-1} + \beta_1^{(1)} \sum_{j=p+1}^{n} \varepsilon_{j-1}^2 + \cdots + \beta_q^{(1)} \sum_{j=p+1}^{n} \varepsilon_{j-1} \varepsilon_{j-q} = \sum_{i=p+1}^{n} w_i \varepsilon_{i-1}$$

$$\alpha_1^{(1)} \sum_{i=p+1}^{n} w_{i-1} \varepsilon_{i-2} + \alpha_2^{(1)} \sum_{i=p+1}^{n} w_{i-2} \varepsilon_{i-2} + \cdots + \alpha_p^{(1)} \sum_{i=p+1}^{n} w_{i-p} \varepsilon_{i-2} +$$

$$\beta_1^{(1)}\sum_{j=p+1}^{n}\varepsilon_{j-1}\varepsilon_{j-2}+\cdots+\beta_q^{(1)}\sum_{j=p+1}^{n}\varepsilon_{j-2}\varepsilon_{j-q}=\sum_{i=p+1}^{n}w_i\varepsilon_{i-2}$$

$$\vdots$$

$$\alpha_1^{(1)}\sum_{i=p+1}^{n}w_{i-1}\varepsilon_{i-q}+\alpha_2^{(1)}\sum_{i=p+1}^{n}w_{i-2}\varepsilon_{i-q}+\cdots+\alpha_p^{(1)}\sum_{i=p+1}^{n}w_{i-p}\varepsilon_{i-q}+ \qquad (6.5.3)$$

$$\beta_1^{(1)}\sum_{j=p+1}^{n}\varepsilon_{j-1}\varepsilon_{j-q}+\cdots+\beta_q^{(1)}\sum_{j=p+1}^{n}\varepsilon_{j-q}^2=\sum_{i=p+1}^{n}w_i\varepsilon_{i-q}$$

方程（6.5.3）用矩阵表示如下：

$$\boldsymbol{B}=\begin{bmatrix} w_p & \cdots & w_{p-j+2} & w_{p-j+1} & w_{p-j} & \cdots & w_1 & \varepsilon_p & \cdots & \varepsilon_{p+1-q} \\ w_{p+1} & \cdots & w_{p-j+3} & w_{p-j+2} & w_{p-j+1} & \cdots & w_2 & \varepsilon_{p+1} & \cdots & \varepsilon_{p+2-q} \\ \vdots & \vdots & \vdots & \vdots & \vdots & \vdots & \vdots & \vdots & \vdots & \vdots \\ w_{k-1} & \cdots & w_{k-j+1} & w_{k-j} & w_{k-j-1} & \cdots & w_{k-p} & \varepsilon_{k-1} & \cdots & \varepsilon_{k-q} \end{bmatrix}_{(k-p)\times(p+q)}$$

$$\boldsymbol{B}_j=\begin{bmatrix} w_p & \cdots & w_{p-j+2} & w_{p+1} & w_{p-j} & \cdots & w_1 & \varepsilon_p & \cdots & \varepsilon_{p+1-q} \\ w_{p+1} & \cdots & w_{p-j+3} & w_{p+2} & w_{p-j+1} & \cdots & w_2 & \varepsilon_{p+1} & \cdots & \varepsilon_{p+2-q} \\ \vdots & \vdots & \vdots & \vdots & \vdots & \vdots & \vdots & \vdots & \vdots & \vdots \\ w_{n-1} & \cdots & w_{n-j+1} & w_k & w_{n-j-1} & \cdots & w_{n-p} & \varepsilon_{n-1} & \cdots & \varepsilon_{n-q} \end{bmatrix}_{(k-p)\times(p+q)}$$

$$\boldsymbol{B}^{\mathrm{T}}\boldsymbol{B}\begin{bmatrix}\alpha_1^{(1)}\\ \alpha_2^{(1)}\\ \vdots\\ \alpha_p^{(1)}\\ \beta_1^{(1)}\\ \beta_2^{(1)}\\ \vdots\\ \beta_q^{(1)}\end{bmatrix}=\begin{bmatrix}\sum_{i=p+1}^{n}w_iw_{i-1}\\ \sum_{i=p+1}^{n}w_iw_{i-2}\\ \vdots\\ \sum_{i=p+1}^{n}w_i\varepsilon_{i-p}\\ \sum_{j=p+1}^{n}w_j\varepsilon_{j-1}\\ \sum_{j=p+1}^{n}w_j\varepsilon_{j-2}\\ \vdots\\ \sum_{j=p+1}^{n}w_j\varepsilon_{j-q}\end{bmatrix}$$

当 $|\boldsymbol{B}^{\mathrm{T}}\boldsymbol{B}|\neq 0$ 时，线性方程组（6.5.3）有唯一解，$\alpha_1^{(1)}$，$\alpha_2^{(1)}$，…，$\alpha_p^{(1)}$，$\beta_1^{(1)}$，$\beta_2^{(1)}$，…，$\beta_q^{(1)}$ 的条件最大似然估计为：

$$\hat{\alpha}_j^{(1)}=|\boldsymbol{B}^{\mathrm{T}}\boldsymbol{B}_j|/|\boldsymbol{B}^{\mathrm{T}}\boldsymbol{B}|,\quad j=1,2,\cdots,p$$

$$\hat{\beta}_{j-p}^{(1)}=|\boldsymbol{B}^{\mathrm{T}}\boldsymbol{B}_j|/|\boldsymbol{B}^{\mathrm{T}}\boldsymbol{B}|,\quad j=p+1,p+2,\cdots,p+q$$

再用 $\ln L_1$ 对参数 $\alpha_1^{(2)}$，$\alpha_2^{(2)}$，…，$\alpha_p^{(2)}$，$\beta_1^{(2)}$，$\beta_2^{(2)}$，…，$\beta_q^{(2)}$ 分别求偏导，并令其等于零，也可求得 $\alpha_1^{(2)}$，$\alpha_2^{(2)}$，…，$\alpha_p^{(2)}$，$\beta_1^{(2)}$，$\beta_2^{(2)}$，…，$\beta_q^{(2)}$ 的最大似然估计 $\hat{\alpha}_j^{(1)}(j=1, 2, \cdots, p)$，$\hat{\beta}_{j-p}^{(1)}(j=p+1, p+2, \cdots, p+q)$，这里不再赘述。

$\ln L_1$ 对参数 σ_1^2 求偏导，并令其等于零，得

$$\frac{\partial \ln L_1}{\partial \sigma_1^2} = -\frac{n-p}{2\sigma_1^2} + \frac{1}{2\sigma_1^4}\Big[\sum_{i=p+1}^{k}(w_i - \hat{\alpha}_1^{(1)}w_{i-1} - \cdots - \hat{\alpha}_p^{(1)}w_{i-p} - \hat{\beta}_1^{(1)}\varepsilon_{i-1} - \cdots - \hat{\beta}_q^{(1)}\varepsilon_{i-q})^2 + \sum_{j=k+1}^{n}(w_j - \hat{\alpha}_1^{(2)}w_{j-1} - \cdots - \hat{\alpha}_p^{(2)}w_{j-p} - \hat{\beta}_1^{(2)}\varepsilon_{j-1} - \cdots - \hat{\beta}_q^{(2)}\varepsilon_{j-q})^2\Big] = 0$$

可得参数 σ_1^2 的条件最大似然估计为：

$$\hat{\sigma}_1^2 = \frac{1}{n-p}\Big[\sum_{i=p+1}^{k}(w_i - \hat{\alpha}_1^{(1)}w_{i-1} - \cdots - \hat{\alpha}_p^{(1)}w_{i-p} - \hat{\beta}_1^{(1)}\varepsilon_{i-1} - \cdots - \hat{\beta}_q^{(1)}\varepsilon_{i-q})^2 + \sum_{j=k+1}^{n}(w_j - \hat{\alpha}_1^{(2)}w_{j-1} - \cdots - \hat{\alpha}_p^{(2)}w_{j-p} - \hat{\beta}_1^{(2)}\varepsilon_{j-1} - \cdots - \hat{\beta}_q^{(2)}\varepsilon_{j-q})^2\Big]$$

则有

$$\lambda_k(w_1, w_2, \cdots, w_n) = \frac{(2\pi\hat{\sigma}^2)^{-\frac{n-p}{2}}\exp\left[-\frac{1}{2\hat{\sigma}^2}\sum_{i=p+1}^{n}(w_i - \hat{\alpha}_1 w_{i-1} - \cdots - \hat{\alpha}_p w_{i-p} - \hat{\beta}_1\varepsilon_{i-1} - \cdots - \hat{\beta}_q\varepsilon_{i-q})^2\right]}{(2\pi\hat{\sigma}_1^2)^{-\frac{n-p}{2}}\exp\left\{-\frac{1}{2\hat{\sigma}_1^2}\left[\sum_{i=p+1}^{k}(w_i - \hat{\alpha}_1^{(1)}w_{i-1} - \cdots - \hat{\alpha}_p^{(1)}w_{i-p} - \hat{\beta}_1^{(1)}\varepsilon_{i-1} - \cdots - \hat{\beta}_q^{(1)}\varepsilon_{i-q})^2 + \sum_{i=k+1}^{n}(w_i - \hat{\alpha}_1^{(2)}w_{i-1} - \cdots - \hat{\alpha}_p^{(2)}w_{i-p} - \hat{\beta}_1^{(2)}\varepsilon_{i-1} - \cdots - \hat{\beta}_q^{(2)}\varepsilon_{i-q})^2\right]\right\}} = \left(\frac{\hat{\sigma}^2}{\hat{\sigma}_1^2}\right)^{-\frac{n-p}{2}}$$

这是一个简洁的表达式，但计算较为复杂。

令 $\Lambda_k = -2\ln(\lambda_k) = (n-p)[\ln(\hat{\sigma}^2) - \ln(\hat{\sigma}_1^2)]$，变点 k 的估计为：

$$\hat{k} = \arg\max_{p+1 \leqslant k \leqslant n-1} \Lambda_k$$

6.5.2.2 模型系数改变、残差序列方差也改变的 $ARMA(p, q)$ 变点模型

式（6.5.1）中的 $\varepsilon_t^{(1)}$ 和 $\varepsilon_t^{(2)}$ 表示不同的白噪声，在备择假设 H_1 下样本的条件似然函数为：

$$L_1 = (2\pi)^{-(n-q)/2}(\sigma_1^2)^{-\frac{k-p}{2}}(\sigma_2^2)^{-\frac{n-k}{2}} \cdot \exp\left[-\frac{1}{2\sigma_1^2}\sum_{i=p+1}^{k}(w_i - \alpha_1^{(1)}w_{i-1} - \cdots - \alpha_p^{(1)}w_{i-p} - \beta_1^{(1)}\varepsilon_{i-1} - \cdots - \beta_q^{(1)}\varepsilon_{i-q})^2\right] \cdot \exp\left[-\frac{1}{2\sigma_2^2}\sum_{j=k+1}^{n}(w_j - \alpha_1^{(2)}w_{j-1} - \cdots - \alpha_p^{(2)}w_{j-p} - \beta_1^{(2)}\varepsilon_{j-1} - \cdots - \beta_q^{(2)}\varepsilon_{j-q})^2\right]$$

对 L_1 取对数，可得：

$$\ln L_1=-\frac{n-p}{2}\ln(2\pi)-\frac{k-p}{2}\ln(\sigma_1^2)-\frac{n-p}{2}\ln(\sigma_2^2)-$$
$$\frac{1}{2\sigma_1^2}\sum_{i=p+1}^{k}(w_i-\alpha_1^{(1)}w_{i-1}-\cdots-\alpha_p^{(1)}w_{i-p}-\beta_1^{(1)}\varepsilon_{i-1}-\cdots-\beta_q^{(1)}\varepsilon_{i-q})^2-$$
$$\frac{1}{2\sigma_2^2}\sum_{j=k+1}^{n}(w_j-\alpha_1^{(2)}w_{j-1}-\cdots-\alpha_p^{(2)}w_{j-p}-\beta_1^{(2)}\varepsilon_{j-1}-\cdots-\beta_q^{(2)}\varepsilon_{j-q})^2$$

再用 $\ln L_1$ 对参数 $\alpha_1^{(1)}$，$\alpha_2^{(1)}$，…，$\alpha_p^{(1)}$，$\beta_1^{(1)}$，$\beta_2^{(1)}$，…，$\beta_q^{(1)}$ 分别求偏导，并令其等于零，可求得 $\alpha_1^{(1)}$，$\alpha_2^{(1)}$，…，$\alpha_p^{(1)}$，$\beta_1^{(1)}$，$\beta_2^{(1)}$，…，$\beta_q^{(1)}$ 的条件最大似然估计 $\hat{\alpha}_j^{(1)}(j=1,2,\cdots,p)$，$\hat{\beta}_{j-p}^{(1)}(j=p+1,\cdots,p+q)$；同理也可求得 $\alpha_1^{(2)}$，$\alpha_2^{(2)}$，…，$\alpha_p^{(2)}$，$\beta_1^{(2)}$，$\beta_2^{(2)}$，…，$\beta_q^{(2)}$ 的条件最大似然估计 $\hat{\alpha}_j^{(2)}(j=1,2,\cdots,p)$，$\hat{\beta}_{j-p}^{(2)}(j=p+1,p+2,\cdots,p+q)$。

用 $\ln L_1$ 分别对参数 σ_1^2，σ_2^2 求偏导，并令其等于零，得

$$\frac{\partial \ln L_1}{\partial \sigma_1^2}=-\frac{k-p}{2\sigma_1^2}+\frac{1}{2\sigma_1^4}\sum_{i=p+1}^{k}(w_i-\hat{\alpha}_1^{(1)}w_{i-1}-\cdots-\hat{\alpha}_p^{(1)}w_{i-p}-\hat{\beta}_1^{(1)}\varepsilon_{i-1}-\cdots-\hat{\beta}_q^{(1)}\varepsilon_{i-q})^2=0$$

$$\frac{\partial \ln L_1}{\partial \sigma_2^2}=-\frac{n-k}{2\sigma_2^2}+\frac{1}{2\sigma_2^4}\sum_{i=p+1}^{k}(w_i-\hat{\alpha}_1^{(2)}w_{i-1}-\cdots-\hat{\alpha}_p^{(2)}w_{i-p}-\hat{\beta}_1^{(2)}\varepsilon_{i-1}-\cdots-\hat{\beta}_q^{(2)}\varepsilon_{i-q})^2=0$$

解得参数 σ_1^2 和 σ_2^2 的条件最大似然估计分别为：

$$\hat{\sigma}_1^2=\frac{1}{k-p}\sum_{i=p+1}^{k}(w_i-\hat{\alpha}_1^{(1)}w_{i-1}-\cdots-\hat{\alpha}_p^{(1)}w_{i-p}-\hat{\beta}_1^{(1)}\varepsilon_{i-1}-\cdots-\hat{\beta}_q^{(1)}\varepsilon_{i-q})^2$$

$$\hat{\sigma}_2^2=\frac{1}{n-k}\sum_{j=k+1}^{n}(w_j-\hat{\alpha}_1^{(2)}w_{j-1}-\cdots-\hat{\alpha}_p^{(2)}w_{j-p}-\hat{\beta}_1^{(2)}\varepsilon_{j-1}-\cdots-\hat{\beta}_q^{(2)}\varepsilon_{j-q})^2$$

则有

$$\lambda_k(w_1,w_2,\cdots,w_n)$$
$$=\frac{(2\pi\hat{\sigma}^2)^{-\frac{n-p}{2}}\exp\left[-\frac{1}{2\hat{\sigma}^2}\sum_{i=p+1}^{n}(w_i-\hat{\alpha}_1w_{i-1}-\cdots-\hat{\alpha}_pw_{i-p}-\hat{\beta}_1\varepsilon_{i-1}-\cdots-\hat{\beta}_q\varepsilon_{i-q})^2\right]}{(2\pi)^{-\frac{n-p}{2}}(\hat{\sigma}_1^2)^{-\frac{k-p}{2}}(\hat{\sigma}_2^2)^{-\frac{n-k}{2}}\exp\left[-\frac{1}{2\hat{\sigma}_1^2}\sum_{i=p+1}^{k}(w_i-\hat{\alpha}_1^{(1)}w_{i-1}-\cdots-\hat{\alpha}_p^{(1)}w_{i-p}-\hat{\beta}_1^{(1)}\varepsilon_{i-1}-\cdots-\hat{\beta}_q^{(1)}\varepsilon_{i-q})^2-\frac{1}{2\hat{\sigma}_2^2}\sum_{i=k+1}^{n}(w_i-\hat{\alpha}_1^{(2)}w_{i-1}-\cdots-\hat{\alpha}_p^{(2)}w_{i-p}-\hat{\beta}_1^{(2)}\varepsilon_{i-1}-\cdots-\hat{\beta}_q^{(2)}\varepsilon_{i-q})^2\right]}$$
$$=\frac{(\hat{\sigma}^2)^{-\frac{n-p}{2}}}{(\hat{\sigma}_1^2)^{-\frac{k-p}{2}}(\hat{\sigma}_2^2)^{-\frac{n-k}{2}}}$$

令 $\Lambda_k=-2\ln(\lambda_k)=(n-p)\ln(\hat{\sigma}^2)-(k-p)\ln(\hat{\sigma}_1^2)-(n-k)\ln(\hat{\sigma}_2^2)$，变点 k 的估计为：

$$\hat{k}=\arg\max_{p+1\leqslant k\leqslant n-1}\Lambda_k$$

6.5.3 基于 Bayes 方法的 *ARMA*（*p*，*q*）模型的变点估计方法

下面介绍模型（6.5.1）的 Bayes 变点估计方法，就 $\sigma_1^2=\sigma_2^2$ 和 $\sigma_1^2\neq\sigma_2^2$ 两种情形分别讨论。

6.5.3.1 $\sigma_1^2=\sigma_2^2$

H_1 下，参数 $\boldsymbol{\theta}_1=(k, \alpha_1^{(1)}, \alpha_2^{(1)}, \cdots, \alpha_p^{(1)}, \beta_1^{(1)}, \beta_2^{(1)}, \cdots, \beta_q^{(1)}, \alpha_1^{(2)}, \alpha_2^{(2)}, \cdots, \alpha_p^{(2)}, \beta_1^{(2)}, \beta_2^{(2)}, \cdots, \beta_q^{(2)}, \sigma_1^2)^{\mathrm{T}}$，参数的似然函数为：

$$L_1(\boldsymbol{\theta}_1 \mid x_t)=(2\pi\sigma_1^2)^{-(n-p)/2}\exp\left[-\frac{1}{2\sigma_1^2}(R_1+R_2)\right]$$

其中，

$$R_1=\sum_{i=p+1}^{k}(w_i-\alpha_1^{(1)}w_{i-1}-\cdots-\alpha_p^{(1)}w_{i-p}-\beta_1^{(1)}\varepsilon_{i-1}-\cdots-\beta_q^{(1)}\varepsilon_{i-q})^2$$

$$R_2=\sum_{j=k+1}^{n}(w_j-\alpha_1^{(2)}w_{j-1}-\cdots-\alpha_p^{(2)}w_{j-p}-\beta_1^{(2)}\varepsilon_{j-1}-\cdots-\beta_q^{(2)}\varepsilon_{j-q})^2$$

通过参数变换，使 R_1，R_2 中关于 $\alpha_1^{(1)}, \alpha_2^{(1)}, \cdots, \alpha_p^{(1)}, \beta_1^{(1)}, \beta_2^{(1)}, \cdots, \beta_q^{(1)}, \alpha_1^{(2)}, \alpha_2^{(2)}, \cdots, \alpha_p^{(2)}, \beta_1^{(2)}, \beta_2^{(2)}, \cdots, \beta_q^{(2)}$ 的二次型转换为标准型，即

$$R_1=a_1^{(1)}(u_1+b_1^{(1)})^2+\cdots+a_{p+q}^{(1)}(u_{p+q}+b_{p+q}^{(1)})^2+c^{(1)}$$

$$R_2=a_1^{(2)}(v_1+b_1^{(2)})^2+\cdots+a_{p+q}^{(2)}(v_{p+q}+b_{p+q}^{(2)})^2+c^{(2)}$$

各参数的联合后验分布为：

$$\pi(\boldsymbol{\theta}_1 \mid x_t)\propto(2\pi\sigma_1^2)^{-(n-p)/2}\exp\left\{-\frac{1}{2\sigma_1^2}(R_1+R_2)\right\}\pi(k)$$

利用逆伽玛分布和 t 分布的性质对上式进行积分可得到 k 的后验分布的核为：

$$\pi(k \mid x_t)\propto(a_1^{(1)}\cdots a_{p+q}^{(1)}a_1^{(2)}\cdots a_{p+q}^{(2)})^{-\frac{1}{2}}(c^{(1)}+c^{(2)})^{-\frac{n-2(p+q)-1}{2}}\pi(k)$$

k 的后验分布为：

$$\pi(k \mid x_t)=\frac{(a_1^{(1)}\cdots a_{p+q}^{(1)}a_1^{(2)}\cdots a_{p+q}^{(2)})^{-\frac{1}{2}}(c^{(1)}+c^{(2)})^{-\frac{n-2(p+q)-1}{2}}\pi(k)}{\sum_{k=2}^{n-1}(a_1^{(1)}\cdots a_{p+q}^{(1)}a_1^{(2)}\cdots a_{p+q}^{(2)})^{-\frac{1}{2}}(c^{(1)}+c^{(2)})^{-\frac{n-2(p+q)-1}{2}}\pi(k)}$$

变点 k 的 Bayes 估计为：

$$\hat{k}=\arg\max_{2\leqslant k\leqslant n-1}\pi(k \mid w_t)$$

根据逆伽玛分布和 t 分布的性质，可得到参数 σ_1^2，u_1，$\cdots$，u_{p+q}，v_1，$\cdots$，v_{p+q} 的估计值分别为[17]：

$$\hat{\sigma}_1^2=\sum_{t=p+1}^{n-1}\frac{c^{(1)}+c^{(2)}}{n-2(p+q)-3}\pi(k \mid w_t)$$

$$u_i=\sum_{k=p+1}^{n-1}(-b_i^{(1)})\pi(k \mid w_t),\ i=1, 2, \cdots, p+q$$

$$v_i=\sum_{k=p+1}^{n-1}(-b_i^{(2)})\pi(k \mid w_t),\ i=1, 2, \cdots, p+q$$

6.5.3.2 $\sigma_1^2 \neq \sigma_2^2$

H_1 下，参数$\boldsymbol{\theta}_1=(k, \alpha_1^{(1)}, \cdots, \alpha_p^{(1)}, \beta_1^{(1)}, \cdots, \beta_q^{(1)}, \alpha_1^{(2)}, \cdots, \alpha_p^{(2)}, \beta_1^{(2)}, \cdots, \beta_q^{(2)}, \sigma_1^2, \sigma_2^2)^{\mathrm{T}}$，参数的似然函数为：

$$L_1(\theta_1 \mid x_t) = (2\pi)^{-(n-p)/2} (\sigma_1^2)^{-\frac{k-p}{2}} (\sigma_2^2)^{-\frac{n-k}{2}} \exp\left(-\frac{1}{2\sigma_1^2}R_1 - \frac{1}{2\sigma_2^2}R_2\right)$$

其中，

$$R_1 = \sum_{i=p+1}^{k} (w_i - \alpha_1^{(1)} w_{i-1} - \cdots - \alpha_p^{(1)} w_{i-p} - \beta_1^{(1)} \varepsilon_{i-1} - \cdots - \beta_q^{(1)} \varepsilon_{i-q})^2$$

$$R_2 = \sum_{j=k+1}^{n} (w_j - \alpha_1^{(2)} w_{j-1} - \cdots - \alpha_p^{(2)} w_{j-p} - \beta_1^{(2)} \varepsilon_{j-1} - \cdots - \beta_q^{(2)} \varepsilon_{j-q})^2$$

利用逆伽玛分布和 t 分布的性质可得到 k 的后验分布的核为：

$$\pi(k \mid x_t) \propto \Gamma\left(\frac{k-1-p-q}{2}\right)\Gamma\left(\frac{n-k-p-q}{2}\right)$$

$$(a_1^{(1)} \cdots a_{p+q}^{(1)} a_1^{(2)} \cdots a_{p+q}^{(2)})^{-\frac{1}{2}} (c^{(1)})^{-\frac{k-1-p-q}{2}} (c^{(2)})^{-\frac{n-k-p-q}{2}} \pi(k)$$

故 k 的后验分布为：

$$\pi(k \mid x_t) = \frac{\Gamma\left(\frac{k-1-p-q}{2}\right)\Gamma\left(\frac{n-k-p-q}{2}\right)((a_1^{(1)} \cdots a_{p+q}^{(1)} a_1^{(2)} \cdots a_{p+q}^{(2)})^{-\frac{1}{2}} (c^{(1)})^{-\frac{k-1-p-q}{2}} (c^{(2)})^{-\frac{n-k-p-q}{2}} \pi(k)}{\sum_{k=p+1}^{n-1} \Gamma\left(\frac{k-1-p-q}{2}\right)\Gamma\left(\frac{n-k-p-q}{2}\right)((a_1^{(1)} \cdots a_{p+q}^{(1)} a_1^{(2)} \cdots a_{p+q}^{(2)})^{-\frac{1}{2}} (c^{(1)})^{-\frac{k-1-p-q}{2}} (c^{(2)})^{-\frac{n-k-p-q}{2}} \pi(k)}$$

变点 k 的贝叶斯估计为：

$$\hat{k} = \arg \max_{2 \leqslant k \leqslant n-1} \pi(k \mid w_t)$$

根据逆伽玛分布和 t 分布的性质，可得到参数 σ_1^2，σ_2^2，u_1，u_2，…，u_{p+q}，v_1，v_2，…，v_{p+q}的估计值分别为[17]：

$$\hat{\sigma}_1^2 = \sum_{t=p+1}^{n-1} \frac{c^{(1)}}{k-p-q-3} \pi(k \mid w_t)$$

$$\hat{\sigma}_2^2 = \sum_{t=p+1}^{n-1} \frac{c^{(2)}}{n-k-p-q-2} \pi(k \mid w_t)$$

$$\hat{u}_i = \sum_{k=p+1}^{n-1} (-b_i^{(1)}) \pi(k \mid w_t), i = 1, 2, \cdots, p+q$$

$$\hat{v}_i = \sum_{k=p+1}^{n-1} (-b_i^{(2)}) \pi(k \mid w_t), i = 1, 2, \cdots, p+q$$

参考文献

[1] Quandt R E. Maximum－likelihood method for estimating the parameters in two separate regression lines that swith data an unknown point [J]. J. Am. Stat. Sssoc，1958，53：873－880.

[2] Quandt R E. A likelihood ratio test to test two separate regression lines as opposed to the null hypothesis that the data follow only one [J]. J. Am. Stat. Sssoc，1960，55：324－330.

[3] Hawkins D L. A U－I apporoach to restrospective testing for shift parameters in a linear model [J]. Comm. Statist—Theory Method，1989 (18)：3117－3134.

[4] Brown R L，Durbin J，Evans J M. Techqique for testing the consistency of regression relationships

over time [J]. Journal or Royal Statistical Society B. 1975 (37): 149—192.
[5] Chen J, Gupta A K. Parametric Statistical Change Point Analysis with Applications to Genetics, Medicine, and Finance [M]. Basle: Birkhauser, 2000.
[6] 赵华玲. 逐段线性回归中变点问题的统计推断 [D]. 武汉：武汉大学，2011.
[7] Holbert D. A bayesian analysis of a switching linear model [J]. Joyrnal of Econometrics. 1982 (19): 77—87.
[8] Csorgo M, Horvath L. Limit Theorems in Change—point analysis [M]. Hoboken: Wiley, 1997.
[9] 李克胜. 移动平均模型和自回归移动平均模型中变点问题的研究 [D]. 成都：西南交通大学，2013.
[10] Davis A, Huang R A, Yao Y C. Testing for a change parameters values and order of an autoregressive model [J]. The Annuals of statistics, 1995, 23 (1): 282—304.
[11] 刘琴. *AR*(1)和 *ARCH*(1)模型中变点问题的 bayes 估计 [D]. 上海：上海师范大学，2006.
[12] 夏强，梁基冰，刘金山，等. 基于 AR 和 TAR 模型的变点问题分析 [J]. 徐州师范大学学报（自然科学版），2011，29 (3)：49—53.
[13] 张立文，周秀轻. *p* 阶自回归模型中的变点检验问题 [J]. 南京师范大学学报（自然科学版），2010，33 (2)：13—17.
[14] Wang Liming. Testing for change—point of the first—order autoregressive time series model [J]. Chinese Journal of probability and Statistics, 2008, 24 (1): 28—36.
[15] 李畅. *AR* (*p*) 模型中的变点分析及参数估计 [D]. 北京：国防科技大学，2015.
[16] 金鹏鹏. 基于贝叶斯方法的时间序列变点问题研究 [D]. 哈尔滨：哈尔滨工业大学，2019.
[17] 杨吉斌. 基于 Bayes 方法的 *AR*(*p*)和 *ARMA*(*p*, *q*)模型的变点问题的参数估计 [D]. 乌鲁木齐：新疆大学，2010.

7 贝叶斯变点分析方法

贝叶斯统计是近几十年来发展较为迅速的统计学分支。假定读者已熟悉贝叶斯原理，本章首先简单介绍贝叶斯公式和贝叶斯统计推断，较为详细地介绍了基于无信息先验下单参数指数族分布变点的贝叶斯估计和均匀分布下的贝叶斯变点分析方法，同时介绍了基于贝叶斯因子的变点统计方法，并用医学实例说明其应用。

7.1 贝叶斯统计概述

本节简单介绍本书要用到的贝叶斯公式和贝叶斯统计推断。

7.1.1 贝叶斯公式

设 $f(x|\theta)$ 是依赖于参数 θ 的密度函数，假设从先验分布 $\pi(\theta)$ 中产生一个样本 θ'，然后从密度函数 $p(x|\theta')$ 中产生一个样本 $x=\{x_1, x_2, \cdots, x_n\}$，则在给定样本 x 的条件下，参数 θ 的条件分布为：

$$\pi(\theta|x) = h(x,\theta)/m(x) = \frac{p(x|\theta)\pi(\theta)}{\int_{\Theta} p(x|\theta)\pi(\theta)\mathrm{d}\theta} \tag{7.1.1}$$

其中，$h(x, \theta) = p(x|\theta)\pi(\theta)$ 为样本 x 和参数 θ 的联合分布，$m(x) = \int_{\Theta} p(x|\theta)\pi(\theta)\mathrm{d}\theta$ 是 x 的边缘密度函数。显然，$m(x)$ 与 θ 无关。

当 θ 是离散随机变量时，先验分布可用分布列 $\pi(\theta_i)$ 表示，$i=1, 2, \cdots$，则离散形式的后验分布为：

$$\pi(\theta_i|x) = \frac{p(x|\theta_i)\pi(\theta_i)}{\sum_j p(x|\theta_j)\pi(\theta_j)}, \quad i = 1, 2, \cdots \tag{7.1.2}$$

先验分布 $\pi(\theta)$ 反映人们在抽样前对 θ 的一种认识，后验分布 $\pi(\theta_i|x)$ 是人们在总体信息和样本信息的基础上对先验信息的一种修正[1]。

7.1.2 贝叶斯统计推断

根据贝叶斯公式计算后验分布 $\pi(\theta|x)$ 后，可选取后验分布 $\pi(\theta|x)$ 的某个位置特征量作为 θ 的估计。位置特征量可选用众数、中位数或者期望值。

在一般情况下，这三种贝叶斯估计是不同的，当后验密度函数为对称时，这三种估计重合，应根据实际资料使用不同的估计。

7.2 随机变量序列变点的贝叶斯途径

Smith[2]，Booth 和 Smith[3]较早研究了随机变量序列变点的贝叶斯途径，本节以正态分布为例简要介绍其原理。

假设 x_1，x_2，…，x_n 是随机变量序列，服从于正态分布。如果序列在时刻 r 有变点 $(1 \leqslant r \leqslant n)$，则观察值 x_i 在时刻 r 前后服从的正态分布的参数将发生变化。在变点时刻 r 以前和以后，观察值 x_i 所服从的分布密度分别为：

$$\begin{aligned} x_i &\sim N(\mu_1, \sigma_1^2),\ i = 1, 2, \cdots, r \\ x_i &\sim N(\mu_n, \sigma_n^2),\ i = r+1, r+2, \cdots, n \end{aligned} \tag{7.2.1}$$

对于均值变点模型，则假设方差不变，即 $\sigma_1^2 = \sigma_n^2 = \sigma^2$。对于 μ_1 和 μ_n，则假设它们服从一定的概率分布。在得到样本前，对于 μ_1 和 μ_n 的先验没有任何信息，只能假设。一般假设 μ_1，μ_n 的先验分布为相同的正态分布，

$$\mu_1, \mu_n \sim N(\mu_0, \sigma_0^2)$$

当 σ_0^2 趋于无穷时，正态分布趋于非正常均匀分布。在无信息条件下，假设 μ_1，μ_n 的先验分布为方差很大的正态分布，或者是（$-\infty$，$+\infty$）上的均匀分布是合理的。

由贝叶斯定理，得到观察信息 $\boldsymbol{X} = \{x_1, x_2, \cdots, x_n\}$ 后即可导出 μ_1，μ_n 的后验分布。μ_1 的后验分布为：

$$\mu_1 | \boldsymbol{X} \sim N(\mu_1^*, \sigma_1^{*2}) \tag{7.2.2}$$

其中，$\mu_1^* = (n^* \mu_0 + \sum_{i=1}^{r} x_i)/(n^* + r)$，$\sigma_1^{*2} = \sigma^2/(n^* + r)$，$n^* = \sigma^2/\sigma_0^2$。

μ_2 的后验分布为：

$$\mu_n | \boldsymbol{X} \sim N(\mu_n^*, \sigma_n^{*2}) \tag{7.2.3}$$

其中，$\mu_n^* = (n^* \mu_0 + \sum_{i=r+1}^{n} x_i)/(n^* + n - r)$，$\sigma_n^{*2} = \sigma^2/(n^* + n - r)$，$n^* = \sigma^2/\sigma_0^2$。

导出变点 r 的后验分布密度函数的步骤[1]：

第一步：列出在已知 μ_1、μ_n 的条件下，样本 $\boldsymbol{X}$ 的联合分布函数为：

$$p(\boldsymbol{X} | r, \mu_1, \mu_n) = \prod_{i=1}^{r} \frac{1}{\sqrt{2\pi}\sigma} \exp\left[-\frac{(x_i - \mu_1)^2}{2\sigma^2}\right] \prod_{i=r+1}^{n} \frac{1}{\sqrt{2\pi}\sigma} \exp\left[-\frac{(x_i - \mu_n)^2}{2\sigma^2}\right] \tag{7.2.4}$$

第二步：根据贝叶斯原理，可导出变点位置 r 的后验分布密度：

$$p(r | \boldsymbol{X}, \mu_1, \mu_n) = \frac{p(\boldsymbol{X} | r, \mu_1, \mu_n) p(r)}{\sum_{k=1}^{n} p(\boldsymbol{X} | k, \mu_1, \mu_n) p(k)} \tag{7.2.5}$$

其中，$p(k)$ 表示变点位置的先验分布，一般情况下假设为其取值范围的均匀分布，即 $p(k) = 1/n$，$k = 1, 2, \cdots, n$。在此假设下，变点位置 r 的后验密度可简化为：

$$p(r|\boldsymbol{X},\mu_1,\mu_n)=\frac{p(\boldsymbol{X}|r,\mu_1,\mu_n)}{\sum_{k=1}^{n}p(\boldsymbol{X}|k,\mu_1,\mu_n)p(k)} \tag{7.2.6}$$

变点 r 的后验概率的期望值为：

$$p(r|\boldsymbol{X})=\iint p(r|\boldsymbol{X},\mu_1,\mu_n)\mathrm{d}\mu_1\mathrm{d}\mu_n \tag{7.2.7}$$

上式可通过 MCMC 随机抽样来估计。

本节介绍了正态分布序列变点的贝叶斯途径。二项分布、Poisson 分布、几何分布等序列变点的贝叶斯途径也可参考本节原理和步骤来进行。

7.3 均匀分布的贝叶斯变点分析

假设样本来自两个均匀分布总体，其中 x_1，x_2，…，x_k 来自总体 u_1，x_{k+1}，x_{k+2}，…，x_n 来自总体 u_2。u_1、u_2 都是均匀分布总体，其密度函数分别为：

$$f_1(x|\theta_1)=1/\theta_1,\ x\in(0,\theta_1)$$

$$f_2(x|\theta_n)=1/\theta_n,\ x\in(0,\theta_n)$$

从总体中抽取的样本满足如下密度函数：

$$f(x_i|\theta)=\begin{cases}1/\theta_1,\ x_i\in(0,\theta_1),\ i=1,2,\cdots,k\\1/\theta_n,\ x_i\in(0,\theta_n),\ i=k+1,k+2,\cdots,n\end{cases}$$

$\theta_1\neq\theta_n$，k 是可能的变点。

7.3.1 先验分布

对 k 没有任何先验信息，假定其具有无条件先验分布，一般认为 k 为在 2 到 $n-2$ 之间取值的离散均匀分布，其密度函数为[4]：

$$\pi(k)=1/(n-3),\ k=2,3,\cdots,n-2 \tag{7.3.1}$$

由于 θ_1、θ_n 未知，取其先验分布为连续的均匀先验分布，记 $\theta_1\sim U(0,a)$，$\theta_2\sim U(0,b)$，其中 a、b 为未知的超参数。

$$\pi(\theta_1|a,k)=1/a,\ \theta_1\in(0,a) \tag{7.3.2}$$

$$\pi(\theta_n|b,k)=1/b,\ \theta_n\in(0,b) \tag{7.3.3}$$

7.3.2 联合密度

给定样本 x_1，x_2，…，x_n 时，样本联合密度函数为：

$$f(\boldsymbol{x}|k,\theta_1,\theta_n)=(1/\theta_1)^k(1/\theta_n)^{n-k} \tag{7.3.4}$$

也即

$$\pi(k,\theta_1,\theta_n|\boldsymbol{x})=(1/\theta_1)^k(1/\theta_n)^{n-k} \tag{7.3.5}$$

参数的联合密度为：

$$\begin{aligned}\pi(\theta_1,\theta_n,k|a,b)&=\pi(\theta_1,k|a)\pi(\theta_n,k|b)\\&=\pi(\theta_1|a,k)\pi(k)\pi(\theta_n|b,k)\pi(\theta_n)\end{aligned} \tag{7.3.6}$$

样本和参数的联合分布为：

$$\begin{aligned}\pi(\boldsymbol{x}, k, \theta_1, \theta_n) &= f(\boldsymbol{x} \mid k, \theta_1, \theta_n)\pi(\theta_1, \theta_n, k \mid a, b)\\ &= f(\boldsymbol{x} \mid k, \theta_1, \theta_n)\pi(\theta_1 \mid a, k)\pi(k)\pi(\theta_n \mid b, k)\pi(k)\\ &= \left(\frac{1}{\theta_1}\right)^k\left(\frac{1}{\theta_n}\right)^{n-k}\cdot\frac{1}{a}\cdot\frac{1}{n-3}\cdot\frac{1}{b}\cdot\frac{1}{n-3}\end{aligned}\tag{7.3.7}$$

7.3.3 后验密度

由贝叶斯公式：

$$\begin{aligned}\pi(k \mid \boldsymbol{x}) &= \pi(\boldsymbol{x}, k)/\pi(\boldsymbol{x})\\ &= \iint \pi(\boldsymbol{x}, k, \theta_1, \theta_2)\mathrm{d}\theta_1\mathrm{d}\theta_n / \sum_k\iint \pi(\boldsymbol{x}, k, \theta_1, \theta_2)\mathrm{d}\theta_1\mathrm{d}\theta_n\end{aligned}\tag{7.3.8}$$

将式（7.3.7）代入$\pi(\boldsymbol{x})$，有

$$\pi(\boldsymbol{x}) = \frac{1}{b^n(n-3)^2}\sum_{k=2}^{n-2}\frac{1}{1-k}\cdot\frac{1}{1+k-n}\cdot\left(\frac{b}{a}\right)^k \tag{7.3.9}$$

因此后验密度为：

$$\pi(k \mid \boldsymbol{x}) = \frac{1}{1-k}\cdot\frac{1}{1+k-n}\cdot\left(\frac{b}{a}\right)^k\Big/\sum_{k=2}^{n-2}\frac{1}{1-k}\cdot\frac{1}{1+k-n}\cdot\left(\frac{b}{a}\right)^k \tag{7.3.10}$$

后验密度中含有超参数，因此需要对超参数进行估计，然后就可求出未知参数只有变点 k 的后验密度函数。

7.3.4 超参数估计

对于超参数的估计，可根据不同的先验信息来进行估计。估计的方法有矩估计、最大似然估计。

7.3.5 变点的估计

将变点 k 的后验分布中概率最高的点作为 k 的位置估计 $\hat{k}$。

$$\hat{k} = \arg\max_k \pi(k \mid \boldsymbol{x})$$

7.3.6 医学实例分析

对某医院某科室某日上午 8 时至 12 时段每隔 5 分钟所统计的就诊人次，采用均匀分布进行变点分析。

表 7.1 某医院某科室某日上午 8 时至 12 时每隔 5 分钟就诊人次的均匀分布的贝叶斯变点分析

时段	挂号人次 x_i	k	a	b	$\pi(\boldsymbol{x}, k)$	$\pi(k \mid \boldsymbol{x})$
8：00—8：05	7	1	—	—	—	—
8：05—8：10	8	2	8	17	0.1003	0.0204

续表7.1

时段	挂号人次 x_i	k	a	b	$\pi(\boldsymbol{x}, k)$	$\pi(k\mid\boldsymbol{x})$
8：10—8：15	6	3	8	17	0.1090	0.0222
8：15—8：20	7	4	8	17	0.1581	0.0321
8：20—8：25	5	5	8	17	0.2579	0.0524
8：25—8：30	8	6	8	17	0.4492	0.0913
8：30—8：35	9	7	9	17	0.3575	0.0727
8：35—8：40	5	8	9	17	0.5936	0.1206
8：40—8：45	7	9	9	17	1.0069	0.2047
8：45—8：50	8	10	9	17	1.7363	0.3529
8：50—8：55	14	11	14	17	0.0235	0.0048
8：55—9：00	16	12	16	17	0.0054	0.0011
9：00—9：05	13	13	16	17	0.0054	0.0011
9：05—9：10	17	14	17	17	0.0023	0.0005
9：10—9：15	15	15	17	17	0.0022	0.0005
9：15—9：20	14	16	17	17	0.0022	0.0004
9：20—9：25	17	17	17	17	0.0021	0.0004
9：25—9：30	15	18	17	17	0.0020	0.0004
9：30—9：35	16	19	17	17	0.0020	0.0004
9：35—9：40	13	20	17	17	0.0019	0.0004
9：40—9：45	17	21	17	17	0.0019	0.0004
9：45—9：50	15	22	17	17	0.0019	0.0004
9：50—9：55	14	23	17	17	0.0019	0.0004
9：55—10：00	17	24	17	17	0.0019	0.0004
10：00—10：05	15	25	17	17	0.0019	0.0004
10：05—10：10	14	26	17	17	0.0019	0.0004
10：10—10：15	16	27	17	17	0.0019	0.0004
10：15—10：20	13	28	17	17	0.0019	0.0004
10：20—10：25	17	29	17	17	0.0020	0.0004
10：25—10：30	15	30	17	17	0.0020	0.0004
10：30—10：35	14	31	17	17	0.0021	0.0004
10：35—10：40	17	32	17	17	0.0022	0.0004
10：40—10：45	15	33	17	17	0.0022	0.0005
10：45—10：50	17	34	17	17	0.0023	0.0005

续表7.1

时段	挂号人次 x_i	k	a	b	$\pi(\boldsymbol{x}, k)$	$\pi(k \mid \boldsymbol{x})$
10：50—10：55	15	35	17	17	0.0025	0.0005
10：55—11：00	14	36	17	17	0.0026	0.0005
11：00—11：05	16	37	17	17	0.0028	0.0006
11：05—11：10	13	38	17	17	0.0030	0.0006
11：10—11：15	17	39	17	17	0.0033	0.0007
11：15—11：20	15	40	17	17	0.0037	0.0007
11：20—11：25	14	41	17	17	0.0042	0.0008
11：25—11：30	17	42	17	17	0.0049	0.0010
11：30—11：35	15	43	17	17	0.0060	0.0012
11：35—11：40	11	44	17	17	0.0078	0.0016
11：40—11：45	12	45	17	17	0.0114	0.0023
11：45—11：50	10	46	17	17	0.0222	0.0045
11：50—11：55	14	47	17	17	—	—
11：55—12：00	17	48	17	17	—	—
合计	636				4.9200	

按照上述介绍的计算分析过程，计算结果见表 7.1。$\max_k \pi(k \mid x) = 0.3529$，$\hat{k} = 10$，可认为上午 8：00—8：50 所服从的均匀分布与 8：50—12：00 所服从的均匀分布不同。

7.3.7　两个重要问题的进一步说明

7.3.7.1　先验分布的选择

先验分布的选择是贝叶斯方法的重要一步。在应用贝叶斯方法时，所需要的是一种无信息先验，可使用有限区间上的连续均匀分布、离散均匀分布，在前面已做过介绍，这里不再赘述；也可使用广义先验分布，但表达式$\pi(k \mid x)$ 中含有积分，计算难度非常大。Jeffeys 无信息先验分布可用 Fisher 信息矩阵的行列式的平方根作为 θ_1，θ_n 的先验。

共轭先验可以使先验分布和后验分布的形式相同。

7.3.7.2　超参数的估计

常用的参数估计方法可以用于对超参数的估计。

1）矩估计

样本 x_1，x_2，…，x_n 来自两个均匀分布总体，其中 x_1，x_2，…，x_k 来自总体 u_1，x_{k+1}，x_{k+2}，…，x_n 来自总体 u_2，则

$$\overline{x}_{(1)} = \frac{1}{k}\sum_{i=1}^{k} x_i, \quad \overline{x}_{(2)} = \frac{1}{n-k}\sum_{i=k+1}^{n} x_i$$

若参数 θ 的先验分布选取连续均匀分布，参数 k 的先验分布为离散分布。样本 x_1，x_2，…，x_n 来自均匀分布总体，假定 x 的取值为（0，θ）。

根据 $E(x)=\int xf(x|\theta)\mathrm{d}x$，有

$$E_{x|\theta_1}(x_{(1)})=\theta_1/2,\ E_{x|\theta_n}(x_{(2)})=\theta_n/2$$

$$E_{\theta_1|a}(x_{(1)})=a/2,\ E_{\theta_n|b}(x_{(2)})=b/2$$

令 $E_{x|\theta_1}(x_{(1)})=\bar{x}_{(1)}$，$E_{x|\theta_n}x_{(2)})=\bar{x}_{(2)}$，则超参数 a，b 的估计为：

$$\hat{a}=\frac{4}{k}\sum_{i=1}^{k}x_i,\ \hat{b}=\frac{4}{n-k}\sum_{i=k+1}^{n}x_i$$

变点 k 的后验密度为：

$$\pi(k|x)=\frac{1}{1-k}\cdot\frac{1}{1+k-n}\cdot\left(\frac{\frac{4}{n-k}\sum_{i=k+1}^{n}x_i}{\frac{4}{k}\sum_{i=1}^{k}x_i}\right)\Big/\sum_{k=2}^{n-2}\frac{1}{1-k}\cdot\frac{1}{1+k-n}\cdot\left(\frac{\frac{4}{n-k}\sum_{i=k+1}^{n}x_i}{\frac{4}{k}\sum_{i=1}^{k}x_i}\right)^k \tag{7.3.11}$$

2）最大似然估计

均匀分布中参数 θ 的最大似然估计为样本中的最大值，即

$$\hat{\theta}_1=\max(x_1,x_2,\cdots,x_k),\ \hat{\theta}_n=\max(x_{k+1},x_{k+2},\cdots,x_n)$$

又 $E_{\theta_1|a}(\theta_1)=a/2$，$E_{\theta_n|b}(\theta_n)=b/2$，因此超参数 a，b 的估计为：

$$\hat{a}=2\max(x_1,x_2,\cdots,x_k),\ \hat{b}=2\max(x_{k+1},x_{k+2},\cdots,x_n)$$

最大似然估计下变点 k 的后验密度为：

$$\pi(k|x)=\frac{\frac{1}{1-k}\cdot\frac{1}{1+k-n}\cdot\left[\frac{\max(x_{k+1},x_{k+2},\cdots,x_n)}{\max(x_1,x_2,\cdots,x_k)}\right]^k}{\sum_{k=2}^{n-2}\frac{1}{1-k}\cdot\frac{1}{1+k-n}\cdot\left[\frac{\max(x_{k+1},x_{k+2},\cdots,x_n}{\max(x_1,x_2,\cdots,x_k)}\right]^k} \tag{7.3.12}$$

7.4 基于贝叶斯因子的变点统计方法

前面几节介绍了一些分布的 Bayes 变点分析，在得到变点位置及参数的分布后，涉及估计的 MCMC 模拟，或者超参数的估计问题，过程比较复杂。本节以泊松分布、0−1 序列及正态分布序列来介绍基于 Bayes 因子的变点统计分析方法。

7.4.1 泊松分布的贝叶斯因子法变点分析

有不少学者发展了贝叶斯途径来估计和检验 Poisson 过程的单变点问题，本节主要介绍 Moloi 和 Groenwald[5] 的结果。

前面已介绍过泊松分布的贝叶斯分析，本节关心的模型如下：

$$x_i\sim Poisson(\lambda_1),\ i=1,2,\cdots,k \tag{7.4.1}$$

$$x_i\sim Poisson(\lambda_2),\ i=k+1,k+2,\cdots,n \tag{7.4.2}$$

其中，参数 k 为可能的变点位置，$1\leqslant k\leqslant n-1$，$\lambda_1$，$\lambda_2$，$k$ 为未知参数。

似然函数为：

$$L(\lambda_1, \lambda_2, k, x) = \frac{1}{\prod_{i=1}^{n} x_i}\lambda_1^{y_1}\lambda_2^{y_2}e^{-k\lambda_1}e^{-(n-k)\lambda_2}, \ 1 \leqslant k \leqslant n-1$$

这里 $y_1 = \sum_{i=1}^{k} x_i$，$y_2 = \sum_{i=k+1}^{n} x_i$。

先设置 λ_1，λ_n 和 k 是先验独立，先验密度具有共轭形式：

$$\pi(\lambda_1, \lambda_n | \alpha, \beta) = \frac{\beta^{2\alpha}}{\Gamma^2(\alpha)}\lambda_1^{\alpha-1}\lambda_2^{\alpha-1}e^{-\beta(\lambda_1+\lambda_2)}$$

其中，α，β 是超参数。

关于 k 的离散均匀先验为：

$$f(y_1, y_2 | k, \alpha, \beta) = \frac{\beta^{2\alpha}}{\Gamma^2(\alpha)}\lambda_1^{\alpha-1}\lambda_2^{\alpha-1}e^{-\beta(\lambda_1+\lambda_2)} \ \frac{\beta^{2\alpha}\Gamma(\alpha+y_1)\Gamma(\alpha+y_2)}{\prod_{i=1}^{n} x_i!\Gamma^2(\alpha)(k+\beta)^{\alpha+y_1}(n-k+\beta)^{\alpha+y_2}}$$

$$\pi(k | y_1, y_2, \alpha, \beta) = \frac{f(y_1, y_2 | k, \alpha, \beta)}{\sum_{k=1}^{n-1} f(y_1, y_2 | k, \alpha, \beta)}$$

假如令 $\alpha \to 0$，$\beta \to 0$ 表示无信息先验，则有

$$\pi(k | y_1, y_2) \propto \Gamma(y_1)\Gamma(y_2)k^{-y_1}(n-k)^{-y_2}$$

或者，假如令 $\alpha \to 1/2$，$\beta \to 0$，则表示 Jeffreys 先验。

另外有

$$\lambda_i | y_i, k, \alpha, \beta \sim \Gamma(\alpha + y_i, k_i + \beta), \ k_2 = n - k$$

无条件地有

$$\pi(\lambda_i | y, k, \alpha, \beta) = \sum_k \pi(\lambda_i | y_i, k, \alpha, \beta)\pi(k | y_i, \alpha, \beta), \ i = 1, 2$$

对于比 $\tau = \frac{\lambda_1}{\lambda_2}$，服从下列分布：

$$\pi(\tau | y, k, \alpha, \beta) \propto \left[1 + \frac{k}{n-k+\beta}\right]^{-(2\alpha+y)} \tau^{\alpha+y-1}$$

因此有

$$\frac{2(\alpha + y_2)k}{2(\alpha + y_1)(n-k+\beta)}\tau | y, k \sim F_{\upsilon_1, \upsilon_2}$$

这里 $\upsilon_1 = 2(\alpha + y_1)$，$\upsilon_2 = 2(\alpha + y_2)$。

故 τ 的后验有下式给出：

$$\pi(\tau | y) = \sum_k \pi(\tau | y, k, \alpha, \beta)\pi(k | y, \alpha, \beta)$$

上面我们假设只有一个变点，考虑没有变点的可能性，令

$$\pi(k) = \begin{cases} q, & k = 0 \\ \dfrac{1-q}{n-1}, & k = 1, 2, \cdots, n-1 \end{cases}$$

当 $k=0$ 时意味着序列没有变点，M_k 表示模型变点在 k，$k=0, 1, 2, \cdots, n-1$。一般考虑有无变点的可能性各占 50%，即取 $q=0.5$，则有

$$f(y|k=0,\alpha,\beta)=\frac{\beta^{\alpha}\Gamma(\alpha+y)}{\prod_{i=1}^{n}x_i!\Gamma(\alpha)(n+\beta)^{\alpha+y}}$$

这里 $y=\sum_{i=1}^{n}x_i$。没有变点的先验分布为：

$$\pi(k=0|y)=\frac{qf(y|k=n)}{\sum_{k=1}^{n-2}\frac{1-q}{n-1}f(y|k)+qf(y|k=n)}$$
$$=\left[1+\frac{1-q}{q(n-1)\sum_{k=1}^{n-1}B_{k0}}\right]^{-1}$$

变点的后验分布为：

$$\pi(k|y)=B_{k0}\left[\frac{q(n-1)}{1-q}+\sum_{k=1}^{n-1}B_{k0}\right],\ k=1,2,\cdots,n-1$$

B_{k0} 是用于比较模型 M_k 和模型 M_0 的贝叶斯因子（Bayes factor），有

$$B_{k0}=\frac{f(y_1,y_2|k,\alpha,\beta)}{f(y|k=0,\alpha,\beta)}=\frac{\beta^{\alpha}\Gamma(\alpha+y_1)\Gamma(\alpha+y_2)(n+\beta)^{\alpha+y}}{\Gamma(\alpha)(k+\beta)^{\alpha+y_1}(n-k+\beta)^{\alpha+y_2}\Gamma(\alpha+y)}$$

在实务中可通过计算 B_{k0} 中的最大值，记为 $B_{\hat{k}0}$。

根据贝叶斯因子模型选择的一般原则[6]：若 $B_{\hat{k}0}<1$，则支持 M^0；若 $1\leqslant B_{\hat{k}0}<3$，则 M^0 和 $M_{\hat{k}}$ 之间差距小；若 $3\leqslant B_{\hat{k}0}<20$，则支持 $M_{\hat{k}}$；若 $20\leqslant B_{\hat{k}0}<150$，则较为强烈地支持 $M_{\hat{k}}$；若 $B_{\hat{k}0}\geqslant 150$，则非常强烈地支持 $M_{\hat{k}}$。如果数据支持 $M_{\hat{k}}$，则需进一步对其位置进行统计分析。

7.4.2 泊松分布贝叶斯因子实例分析

对美国 1970—2005 年煤矿灾难发生次数的变点分析，见表 7.2。

表 7.2 美国 1970—2005 年煤矿灾难发生次数的变点分析

年度	灾难次数 x_k	k	B_{k0}
1970	1	1	0.5441
1971	0	2	0.3853
1972	2	3	0.6697
1973	0	4	0.4237
1974	0	5	0.3197
1975	0	6	0.2738
1976	1	7	0.2861
1977	1	8	0.3221
1978	1	9	0.3857
1979	0	10	0.3016
1980	1	11	0.3633

续表7.2

年度	灾难次数 x_k	k	B_{k0}
1981	3	12	2.3206
1982	1	13	3.9440
1983	1	14	7.3388
1984	1	15	15.3015
1985	0	16	8.1782
1986	1	17	18.9303
1987	0	18	10.2258
1988	0	19	5.8164
1989	1	20	14.8856
1990	0	21	8.3943
1991	0	22	4.9441
1992	1	23	15.1848
1993	0	24	8.7086
1994	0	25	5.1850
1995	0	26	3.2036
1996	0	27	2.0545
1997	0	28	1.3690
1998	0	29	0.9498
1999	0	30	0.6884
2000	0	31	0.5241
2001	1	32	1.3069
2002	0	33	0.9163
2003	0	34	0.6797
2004	0	35	0.5458
2005	0	—	—
合计	17		$\hat{k}=17$，$B_{\hat{k}0}=18.9303$

注：一次死亡超过5人以上作为一次灾难。

本例取 $\alpha=\beta=1$，$n=36$，$\sum_{i=1}^{n} x_i=17$。

本例贝叶斯因子 $B_{\hat{k}0}=18.9303$。按照贝叶斯因子模型选择的一般原则，支持 M_{17}，可认为有一个变点。1970—1986 年 17 年间共发生 14 次，平均每年发生 0.8235 次；1987—2005 年 19 年间共发生 3 次，平均每年发生 0.1579 次，前者是后者的 5.2157 倍。

尚需对变点前后两段序列再进行变点分析。

7.4.3 0－1序列基于贝叶斯因子的变点分析

对于0－1序列数据$\{x_i\}_{i=1}^n$，$x_i=1$表示第i次观察值结果为“成功”，$x_i=0$表示第i次观察值结果为“失败”。我们关心的假设检验问题是：

$$H_0: x_i \sim Bernoulli(p) \tag{7.4.8}$$

$$H_1: x_i \sim \begin{cases} Bernoulli(p_1), & i=1, 2, \cdots, k \\ Bernoulli(p_n), & i=k+1, k+2, \cdots, n \end{cases} \tag{7.4.9}$$

对模型（7.4.9）中的p_1、p_n、k做假设。对p_1、p_n采用它们的共轭先验分布，即假设$p_1 \sim Beta(a_1, b_1)$，$p_n \sim Beta(a_n, b_n)$，a_1、b_1、a_n、b_n是超参数。基于无信息先验原则，假设k的先验分布为$\{1, 2, \cdots, n-1\}$上的均匀分布。

由贝叶斯定理可得参数$\boldsymbol{\theta}=(p_1, p_n, k)^{\mathrm{T}}$的联合后验密度函数为：

$$f(\boldsymbol{\theta} \mid \boldsymbol{x}) = f(\boldsymbol{x} \mid \boldsymbol{\theta}) f(\boldsymbol{\theta}) / f(\boldsymbol{x}) \tag{7.4.10}$$

其中，$f(\boldsymbol{x}) = \int f(\boldsymbol{x} \mid \boldsymbol{\theta}) f(\boldsymbol{\theta}) \mathrm{d}\boldsymbol{\theta}$，是观察值数据的边际似然函数。

经过简单的运算，可得$f(x)$的表达式为[7]：

$$f(x) = \frac{\sum_{k=1}^{n-1} B(a_1+S_k, b_1+k-S_k) B(a_n+L_k, b_n+(n-k)-L_k)}{(n-1) B(a_1, b_1) B(a_n, b_n)} \tag{7.4.11}$$

其中，$S_k = \sum_{i=1}^{k} x_i$，$L_k = \sum_{i=k+1}^{n} x_i$，$B(a, b) = \int_0^1 u^{a-1}(1-u)^{b-1} \mathrm{d}u$是Beta函数。

令M_0和M_1分别表示没有变点的模型（7.4.8）及仅有一个变点的模型（7.4.9），比较这两个模型的贝叶斯因子为：

$$BF_{10} = f(x \mid M_1) / f(x \mid M_0)$$

其中，$f(x \mid M_0) = B(a+S_n, b+n-S_n)/B(a, b)$，$a$、$b$是模型（7.4.8）中未知参数$p$的贝塔共轭先验分布中的两个超参数，$f(x \mid M_1)$如式（7.4.11）。按贝叶斯因子模型选择的一般原则[5]进行判断。

在式（7.4.11）基础上，可分别得到p_1、p_n、k的边际后验密度函数为：

$$\begin{aligned} f(k \mid x) &= c_k d_k / \Delta \\ f(p_1 \mid x) &= \sum_{k=1}^{n-1} \frac{d_k}{\Delta} p_1^{a_1+S_k-1} (1-p_1)^{b_1+k-S_k-1} \\ f(p_n \mid x) &= \sum_{k=1}^{n-1} \frac{c_k}{\Delta} p_n^{a_c+L_k-1} (1-p_n)^{b_n+(n-k)-L_k-1} \end{aligned} \tag{7.4.12}$$

其中，$c_k = B(a_1+S_k, b_1+k-S_k)$，$d_k = B(a_n+L_k, b_n+(n-k)-L_k)$，$\Delta = \sum_{k=1}^{n-1} c_k d_k$。基于式（7.4.12），即可对未知变点$p_1$，$p_n$，$k$进行贝叶斯统计分析。因$k$的后验分布是$\{1, 2, \cdots, n-1\}$上的离散分布，其后验均值和方差分别为：

$$E(k \mid x) = \sum_{k=1}^{n-1} k f(k \mid x), \quad Var(k \mid x) = \sum_{k=1}^{n-1} (k - E(k \mid x))^2 f(k \mid x) \tag{7.4.13}$$

由于 p_1、p_n 的后验密度函数都是贝塔函数的加权平均，可基于贝塔分布的定义求得 p_1、p_n 的后验均值和方差。p_1 的后验均值和方差分别为：

$$E(p_1|x)=\frac{1}{\Delta}\sum_{k=1}^{n-1}d_kB(a_1+S_k+1,\ b_1+k-S_k)$$
$$Var(p_1|x)=\frac{1}{\Delta}\sum_{k=1}^{n-1}d_kB(a_1+S_k+2,\ b_1+k-S_k)-(E(p_1|x))^2 \tag{7.4.14}$$

p_n 的后验均值和方差类似。

7.4.4　0－1 分布贝叶斯因子实例分析

0－1 序列在医学中非常常见，例如对新冠病毒核酸检测结果的时间序列，阳性作为“成功”，阴性作为“失败”；对某医院某科室就诊病人有效投诉时间序列，有效投诉作为“成功”，无投诉作为“失败”。

下面就某医院某科室某月就诊病人有效投诉序列进行分析。序列如下：

$$x_i=\begin{cases}1,\ i=76,\ 159,\ 272,\ 339,\ 502,\ 688,\ 768,\ 932,\ 1003,\ 4101\\ 0,\ 其他\end{cases}$$

本例 $n=6288$。其中 $x_i=1$ 表示第 i 个病人有效投诉，$x_i=0$ 表示第 i 个病人未投诉。对几个超参数的运算结果如下：

	$a_1=1,\ b_1=10$ $a_n=1,\ b_n=10$ $a=1,\ b=10$	$a_1=1,\ b_1=1$ $a_n=1,\ b_n=1$ $a=1,\ b=1$	$a_1=1,\ b_1=20$ $a_n=1,\ b_n=20$ $a=1,\ b=1$
$f(x\|M_1)$	2.36168E－32	2.56897E－34	8.61118E－32
$f(x\|M_0)$	5.92009E－35	6.01403E－36	1.16752E－34
贝叶斯因子	398.93	42.72	740.10
变点后验均值	1125.81	1124.47	1127.32

从变点后验均值来看，超参数的选择对其影响不大。

从贝叶斯因子来看，我们接受 M_1。

7.4.5　正态分布序列基于贝叶斯因子的变点分析[8]

令 x_1，x_2，…，x_n 表示来自正态总体的独立随机变量序列。对未知的变点 $r(1\leqslant r<n)$，假设 $x_i\in f(x_i|\theta_1,\ \tau_1)$ $(i=1,\ 2,\ \cdots,\ r)$，且 $x_i\in f(x_i|\theta_2,\ \tau_2)$ $(i=r+1,\ r+2,\ \cdots,\ n)$。这里 $f(x|\theta,\ \tau)$ 表示均值为 θ，精度为 τ 的正态分布的概率密度函数，且 $(\theta_1,\ \tau_1)\neq(\theta_2,\ \tau_2)$。这里特别指出：使用精度主要是为了公式表达精练，精度与方差有关。

对于序列 x_1，x_2，…，x_n，假如存在变点 r $(1\leqslant r<n)$，则似然函数为：

$$L(\theta_1,\tau_1,\theta_2,\tau_2,r|x_1,x_2,\cdots,x_n)$$
$$=(2\pi)^{-n/2}(\tau_1)^{r/2}(\tau_2)^{(n-r)/2}\exp\left[-\frac{\tau_1}{2}\sum_{i=1}^{r}(x_i-\theta_1)^2-\frac{\tau_2}{2}\sum_{i=r+1}^{n}(x_i-\theta_2)^2\right] \tag{7.4.15}$$

假如没有变点，则似然函数为：

$$L(\theta_1, \tau_1, n|x_1, x_2, \cdots, x_n) = (2\pi)^{-n/2}(\tau_1)^{n/2}\exp\left[-\frac{\tau_1}{2}\sum_{i=1}^{n}(x_i-\theta_1)^2\right] \tag{7.4.16}$$

假如 (θ_1, τ_1)，(θ_2, τ_2) 和 r 是相互独立的，则 θ_1、τ_1、θ_2、τ_2 和 r 的先验分布由下式给出：

$$\pi(\theta_1, \tau_1, \theta_2, \tau_2, r) = \pi(\theta_1, \tau_1)\pi(\theta_2, \tau_2)\pi(r) \tag{7.4.17}$$

这里

$$\begin{aligned}\pi_{m_j, k_j, a_j, b_j}(\theta_j, \tau_j) &= \pi(\theta_j|\tau_j)\pi(\tau_j)\\ &= \left(\frac{k_j\tau_j}{2\pi}\right)^{1/2} e^{-\frac{k_j\tau_j}{2}(\theta_j-m_j)^2}\frac{b_j^{a_j}}{\Gamma(a_j)}\tau_j^{a_j-1}e^{-\tau_j b_j}\end{aligned} \tag{7.4.18}$$

其中，m_i、k_j、a_j 和 b_j（$j=1$，2）已知。同时，假设变点 r 的分层先验分布为：

$$\pi(r) = \int\pi(r, p)\mathrm{d}p = \int\pi(r|p)\pi(p)\mathrm{d}p \tag{7.4.19}$$

这里 $\pi(r|p) = \prod_{j=1}^{n} p_j^{I(r=j)}$ 表示多项分布，其中 $p=(p_1, p_2, \cdots, p_n)$，$p_j \geqslant 0$ 且 $\sum_{j=1}^{n} p_j = 1$；$\pi(p) = C(l_1, l_2, \cdots, l_n)\prod_{i=1}^{n} p_i^{l_i-1}$ 表示 Dirichlet 分布，$C(l_1, l_2, \cdots, l_n)$ 是正则化常数。

对于变点模型，θ_1、τ_1、θ_2、τ_2、r 的先验分布由下式给出：

$$\begin{aligned}\pi(\theta_1, \tau_1, \theta_2, \tau_2, r) &= \pi(\theta_1, \tau_1)\pi(\theta_2, \tau_2)\pi(r)\\ &= C_r\pi_{m_1, k_1, a_1, b_1}(\theta_1, \tau_1)\pi_{m_2, k_2, a_2, b_2}(\theta_2, \tau_2)\pi(r)\end{aligned} \tag{7.4.20}$$

这里 $C_r = C(l_1, l_2, \cdots, l_n) / C(l_1, \cdots, l_{r-1}, l_r+1, \cdots, l_n)$。对于没有变点的模型，$(\theta_1, \tau_1, r=n)$ 的先验分布由下式给出：

$$\pi(\theta_1, \tau_1, n) = C_n\pi_{m_1, k_1, a_1, b_1}(\theta_1, \tau_1) \tag{7.4.21}$$

这里 $C_n = C(l_1, l_2, \cdots, l_n) / C(l_1, l_2, \cdots, l_n+1)$。

下面介绍应用贝叶斯因子进行模型选择。令 M_0 和 M_1 分别表示没有变点的模型及仅有一个变点的模型，则有

$$f(x_1, x_2, \cdots, x_n|M_1) = \frac{1}{f(r\neq n)}\times f(x_1, x_2, \cdots, x_n, r\neq n) \tag{7.4.22}$$

$$\begin{aligned}&f(x_1, x_2, \cdots, x_n, r\neq n)\\ &= \sum_{r=1}^{n-1}\int L(\theta_1, \tau_1, \theta_2, \tau_2, r|x_1, x_2, \cdots, x_n)\pi(\theta_1, \tau_1, \theta_2, \tau_2, r)\mathrm{d}\theta_1\mathrm{d}\tau_1\mathrm{d}\theta_2\mathrm{d}\tau_2\\ &= \sum_{r=1}^{n-1}\int(2\pi)^{-n/2}\left[\frac{k_1k_2}{(r+k_1)(n-r+k_2)}\right]^{1/2}\frac{\Gamma\left(\frac{r}{2}+a_1\right)}{\Gamma(a_1)}\frac{\Gamma\left(\frac{n-r}{2}+a_2\right)}{\Gamma(a_2)}\cdot\\ &\quad 2^{\left(\frac{n}{2}+a_1+a_2\right)}b_1^{a_1}b_2^{a_2}\left[S_r^2+2b_1+\frac{rk_1(m_1-\bar{x}_1)^2}{r+k_1}\right]^{-\left(\frac{r}{2}+a_1\right)}\cdot\end{aligned}$$

$$\left[T_r^2+2b_2+\frac{(n-r)k_2(m_2-\bar{x}_2)^2}{n-r+k_2}\right]^{-\left(\frac{n-r}{2}+a_2\right)}\frac{l_r}{l_1+l_2+\cdots+l_n}$$

(7.4.23)

这里 $\bar{x}_1=\frac{1}{r}\sum_{i=1}^{r}x_i$，$S_r^2=\sum_{i=1}^{r}(x_i-\bar{x}_1)^2$，$\bar{x}_2=\frac{1}{n-r}\sum_{i=r+1}^{n}x_i$，$S_r^2=\sum_{i=r+1}^{n}(x_i-\bar{x}_2)^2$，且

$$f(r\neq n)=\sum_{j=1}^{n-1}f(r=j) \tag{7.4.24}$$

其中

$$f(r=j)=C(l_1,l_2,\cdots,l_n)\times\frac{1}{C(l_1,\cdots,l_{r-1},l_r+1,\cdots,l_n)}$$

$$=\frac{\Gamma\left(\sum_{i=1}^{n}l_i\right)}{\prod_{i=1}^{n}\Gamma(l_i)}\times\frac{\Gamma(l_1)\cdots\Gamma(l_{r-1})\Gamma(l_r+1)\cdots\Gamma(l_n)}{C(l_1,\cdots,l_{r-1},l_r+1,\cdots,l_n)}=\frac{l_r}{l_1+l_2+\cdots+l_n}$$

因此有

$$f(x_1,x_2,\cdots,x_n,M_1)=\sum_{r=1}^{n-1}\frac{l_r}{l_1+l_2+\cdots+l_{n-1}}(2\pi)^{-n/2}\left[\frac{k_1k_2}{(r+k_1)(n-r+k_2)}\right]^{1/2}\cdot$$

$$\frac{\Gamma\left(\frac{r}{2}+a_1\right)}{\Gamma(a_1)}\frac{\Gamma\left(\frac{n-r}{2}+a_2\right)}{\Gamma(a_2)}2^{\left(\frac{n}{2}+a_1+a_2\right)}b_1^{a_1}b_2^{a_2}\cdot$$

$$\left[S_r^2+2b_1+\frac{rk_1(m_1-\bar{x}_1)^2}{r+k_1}\right]^{-\left(\frac{r}{2}+a_1\right)}\times\left[T_r^2+2b_2+\right.$$

$$\left.\frac{(n-r)k_2(m_2-\bar{x}_2)^2}{n-r+k_2}\right]^{-\left(\frac{n-r}{2}+a_2\right)}$$

(7.4.25)

同样也可得到：

$$f(x_1,x_2,\cdots,x_n,M_0)=(2\pi)^{-n/2}\left(\frac{k_1}{n+k_1}\right)^{1/2}\frac{\Gamma\left(\frac{n}{2}+a_1\right)}{\Gamma(a_1)}\cdot$$

$$2^{\left(\frac{n}{2}+a_1\right)}b_1^{a_1}\left[S_n^2+2b_1+\frac{nk_1(m_1-\bar{x})^2}{n+k_1}\right]^{-\left(\frac{n}{2}+a_1\right)}$$

(7.4.26)

这里 $\bar{x}=\frac{1}{n}\sum_{i=1}^{n}x_i$，$S_n^2=\sum_{i=1}^{n}(x_i-\bar{x})^2$。

检验变点模型 M_1 对无变点模型 M_0 的贝叶斯因子由下式给出：

$$
\begin{aligned}
BF &= \frac{f(x_1, x_2, \cdots, x_n | M_1)}{f(x_1, x_2, \cdots, x_n | M_0)} \\
&= \sum_{r=1}^{n-1} \frac{l_r}{l_1 + l_2 + \cdots + l_{n-1}} \left[\frac{(n+k_1)k_2}{(r+k_1)(n-r+k_2)}\right]^{1/2} (2b_2)^{a_2} \cdot \\
&\quad \frac{\Gamma\left(\frac{r}{2}+a_1\right)}{\Gamma\left(\frac{n}{2}+a_1\right)} \frac{\Gamma\left(\frac{n-r}{2}+a_2\right)}{\Gamma(a_2)} \left[S_r^2 + 2b_1 + \frac{rk_1(m_1-\bar{x}_1)^2}{r+k_1}\right]^{-\left(\frac{r}{2}+a_1\right)} \cdot \\
&\quad \left[T_r^2 + 2b_2 + \frac{(n-r)k_2(m_2-\bar{x}_2)^2}{n-r+k_2}\right]^{-\left(\frac{n-r}{2}+a_2\right)} \cdot \\
&\quad \left[S_n^2 + 2b_1 + \frac{nk_1(m_1-\bar{x})^2}{n+k_1}\right]^{\left(\frac{n}{2}+a_1\right)}
\end{aligned}
\tag{7.4.27}
$$

按贝叶斯因子模型选择的一般原则[6]进行判断，这里不再赘述。

Myoungjin Jung，Seongho Song 和 Younshik Chung[8]还研究了偏正态分布序列基于贝叶斯因子的变点分析。

7.5 基于无先验信息下单参数指数族分布变点的贝叶斯估计

单参数指数族是一类重要的分布族，它包含了许多重要的分布，如正态分布、Poisson 分布、二项分布、几何分布、指数分布、Γ 分布等均属于指数族分布。指数族分布在医学研究中发挥着重要作用。

一个分布族$\{f(x;\boldsymbol{\theta}),\ \boldsymbol{\theta}\in\boldsymbol{\Theta}\}$，$\boldsymbol{\Theta}=\{\boldsymbol{\theta}:\nu<\boldsymbol{\theta}<\delta\}$，其中 ν 和 δ 是常数，称为单参数指数族分布。如果存在定义在 $\boldsymbol{\Theta}$ 上的实数 $c(\theta)$ 和 $d(\theta)$，使得

$$
f(x;\boldsymbol{\theta}) = \begin{cases} \exp\{c(\boldsymbol{\theta})T(x) + d(\boldsymbol{\theta}) + S(x)\},\ a < x < b \\ 0，其他 \end{cases} \tag{7.5.1}
$$

这里 $f(x;\boldsymbol{\theta})$ 为概率函数。$T(x)$ 和 $S(x)$ 可以不唯一，a 和 b 是不依赖于 θ 的常数。

本节关心的变点模型为：

$$
x_i \sim \begin{cases} f(x;\theta_1),\ 1 \leqslant i \leqslant k \\ f(x;\theta_2),\ k+1 \leqslant i \leqslant n \end{cases} \tag{7.5.2}
$$

其中，x_i 是独立的随机变量，k，θ_1，θ_2 是未知参数。

令 $\boldsymbol{x}=(x_1,\cdots,x_k,x_{k+1},\cdots,x_n)$，$\boldsymbol{\theta}=(\theta_1,\theta_2)$，则 x 的联合密度函数为：

$$
\begin{aligned}
& p(\boldsymbol{x}|\boldsymbol{\theta},k) \\
&= \exp\left[c(\theta_1)\sum_{i=1}^{k}T(x_i) + c(\theta_2)\sum_{i=k+1}^{n}T(x_i) + kd(\theta_1) + (n-k)d(\theta_2) + \sum_{i=1}^{n}S(x_i)\right]
\end{aligned}
\tag{7.5.3}
$$

对于参数 k，如果没有任何先验信息，则给出无信息先验分布如下：

$$\pi(k)=\begin{cases}p, & k=n\\ \dfrac{1-p}{n-2}, & k\neq n\end{cases} \tag{7.5.5}$$

下面介绍利用 Fisher 信息阵来确定 θ_1、θ_2 的无先验信息的过程，这是基于 Bayes 原理的变点分析的最主要内容[1]。

（1）求出样本对数似然函数。

$$\begin{aligned}l(\theta_1,\theta_2|x)&=\ln\left[\prod_{i=1}^{k}f(x_i|\theta_1)\prod_{i=k+1}^{n}f(x_i|\theta_1)\right]\\&=\sum_{i=1}^{k}\ln[f(x_i|\theta_1)]+\sum_{i=k+1}^{n}\ln[f(x_i|\theta_2)]\end{aligned} \tag{7.5.6}$$

（2）计算样本的信息矩阵。

根据样本对数似然函数求二阶偏导数 $\dfrac{\partial^2 l}{\partial\theta_1^2}$，$\dfrac{\partial^2 l}{\partial\theta_2^2}$，$\dfrac{\partial^2 l}{\partial\theta_1\partial\theta_2}$，则无信息先验矩阵为：

$$\boldsymbol{M}(\theta_1,\theta_2)=\begin{bmatrix}-\dfrac{\partial^2 l}{\partial\theta_1^2} & -\dfrac{\partial^2 l}{\partial\theta_1\partial\theta_2}\\ -\dfrac{\partial^2 l}{\partial\theta_1\partial\theta_2} & -\dfrac{\partial^2 l}{\partial\theta_2^2}\end{bmatrix} \tag{7.5.7}$$

（3）计算 θ_1，θ_2 的无信息先验分布。

$$\pi(\theta_1,\theta_2)=[\det\boldsymbol{M}(\theta_1,\theta_2)]^{1/2}=[I(\theta_1)]^{1/2}[I(\theta_2)]^{1/2} \tag{7.5.8}$$

接下来计算（k，θ_1，θ_2）的联合先验分布为：

$$p\,\pi(\theta_1,\theta_2)=p\,[I(\theta_1)]^{1/2}[I(\theta_2)]^{1/2} \tag{7.5.9}$$

令

$$m_i(x)=\int_{\Theta}[I(\theta_i)]^{1/2}\mathrm{d}\theta_i,\ i=1,2$$

$$\pi(k,\theta_1)=p\,\pi(\theta_1)/m_1(x)=p\,[I(\theta_1)]^{1/2}/m_1(x),\ k=n$$

$$\begin{aligned}\pi(k,\theta_1,\theta_2)&=\frac{1-p}{n-2}\pi(\theta_1,\theta_2)/\prod_{i=1}^{2}m_i(x)\\&=\frac{1-p}{n-2}[I(\theta_1)I(\theta_2)]^{1/2}/\prod_{i=1}^{2}m_i(x),\ k=2,3,\cdots,n-1\end{aligned}$$

因此有：

$$\begin{aligned}\pi(k,\theta_1|x)&\propto p(x|\theta_1,k)\pi(k,\theta_1)\\&=\exp\left\{c(\theta_1)\sum_{i=1}^{n}T(x_i)+nd(\theta_1)+\sum_{i=1}^{n}S(x_i)\right\}\pi(k,\theta_1),\ k=n\end{aligned} \tag{7.5.10}$$

$$\begin{aligned}&\pi(k,\boldsymbol{\theta}|\boldsymbol{x})\propto p(\boldsymbol{x}|\boldsymbol{\theta},k)\pi(k,\theta_1,\theta_2)\\&=\exp\left[c(\theta_1)\sum_{i=1}^{k}T(x_i)+c(\theta_2)\sum_{i=k+1}^{n}T(x_i)+kd(\theta_1)+(n-k)d(\theta_2)+\sum_{i=1}^{n}S(x_i)\right]\cdot\\&\quad\pi(k,\theta_1,\theta_2),\ k=2,3,\cdots,n-1\end{aligned} \tag{7.5.11}$$

$$\pi(k|\boldsymbol{x})=\begin{cases}\displaystyle\int\pi(k,\theta_1|\boldsymbol{x})\mathrm{d}\theta_1, & k=n\\ \displaystyle\iint\pi(k,\boldsymbol{\theta}|\boldsymbol{x})\mathrm{d}\theta_1\mathrm{d}\theta_2, & k=2,3,\cdots,n-1\end{cases} \tag{7.5.12}$$

这样就得到变点 k 的后验分布，再求出 k 的后验期望 $E(k)=\int k\pi(k|x)\mathrm{d}k$ 作为变点 k 的估计。

下面就指数族分布中具有特殊且重要的分布的变点问题，即正态分布和 Poisson 分布的变点问题进行介绍。

7.5.1 正态分布的变点问题

设 x_1，x_2，…，x_n 来自正态分布 $N(\mu,\sigma^2)$，且相互独立，即

$$x_i \sim \frac{1}{\sqrt{2\pi}\sigma}\exp\left[-\frac{(x_i-\mu)^2}{2\sigma^2}\right] \tag{7.5.13}$$

在方差 σ^2 已知的情况下，我们关心的假设检验问题是：

$$\begin{aligned} &\mathrm{H}_0:\mu_1=\mu_2=\cdots=\mu_n \\ &\mathrm{H}_1:\mu_1=\cdots=\mu_k\neq\mu_{k+1}=\cdots=\mu_n,\ k=2,3,\cdots,n-1 \end{aligned} \tag{7.5.14}$$

先验证正态分布属于指数族分布。设随机变量 x 服从于正态分布 $N(\mu,\sigma^2)$，对 σ^2 已知的情形，其密度函数为：

$$f(x;\mu)=\frac{1}{\sqrt{2\pi}\sigma}\exp\left[-\frac{(x-\mu)^2}{2\sigma^2}\right]\propto\exp[x\mu/\sigma^2-x^2/(2\sigma^2)-\mu^2/(2\sigma^2)] \tag{7.5.15}$$

令

$$c(\mu)=\mu/\sigma^2,\ T(x)=x,\ d(\mu)=-\mu^2/(2\sigma^2),\ S(x)=-x^2/(2\sigma^2)$$

因此，$f(x;\mu)\propto\exp[c(\mu)T(x)+d(\mu)+S(x)]$，即正态分布属于单参数指数族。

参数向量 $\boldsymbol{\theta}=(k,\mu_1,\mu_n)$，则样本的似然函数为：

$$\begin{aligned} L(\boldsymbol{\theta}|x)&=\frac{1}{(\sqrt{2\pi}\sigma)^n}\exp\left[-\frac{1}{2\sigma^2}\sum_{i=1}^{k}(x_i-\mu_1)^2-\frac{1}{2\sigma^2}\sum_{i=k+1}^{n}(x_i-\mu_n)^2\right] \\ &=\exp\left[\frac{1}{\sigma^2}\left(\mu_1\sum_{i=1}^{k}x_i+\mu_n\sum_{i=k+1}^{n}x_i\right)-\frac{1}{2\sigma^2}(k\mu_1^2+(n-k)\mu_n^2)\right]\cdot \\ &\quad\exp\left[-\frac{1}{2\sigma^2}\sum_{i=1}^{n}x_i^2\right][1/(\sqrt{2\pi}\sigma)^2]^n \end{aligned} \tag{7.5.16}$$

对于 k，取无信息先验分布 $\pi(k)=1/(n-2)$，$k=2$，3，…，$n-1$。

对于 μ_1、μ_2，按 Fisher 信息阵确定无信息先验。

(1) 样本对数似然函数为：

$$\begin{aligned} l(\mu_1,\mu_2|x)&=\frac{1}{\sigma^2}\left(\mu_1\sum_{i=1}^{k}x_i+\mu_n\sum_{i=k+1}^{n}x_i\right)-\frac{1}{2\sigma^2}[k\mu_1^2+(n-k)\mu_n^2]+ \\ &\quad\ln\left\{\exp\left[-\frac{1}{2\sigma^2}\sum_{i=1}^{n}x_i^2\right][1/(\sqrt{2\pi}\sigma)]^n\right\} \end{aligned} \tag{7.5.17}$$

（2）样本信息矩阵为：

$$\frac{\partial l}{\partial \mu_1}=\frac{1}{\sigma^2}\sum_{i=1}^{k}x_i-\frac{2k\mu_1}{2\sigma^2},\ \frac{\partial l}{\partial \mu_n}=\frac{1}{\sigma^2}\sum_{i=k+1}^{n}x_i-\frac{2(n-k)\mu_n}{2\sigma^2}$$

$$\frac{\partial^2 l}{\partial \mu_1^2}=-\frac{k}{\sigma^2},\ \frac{\partial^2 l}{\partial \mu_n^2}=-\frac{n-k}{\sigma^2},\ \frac{\partial^2 l}{\partial \mu_1\partial \mu_n}=0$$

无信息先验矩阵为：

$$\boldsymbol{M}(\mu_1,\mu_n)=\begin{bmatrix}k/\sigma^2 & 0\\ 0 & (n-k)/\sigma^2\end{bmatrix} \tag{7.5.18}$$

（3）μ_1 和 μ_n 的无信息先验分布为：

$$\pi(\mu_1,\mu_n)=[\det\boldsymbol{M}(\mu_1,\mu_2)]^{1/2}=[k(n-k)]^{1/2}/\sigma^2 \tag{7.5.19}$$

由 Bayes 公式知，各参数的联合后验分布为：

$$\pi(\boldsymbol{\theta}|x)\propto L(\boldsymbol{\theta}|x)\,\pi(\boldsymbol{\theta})$$

$$\propto \exp\left[\frac{1}{\sigma^2}\left(\mu_1\sum_{i=1}^{k}x_i+\mu_n\sum_{i=k+1}^{n}x_i\right)-\frac{1}{2\sigma^2}\left(k\mu_1^2+(n-k)\mu_n^2\right)\right][k(n-k)]^{1/2} \tag{7.5.20}$$

令

$$I=\exp\left\{\frac{1}{\sigma^2}\left(\mu_1\sum_{i=1}^{k}x_i+\mu_n\sum_{i=k+1}^{n}x_i\right)-\frac{1}{2\sigma^2}[k\mu_1^2+(n-k)\mu_n^2]\right\}[k(n-k)]^{1/2} \tag{7.5.21}$$

则各参数的后验分布为：

$$f(\mu_1|\mu_n,x,k)\propto \exp\left[\frac{1}{2\sigma^2}\left(2\mu_1\sum_{i=1}^{k}x_i-k\mu_1^2\right)\right][k(n-k)]^{1/2}$$

$$f(\mu_n|\mu_1,x,k)\propto \exp\left\{\frac{1}{2\sigma^2}\left[2\mu_n\sum_{i=1}^{k}x_i-(n-k)\mu_n^2\right]\right\}[k(n-k)]^{1/2}$$

$$f(k|\mu_1,\mu_n,x)\propto \exp\left\{\frac{1}{\sigma^2}\left(\mu_1\sum_{i=1}^{k}x_i+\mu_n\sum_{i=k+1}^{n}x_i\right)-\frac{1}{2\sigma^2}[k\mu_1^2+(n-k)\mu_n^2]\right\}\cdot [k(n-k)]^{1/2}=I \tag{7.5.22}$$

得到变点位置及各参数的分布后，就可进行变点位置估计及各参数的随机模拟估计。

7.5.2 泊松分布的变点问题

设 x_1，x_2，…，x_n 来自泊松分布，且相互独立，密度函数为：

$$x_i\sim\frac{\lambda^{x_i}\mathrm{e}^{-\lambda}}{x_i!},\ i=1,2,\cdots,n \tag{7.5.23}$$

我们关心的假设检验问题是：

$$\begin{aligned}&\mathrm{H}_0:\lambda_1=\lambda_2=\cdots=\lambda_n\\&\mathrm{H}_1:\lambda_1=\cdots=\lambda_k\neq\lambda_{k+1}=\cdots=\lambda_n,\ k=2,3,\cdots,n-1\end{aligned} \tag{7.5.24}$$

先验证泊松分布属于指数族分布。设随机变量 x 服从于泊松分布，其密度函数为：

$$f(x;\mu)=\frac{\lambda^x\mathrm{e}^{-\lambda}}{x!}\propto\exp(x\ln\lambda-\ln x!-\lambda) \tag{7.5.25}$$

令 $c(\mu)=\lambda$，$T(x)=x$，$d(\mu)=-\lambda$，$S(x)=-\ln x!$，有

$$f(x;\lambda)=\exp[c(\lambda)T(x)+d(\lambda)+S(x)]$$

即泊松分布属于单参数指数族。

在 H_1 下，x_1，…，x_k，x_{k+1}，…，x_n 相互独立，且

$$x_1,\cdots,x_k \sim \frac{\lambda_1^x e^{-\lambda_1}}{x!}$$
$$x_{k+1},\cdots,x_n \sim \frac{\lambda_n^x e^{-\lambda_n}}{x!} \tag{7.5.26}$$

参数向量 $\boldsymbol{\theta}=(k,\lambda_1,\lambda_n)$，则样本的似然函数为：

$$L(\boldsymbol{\theta}|\boldsymbol{x})=\frac{\lambda_1^{\sum_{i=1}^{k}x_i}e^{-k\lambda_1}}{\prod_{i=1}^{k}x_i!}\cdot\frac{\lambda_n^{\sum_{i=k+1}^{n}x_i}e^{-(n-k)\lambda_n}}{\prod_{i=k+1}^{n}x_i!} \tag{7.5.27}$$

对于 k，取无信息先验分布 $\pi(k)=1/(n-2)$，$k=2$，3，…，$n-1$。

对于 λ_1 和 λ_2，按 Fisher 信息阵确定无信息先验。

（1）样本对数似然函数为：

$$l(\lambda_1,\lambda_2|x)=\ln\left(\frac{\lambda_1^{\sum_{i=1}^{k}x_i}e^{-k\lambda_1}}{\prod_{i=1}^{k}x_i!}\right)+\ln\left(\frac{\lambda_n^{\sum_{i=k+1}^{n}x_i}e^{-(n-k)\lambda_n}}{\prod_{i=k+1}^{n}x_i!}\right) \tag{7.5.28}$$

（2）样本信息矩阵为：

$$\frac{\partial l}{\partial\lambda_1}=\frac{1}{\lambda_1}\sum_{i=1}^{k}x_i-k,\ \frac{\partial l}{\partial\lambda_n}=\frac{1}{\lambda_n}\sum_{i=k+1}^{n}x_i-(n-k)$$

$$\frac{\partial^2 l}{\partial\lambda_1^2}=\frac{1}{\lambda_1^2}\sum_{i=1}^{k}x_i,\ \frac{\partial^2 l}{\partial\lambda_n^2}=-\frac{1}{\lambda_n^2}\sum_{i=k+1}^{n}x_i,\ \frac{\partial^2 l}{\partial\lambda_1\partial\lambda_n}=0$$

无信息先验矩阵为：

$$\boldsymbol{M}(\mu_1,\mu_n)=\begin{bmatrix}\frac{1}{\lambda_1^2}\sum_{i=1}^{k}x_i & 0\\ 0 & \frac{1}{\lambda_n^2}\sum_{i=k+1}^{n}x_i\end{bmatrix} \tag{7.5.29}$$

（3）μ_1 和 μ_2 的无信息先验分布为：

$$\pi(\lambda_1,\lambda_n)=[\det\boldsymbol{M}(\lambda_1,\lambda_n)]^{1/2}=\left[\frac{1}{\lambda_1^2}\sum_{i=1}^{k}x_i\ \frac{1}{\lambda_n^2}\sum_{i=k+1}^{n}x_i\right]^{1/2} \tag{7.5.30}$$

由 Bayes 公式知，各参数的联合后验分布为[7]：

$$\begin{aligned}\pi(\boldsymbol{\theta}|\boldsymbol{x})&\propto L(\boldsymbol{\theta}|\boldsymbol{x})\pi(\boldsymbol{\theta})\\&=\frac{\lambda_1^{\sum_{i=1}^{k}x_i}e^{-k\lambda_1}}{\prod_{i=1}^{k}x_i!}\frac{\lambda_n^{\sum_{i=k+1}^{n}x_i}e^{-(n-k)\lambda_n}}{\prod_{i=k+1}^{n}x_i!}\left(\frac{1}{\lambda_1^2}\sum_{i=1}^{k}x_i\ \frac{1}{\lambda_n^2}\sum_{i=k+1}^{n}x_i\right)^{1/2}\end{aligned} \tag{7.5.31}$$

令

$$I=\frac{\lambda_1^{\sum_{i=1}^{k}x_i}\mathrm{e}^{-k\lambda_1}}{\prod_{i=1}^{k}x_i!}\frac{\lambda_n^{\sum_{i=k+1}^{n}x_i}\mathrm{e}^{-(n-k)\lambda_n}}{\prod_{i=k+1}^{n}x_i!}\left(\frac{1}{\lambda_1^2}\sum_{i=1}^{k}x_i\frac{1}{\lambda_n^2}\sum_{i=k+1}^{n}x_i\right)^{1/2} \tag{7.5.32}$$

通过各参数的联合概率分布可求出各参数的后验分布为：

$$f(\lambda_1|\lambda_n, \boldsymbol{x}, k)\propto\lambda_1^{\sum_{i=1}^{k}x_i-1}\mathrm{e}^{-k\lambda_1}\propto\mathrm{Gamma}(\sum_{i=1}^{k}x_i, k)$$

$$f(\lambda_n|\lambda_1, \boldsymbol{x}, k)\propto\lambda_n^{\sum_{i=k+1}^{n}x_i-1}\mathrm{e}^{-(n-k)\lambda_n}\propto\mathrm{Gamma}(\sum_{i=k+1}^{n}x_i, n-k) \tag{7.5.33}$$

$$f(k|\lambda_1, \lambda_n, \boldsymbol{x}, k)\propto\lambda_1^{\sum_{i=1}^{k}x_i-1}\lambda_n^{\sum_{i=k+1}^{n}x_i-1}\mathrm{e}^{-k\lambda_1-(n-k)\lambda_n}$$

得到变点位置及各参数的分布后，就可进行变点位置估计及各参数的随机模拟估计。

7.2.3 变点及参数估计的 MCMC 方法

可通过 MCMC 方法对变点位置及其他参数进行估计。

应用 MCMC 方法来解决变点问题的具体步骤参考相关文献，下面简单介绍 MCMC 的基本原理。MCMC 方法是通过建立一个平稳分布为$\pi(x)$的 Markov 链来得到$\pi(x)$的样本，基于这些样本做出统计推断。若得到了$\pi(x)$的样本 $X^{(1)}$，$X^{(2)}$，…，$X^{(n)}$，则 $E_xf=\int f(x)\pi(x)\mathrm{d}x$，可估计 $\hat{f}_n=\frac{1}{n}\sum_{i=1}^{n}f(X^{(i)})$，此即 Monte Carlo 积分。当 $X^{(1)}$，$X^{(2)}$，…，$X^{(n)}$独立时，由大数定律有：

$$\hat{f}_n\to E_xf, n\to\infty$$

当 $X^{(1)}$，$X^{(2)}$，…，$X^{(n)}$为$\pi(x)$的 Markov 过程的样本时，上式仍成立。

目前最为流行的 MCMC 方法有 Gibbs 方法和 Metropolis－Hastings 方法两种。许婷、吴有富、张英雪[9]给出了泊松分布后验分布的具体抽样步骤。

参考文献

[1] 胡兴. 基于贝叶斯方法的单参数指数族分布参数变点的统计推断 [D]. 乌鲁木齐：新疆大学，2011.

[2] Smith A F M. A bayesian approach to inference about a change point in a sequence of random variables [J]. Biometrika，1975，62 (2)：407－416.

[3] Booth N B，Smith A F M. A bayesian approach to retrospective indentification of change points [J]. Journal of Econometrics，1982 (19)：7－22.

[4] 李翊. 基于贝叶斯方法的均匀分布变点的估计 [D]. 北京：北方交通大学，2014.

[5] Moloi K D Groenwald PCN. Bayesian analysis of change－points in poisson processes [J]. Interdisciplinary Journal，2004：123－140.

[6] Kass RE，Raftery AE. Bayes factor [J]. Journal of the American Statistical Association，1990 (90)：773－795.

[7] 郭卫娟. 0－1 序列唯一变点的贝叶斯检验方法 [J]. 湖北第二师范学院学报，2019，36 (8)：21－27.

[8] Myoungjin Jung, Seongho Song, Younshik Chung. Bayesian change－point problem using bayes factor with hierarchical prior distribution [J]. Communication in Statistics － Theory and Methods, 2016.
[9] 许婷，吴有富，张英雪．一种基于无信息先验下泊松分布变点的贝叶斯估计 [J]. 遵义师范学院学报，2022，24 (5)：94－99.

8　基于最小二乘法的变点分析

第 1 章已介绍了基于最小二乘法的变点分析方法的应用。最小二乘法是以观察值与理论值之差的平方和作为目标函数，以其达到最小值的点作为参数的估计[1,2]。

Bai[3]考虑了线性过程中未知变点的均值变化问题，通过最小二乘法估计了未知变点，得到了变点估计量的渐近进分布；Lavielle 和 Moulies[4]研究了时间序列中变点未知的最小二乘估计；郑义林、刘永强、梁兆文等[5]认为变点识别是负荷分解的第一步，提出了一种基于均值变点模型的识别算法，通过滑动窗口利用最小二乘法估计目标函数，以确定变点个数。对于变点位置的确定，采用启发式搜索的模拟退火算法（Simulated Annealing，SA）。

本章主要介绍均值变点的最小二乘估计算法，并用医学实例说明其应用；同时介绍了将二元分割原理应用于多变点分析的实用方法。本书已有专门章节介绍回归系数变点的最小二乘估计问题，本章不做介绍。

8.1　均值变点模型（一）

考虑由模型

$$x_i = \mu + \delta I(i \geqslant \tau) + \varepsilon_i,\ i = 1,\ 2,\ \cdots,\ n \tag{8.1.1}$$

生成的随机变量 x_1，x_2，…，x_n。这里 $I(\cdot)$ 表示示性函数，μ 和 δ 是未知的实数，$\tau \in \{1,\ 2,\ \cdots,\ n\}$ 是未知的变点，$\{\varepsilon_i,\ i \geqslant 1\}$ 是具有均值为零及有限二阶矩的独立同分布随机变量序列。

相对于模型（8.1.1），考虑参数空间

$$\Omega = \{\boldsymbol{\theta} = (\mu,\delta,\tau):\mu \in \mathbf{R},\delta \in \mathbf{R},\tau \in \mathbf{Z}^+,\tau > n \Leftrightarrow \delta = 0\}$$

令 $\Omega_0 = \{\boldsymbol{\theta} \in \Omega:\ \tau > n\}$，$\Omega_1 = \{\boldsymbol{\theta} \in \Omega:\ \tau \leqslant n\}$，则考虑的假设为：

$$\begin{aligned} &\mathrm{H}_0:\boldsymbol{\theta} \in \Omega_0 \\ &\mathrm{H}_1:\boldsymbol{\theta} \in \Omega_1 \end{aligned} \tag{8.1.2}$$

在 H_0 下，模型（8.1.1）是 $x_i = \mu + \varepsilon_i (i = 1,\ 2,\ \cdots,\ n)$，相应的误差平方和为：

$$S_n^0(\mu) = \sum_{i=1}^{n} (x_i - \mu)^2,\mu \in \mathbf{R} \tag{8.1.3}$$

在 H_1 下，模型（8.1.1）的误差平方和为：

$$S_n^1(\mu,\ \delta,\ \tau) = \sum_{i=1}^{n} [x_i - \mu - \delta I(i \geqslant \tau)]^2,\ (\mu,\ \delta,\ \tau) \in \Omega_1 \tag{8.1.4}$$

式（8.1.4）的检验统计量为（假设 σ^2 已知）：

$$T_n = \sigma^{-2}\left[\min_{\mu \in \mathbf{R}} S_n^0(\mu) - \min_{\mu,\delta,\tau \in \Omega_1} S_n^1(\mu,\delta,\tau)\right] \tag{8.1.5}$$

这里 $\min_{\mu \in \mathbf{R}} S_n^0(\mu) = S_n^0(\bar{x}_n)$，$\bar{x}_n = \frac{1}{n}\sum_{i=1}^{n} x_i$。而

$$\min_{\mu,\delta,\tau \in \Omega_1} S_n^1(\mu,\delta,\tau) = \min_{1 \leqslant j \leqslant n}\left[\min_{(\mu,\delta)\in \mathbf{R}^2} S_{nj}^1(\mu,\delta)\right] \tag{8.1.6}$$

这里

$$\min_{(\mu,\delta)\in \mathbf{R}^2} S_{nj}^1(\mu,\delta) = S_{nj}^1(\mu_{nj}^*, \delta_{nj}^*)$$

$$\mu_{nj}^* = \bar{x}_{1,j-1} = \frac{1}{j-1}\sum_{i=1}^{j-1} x_i \tag{8.1.7}$$

$$\delta_{nj}^* = \bar{x}_{j,n} - \bar{x}_{1,j-1} = \frac{1}{n-j+1}\sum_{i=j}^{n} x_i - \bar{x}_{1,j-1}$$

因此有

$$\begin{aligned}\sigma^2 T_n &= \sum_{i=1}^{n}(x_i - \bar{x}_n)^2 - \{\min S_{nj}^1(\mu_{nj}^*, \delta_{nj}^*): 1 \leqslant j \leqslant n\} \\ &= \max\left\{\sum_{i=1}^{n}(x_i - \bar{x}_n)^2 - S_{nj}^1(\mu_{nj}^*, \delta_{nj}^*): 1 \leqslant j \leqslant n\right\} \\ &= \max\left\{\frac{n(j-1)}{n-j+1}(\bar{x}_{j-1} - \bar{x}_n)^2: 1 \leqslant j \leqslant n\right\}\end{aligned}$$

因此

$$T_n = \max\{Q_{nj}: 1 \leqslant j \leqslant n-1\} \tag{8.1.8}$$

这里 $Q_{nj} = [n(j-1)/(n-j+1)](\bar{x}_{j-1} - \bar{x}_n)^2/\sigma^2$。

鉴于式（8.1.8）中 T_n 是相依随机变量序列的极大值，对有限的 n，T_n 的确切分布是棘手的。下面简单介绍 T_n 统计量的渐近分位点。

对小的 $\varepsilon > 0$，令 $N(\varepsilon) = \{[n\varepsilon], [n\varepsilon]+1, \cdots, n-[n\varepsilon]\}$，定义：

$$T_n^{\varepsilon} = \max\{Q_{nj}: j \in N(\varepsilon)\} \tag{8.1.9}$$

Hawkins，Gallant 和 Fuller[2]通过布朗桥过程给出了 T_n^{ε} 的选择性分位点 $T_{n,\alpha}^{\varepsilon}$（通过对样本含量为 n 的正态分布的 1000 次 Monte Carlo 模拟而产生）以及 T_n^{ε} 的渐近分位点 $T_{\infty,\alpha}^{\varepsilon}$，见表 8.1。

表 8.1　T_n^{ε} 的选择性分位点

α	$T_{40,\alpha}^{\varepsilon}$	$T_{60,\alpha}^{\varepsilon}$	$T_{80,\alpha}^{\varepsilon}$	$T_{100,\alpha}^{\varepsilon}$	$T_{\infty,\alpha}^{\varepsilon}$
0.10	6.71	4.34	7.17	7.76	7.84
0.05	8.01	8.58	8.28	9.33	9.42
0.01	9.87	11.81	11.75	12.83	12.96

统计量（8.1.8）和（8.1.9）都假定 σ^2 是已知的，但在 σ^2 未知情形下，可用 $\hat{\sigma}_n^2 = \frac{1}{n}\sum_{i=1}^{n}(x_i - \bar{x}_n)^2$ 代替 σ^2。

8.2 均值变点模型（二）

8.1 节给出了基于最小二乘法下均值变点的统计量及 Monte Carlo 模拟界值，本节介绍我国著名统计学家的研究结果[1]。

设随机变量为 x_1，x_2，…，x_n，数据拟合的模型为：

$$x_i = a_i + e_i,\ i = 1, 2, \cdots, n$$

$$a_1 = \cdots = a_{m_1-1} = b_1,\ a_{m_1} = \cdots = a_{m_2-1} = b_2,\ \cdots,\ a_{m_q} = \cdots = a_n = b_{q+1} \tag{8.2.1}$$

此处 $1<m_1<m_2<\cdots<m_q<n$。若 $b_{j+1}\neq b_j$，则 m_j 就是一个变点，随机误差 e_1，e_2，…，e_n 假定为独立同方差且期望值为零。由最小二乘法，其目标函数为：

$$T = T(m_1, m_2, \cdots, m_q, b_1, b_2, \cdots, b_{q+1}) = \sum_{j=1}^{q+1}\sum_{i=m_{j-1}}^{m_j-1}(x_i - b_j)^2 \tag{8.2.2}$$

先固定 m_1，m_2，…，m_q，求 T 的最大值，很容易得到：

$$b_j = Y_j = (x_{m_{j-1}} + \cdots + x_{m_j-1})/(m_j - m_{j-1}) \tag{8.2.3}$$

此时式（8.2.2）达到最小值。将式（8.2.3）代入式（8.2.2），得

$$T = T(m_1, m_2, \cdots, m_q) = \sum_{j=1}^{q+1}\sum_{i=m_{j-1}}^{m_j-1}(x_i - Y_j)^2 \tag{8.2.4}$$

下面介绍单变点的检验问题。其无效假设为：

$$H_0: Ex_1 = Ex_2 = \cdots = Ex_n$$

（一个变点时）备择假设为：

$$H_1:\text{存在某个 } k, 1\leqslant k < n,\ Ex_1 = \cdots = Ex_{k-1}\neq Ex_k = \cdots = Ex_n \tag{8.2.5}$$

令 $S = \sum_{i=1}^{n}(x_i - \bar{x})^2, \bar{x} = \frac{1}{n}\sum_{i=1}^{n}x_i$，将样本 x_1，x_2，…，x_n 分成两段 x_1，x_2，…，x_{i-1} 和 x_i，x_{i+1}，…，x_n，分别计算其样本方差并相加，有

$$S_i = \sum_{j=1}^{i-1}(x_j - \bar{x}_{i1})^2 + \sum_{j=i}^{n}(x_j - \bar{x}_{i2})^2,\ \bar{x}_{i1} = \frac{1}{i-1}\sum_{j=1}^{i-1}x_j,$$

$$\bar{x}_{i2} = \frac{1}{n-i+1}\sum_{j=i}^{n}x_j,\ 2\leqslant i\leqslant n$$

可以验证

$$S = S_i + n^{-1}(i-1)(n-i+1)(\bar{x}_{i1} - \bar{x}_{i2})^2 \tag{8.2.6}$$

由于各样本独立且有等方差 σ^2，易知：

$$E(n^{-1}(i-1)(n-i+1)(\bar{x}_{i1} - \bar{x}_{i2})^2) = \sigma^2 + n^{-1}(i-1)(n-i+1)(E\bar{x}_{i1} - E\bar{x}_{i2})^2$$

若无变点，则各样本有同一期望，此时上式右边第二项为零。若有变点，则上式右边第二项一般不为零。因此，变点的存在使 S 与 S_i 的差距增大。记

$$S^* = \min(S_2, S_3, \cdots, S_n)$$

检验法如下：当

$$S - S^* > C \qquad (8.2.7)$$

时，拒绝 H_0，认为有变点存在；若式（8.2.7）不成立，则接受 H_0。取

$$C = \sigma^2(2\ln\ln n + \ln\ln\ln n - \ln\pi + x_\alpha)$$

其中，$x_\alpha = -2\ln[-(1/2)\ \ln(1-\alpha)]$，$\alpha$ 为检验水准。一般 σ^2 未知，此时可取：

$$\hat{\sigma}^2 = S^*/(n - 2\ln\ln n - \ln\ln\ln n - 2.4) \qquad (8.2.8)$$

若变点存在，则变点的位置为使式（8.2.6）右边第二项的 $(i-1)(n-i+1)(\overline{x}_{i1} - \overline{x}_{i2})^2$ 达到最大的 i 值或使 S^* 达到最小的 S_i 中的 i 值。

本节介绍的方法与 8.1 节介绍的方法原理类似，但本节方法易于理解，检验界值 C 有显示表达，易于计算。

8.3 实例分析

本节数据来自某医院某科室某日上午 8 时至 12 时段每隔 5 分钟所统计的就诊人次，见表 8.2。

表 8.2 某医院某科室某日上午 8 时至 12 时每隔 5 分钟就诊人次的最小二乘估计变点分析

时段	就诊人次 x_i	i	S_i	$(i-1)(n-i+1)(\overline{x}_{i1}-\overline{x}_{i2})^2$
8：00—8：05	7	1	—	—
8：05—8：10	8	2	587.11	1914.89
8：10—8：15	6	3	558.00	3312.00
8：15—8：20	7	4	502.00	6000.00
8：20—8：25	5	5	456.55	8181.82
8：25—8：30	8	6	380.18	11847.52
8：30—8：35	9	7	344.67	13552.00
8：35—8：40	5	8	321.34	14671.44
8：40—8：45	7	9	236.85	18727.20
8：45—8：50	8	10	178.79	21514.26
8：50—8：55	14	11	133.58	23684.21
8：55—9：00	16	12	177.30	21585.49
9：00—9：05	13	13	240.22	18565.33
9：05—9：10	17	14	256.65	17776.56
9：10—9：15	15	15	316.39	14909.45
9：15—9：20	14	16	346.85	13447.27
9：20—9：25	17	17	363.66	12640.50
9：25—9：30	15	18	406.08	10604.36

续表8.2

时段	就诊人次 x_i	i	S_i	$(i-1)(n-i+1)(\overline{x}_{i1}-\overline{x}_{i2})^2$
9：30—9：35	16	19	426.44	9626.67
9：35—9：40	13	20	452.55	8373.69
9：40—9：45	17	21	453.43	8331.43
9：45—9：50	15	22	482.95	6914.29
9：50—9：55	14	23	496.07	6284.64
9：55—10：00	17	24	501.65	6016.70
10：00—10：05	15	25	524.92	4900.00
10：05—10：10	14	26	534.71	4429.94
10：10—10：15	16	27	538.36	4254.55
10：15—10：20	13	28	552.07	3596.44
10：20—10：25	17	29	549.86	3702.86
10：25—10：30	15	30	566.97	2881.31
10：30—10：35	14	31	573.64	2561.07
10：35—10：40	17	32	575.62	2466.03
10：40—10：45	15	33	589.50	1800.00
10：45—10：50	17	34	594.70	1550.25
10：50—10：55	15	35	605.80	1017.68
10：55—11：00	14	36	609.85	823.17
11：00—11：05	16	37	611.00	768.00
11：05—11：10	13	38	616.91	484.36
11：10—11：15	17	39	615.60	547.20
11：15—11：20	15	40	622.48	217.03
11：20—11：25	14	41	624.60	115.20
11：25—11：30	17	42	625.23	84.79
11：30—11：35	15	43	626.95	2.29
11：35—11：40	11	44	625.87	54.25
11：40—11：45	12	45	627.00	0.00
11：45—11：50	10	46	626.44	26.67
11：50—11：55	14	47	616.43	507.13
11：55—12：00	17	48	612.64	689.36
合计	636			

由表8.2的计算来看，当 $i=11$ 时，$(i-1)(n-i+1)(\overline{x}_{i1}-\overline{x}_{i2})^2$ 达到最大，S_{11} 使 S^* 达到最小。

本例 $S=627$，$S^*=133.58$，$S-S^*=627-133.58=493.42$，$n=48$，则

$$\begin{aligned}\hat{\sigma}^2 &= S^*/(n - 2\ln\ln n - \ln\ln\ln n - 2.4)\\ &= 133.58/(48 - 2\ln\ln 48 - \ln\ln\ln 48 - 2.4)\\ &= 2.9169\end{aligned}$$

当 $\alpha = 0.05$ 时，

$$\begin{aligned}x_\alpha &= -2\ln(-(1/2)\ln(1-\alpha))\\ &= -2\ln(-(1/2)\ln(1-0.05))\\ &= 3.9064\end{aligned}$$

$$\begin{aligned}C &= \hat{\sigma}^2(2\ln\ln n + \ln\ln\ln n - \ln\pi + x_\alpha)\\ &= 2.9169(2\ln\ln 48 + \ln\ln\ln 48 - \ln\pi + 3.9064)\\ &= 9.3745\end{aligned}$$

当 $\alpha = 0.01$ 时，

$$\begin{aligned}x_\alpha &= -2\ln(-(1/2)\ln(1-\alpha))\\ &= -2\ln(-(1/2)\ln(1-0.01))\\ &= 5.3221\end{aligned}$$

$$\begin{aligned}C &= \hat{\sigma}^2(2\ln\ln n + \ln\ln\ln n - \ln\pi + x_\alpha)\\ &= 2.9169(2\ln\ln 48 + \ln\ln\ln 48 - \ln\pi + 5.3221)\\ &= 13.5040\end{aligned}$$

因 $S - S^* > C$（$\alpha = 0.01$ 下），故按 $\alpha = 0.01$ 水准，拒绝 H_0，认为变点存在。事实上，8：00—8：50 期间，x_i 的均值为 7.00，8：50—12：00 期间，x_i 的均值为 14.89，后者的均值/前者的均值 =2.13。

与其他变点统计分析方法一样，一般情况下，可按照二元分割原理对变点前后的（子）序列分别再按照变点分析方法判断其他变点存在与否。但要注意子序列的长度不要太短，同时要结合实际背景来进行判断。

8.4　二元分割原理应用于正态总体均值多变点分析

对一组独立同分布的正态总体 x_1，x_2，…，x_n，给出如下的均值多变点模型为：

$$x_i = \mu_i + e_i,\ i = 1, 2, \cdots, n \tag{8.4.1}$$

其中，$\mu_1 = \cdots = \mu_{b_1-1} \neq \mu_{b_1} = \cdots = \mu_{b_2-1} \neq \mu_{b_2} \cdots \neq \mu_{b_q} = \cdots = \mu$，$1 < b_1 < b_2 < \cdots < b_q < n$ 为变点位置。n 为样本含量，q 为变点个数。显然，当 $q = 1$ 时即是常见的单变点问题，当 $q > 1$ 时是多变点问题。随机误差 e_1，e_2，…，e_n 假定为独立同分布于正态分布，$E(e_i) = 0$，$Var(e_i) = \sigma^2$。

本章前三节介绍了单变点问题最小二乘法的算法和应用，总体看来略显复杂，更不用说多变点问题的最小二乘法的算法的难度[4,5]。本节介绍将二元分割原理应用于多变点的最小二乘估计中[6]。

8.4.1　顺序分段

本书第 15 章对于二元分割的原理和方法有专门的介绍。为了同时得到变点个数和变点位置的估计，二元分割方法通过不断对序列进行分段，但当变点间隔较近时，该估计效果较差；野生二元分割方法对二元分割方法进行改进，通过随机选取机制选取随机区间进行分段，通过选取大量的随机区间，将间隔较近的两个变点分别固定在两个较短区间内并分别进行估计，使得间隔较近的两个变点都能得到准确估计。

下面介绍顺序分段方法：常数 d 为顺序分段法中的唯一参数。该常数表示初始序列的长度以及按照顺序向后移动的长度。该分段方法使得序列 x_1，x_2，…，x_n 中的多个变点分别隔离在固定的子序列中，夏美美[6]选取 $d=3$，使得第一个子序列的长度足够短。即使对于样本含量较小的序列，也可使用该方法分段，并且间隔较近的两个变点也可得到较准确的估计。

8.4.1.1　顺序分段步骤

序列 x_1，x_2，…，x_n 的顺序分段方法步骤如下：

Step1. 从序列 x_1，x_2，…，x_n 的第一个数据开始，截取前 d 个观察值形成第一个子序列 $\{x_i\}_{i=1}^{d}$，使得分段序列中至多存在一个变点。

Step2. 固定左端点，将右端点向后移动 d 个观察值，形成第二个子序列 $\{x_i\}_{i=1}^{2d}$。

右端点依次向后移动长度 d。若最后剩余观察值个数小于 d 时，此时只需将右端点记为最后一个数据，该过程结束。得到一系列子序列。

8.4.1.2　顺序分段基本思想

如果序列 x_1，x_2，…，x_n 中不存在变点，则所有的样本均值都是相同的，进而各子序列中的均值也是相同的。但是如果序列 x_1，x_2，…，x_n 中存在变点，则从第一个包含变点数据的序列开始，之后的子序列中的均值也会发生变化。由此，通过顺序分段方法将序列分段，使得分段序列至多存在一个均值变点，接下来将变点存在性检验问题转化为子序列中均值是否有显著差异的检验问题。由于序列 x_1，x_2，…，x_n 为正态分布，并且相互独立，方差相同且有限，故利用单因素方差分析进行检验。如果假设检验中认为存在变点，则需对变点位置进行估计。

8.4.2　均值多变点个数及其位置估计

对于均值多变点的估计，不仅需要估计均值变点的位置，还需估计均值变点的个数 q。

如果序列中存在均值变点，则需对均值变点的位置进行估计。对于均值变点的估计，其本质是对下式进行优化：

$$S_b=\sum_{i=1}^{b}(x_i-\overline{x}_b)^2+\sum_{i=b+1}^{n}(x_i-\overline{x}_{n-b})^2,\ b=1,2,\cdots,n \tag{8.4.2}$$

即求得使式（8.4.2）达到最小的 b 记为变点的位置。

正态总体均值多变点个数及其位置估计的估计步骤如下：

Step1. 通过顺序分段方法对序列 x_1，x_2，…，x_n 进行分段，得到一系列的子序列。

Step2. 如果假设检验结果认为子序列中存在均值变点，则利用式（8.4.2）分别计算子序列中各个样本观察值的 S_b，使得式（8.4.2）达到最小值的 b 记为变点的位置估计，即得到第一个变点的位置估计。此时将变点及变点之前的样本截断，对变点时刻之后的剩余样本重新进行顺序分段。

Step3. 不断重复分段过程，并对存在变点的分段序列进行变点位置的估计，直至子序列的右端点为样本的最后一个数据，并且该子序列中不存在均值变点时结束，即得到均值变点的位置估计。

上述过程得到的变点位置的估计即为序列 x_1，x_2，…，x_n 中的多个均值变点的位置估计，存在变点的子序列的数量即为均值多变点个数的估计。该方法原理简单。

夏美美[6]讨论了变点估计量的相合性，即当样本含量足够大时，均值变点估计值能够稳定在真实变点值附近。该方法将均值多变点估计问题转化为多个子序列中均值单变点的位置估计，能够同时得到多均值变点的个数及位置估计，具有简单高效的特点。

8.5 基于最小二乘法下多变点分析的算法

从本章前面的介绍来看，对于基于最小二乘法的单变点分析方法有比较成熟的统计方法，对于多变点的情形，一般可采用二元分割原理对单变点前后的序列分别按照统计分析方法继续进行分析，直到找到所有的变点为止。但是，非常遗憾的情况是：我们现有的统计分析方法是基于渐近分布的，当子序列较短时，统计分析方法的使用有些牵强。本节介绍最小二乘法下多变点分析的算法。

假定变点个数已知的情况下如何求出变点的位置也是需要解决的问题。本节分为两个变点和多个变点的情形分别介绍其算法。

8.5.1 两个变点情形下最小二乘法的应用算法

对一组独立同分布的正态总体 x_1，x_2，…，x_n，给出两个变点的模型为：

$$
\begin{aligned}
x_i &= \mu_1 + e_i, 1 \leqslant i < m_1 \\
x_i &= \mu_2 + e_i, m_1 \leqslant i < m_2 \\
x_i &= \mu_3 + e_i, m_2 \leqslant i \leqslant n
\end{aligned}
\tag{8.5.1}
$$

其中，$\mu_1 \neq \mu_2 \neq \mu_3$，$1 < m_1 < m_2 < n$ 为变点位置，n 为样本含量，随机误差 e_1，e_2，…，e_n 假定为独立同分布于正态分布，$E(e_i)=0$，$Var(e_i)=\sigma^2$。

根据最小二乘原理，设目标函数为：

$$
T = T(m_1, m_2, \mu_1, \mu_2, \mu_3) = \sum_{j=1}^{3} \sum_{i=m_{j-1}}^{m_j - 1} (x_i - \mu_j)^2 \tag{8.5.2}
$$

这里约定 $m_0=1$，$m_3=n+1$。式（8.5.1）中，μ_1、μ_2、μ_3 的估计值分别为：

$$
Y_j = \frac{\sum_{i=m_{j-1}}^{m_j - 1} x_i}{m_j - m_{j-1}}, \quad j = 1, 2, 3 \tag{8.5.3}
$$

将式（8.5.3）代入式（8.5.2），可得

$$
T = T(m_1, m_2, Y_1, Y_2, Y_3) = \sum_{j=1}^{3} \sum_{i=m_{j-1}}^{m_j - 1} (x_i - Y_j)^2 \tag{8.5.4}
$$

即式（8.5.4）为依赖于变点 m_1、m_2 的函数。下面介绍求解变点 m_1、m_2 的简单算法，分为如下 4 个步骤：

Step1. 取 m_1、m_2 的初始值，满足 $1<m_1<m_2<n$。由于 m_1、m_2 最终估计值是逐步调整逼近的，故初始值不影响结果。一般取 $m_1=1$，$m_2=n-1$ 即可。

Step2. 取函数

$$T_1=\sum_{i=1}^{m_1-1}(x_i-Y_1)^2+\sum_{i=m_1}^{m_2-1}(x_i-Y_2)^2$$

固定 m_2。在 $1<m_1<m_2<n$ 范围内求出使 T_1 达到最小的 m_1，记此时的 m_1 为 m_1'。

Step3. 用 m_1' 代替 m_1，代入函数

$$T_2=\sum_{i=m_1}^{m_2-1}(x_i-Y_2)^2+\sum_{i=m_2}^{n}(x_i-Y_3)^2$$

在 $m_1<m_2<n$ 的范围内求出使 T_2 达到最小的 m_2，记此时的 m_2 为 m_2'。

Step4. 利用 m_1' 代替 m_1，m_2 代替 m_2'，重复上述 Step2、Step3，直到 $m_1'=m_1$、$m_2'=m_2$。此时所得 m_1、m_2 即为所求变点。

上述算法在 Excel 即可完成，需要的步骤也不多。

陈宁、秦建敏、李国宏等[7]将上述算法应用于基于空气、冰与水的物理特性差异实现冰水情自动检测过程数据处理，较好地解决了原始采样数据中奇异值引起误判的工程难题，提高了冰情数据分析的准确度。

8.5.2 多个变点情形下最小二乘法的应用算法

对一组独立同分布的正态总体 x_1，x_2，…，x_n，给出如下的均值多变点模型为：

$$x_i=a_i+e_i,\ i=1,2,\cdots,n$$

$$a_1=\cdots=a_{m_1-1}=b_1,a_{m_1}=\cdots=a_{m_2-1}=b_2,\cdots,a_{m_q}=\cdots=a_n=b_{q+1} \tag{8.5.5}$$

此处 $1<m_1<m_2<\cdots<m_q\leqslant n$。若 $b_{j+1}\neq b_j$，则 m_j 就是一个变点，随机误差 e_1，e_2，…，e_n 假定为独立同方差且期望值为零。目标函数为：

$$T=T(m_1,m_2,\cdots,m_q,b_1,b_2,\cdots,b_{q+1})=\sum_{j=1}^{q+1}\sum_{i=m_{j-1}}^{m_j-1}(x_i-b_j)^2 \tag{8.5.6}$$

先固定 m_1，m_2，…，m_q，求 T 的最大值，很容易得到：

$$b_j=Y_j=(x_{m_{j-1}}+\cdots+x_{m_j-1})/(m_j-m_{j-1}) \tag{8.5.7}$$

此时式（8.5.6）达到最小值。将式（8.5.7）代入式（8.5.6），得

$$T=T(m_1,m_2,\cdots,m_q)=\sum_{j=1}^{q+1}\sum_{i=m_{j-1}}^{m_j-1}(x_i-Y_j)^2 \tag{8.5.8}$$

下面介绍在固定变点个数 q 时，求解变点 m_1，m_2，…，m_q 的简单算法，分为以下 4 个步骤：

Step1. 取 m_1，m_2，…，m_q 的初始值，满足 $1=m_0<m_1<m_2<\cdots<m_q<n$，$m_{q+1}=n+1$。

Step2. 在约束条件 $1<m_1<m_2<n$ 下，固定 m_2，定义函数 $T_{12}=$

$\sum_{i=1}^{m_1-1}\left(x_i-\frac{x_1+\cdots+x_{m_1-1}}{m_1-1}\right)^2+\sum_{i=m_1}^{m_2-1}\left(x_i-\frac{x_{m_1}+\cdots+x_{m_2-1}}{m_2-m_1}\right)^2$，在 $1<m_1<m_2<n$ 范围内求出使 T_{12} 达到最小的 m_1，记所得的 m_1 为 $m_1^{(1)}$。

Step3. 在约束条件 $1<m_1^{(1)}<m_2<m_3<n$ 下，固定 m_3，定义函数 $T_{23}=\sum_{i=m_1^{(1)}}^{m_2-1}\left(x_i-\frac{x_{m_1^{(1)}}+\cdots+x_{m_2-1}}{m_2-m_1^{(1)}}\right)^2+\sum_{i=m_2}^{m_3-1}\left(x_i-\frac{x_{m_2}+\cdots+x_{m_3-1}}{m_3-m_2}\right)^2$，在 $1<m_1^{(1)}<m_2<m_3<n$ 范围内求出使 T_{23} 达到最小的 m_2，记所得的 m_2 为 $m_2^{(1)}$。这样继续下去，得到新值 $m_1^{(1)}<m_2^{(1)}<\cdots<m_q^{(1)}$。

Step4. 把新值 $m_1^{(1)}<m_2^{(1)}<\cdots<m_q^{(1)}$ 作为初始值回到 Step1，继续下去得到新值 $m_1^{(2)}<m_2^{(2)}<\cdots<m_q^{(2)}$。一直继续这个过程，直到前后的值完全相同为止，记最后所得的值为 $\hat{m}_1$，$\hat{m}_2$，…，$\hat{m}_q$，它就是变点的估计。此时 T 的最小值记为 $T_q=T$（$\hat{m}_1$，$\hat{m}_2$，…，$\hat{m}_q$）。

上述算法在 Excel 即可完成，需要的步骤也不多。

在实际应用中变点个数 q 未知。但可以取充分大的 q 作为上限，再设定一个比 1 稍大的值，比如 1.1，找出使 $T_k/T_q\geqslant 1.1$ 成立的最大的 k，作为对变点的估计。当然，结合实际背景进行判断是必须的。

张学新、段志霞[8]应用上述算法分析了中国主要经济部门的 GDP 变点。

参考文献

[1] 陈希孺. 变点统计分析简介 [J]. 数理统计与管理，1991 (2)：52－59.

[2] Hawkins D L，Gallant A R，Fuller W. A simple least squares method for estimating a change in mean [J]. Commun. Statist，1986，15 (3)：655－679.

[3] Bai J H. Least squares estimation of shift in linear processes [J]. Journal of Time Series Analysis，1994，15 (5)：453－472.

[4] Lavielle M，Moulies E. Least squares estimation of an unknown number of shifts in a time series [J]. Journal of Time Series Analysis，2000，21 (1) 33－59.

[5] 郑义林，刘永强，梁兆文，等. 改进最小二乘变点识别在负荷分解中的应用 [J]. 计算机测量与控制，2019，27 (6)：226－230.

[6] 夏美美. 正态总体参数多变点统计分析 [D]. 成都：西南交通大学，2020.

[7] 陈宁，秦建敏，李国宏，等. "最小二乘法变点冰水情数据处理算法"的应用与研究 [J]. 数学的实践与认识，2012，42 (1)：108－114.

[8] 张学新，段志霞. 最小二乘法对多变点检验的性能研究 [J]. 河南师范大学学报（自然科学版），2009，37 (6)：7－10.

9 基于局部比较法的变点分析方法

第 1 章简单介绍了局部比较法的应用。局部比较法在医学多变点研究中发挥着极其重要的作用。

一般情况下，在变点附近的“局部”中，某种量有了显著变化，它可以通过适当的估计显示出来。在非变点附近的局部中，量保持基本稳定，这个差别就提供了发现变点的一个一般性方法：考查某种有针对性的统计量在各个“局部”内的变化，取其最显著之处作为变点位置的估计，需通过检验来判断[1,2]。

应用局部比较法，Miao[3]研究了斜率存在的变点问题；谭智平[4]讨论了跳跃度和斜率均存在变点问题；缪柏其、赵林城、谭智平[5]讨论了变点个数及位置的检测问题；谭常春、缪柏其[6]应用滑窗（Slipping window）方法研究了 Γ 分布的变点推断问题，其中滑窗方法原理与局部比较法原理相同。

本章首先简要介绍局部比较法应用于均值变点模型的算法及其在医学中的应用；同时介绍将二元分割方法和局部比较原理结合来分析多变点问题方法。

9.1 均值变点模型的局部比较法原理

本节简要介绍局部比较法的思想、检验临界值的确定，详细的推导见文献[1,2]。

以简单的均值变点模型来说明此问题。设样本 x_1，x_2，…，x_n 独立，且

$$\begin{aligned} x_i &= a_1 + e_i, 1 \leqslant i \leqslant m-1 \\ x_i &= a_2 + e_i, m \leqslant i \leqslant n \end{aligned} \tag{9.1.1}$$

随机误差 e_1，e_2，…，e_n 独立，期望值为 0，公共方差为 σ^2，$0<\sigma^2<+\infty$。这里 m，a_1，a_2，σ^2 均未知。此处 $a_1 \neq a_2$。

局部比较法的思路如下：取一个时刻 k，指定一个适当的自然数 d，把 k 左右各 d 个观察值求和，并相减得：

$$Y_k = (x_k + \cdots + x_{k+d-1}) - (x_{k-d} + \cdots + x_{k-1}),\ k = d+1,\ \cdots,\ n-d+1 \tag{9.1.2}$$

若 k 非变点，且与 m 的距离不小于 d，则式（9.1.2）右边两项有同一均值，故 Y_k 接近于零一些；反之，若 $k=m$ 或者离 m 很近，则式（9.1.2）右边两项有不同的均值，故 Y_k 倾向于离零远一些。

根据这种思路考虑如下方法：

(1) 记 max ($|Y_{d+1}|$, …, $|Y_{n-d+1}|$) $=|Y_{\hat{m}}|$，则 $\hat{m}$ 作为变点的估计。

(2) 当 $|Y_{\hat{m}}|>C$（某临界值）时，否定"无变点"的原假设 H_0，否则接受原假设 H_0。

(3) 临界值 C 由以下确定：

在"无变点"的假设下，当 $x_i(i=1, 2, \cdots, n)$ 独立且有高于 2 阶的矩时，统计量 $|Y_{\hat{m}}|$（记为 w）服从如下分布：

$$\lim_{n\to\infty} p\{\sqrt{2d}w/\sigma \leqslant A_n(x)\} = \exp(-2e^{-x})$$

其中，$\sigma^2=Var(x_i)$。

$$C = \sigma A_n(x_\alpha)/\sqrt{2d} \tag{9.1.3}$$

其中，σ^2 由下式确定：

$$\hat{\sigma}^2 = S^*/(n-2\ln\ln n-\ln\ln\ln n-2.4) \tag{9.1.4}$$

$$S^* = \min(S_2, S_3, \cdots, S_n)$$

$$S_i = \sum_{j=1}^{i-1}(x_j-\bar{x}_{i1})^2 + \sum_{j=i}^{n}(x_j-\bar{x}_{i2})^2$$

$$\bar{x}_{i1} = \frac{1}{i-1}\sum_{j=1}^{i-1}x_j, \bar{x}_{i2} = \frac{1}{n-i+1}\sum_{j=i}^{n}x_j, 2\leqslant i\leqslant n$$

式（9.1.3）中的 $A_n(x_\alpha)$ 由下式给出：

$$\begin{aligned}A_n(x) = \{2\ln[3n/(2d)-3]\}^{-1/2}\{x+2\ln[3n/(2d)-3)]+\\(1/2)\ln[2(3n/(2d)-3)]-(1/2)\ln x\}\end{aligned} \tag{9.1.5}$$

对给定检验水准 $\alpha>0$，解方程 $\exp(-2e^{-x})=1-\alpha$，得式（9.1.3）中的 x_α 由下式给出：

$$x_\alpha = -\ln[-(1/2)\ln(1-\alpha)] \tag{9.1.6}$$

式（9.1.3）中的 d 为变点的搜索步长，一般取 $d=2, 3, 4, 5$ 即可。

9.2 实例分析（一）

9.1 节介绍的局部比较方法是应用最为广泛的方法之一。本节应用局部比较法的变点分析方法对就诊人次数据的例子进行再分析，见表 9.1。

表 9.1 某医院某科室某日就诊人次的局部比较法变点分析

时段	就诊人次 x_k	k	Y_k			
			$d=2$	$d=3$	$d=4$	$d=5$
8：00—8：05	7	1	—	—	—	—
8：05—8：10	8	2	—	—	—	—
8：10—8：15	6	3	2	—	—	—
8：15—8：20	7	4	2	1	—	—

续表9.1

时段	就诊人次 x_k	k	Y_k			
			$d=2$	$d=3$	$d=4$	$d=5$
8：20—8：25	5	5	0	1	1	—
8：25—8：30	8	6	5	4	3	4
8：30—8：35	9	7	1	1	3	9
8：35—8：40	5	8	5	2	5	15
8：40—8：45	7	9	1	7	18	24
8：45—8：50	8	10	10	17	22	34
8：50—8：55	14	11	15	23	31	38
8：55—9：00	16	12	7	17	27	32
9：00—9：05	13	13	0	7	14	26
9：05—9：10	17	14	3	3	12	20
9：10—9：15	15	15	1	0	1	9
9：15—9：20	14	16	1	1	1	0
9：20—9：25	17	17	3	2	2	3
9：25—9：30	15	18	0	2	2	0
9：30—9：35	16	19	3	0	0	3
9：35—9：40	13	20	1	3	3	1
9：40—9：45	17	21	3	2	2	3
9：45—9：50	15	22	1	0	0	3
9：50—9：55	14	23	1	1	1	0
9：55—10：00	17	24	3	0	3	0
10：00—10：05	15	25	2	1	5	1
10：05—10：10	14	26	2	3	1	3
10：10—10：15	16	27	0	0	1	0
10：15—10：20	13	28	0	0	3	0
10：20—10：25	17	29	3	3	5	3
10：25—10：30	15	30	1	0	1	3
10：30—10：35	14	31	1	1	2	3
10：35—10：40	17	32	3	3	5	3
10：40—10：45	15	33	1	1	2	1
10：45—10：50	17	34	0	0	1	3
10：50—10：55	15	35	3	4	5	3
10：55—11：00	14	36	2	4	4	3
11：00—11：05	16	37	0	0	0	3

续表9.1

时段	就诊人次 x_k	k	Y_k			
			$d=2$	$d=3$	$d=4$	$d=5$
11：05—11：10	13	38	0	0	3	1
11：10—11：15	17	39	3	3	5	3
11：15—11：20	15	40	1	0	1	3
11：20—11：25	14	41	1	1	4	6
11：25—11：30	17	42	3	3	4	10
11：30—11：35	15	43	5	8	15	14
11：35—11：40	11	44	9	13	14	14
11：40—11：45	12	45	4	7	4	—
11：45—11：50	10	46	1	3	—	—
11：50—11：55	14	47	9	—	—	—
11：55—12：00	17	48	—	—	—	—
合计	636					

本例取 $\alpha=0.01$ 时，$x_\alpha=-\ln[-(1/2)\ \ln(1-\alpha)]=2.6611$。

由基于最小二乘法的变点分析方法一章的计算结果，$\hat{\sigma}^2=2.9169$，

$$d=2,\ A_n(x)=\{2\ln[3n/(2d)-3]\}^{-1/2}\{x+2\ln[3n/(2d)-3)]+(1/2)\ln[2(3n/(2d)-3)]-(1/2)\ln x\}=4.5950,$$

$$C=\sigma A_n(x_\alpha)/\sqrt{2d}=3.9239,\ |Y_{\hat{m}}|=15,\ |Y_{\hat{m}}|>C$$

$$d=3,\ A_n(x)=4.4824,\ C=3.1253,\ |Y_{\hat{m}}|=23,\ |Y_{\hat{m}}|>C$$

$$d=4,\ A_n(x)=4.4039,\ C=2.6592,,\ |Y_{\hat{m}}|=31,\ |Y_{\hat{m}}|>C$$

$$d=5,\ A_n(x)=4.3455,\ C=2.3469,\ |Y_{\hat{m}}|=38,\ |Y_{\hat{m}}|>C$$

故对 $d=2$，3，4，5，均有 $p<0.01$，认为存在变点。变点为 $k=10$。其结果与第 9 章基于最小二乘法的分析结果一致。

事实上，8：00—8：50 期间，x_i 的均值为 7.00，8：50—12：00 期间，x_i 的均值为 14.89，后者的均值/前者的均值=2.13。

一般情况下，可按照二元分割原理对变点前后的（子）序列分别再按照变点分析方法判断其他变点存在与否。但要注意子序列的长度不要太短，同时要结合实际背景来进行判断。

9.3 多变点检测统计量的局部比较方法

本书在专门章节介绍了二元分割原理。多变点检测方法多借助于二元分割原理来进行。在 BS(Binary Segmentation) 算法中，检验统计量非常重要，由于 BS 算法使用的是

全局 CUSUM 统计量，很难识别在较长分段内的变点。为了克服 BS 算法不足，学者们进行了一些改进，Olsen，Venkatraman 和 Lucito 等[7]通过数据段首尾两端的拼接提出了 CBS（Circular Binary Segmentation）算法；Fryzlewicz[8]在 BS 的基础上提出了 WBS（Wild Binary Segmentation）算法，但其随意性太强，导致找的变点准确率不高。Niu 和 Zhang[9]充分利用变点的局部信息，提出了 SaRa 算法，降低了计算复杂度。庄丹、刘友波、马铁丰[10]基于局部形态识别统计量的 BS 改进算法，降低了因变点间的相互干扰而带来的误判率，提升变点识别的稳健性。本节主要介绍文献［10］的结果。

本节考虑的是只有均值变化的变点检测问题。模型定义如下：

$$x_i = \mu_i + e_i,\ i = 1, 2, \cdots, n \tag{9.3.1}$$

其中，x_i 是一维随机变量，其对应的均值为 μ_i。假设 $\mu_1 = \mu_2 = \cdots \mu_{\eta_1} \neq \mu_{\eta_1+1} = \cdots = \mu_{\eta_2} \neq \mu_{\eta_2+1} = \cdots = \mu_{\eta_N} \neq \mu_{\eta_N+1} = \cdots = \mu_n$，且其对应的变点数量 N 和变点位置 η_1，η_2，…，η_N 均未知。同时假设误差项 e_i 独立同分布于均值为 0，方差为 σ^2 的正态分布。不失一般性，本节假设 $\sigma^2=1$。

BS、CBS 等算法使用的都是全局统计量。在实际应用中，变点数量 N 比样本含量 n 小得多，在运用全局算法寻找变点时，大量数据重复使用，增加了计算的复杂度。

首先介绍全局和局部 CUSUM 统计量。

9.3.1　全局 CUSUM 统计量

对于样本 $\{x_s, x_{s+1}, \cdots, x_e\}$，经典的检验统计量是全局 CUSUM 统计量，定义如下：

$$Z_{s,e}^k = \sqrt{\frac{e-k}{n_1(k-s+1)}}\sum_{i=s}^{k} x_i - \sqrt{\frac{k-s+1}{n_1(e-k)}}\sum_{i=k+1}^{e} x_i \tag{9.3.2}$$

这里 $s \leqslant k < e$，$n_1 = e - s + 1$。在 BS 算法中，首先找到使统计量最大的 k，即 $k_1 = \arg\max\limits_{s\leqslant k<s} |Z_{s,e}^k|$。若在此点的统计量值大于所规定的界值，则 k_1 为找到的第一个变点。然后再以此变点 k_1 为分点，将区间［s，e］分为两个区段［s，k_1］和［k_1+1，e］，分别在这两个区段寻找变点，再依次二分下去，直到找到所有的变点。

9.3.2　局部 CUSUM 统计量

对于样本 $\{x_s, x_{s+1}, \cdots, x_e\}$，计算局部 CUSUM 统计量的数据范围是在 k 附近窗宽为 2h 的局部区域。局部检验统计量定义如下：

$$T_h^k = \frac{1}{h}\left(\sum_{i=k-h+1}^{k} x_i - \sum_{i=k+1}^{k+h} x_i\right) \tag{9.3.3}$$

这里 $k \in \left\{INT\left(\frac{s+e}{2} - h + 1\right), \cdots, INT\left(\frac{s+e}{2} + h\right)\right\}$。

9.3.3　基于局部形态识别统计量的 BS 改进算法

下面介绍基于局部形态识别统计量的 BS 改进算法，庄丹、刘友波、马铁丰[10]称之为 Shape－based BS 改进算法。其步骤如下：

Step1. 检验并确定变点。

Step1. 1. 对于整个时间序列 $\{x_1, x_2, \cdots, x_n\}$，首先计算局部统计量 T_h^k，$k = h +$

1，…，$n-h$，寻找使 T_h^k 最大的 k，即 $k_1=\max_{h+1\leqslant k\leqslant n-h} T_h^k$。此点最大可能是变点。

Step1.2. 验证该点是否为峰。峰的判断方法为：在以此点为中心的窗宽 $2h$ 内，对窗宽 $2h$ 内的点（统计量 T_h^k）作差分，若可能变点左边 h 范围内大于 0 的差分和右边 h 范围内小于 0 的差分个数占窗宽 $2h$ 之比的绝对值大于 γ，则认为该点为峰。峰识别统计量定义如下：

$$PR(k_1)=\frac{\sum_{k_1-h+1\leqslant j\leqslant k_1} I_{(T_h^j-T_h^{j-1}>0)}+\sum_{k_1\leqslant j\leqslant k_1+h-1} I_{(T_h^j-T_h^{j+1}>0)}}{2h} \tag{9.3.4}$$

如果 $|PR(k_1)|>\gamma$，则 k_1 是一个单峰。在实际应用中，一般设置 $\gamma=0.7$ 或者 $\gamma=0.8$。由于局部统计量分布在变点处峰值明显，此判断方法不易遗漏真实变点。

Step1.3. 若该点满足最大值和峰的条件，还需要进一步判断该点是否为变点。

通过前两步筛选后的点是包含了变点在内的所有局部最大值的峰点。由于筛选后的点在变点处的统计量值和非变点统计量值相差较大，则只需粗略定一个区分变点和非变点的界 ξ_α，即可确定最终变点。庄丹、刘友波、马铁丰[10]根据模拟研究，定义 ξ_α 如下：

$$\xi_\alpha=\alpha[\max(T_h^k)-\min(T_h^k)]_{h\leqslant k\leqslant n-h}$$

其中，α 的可取范围极广，对结果的准确性不敏感。庄丹、刘友波、马铁丰[10]设置的 $\alpha=0.4$。

若 k_1 满足以上 3 个条件，则认为 k_1 为变点。

Step2. 对于整个时间序列 $\{x_1, x_2, \cdots, x_n\}$，以变点 k_1 分为两段 $\{x_1, x_2, \cdots, x_{k_1}\}$，$\{x_{k_1+1}, \cdots, x_n\}$，然后再在这两段分别实施 Step1 的算法。

Step3. 重复 Step1 和 Step2，直至没有变点为止。

对于 h 的选择，其应与样本含量 n 有关。庄丹、刘友波、马铁丰[10]通过模拟，设为 $h=C^*\sqrt{n}$，C^* 可选取的范围为 [0.3，0.5]。

庄丹、刘友波、马铁丰[10]验证了 Shape-based BS 变点检测估计的一致性，并将该算法应用于电力系统“场景压缩”问题，具有满意的实用效果。

在 Shape-based BS 算法中，基于局部 CUSUM 检验统计量，加入形态识别步骤并充分利用了检验统计量局部形态信息，使判断结果更快、更稳健、更准确。尤其是当处理实际数据时，由于实际数据很难满足一些基本假定，如同方差、变点间均值恒定等，很多算法并不稳定。本算法在实际数据分析上的表现比较稳健[10]。

9.4 实例分析（二）

本节介绍形态识别局部统计量的变点分析方法在医学中的应用。

收集某医院门诊 2023 年 1 月 30 日—2023 年 2 月 5 日连续 7 天每隔 5 分钟的就诊人次，拟找出变点，为医院管理提供决策服务。其中就诊人次不包括核酸检测人次。

下面分别对每日的数据进行详细分析。

9.4.1 2023年1月30日每隔5分钟就诊人次的变点分析结果

设就诊人次序列为 x_1，x_2，…，x_{288}，$n=288$。经计算，$\bar{x}=11.3576$。

其参数 $h=\text{int}(0.4\sqrt{n})+1=7$，取 $\gamma=0.7$。

$$\max_{8\leqslant k\leqslant 281}(T_7^k)=19.7147,\ \min_{8\leqslant k\leqslant 281}(T_7^k)=-27.5714$$

取 $\alpha=0.4$，故 $\xi_\alpha=\alpha\left[\max\limits_{8\leqslant k\leqslant 281}T_7^k-\min\limits_{8\leqslant k\leqslant 281}T_7^k\right]=18.9143$。

Step1. 检验并确定变点：$\max\limits_{8\leqslant k\leqslant 281}(|T_7^k|)=27.5714$，对应的可能变点 $k_1=166$。

以 k_1 为中心的左右 h(7) 个统计量序列 $T_7^{k_1-h}$，$T_7^{k_1-h+1}$，…，$T_7^{k_1}$，$T_7^{k_1+1}$，…，$T_7^{k_1+h}$ 为：−4.4286，−7.4286，−10.5714，−12.2857，−17.2857，−21.0000. −23.7143，−27.5714，−25.5714，−23.1429，−22.0000，−15.4286，−6.8571，−2.8571，2.0000。

因此序列呈"凹"形，故 $PR(k_1)$ 变为：

$$PR(k_1)=\frac{\sum\limits_{k_1-h+1\leqslant j\leqslant k_1}I_{(T_h^j-T_h^{j-1}<0)}+\sum\limits_{k_1\leqslant j\leqslant k_1+h-1}I_{(T_h^j-T_h^{j+1}<0)}}{2h}$$
$$=1.0>\gamma=0.7$$

故 k_1 是单峰。

同时 $\max\limits_{8\leqslant k\leqslant 281}(|T_7^k|)=27.5714>\xi_{0.4}$，故对于设定的参数，$k_1=166$ 是变点。

Step2. 对于序列 x_1，x_2，…，x_{288}，以变点 k_1 分为两个子序列 $\{x_1$，x_2，…，$x_{166}\}$，$\{x_{167}$，x_{168}，…，$x_{288}\}$，然后再对两个子序列分别实施 Step1 的算法。

对于序列 $\{x_1$，x_2，…，$x_{166}\}$，因为 $\max\limits_{8\leqslant k\leqslant 160}(|T_7^k|)=23.8571$，对应的可能变点 $k_2=94$。

以 k_2 为中心的左右 h(7) 个统计量序列 $T_7^{k_2-h}$，$T_7^{k_2-h+1}$，…，$T_7^{k_2}$，$T_7^{k_2+1}$，…，$T_7^{k_2+h}$ 为：−6.0000，−9.1429，−13.0000，−17.1429，−18.0000，−20.7143，−21.1429，−23.8571，−23.1429，−22.2857，−17.7143，−14.5714，−11.5714，−9.7143，−8.2857。

因此序列呈"凹"形，故 $PR(k_2)$ 变为：

$$PR(k_2)=\frac{\sum\limits_{k_2-h+1\leqslant j\leqslant k_2}I_{(T_h^j-T_h^{j-1}<0)}+\sum\limits_{k_2\leqslant j\leqslant k_2+h-1}I_{(T_h^j-T_h^{j+1}<0)}}{2h}$$
$$=1.0>\gamma=0.7$$

故 k_2 是单峰。

同时 $\max\limits_{8\leqslant k\leqslant 160}(|T_7^k|)=23.8571>\xi_{0.4}$，故对于设定的参数，$k_2=94$ 是变点。

对于序列 $\{x_{167}$，x_{168}，…，$x_{288}\}$，因为 $\max\limits_{174\leqslant k\leqslant 282}(|T_7^k|)=19.7143$，对应的可能变点 $k_3=202$。

以 k_3 为中心的左右 h(7) 个统计量序列 $T_7^{k_3-h}$，$T_7^{k_3-h+1}$，…，$T_7^{k_3}$，$T_7^{k_3+1}$，…，$T_7^{k_3+h}$ 为：1.4286，2.8571，1.1429，−0.8571，−0.2857，17.5714，18.8571，19.7143，18.1429，18.2857，17.5714，17.1429，6.5714，4.0000，2.5714。

因此序列呈“凸”形，故 $PR(k_3)$ 变为：

$$PR(k_3)=\frac{\sum_{k_3-h+1\leqslant j\leqslant k_3} I_{(T_h^j-T_h^{j-1}>0)}+\sum_{k_3\leqslant j\leqslant k_3+h-1} I_{(T_h^j-T_h^{j+1}>0)}}{2h}$$
$$=0.7129>\gamma=0.7$$

故 k_3 是单峰。

同时 $\max\limits_{195\leqslant k\leqslant 209}(|T_7^k|)=19.7143>\xi_{0.4}$，故对于设定的参数，$k_3=202$ 是变点。

Step3. 重复 Step1、Step2 过程，未见有变点。

故 2023 年 1 月 30 日每隔 5 分钟就诊人次变点分析结果为：$k_1=166$，对应的时间段为 13：45—13：50；$k_2=21$，对应的时间段为 7：45—7：50；$k_3=202$，对应的时间段为 16：45—16：50。

9.4.2　2023 年 1 月 31 日每隔 5 分钟就诊人次的变点分析结果

设就诊人次序列为 x_1，x_2，…，x_{288}，$n=288$。经计算，$\bar{x}=11.4688$。

其参数 $h=\text{int}(0.4\sqrt{n})+1=7$，取 $\gamma=0.7$。

$$\max_{8\leqslant k\leqslant 281}(T_7^k)=16.4286,\ \min_{8\leqslant k\leqslant 281}(T_7^k)=-29.8571$$

取 $\alpha=0.4$，故 $\xi_\alpha=\alpha\left[\max\limits_{8\leqslant k\leqslant 281}T_7^k-\min\limits_{8\leqslant k\leqslant 281}T_7^k\right]=18.5143$。

Step1. 检验并确定变点：$\max\limits_{8\leqslant k\leqslant 281}(|T_7^k|)=29.8571$，对应的可能变点 $k_1=94$。

以 k_1 为中心的左右 $h(7)$ 个统计量序列 $T_7^{k_1-h}$，$T_7^{k_1-h+1}$，…，$T_7^{k_1}$，$T_7^{k_1+1}$，…，$T_7^{k_1+h}$ 为：−6.7143，−9.0000，−13.1429，−18.5714，−22.4286，−24.5714，−27.4286，−29.8571，−28.0000，−23.1429，−17.0000，−8.0000，−5.8571，−3.2857，1.0000。

因此序列呈“凹”形，故 $PR(k_1)$ 变为：

$$PR(k_1)=\frac{\sum_{k_1-h+1\leqslant j\leqslant k_1} I_{(T_h^j-T_h^{j-1}<0)}+\sum_{k_1\leqslant j\leqslant k_1+h-1} I_{(T_h^j-T_h^{j+1}<0)}}{2h}$$
$$=1.0>\gamma=0.7$$

故 k_1 是单峰。

同时 $\max\limits_{8\leqslant k\leqslant 281}(|T_7^k|)=29.8571>\xi_{0.4}$，故对于设定的参数，$k_1=94$ 是变点。

Step2. 对于序列 x_1，x_2，…，x_{288}，以变点 k_1 分为两个子序列 $\{x_1, x_2, \cdots, x_{94}\}$，$\{x_{95}, x_{96}, \cdots, x_{288}\}$，然后再对两个子序列分别实施 $Step1$ 的算法。

对于序列 $\{x_1, x_2, \cdots, x_{94}\}$，因为 $\max\limits_{8\leqslant k\leqslant 88}(|T_7^k|)=9<\xi_{0.4}$，故对于设定的参数，$k_2=88$ 是变点。

对于序列 $\{x_{95}, x_{96}, \cdots, x_{288}\}$，因为 $\max\limits_{102\leqslant k\leqslant 282}(|T_7^k|)=28.7143$，对应的可能变点 $k_3=166$。

以 k_3 为中心的左右 $h(7)$ 个统计量序列 $T_7^{k_3-h}$，$T_7^{k_3-h+1}$，…，$T_7^{k_3}$，$T_7^{k_3+1}$，…，$T_7^{k_3+h}$ 为：−5.4286，−7.4286，−11.2857，−15.4286，−21.1429，−26.1429，−28.0000，−28.7143，−27.7143，−24.5714，−18.8571，−11.7143，−3.5714，

−2.1429，1.1429。

因此序列呈“凹”形，故 $PR(k_3)$ 变为：

$$PR(k_3)=\frac{\sum\limits_{k_3-h+1\leqslant j\leqslant k_3} I_{(T_h^j-T_h^{j-1}<0)}+\sum\limits_{k_3\leqslant j\leqslant k_3+h-1} I_{(T_h^j-T_h^{j+1}<0)}}{2h}$$
$$=1.0>\gamma=0.7$$

故 k_3 是单峰。

同时 $\max\limits_{195\leqslant k\leqslant 209}(|T_7^k|)=28.7143>\xi_{0.4}$，故对于设定的参数，$k_3=166$ 是变点。

Step3. 重复 Step1、Step2 过程，未见有变点。

故 2023 年 1 月 31 日每隔 5 分钟就诊人次变点分析结果为：$k_1=94$，对应的时间段为 7：45—7：50；$k_3=273$，对应的时间段为 13：45—13：50。

9.4.3　2023 年 2 月 1 日每隔 5 分钟就诊人次的变点分析结果

设就诊人次序列为 x_1，x_2，…，x_{288}，$n=288$。经计算，$\bar{x}=10.8819$。

其参数 $h=\text{int}(0.4\sqrt{n})+1=7$，取 $\gamma=0.7$。

$$\max_{8\leqslant k\leqslant 281}(T_7^k)=15.5714,\quad \min_{8\leqslant k\leqslant 281}(T_7^k)=-26.5714$$

取 $\alpha=0.4$，故 $\xi_\alpha=\alpha\left[\max\limits_{8\leqslant k\leqslant 281}T_7^k-\min\limits_{8\leqslant k\leqslant 281}T_7^k\right]=16.8571$。

Step1. 检验并确定变点：$\max\limits_{8\leqslant k\leqslant 281}(|T_7^k|)=26.5714$，对应的可能变点 $k_1=94$。

以 k_1 为中心的左右 $h(7)$ 个统计量序列 $T_7^{k_1-h}$，$T_7^{k_1-h+1}$，…，$T_7^{k_1}$，$T_7^{k_1+1}$，…，$T_7^{k_1+h}$ 为：−5.0000，−8.8571，−12.5714，−17.1429，−21.2857，−22.7143，−24.8571，−26.5714，−23.5714，−18.7143，−15.4286，−9.7143，−6.5714，−4.4286。

因此序列呈“凹”形，故 $PR(k_1)$ 变为：

$$PR(k_1)=\frac{\sum\limits_{k_1-h+1\leqslant j\leqslant k_1} I_{(T_h^j-T_h^{j-1}<0)}+\sum\limits_{k_1\leqslant j\leqslant k_1+h-1} I_{(T_h^j-T_h^{j+1}<0)}}{2h}$$
$$=1.0>\gamma=0.7$$

故 k_1 是单峰。

同时 $\max\limits_{8\leqslant k\leqslant 281}(|T_7^k|)=26.5714>\xi_{0.4}$，故对于设定的参数，$k_1=94$ 是变点。

Step2. 对于序列 x_1，x_2，…，x_{288}，以变点 k_1 分为两个子序列 $\{x_1, x_2, \cdots, x_{94}\}$，$\{x_{95}, x_{96}, \cdots, x_{288}\}$，然后再对两个子序列分别实施 Step1 的算法。

对于序列 $\{x_1, x_2, \cdots, x_{94}\}$，因为 $\max\limits_{8\leqslant k\leqslant 88}(|T_7^k|)=8.8571$，对应的可能变点 $k_2=88$。

且 $\max\limits_{8\leqslant k\leqslant 88}(|T_7^k|)<\xi_{0.4}$，故对于设定的参数，$k_2=88$ 是变点。

对于序列 $\{x_{95}, x_{96}, \cdots, x_{288}\}$，因为 $\max\limits_{102\leqslant k\leqslant 282}(|T_7^k|)=20.1429$，对应的可能变点 $k_3=164$。

以 k_3 为中心的左右 $h(7)$ 个统计量序列 $T_7^{k_3-h}$，$T_7^{k_3-h+1}$，…，$T_7^{k_3}$，$T_7^{k_3+1}$，…，$T_7^{k_3+h}$ 为：−5.0000，−6.7143，−7.5714，−10.5714，−12.8571，−16.4286，

−18.4286，− 20.1429， − 19.2857， − 19.8571， − 19.8571， − 19.0000， − 12.8571，−8.5714，−5.0000。

因此序列呈“凹”形，故 $PR(k_3)$ 变为：

$$PR(k_3)=\frac{\sum\limits_{k_3-h+1\leqslant j\leqslant k_3} I_{(T_h^j-T_h^{j-1}<0)}+\sum\limits_{k_3\leqslant j\leqslant k_3+h-1} I_{(T_h^j-T_h^{j+1}<0)}}{2h}$$

$$=\frac{12}{14}=0.8571>\gamma=0.7$$

故 k_3 是单峰。

同时 $\max\limits_{102\leqslant k\leqslant 282}(|T_7^k|)=20.1429>\xi_{0.4}$，故对于设定的参数，$k_3=164$ 是变点。

Step3. 重复 Step1、Step2 过程，未见有变点。

故 2023 年 2 月 1 日每隔 5 分钟就诊人次变点分析结果为：$k_1=94$，对应的时间段为 7：45—7：50；$k_3=164$，对应的时间段为 13：35—13：40。

9.4.4 2023 年 2 月 2 日每隔 5 分钟就诊人次的变点分析结果

设就诊人次序列为 x_1，x_2，…，x_{288}，$n=288$。经计算，$\bar{x}=13.0903$。

其参数 $h=\text{int}(0.4\sqrt{n})+1=7$，取 $\gamma=0.7$。

$$\max_{8\leqslant k\leqslant 281}(T_7^k)=89.1429,\quad \min_{8\leqslant k\leqslant 281}(T_7^k)=-87.5714$$

取 $\alpha=0.4$，故 $\xi_\alpha=\alpha\left[\max\limits_{8\leqslant k\leqslant 281}T_7^k-\min\limits_{8\leqslant k\leqslant 281}T_7^k\right]=70.6857$。

Step1. 检验并确定变点：$\max\limits_{8\leqslant k\leqslant 281}(|T_7^k|)=89.1429$，对应的可能变点 $k_1=120$。

以 k_1 为中心的左右 $h(7)$ 个统计量序列 $T_7^{k_1-h}$，$T_7^{k_1-h+1}$，…，$T_7^{k_1}$，$T_7^{k_1+1}$，…，$T_7^{k_1+h}$ 为：− 87.5714， − 79.5714， − 43.1429， − 0.5714，45.8571，80.0000，83.7143，89.1429，85.5714，68.4286，48.0000，25.0000，14.8571，11.0000，7.5714。

因此序列呈“凸”形，故 $PR(k_1)$ 变为：

$$PR(k_1)=\frac{\sum\limits_{k_1-h+1\leqslant j\leqslant k_1} I_{(T_h^j-T_h^{j-1}>0)}+\sum\limits_{k_1\leqslant j\leqslant k_1+h-1} I_{(T_h^j-T_h^{j+1}>0)}}{2h}$$

$$=1.0>\gamma=0.7$$

故 k_1 是单峰。

同时 $\max\limits_{8\leqslant k\leqslant 281}(|T_7^k|)=89.1429>\xi_{0.4}$，故对于设定的参数，$k_1=120$ 是变点。

Step2. 对于序列 x_1，x_2，…，x_{288}，以变点 k_1 分为两个子序列 $\{x_1, x_2, \cdots, x_{120}\}$，$\{x_{121}, x_{122}, \cdots, x_{288}\}$，然后再对两个子序列分别实施 Step1 的算法。

对于序列 $\{x_1, x_2, \cdots, x_{120}\}$，因为 $\max\limits_{8\leqslant k\leqslant 114}(|T_7^k|)=87.5714$，对应的可能变点 $k_2=113$。因为 k_2 右侧的统计量 T_7^k 仅有一个，故 k_2 不是变点。

对于序列 $\{x_{121}, x_{122}, \cdots, x_{288}\}$，因为 $\max\limits_{128\leqslant k\leqslant 282}(|T_7^k|)=24.5714$，对应的可能变点 $k_3=164$。

但 $\max\limits_{128\leqslant k\leqslant 282}(|T_7^k|)<\xi_{0.4}$，故对于设定的参数，$k_3=164$ 不是变点。

Step3. 重复 Step1、Step2 过程，未见有变点。

故 2023 年 2 月 2 日每隔 5 分钟就诊人次变点分析结果为：$k_1=120$，对应的时间段为 9：55—10：50。

9.4.5 2023 年 2 月 3 日每隔 5 分钟就诊人次的变点分析结果

设就诊人次序列为 x_1，x_2，…，x_{288}，$n=288$。经计算，$\bar{x}=12.0903$。

其参数 $h=\text{int}(0.4\sqrt{n})+1=7$，取 $\gamma=0.7$。

$$\max_{8\leqslant k\leqslant 281}(T_7^k)=15.8571,\ \min_{8\leqslant k\leqslant 281}(T_7^k)=-25.8571$$

取 $\alpha=0.4$，故 $\xi_\alpha=\alpha\left[\max\limits_{8\leqslant k\leqslant 281}T_7^k-\min\limits_{8\leqslant k\leqslant 281}T_7^k\right]=16.6857$。

Step1. 检验并确定变点：$\max\limits_{8\leqslant k\leqslant 281}(|T_7^k|)=25.8571$，对应的可能变点 $k_1=167$。

以 k_1 为中心的左右 h(7) 个统计量序列 $T_7^{k_1-h}$，$T_7^{k_1-h+1}$，…，$T_7^{k_1}$，$T_7^{k_1+1}$，…，$T_7^{k_1+h}$ 为：－8.8571，－9.8571，－11.1429，－14.8571，－19.2857，－20.5714，－23.2857，－25.8571，－25.2857，－23.7143，－18.5714，－10.1429，－8.7143，－3.0000，1.5714。

因此序列呈“凹”形，故 $PR(k_1)$ 变为：

$$PR(k_1)=\frac{\sum\limits_{k_1-h+1\leqslant j\leqslant k_1}I_{(T_h^j-T_h^{j-1}<0)}+\sum\limits_{k_1\leqslant j\leqslant k_1+h-1}I_{(T_h^j-T_h^{j+1}<0)}}{2h}$$
$$=1.0>\gamma=0.7$$

故 k_1 是单峰。

同时 $\max\limits_{8\leqslant k\leqslant 281}(|T_7^k|)=25.8571>\xi_{0.4}$，故对于设定的参数，$k_1=167$ 是变点。

Step2. 对于序列 x_1，x_2，…，x_{288}，以变点 k_1 分为两个子序列 $\{x_1, x_2, \cdots, x_{167}\}$，$\{x_{168}, x_{169}, \cdots, x_{288}\}$，然后再对两个子序列分别实施 Step1 的算法。

对于序列 $\{x_1, x_2, \cdots, x_{167}\}$，因为 $\max\limits_{8\leqslant k\leqslant 161}(|T_7^k|)=24.0000$，对应的可能变点 $k_2=93$。

以 k_2 为中心的左右 h(7) 个统计量序列 $T_7^{k_2-h}$，$T_7^{k_2-h+1}$，…，$T_7^{k_2}$，$T_7^{k_2+1}$，…，$T_7^{k_2+h}$ 为：－5.7143，－7.8571，－11.0000，－15.5714，－19.1429，－22.1429，－21.1429，－24.0000，－23.2857，－21.2857，－18.5714，－15.0000，－12.0000，－12.0000，－9.5714。

因此序列呈“凹”形，故 $PR(k_2)$ 变为：

$$PR(k_2)=\frac{\sum\limits_{k_2-h+1\leqslant j\leqslant k_2}I_{(T_h^j-T_h^{j-1}<0)}+\sum\limits_{k_2\leqslant j\leqslant k_2+h-1}I_{(T_h^j-T_h^{j+1}<0)}}{2h}$$
$$=0.8571>\nu=0.7$$

故 k_2 是单峰。

同时 $\max\limits_{8\leqslant k\leqslant 160}(|T_7^k|)=24.0000>\xi_{0.4}$，故对于设定的参数，$k_2=93$ 是变点。

对于序列 $\{x_{168}, x_{169}, \cdots, x_{288}\}$，因为 $\max\limits_{174\leqslant k\leqslant 282}(|T_7^k|)=14.5714$，对应的可能变点 $k_3=204$。

以 k_3 为中心的左右 h（7）个统计量序列 $T_7^{k_3-h}$，$T_7^{k_3-h+1}$，…，$T_7^{k_3}$，$T_7^{k_3+1}$，…，

$T_7^{k_3+h}$ 为：6.2857，6.0000，4.7143，9.5714，12.1429，14.0000，14.4286，14.5714，14.1429，14.5714，11.2857，8.8571，5.4286，3.8571，4.0000。

因此序列呈“凸”形，故 $PR(k_3)$ 变为：

$$PR(k_3)=\frac{\sum\limits_{k_3-h+1\leqslant j\leqslant k_3} I_{(T_h^j-T_h^{j-1}>0)}+\sum\limits_{k_3\leqslant j\leqslant k_3+h-1} I_{(T_h^j-T_h^{j+1}>0)}}{2h}$$

$$=0.7143>\gamma=0.7$$

故 k_3 是单峰。

但 $\max\limits_{175\leqslant k\leqslant 282}(|T_7^k|)<\xi_{0.4}$，故对于设定的参数，$k_3=204$ 不是变点。

Step3. 重复 Step1、Step2 过程，未见有变点。

故 2023 年 2 月 3 日每隔 5 分钟就诊人次变点分析结果为：$k_1=167$，对应的时间段为 13：50—13：55；$k_2=93$，对应的时间段为 7：40—7：45。

9.4.6 2023 年 2 月 4 日每隔 5 分钟就诊人次的变点分析结果

设就诊人次序列为 x_1，x_2，…，x_{288}，$n=288$。经计算，$\bar{x}=11.7986$。

其参数 $h=int(0.4\sqrt{n})+1=7$，取 $\gamma=0.7$。

$$\max_{8\leqslant k\leqslant 281}(T_7^k)=18.1429,\quad \min_{8\leqslant k\leqslant 281}(T_7^k)=-28.5714$$

取 $\alpha=0.4$，故 $\xi_\alpha=\alpha\left[\max\limits_{8\leqslant k\leqslant 281}T_7^k-\min\limits_{8\leqslant k\leqslant 281}T_7^k\right]=18.6857$。

Step1. 检验并确定变点：$\max\limits_{8\leqslant k\leqslant 281}(|T_7^k|)=28.5714$，对应的可能变点 $k_1=92$。

以 k_1 为中心的左右 h（7）个统计量序列 $T_7^{k_1-h}$，$T_7^{k_1-h+1}$，…，$T_7^{k_1}$，$T_7^{k_1+1}$，…，$T_7^{k_1+h}$ 为：−5.5714，−7.8571，−10.8571，−14.4286，−16.7143，−20.1429，−24.7143，−28.5714，−27.8571，−25.1429，−23.0000，−21.0000，−17.5714，−9.7143，−2.2857。

因此序列呈“凹”形，故 $PR(k_1)$ 变为：

$$PR(k_1)=\frac{\sum\limits_{k_1-h+1\leqslant j\leqslant k_1} I_{(T_h^j-T_h^{j-1}<0)}+\sum\limits_{k_1\leqslant j\leqslant k_1+h-1} I_{(T_h^j-T_h^{j+1}<0)}}{2h}$$

$$=1.0>\gamma=0.7$$

故 k_1 是单峰。

同时 $\max\limits_{8\leqslant k\leqslant 281}(|T_7^k|)=28.5714>\xi_{0.4}$，故对于设定的参数，$k_1=92$ 是变点。

Step2. 对于序列 x_1，x_2，…，x_{288}，以变点 k_1 分为两个子序列 $\{x_1, x_2, \cdots, x_{92}\}$，$\{x_{93}, x_{94}, \cdots, x_{288}\}$，然后再对两个子序列分别实施 Step1 的算法。

对于序列 $\{x_1, x_2, \cdots, x_{92}\}$，因为 $\max\limits_{8\leqslant k\leqslant 86}(|T_7^k|)=7.8571$，对应的可能变点 $k_2=86$。是子序列的端点，不是变点。

对于序列 $\{x_{93}, x_{94}, \cdots, x_{288}\}$，因为 $\max\limits_{100\leqslant k\leqslant 282}(|T_7^k|)=23.8571$，对应的可能变点 $k_3=166$。

以 k_3 为中心的左右 h（7）个统计量序列 $T_7^{k_3-h}$，$T_7^{k_3-h+1}$，…，$T_7^{k_3}$，$T_7^{k_3+1}$，…，$T_7^{k_3+h}$ 为：−7.7143，−10.1429，−13.4286，−18.2857，−21.2857，−23.4286，

−23.2857，−23.8571，−22.2857，−20.4286，−14.2857，−12.5714，−10.0000，−9.5714，−6.7143。

因此序列呈“凹”形，故 $PR(k_3)$ 变为：

$$PR(k_3)=\frac{\sum\limits_{k_3-h+1\leqslant j\leqslant k_3} I_{(T_h^j-T_h^{j-1}<0)}+\sum\limits_{k_3\leqslant j\leqslant k_3+h-1} I_{(T_h^j-T_h^{j+1}<0)}}{2h}$$

$$=0.9286>\gamma=0.7$$

故 k_3 是单峰。

同时 $\max\limits_{100\leqslant k\leqslant 282}(|T_7^k|)=23.8571>\xi_{0.4}$，故对于设定的参数，$k_3=166$ 是变点。

Step3. 重复 Step1、Step2 过程，未见有变点。

故 2023 年 2 月 4 日每隔 5 分钟就诊人次变点分析结果为：$k_1=92$，对应的时间段为 7：35—7：40；$k_3=166$，对应的时间段为 13：45—13：50。

9.4.7　2023 年 2 月 5 日每隔 5 分钟就诊人次的变点分析结果

设就诊人次序列为 x_1，x_2，…，x_{288}，$n=288$。经计算，$\bar{x}=9.9236$。

其参数 $h=\text{int}(0.4\sqrt{n})+1=7$，取 $\gamma=0.7$。

$$\max_{8\leqslant k\leqslant 281}(T_7^k)=17.1429,\quad \min_{8\leqslant k\leqslant 281}(T_7^k)=-24.5714$$

取 $\alpha=0.4$，故 $\xi_\alpha=\alpha[\max\limits_{8\leqslant k\leqslant 281}T_7^k-\min\limits_{8\leqslant k\leqslant 281}T_7^k]=16.6857$。

Step1. 检验并确定变点：$\max\limits_{8\leqslant k\leqslant 281}(|T_7^k|)=24.5714$，对应的可能变点 $k_1=94$。

以此点 k_1 为中心的左右 h（7）个统计量序列 $T_7^{k_1-h}$，$T_7^{k_1-h+1}$，…，$T_7^{k_1}$，$T_7^{k_1+1}$，…，$T_7^{k_1+h}$ 为：−4.7143，−7.8571，−12.5714，−16.7143，−20.5714，−23.1429，−24.1429，−24.5714，−22.5714，−16.8571，−13.5714，−9.5714，−8.0000，−6.5714，−6.4286。

因此序列呈“凹”形，故 $PR(k_1)$ 变为：

$$PR(k_1)=\frac{\sum\limits_{k_1-h+1\leqslant j\leqslant k_1} I_{(T_h^j-T_h^{j-1}<0)}+\sum\limits_{k_1\leqslant j\leqslant k_1+h-1} I_{(T_h^j-T_h^{j+1}<0)}}{2h}$$

$$=1.0>\gamma=0.7$$

故 k_1 是单峰。

同时 $\max\limits_{8\leqslant k\leqslant 281}(|T_7^k|)=24.5714>\xi_{0.4}$，故对于设定的参数，$k_1=94$ 是变点。

Step2. 对于序列 x_1，x_2，…，x_{288}，以变点 k_1 分为两个子序列 $\{x_1, x_2, \cdots, x_{94}\}$，$\{x_{95}, x_{96}, \cdots, x_{288}\}$，然后再对两个子序列分别实施 Step1 的算法。

对于序列 $\{x_1, x_2, \cdots, x_{94}\}$，因为 $\max\limits_{8\leqslant k\leqslant 88}(|T_7^k|)=7.8571$，对应的可能变点 $k_2=88$。k_2 为端点，不是变点。

对于序列 $\{x_{95}, x_{96}, \cdots, x_{288}\}$，因为 $\max\limits_{102\leqslant k\leqslant 282}(|T_7^k|)=24.0000$，对应的可能变点 $k_3=165$。

以此点 k_3 为中心的左右 h（7）个统计量序列 $T_7^{k_3-h}$，$T_7^{k_3-h+1}$，…，$T_7^{k_3}$，$T_7^{k_3+1}$，…，$T_7^{k_3+h}$ 为：−4.2857，−6.1429，−9.2857，−14.1429，−16.2857，

−20.7143，−23.1429，−24.0000，−22.2857，−19.1429，−12.7143，−9.8571，−4.0000，2.7143，6.7143。

因此序列呈“凹”形，故 $PR(k_3)$ 变为：

$$PR(k_3)=\frac{\sum_{k_3-h+1\leqslant j\leqslant k_3} I_{(T_h^j-T_h^{j-1}<0)}+\sum_{k_3\leqslant j\leqslant k_3+h-1} I_{(T_h^j-T_h^{j+1}<0)}}{2h}$$
$$=1.0>\gamma=0.7$$

故 k_3 是单峰。

同时 $\max\limits_{195\leqslant k\leqslant 209}(|T_7^k|)=24.0000>\xi_{0.4}$，故对于设定的参数，$k_3=165$ 是变点。

Step3. 重复 Step1、Step2 过程。考察两个子序列 $\{x_{95}, x_{96}, \cdots, x_{165}\}$ 和 $\{x_{166}, x_{167}, \cdots, x_{288}\}$。

对于序列 $\{x_{95}, x_{96}, \cdots, x_{165}\}$，因为 $\max\limits_{102\leqslant k\leqslant 159}(|T_7^k|)=17.1429$，对应的可能变点 $k_4=134$。

以 k_4 为中心的左右 h（7）个统计量序列 $T_7^{k_3-h}$，$T_7^{k_3-h+1}$，…，$T_7^{k_3}$，$T_7^{k_3+1}$，…，$T_7^{k_3+h}$ 为：4.8571，7.8571，8.2857，10.4286，12.1429，13.2857，14.7143，17.1429，14.1429，13.8571，10.7143，10.2857，8.5714，7.2857，6.2857。

$PR(k_4)=1.0>\gamma=0.7$，故 k_4 是单峰。

同时 $\max\limits_{195\leqslant k\leqslant 209}(|T_7^k|)=17.1429>\xi_{0.4}$，故对于设定的参数，$k_4=134$ 是变点。

对于序列 $\{x_{166}, x_{167}, \cdots, x_{288}\}$，因为 $\max\limits_{173\leqslant k\leqslant 282}(|T_7^k|)=17.0000$，对应的可能变点 $k_5=194$。

以此点 k_5 为中心的左右 h（7）个统计量序列 $T_7^{k_3-h}$，$T_7^{k_3-h+1}$，…，$T_7^{k_3}$，$T_7^{k_3+1}$，…，$T_7^{k_3+h}$ 为：0.1429，2.1429，3.0000，4.1429，5.2857，6.1429，10.2857，17.0000，14.2857，13.5714，12.1429，0.5000，1.7500，2.2500，6.2500。

$PR(k_5)=0.7857>\gamma=0.7$，故 k_5 是单峰。

同时 $\max\limits_{173\leqslant k\leqslant 282}(|T_7^k|)=17.0000>\xi_{0.4}$，故对于设定的参数，$k_4=194$ 是变点。

2023 年 2 月 5 日每隔 5 分钟就诊人次变点分析结果为：$k_1=94$，对应的时间段为 7：45—7：50；$k_3=165$，对应的时间段为 13：40—13：45。$k_4=134$，对应的时间段为 11：05—11：10；$k_4=194$，对应的时间段为 16：05—16：10。

9.4.8 讨论

本节得到的结果有助于医院掌握病人的就诊规律。从结果来看，存在变点的时间段基本表现为两个重要特征：7：35—7：50 和 13：35—13：50。这两个时间段表现与医院上班时间密切相关。

本节得到的结果是在一定的参数 h、γ、α 假设下得到的[10]。特别是对 α 的设置，会影响到变点数目。对于 2023 年 2 月 2 日的变点分析结果，选取 $\alpha=0.4$ 时仅检测到一个变点，由于 $\max\limits_{8\leqslant k\leqslant 281}(T_7^k)=89.1429$，$\min\limits_{8\leqslant k\leqslant 281}(T_7^k)=-87.5714$，其绝对值远大于均值 $\bar{x}=13.0903$，建议在实际应用中选取较小的 α，使得 $\xi_\alpha=\alpha[\max\limits_{8\leqslant k\leqslant 281} T_7^k-\min\limits_{8\leqslant k\leqslant 281} T_7^k]<2\bar{x}$。如取 $\alpha=0.1$，故 $\xi_\alpha=\alpha[\max\limits_{8\leqslant k\leqslant 281} T_7^k-\min\limits_{8\leqslant k\leqslant 281} T_7^k]=17.6714$，以此可检测到 3 个变点：$k_1=$

120，对应的时间段为 9：55—10：5；$k_2=164$，其统计量为 $T_7^{164}=-24.5714$，$PR(k_2)=0.7143$，对应的时间段为 13：35—13：40；$k_3=94$，其统计量为 $T_7^{94}=25.7143$，$PR(k_2)=1.0$，对应的时间段为 7：45—7：50。

9.5 局部比较原理在 SN 变点统计量中的应用

本节主要介绍局部比较原理在自正则变点统计分析方法中的应用。该法与 CUSUM 算法与 KS 检验有关，同时介绍了本法在我国新型冠状病毒感染传播数据变点分析中的应用。

9.5.1 KS 检验

对于样本 $\{x_1, x_2, \cdots, x_n\}$，CUSUM 过程的计算公式为：

$$T_n(\mathrm{INT}(nr)) = n^{-1/2}\sum_{i=1}^{\mathrm{INT}(nr)}(x_i - \bar{x}_n),\ r\in[0,1] \tag{9.5.1}$$

其中，$\bar{x}_n = n^{-1}\sum_{i=1}^{n} x_i$。

Kolmogorov Smirnov 检验，简称 KS 检验，是统计学中一种非参数假设检验，本书已作过专门介绍。KS 检验用来检验单样本是否服从某一分布，或者两样本是否服从相同分布。对于样本 $\{x_1, x_2, \cdots, x_n\}$，CUSUM 过程的计算公式为：

$$n^{-1/2}\sum_{i=1}^{\mathrm{INT}(nr)}(x_i - E(x_t)) \Rightarrow \sigma B(r) \tag{9.5.2}$$

其中，$\sigma^2 = \lim_{n\to\infty} n\ Var(\bar{x}_n)$，$B(r)$ 表示一维布朗运动。在原假设下可得 $T_n(\mathrm{INT}(nr)) \Rightarrow \sigma(B(r) - rB(1))$。计算 KS 检验统计量的公式为[11]：

$$KS_n = \sup_{r\in[0,1]} |T_n(\mathrm{INT}(nr))/\hat{\sigma}_n| = \sup_{k=1,2,\cdots,n} |T_n(k)/\hat{\sigma}_n| \tag{9.5.3}$$

这里 $\hat{\sigma}_n^2$ 是 σ^2 的一致估计量，$\hat{\sigma}_n^2 = \sum_{k=-l_n}^{l_n}\hat{\gamma}(k)K(k/l_n)$，其中 $\hat{\gamma}(k)$ 是样本滞后 k 的自协方差估计，$K(\cdot)$ 是核函数，l_n 是窗宽参数，设定 $l_n=\mathrm{INT}(n^{1/3})$。

事先给定检验水准 α，若样本 KS 检验统计量大于临界值 KS_α，则拒绝原假设，认为该时间序列 $\{x_1, x_2, \cdots, x_n\}$ 有变点，变点位置为：

$$\hat{k} = \arg\max_{k=1,2,\cdots,n} |T_n(k)/\hat{\sigma}_n|$$

临界值 KS_α 见表 9.2。

表 9.2 KS 检验临界值

α	KS_α	α	KS_α
0.01	1.63	0.04	1.37
0.05	1.36	0.10	1.22

续表9.2

α	KS_α	α	KS_α
0.20	1.07	0.40	0.87

9.5.2 基于 SN 检验的变点分析方法

Xiaofeng Shao 和 Xiaoyang Zhang[12] 引进自正则（Self－normalization，SN）思想，提出了基于 SN 检验的变点分析方法，即将 KS 检验统计量中的 $\hat{\sigma}_n$ 用 D_n 代替，$D_n^2 = \sum_{t=1}^{n}\sum_{j=1}^{t}(x_j - \bar{x}_n)^2$。对于 $k=1, 2, \cdots, n-1$，定义 V_n 为：

$$V_n(k) = n^{-2}\left[\sum_{t=1}^{k}(S_{1,t} - \frac{t}{k}S_{1,k})^2 + \sum_{t=k+1}^{n}(S_{t,n} - \frac{n-t+1}{n-k}S_{k+1,n})^2\right] \quad (9.5.4)$$

其中，$S_{t_1,t_2} = \sum_{j=t_1}^{t_2} x_j$。基于 SN 检验的统计量变为：

$$SN_n = \sup_{k=1,2,\cdots,n-1} \frac{T_n(k)^2}{V_n(k)} \quad (9.5.5)$$

事先给定检验水准 α，若样本 SN 检验统计量大于临界值 SN_α，则拒绝原假设，认为该时间序列 $\{x_1, x_2, \cdots, x_n\}$ 有变点，变点位置为：

$$\hat{k} = \arg\max_{k=1,2,\cdots,n} \frac{T_n(k)^2}{V_n(k)}$$

临界值 SN_α 见表 9.3。

表 9.3　SN 检验临界值

$1-\alpha$	SN_α	$1-\alpha$	SN_α
99.9%	121.9	97.5%	52.2
99.5%	84.6	95%	40.1
99%	68.6	90%	29.6

9.5.3 基于滑窗的 SN 检验的变点检测方法[13]

对于样本 $\{x_1, x_2, \cdots, x_n\}$，设置滑动窗口长度 l，则初始滑窗子序列 $window_1 = \{x_1, x_2, \cdots, x_l\}$，利用基于 SN 检验的变点分析方法检验该子序列是否存在变点。①若存在变点，变点位置记为 k_1，滑动窗口继续检测下一个子序列 $window_2 = \{x_{k_1+1}, x_{k_1+2}, \cdots, x_{k_1+l}\}$；②如果不存在变点，滑动窗口继续检测下一个子序列 $window_3 = \{x_1, x_2 \cdots, x_l, x_{l+1}, \cdots, x_{2l}\}$。持续滑动窗口进行检测，直至滑动至序列结束为止，最终得到序列中的全部变点。

9.5.4 我国新型冠状病毒感染累计确诊病例日增长率的变点分析介绍

数据来源于世界卫生组织官方网站（http://www.who.int/），时间范围是 2020 年 1 月3 日至 2021 年 11 月 1 日。

采用累计确诊病例的日增长率作为序列。累计确诊病例的日增长率的计算公式为：

$$rate_t = \frac{cases_t - cases_{t-1}}{cases_{t-1}}$$

其中，$cases_t$ 表示日期为 t 的累计确诊病例数量。

陈牟瑶[13]基于我国 2020 年 1 月 3 日至 2021 年 11 月 1 日共 638 天的累计确诊病例日增长率序列，按照基于滑窗的 SN 检验的变点检测方法，设置滑动窗口长度 $l=30$。共检测到 19 个变点，见表 9.4。

表 9.4　我国 2020 年 1 月 3 日至 2021 年 11 月 1 日累计确诊病例日增长率变点检测结果（基于滑动窗口的 SN 检验的变点检测方法）

序号	变点位置	间隔范围	间隔天数	平均增长率/%	平均增长率变化幅度/%
1	2020－02－14	2020－02－03—2020－02－14	11	13.49	—
2	2020－02－23	2020－02－15—2020－02－23	9	2.10	－11.39
3	2020－03－02	2020－02－24—2020－03－02	8	0.50	－1.60
4	2020－04－22	2020－03－03—2020－04－22	51	0.10	－0.4
5	2020－06－12	2020－04－23—2020－06－12	51	0.01	－0.09
6	2020－07－17	2020－06－13—2020－07－17	35	0.04	＋0.03
7	2020－08－14	2020－07－18—2020－08－14	28	0.16	＋0.12
8	2020－08－24	2020－08－15—2020－08－24	10	0.06	－0.10
9	2020－10－22	2020－08－25—2020－10－22	59	0.03	－0.03
10	2020－11－22	2020－10－23—2020－11－22	31	0.04	＋0.01
11	2021－02－07	2020－11－23—2021－02－07	77	0.12	＋0.08
12	2021－05－16	2021－02－08—2021－05－16	98	0.03	－0.09
13	2021－06－13	2021－05－17—2021－06－13	28	0.39	＋0.36
14	2021－06－25	2021－06－14—2021－06－25	12	0.14	－0.25
15	2021－07－04	2021－06－26—2021－07－04	9	0.07	－0.07
16	2021－07－25	2021－07－05—2021－07－25	21	0.05	－0.02
17	2021－08－13	2021－07－26—2021－08－13	19	0.09	＋0.04
18	2021－08－19	2021－08－14—2021－08－19	6	0.05	－0.04
19	2021－09－12	2021－08－20—2021－09－12	24	0.03	－0.02
		2021－09－13—2021－11－01	51	0.04	＋0.01

陈牟瑶[13]详细归纳了我国新型冠状病毒感染累计确诊病例日增长率变点分析结果与疫情传播途径的改变以及防控策略改变之间的联系。

9.5.5　就诊人次的的多变点分析

本章第 4 节用形态识别局部统计量的变点分析方法分析了某医院门诊部 2023 年 1 月

30 日—2023 年 2 月 5 日连续 7 天每隔 5 分钟的就诊人次。这里用本节介绍的方法来找出变点，设置滑动窗口长度 $l=30$。

9.5.5.1 2023 年 1 月 30 日每隔 5 分钟就诊人次的变点分析结果（见表 9.5）

$n=288$，$\bar{x}=11.3576$。

表 9.5 某医院门诊部 2023 年 1 月 30 日每隔 5 分钟
就诊人次变点检测结果（基于滑动窗口的 SN 检验的变点检测方法）

序号	变点位置	间隔范围	间隔样本含量	均数	统计量
1	06：35—06：40	00：00—06：40	80	0.6735	49.3771
2	07：45—07：50	06：40—07：50	14	7.5714	115.3291
3	11：10—11：15	07：50—11：15	41	39.1707	182.5358
4	13：35—13：40	11：15—13：40	28	9.3103	87.7650
5	16：30—16：35	13：40—16：35	35	30.8571	171.7837
6	17：05—17：10	16：35—17：10	7	9.5714	39.3064
7	18：15—18：20	17：10—18：20	14	2.7857	92.5792
		18：20—24：00	68	0.7647	

2023 年 1 月 30 日每隔 5 分钟就诊人次变点分析结果为：共检测到 7 个变点。其中 07：50—11：15 和 13：40—16：35 这两个时间段就诊病人较多。

9.5.5.2 2023 年 1 月 31 日每隔 5 分钟就诊人次的变点分析结果（见表 9.6）

$n=288$，$\bar{x}=11.4688$。

表 9.6 某医院门诊部 2023 年 1 月 31 日每隔 5 分钟
就诊人次变点检测结果（基于滑动窗口的 SN 检验的变点检测方法）

序号	变点位置	间隔范围	间隔样本含量	均数	统计量
1	02：30—02：35	00：00—02：35	31	1.1290	180.3606
2	07：05—07：10	02：35—07：10	55	0.5276	110.2436
3	07：45—07：50	07：10—07：50	8	10.2500	36.0300
4	11：05—11：10	07：50—11：10	40	39.5000	82.2742
5	11：45—11：50	11：10—11：50	8	21.0000	89.2061
6	13：35—13：40	11：50—13：40	22	5.9545	213.4994
7	14：55—15：00	13：40—15：00	16	37.1875	36.3629
8	16：35—16：40	15：00—16：40	20	26.2500	54.2679
9	17：00—17：05	16：40—17：05	5	11.6000	191.9404
		17：05—24：00	83	1.2048	

2023 年 1 月 31 日每隔 5 分钟就诊人次变点分析结果为：共检测到 9 个变点。其中

07：50—11：10 和 13：40—15：00 这两个时间段就诊病人较多。

9.5.5.3 2023 年 2 月 1 日每隔 5 分钟就诊人次的变点分析结果（见表 9.7）

$n=288$，$\bar{x}=10.8819$。

表 9.7 某医院门诊部 2023 年 2 月 1 日每隔 5 分钟就诊人次变点检测结果（基于滑动窗口的 SN 检验的变点检测方法）

序号	变点位置	间隔范围	间隔样本含量	均数	统计量
1	00：50—00：55	00：00—00：55	11	1.6360	63.4206
2	07：25—07：30	00：55—07：30	79	0.6076	331.3236
3	11：20—11：25	07：30—11：25	47	35.9787	28.7427
4	13：30—13：35	11：25—13：35	26	7.4231	92.7692
5	16：15—16：20	13：35—16：20	33	29.2424	84.5594
6	16：55—17：00	16：20—17：00	8	14.875	297.3393
		17：00—24：00	84	1.1905	

2023 年 2 月 1 日每隔 5 分钟就诊人次变点分析结果为：共检测到 6 个变点。其中 07：30—11：25 和 13：35—16：20 这两个时间段就诊病人较多。

9.5.5.4 2023 年 2 月 2 日每隔 5 分钟就诊人次的变点分析结果（见表 9.8）

$n=288$，$\bar{x}=13.0903$。

表 9.8 某医院门诊部 2023 年 2 月 2 日每隔 5 分钟就诊人次变点检测结果（基于滑动窗口的 SN 检验的变点检测方法）

序号	变点位置	间隔范围	间隔样本含量	均数	统计量
1	00：55—01：00	00：00—01：00	12	2.1667	28.6689
2	07：15—07：20	01：00—07：20	76	0.7237	173.8004
3	09：15—09：20	07：20—09：20	24	32.6667	50.1001
4	10：15—10：20	09：20—10：20	12	92.9167	37.8552
5	11：25—11：30	10：20—11：30	14	28.1429	65.8844
6	13：20—13：25	11：30—13：25	23	6.2609	68.8318
7	16：35—16：40	13：25—16：40	39	28.2821	81.9364
8	16：55—17：00	16：40—17：00	4	12.2500	122.4855
9	19：00—19：05	17：00—19：05	25	2.0800	52.2955
		19：05—24：00	59	0.8136	

2023 年 2 月 2 日每隔 5 分钟就诊人次变点分析结果为：共检测到 9 个变点。其中 09：20—10：20 就诊病人最多。

9.5.5.5 2023年2月3日每隔5分钟就诊人次的变点分析结果（见表9.9）

$n=288$，$\bar{x}=12.0903$。

表9.9 某医院门诊部2023年2月3日每隔5分钟就诊人次变点检测结果（基于滑动窗口的SN检验的变点检测方法）

序号	变点位置	间隔范围	间隔样本含量	均数	统计量
1	00：40—00：45	00：00—00：45	9	2.4444	139.0438
2	07：15—07：20	00：45—07：20	79	0.7595	215.0031
3	08：05—08：10	07：20—08：10	10	23.0000	33.1458
4	11：05—11：10	08：10—11：10	36	43.0556	112.2520
5	11：35—11：40	11：10—11：40	6	22.6667	50.1466
6	13：35—13：40	11：40—13：40	24	6.5417	47.2172
7	16：40—16：45	13：40—16：45	37	30.5135	81.5023
8	17：00—17：05	16：45—17：05	4	14.5000	72.8440
		17：05—24：00	83	1.6867	

2023年2月3日每隔5分钟就诊人次变点分析结果为：共检测到8个变点。其中08：10—11：10和13：40—16：45这两个时间段就诊病人较多。

9.5.5.6 2023年2月4日每隔5分钟就诊人次的变点分析结果（见表9.10）

$n=288$，$\bar{x}=11.7986$。

表9.10 某医院门诊部2023年2月4日每隔5分钟就诊人次变点检测结果（基于滑动窗口的SN检验的变点检测方法）

序号	变点位置	间隔范围	间隔样本含量	均数	统计量
1	00：40—00：45	00：00—00：45	9	3.0000	37.2274
2	02：00—02：05	00：45—02：05	16	1.0625	70.5597
3	06：25—06：30	02：05—06：30	53	0.2642	131.3243
4	07：30—07：35	06：30—07：35	13	4.6923	209.6721
5	08：40—08：45	07：35—08：45	14	36.8571	35.5926
6	10：25—10：30	08：45—10：30	21	46.4285	84.4374
7	11：35—11：40	10：30—11：40	14	29.6429	66.4460
8	13：30—13：35	11：40—13：35	23	5.4783	120.9862
9	16：15—16：20	13：35—16：20	33	31.7273	87.0436
10	16：55—17：00	16：20—17：00	8	13.25	167.1295
		17：00—24：00	84	1.1190	

2023 年 2 月 4 日每隔 5 分钟就诊人次变点分析结果为：共检测到 10 个变点。其中 07：35—11：40 和 13：35—16：20 这两个时间段就诊病人较多，应保障充足的医务人员上班。

9.5.5.7　2023 年 2 月 5 日每隔 5 分钟就诊人次的变点分析结果（见表 9.11）

$n=288$，$\bar{x}=9.9236$。

表 9.11　某医院门诊部 2023 年 2 月 5 日每隔 5 分钟就诊人次变点检测结果（基于滑动窗口的 SN 检验的变点检测方法）

序号	变点位置	间隔范围	间隔样本含量	均数	统计量
1	00：15—00：20	00：00—00：20	4	3.7500	57.8577
2	02：20—02：25	00：20—02：25	25	0.9600	32.7374
3	06：25—06：30	02：25—06：30	49	0.5306	339.7160
4	07：40—07：45	06：30—07：45	15	4.7333	239.5697
5	08：25—08：30	07：45—08：30	9	32.5556	45.8986
6	10：20—10：25	08：30—10：25	23	39.3913	52.4235
7	11：20—11：25	10：25—11：25	12	26.6667	31.7581
8	13：20—13：25	11：25—13：25	24	6.7919	70.1050
9	16：15—16：20	13：25—16：20	35	24.6000	89.4277
10	16：50—16：55	16：20—16：55	7	12.2900	83.2239
		16：55—24：00	85	1.0941	

2023 年 2 月 5 日每隔 5 分钟就诊人次变点分析结果为：共检测到 10 个变点。其中 07：45—11：25 和13：25—16：20 这两个时间段就诊病人较多。

9.5.5.8　讨论

从结果来看，连续 7 天的变点时刻不尽相同，变点个数也不尽相同，但表现出很强的规律。变点的时刻表现为以下特征：①就诊人次的高峰时刻。7：30—11：30 以及 13：20—16：50 这两个时间段病人最多，这两个时间段表现为医院上班时间密切相关。医院的正常上班时间是 8：00—12：00 以及 14：00—17：00，这两个高峰时间段里还涵盖了非正常上班时间，医院应做好医务人员排班工作，员工不能迟到早退，以免影响病人就诊，减少排队。②在接近上下班和非上班时间里也有比较多的就诊病人的时间段，如 6：30—7：30 以及 12：00—13：20，医院应做好急诊排班工作。③医院可根据变点分析结果，按照就诊病人科室分布规律以及平均耗时，弹性排班。

本节介绍的基于滑窗的 SN 检验的变点检测方法与形态识别局部统计量的变点分析方法都属于局部比较方法，但前者是按照假设检验的原理来进行计算和判断的，且需要假设的参数较少；后者需要假设的参数较多。两种方法检测出的变点位置不尽相同，但变化较大的变点位置和时间段都能检测出来。

参考文献

[1] Chen X R. Inference in a simple change-point model [J]. Scientia Sinica, Ser. A., 1988, 31: 654-667.
[2] 陈希孺. 变点统计分析简介（四）局部比较法 [J]. 数理统计与管理，1991（4）：54-59.
[3] Miao B Q. Inference in a model with at most one-slope changepoint [J]. Journal of Multivariate Analysis, 1988, 27: 375-391.
[4] 谭智平. 至多只有一个变点模型的统计推断 [J]. 应用概率统计，1996（12）：43-54.
[5] 缪柏其，赵林城，谭智平. 关于变点个数及位置的检测和估计 [J]. 应用数学学报，2003（26）：26-39.
[6] 谭常春，缪柏其. 至多一个变点的 Γ 分布的统计推断 [J]. 中国科学技术大学学报，2005，35（1）：51-58.
[7] Olsen A B, Venkatraman E S, Lucito R, et al. Circular binary segmentation for the analysis of array-based DNA copy number data [J]. Biostatistics, 2004, 5 (4): 557-572.
[8] Fryzlewicz P. Wild binary segmentation for multiple change-point detection [J]. Annals of Statistics, 2014, 42 (6), 2243-281.
[9] Niu Y, Zhang H P. The screening and ranking algorithm to detect DNA copy number variations [J]. The Annals of Applied Statistics, 2012, 6 (3): 1306-1326.
[10] 庄丹，刘友波，马铁丰. 多变点检测问题的 Shape-based-BS 算法 [J]. 高校应用数学学报，2019，34（2）：151-164.
[11] Hawkins D L. Retrospective and sequential tests for a change in distribution based on Kolmogorov Smirnov-type statistics [J]. Sequential Anal, 1988 (7): 23-51.
[12] Shao X F, Zhang X Y. Testing for change points in time series [J]. Journal of the American Statistical Association, 2010, 105: 1228-1240.
[13] 陈牟瑶. 全球典型国家新冠肺炎时间序列的变点检验及研究 [D]. 成都：西南财经大学，2022.

10 其他分布类型的变点模型

除了前面章节介绍的常用分布函数的变点分析模型外，还有不少在医学研究、公共卫生监测和医院管理中有广泛应用背景的模型。本章将介绍平稳和突变点模型、指数分布流行变点模型、指数族分布流行变点模型、Gamma 变点模型、AUC 变点检测方法、广义 Pareto 分布变点模型、混合变点模型、负二项分布变点模型、复合 Poisson 过程变点模型，并用医学实例说明其应用。

10.1 平稳和突变点模型

以前介绍的模型是突变点（Abrupt Change Point）模型。本节介绍平稳和突变点模型（the Smooth－and－abrupt Change Point Model，简称 SACP 模型）。

假设 x_1，x_2，…，x_n 是正态随机变量序列，参数分别为（μ_1，σ_1^2），（μ_2，σ_2^2），…，（μ_n，σ_n^2），假设具有公共方差，即 $\sigma_1^2=\sigma_2^2=\cdots=\sigma_n^2=\sigma^2$（未知），本节关心的问题是：

$$H_0: \mu_1 = \mu_2 = \cdots = \mu_n = \mu \tag{10.1.1}$$

$$\begin{aligned} H_1: &\mu_i = \mu,\ 1 \leqslant i \leqslant k_1 \\ &\mu_i = \mu + \beta(i - k_i),\ k_1 + 1 \leqslant i \leqslant k_2 \\ &\mu_i = \mu,\ k_2 + 1 \leqslant i \leqslant n \end{aligned} \tag{10.1.2}$$

这里 β 是起始于未知位置 k_1+1 和结束于未知位置 k_2 的线性趋势变化斜率。该模型在位置 k_1 前具有公共均数 μ，在位置 k_1+1 与 k_2 之间具有斜率 β 的线性趋势均数，这里 k_2 以后具有以前的均数 μ。

SACP 模型应用广泛，如连续的生产过程质量改变、基因表达模式改变等。在我国乃至全球的公共卫生突发事件也基本具有这种模式，迫切需要建立这种模式的识别和预测。

本节主要介绍 SACP 模型的 Bayesian 解法。

假设两个变点（k_1，k_2）是均匀分布，其先验分布为：

$$\pi_0(k_1,\ k_2) = \begin{cases} 2/[(n-1)(n-2)],\ 1 \leqslant k_1 \leqslant n-2,\ k_1+1 \leqslant k_2 \leqslant n-1 \\ 0,\ \text{其他} \end{cases} \tag{10.1.3}$$

安排 σ^2，μ 和 β 的无信息先验分布如下：

$$\pi_0(\sigma^2 \mid k_1, k_2) \propto \begin{cases} 1/\sigma^2,\ 1 \leqslant k_1 \leqslant n-2, k_1+1 \leqslant k_2 \leqslant n-1, \sigma^2 > 0 \\ 0,\ \text{其他} \end{cases} \tag{10.1.4}$$

$$\pi_0(\mu,\beta|\sigma^2,k_1,k_2)\propto \text{constant} \tag{10.1.5}$$

主要结果见定理 10.1[1]。

定理 10.1 对式（10.1.2）的 SACP 模型，在先验分布式（10.1.3）~式（10.1.5）下，两点（k_1，k_2）的后验密度由下式给出，$1\leqslant k_1\leqslant n-2$，$k_1+1\leqslant k_2\leqslant n-1$，$n\geqslant 3$。

$$\pi_1(k_1,k_2)=\pi_1^*(k_1,k_2)/\sum_{k_1=1}^{n-2}\sum_{k_2=k_1+1}^{n-1}\pi_1^*(k_1,k_2) \tag{10.1.6}$$

这里

$$\pi_1^*(k_1,k_2)=\left\{\frac{12}{\lambda[2n(2t+1)-3\lambda]}\right\}^{1/2}\left[\sum_{i=1}^{n}x_i^2-\frac{1}{\varpi}\left(\sum_{j=1}^{t}jx_{j+k_1}\right)^2-\kappa\right]^{-(n-2)/2}$$

$$t=k_2-k_1,\lambda=t(t+1),\varpi=(1/6)t(t+1)(2t+1)$$

$$\kappa=2\left[(2t+1)n\bar{x}-3\sum_{j=1}^{t}jx_{j+k_1}\right]^2/[(2n(2t+1)-3\lambda)(2t+1)]$$

证明：基于样本参数的似然函数为：

$$\begin{aligned}L_1(\mu,\beta,\sigma^2)&=f(x_1,x_2,\cdots,x_n|\mu,\beta,\sigma^2,k_1,k_2)\\&=(2\pi)^{-n/2}(\sigma^2)^{-n/2}\exp\left\{-\frac{1}{2\sigma^2}\left[\sum_{i=1}^{n}(x_i-\mu)^2-2\beta\sum_{j=1}^{t}jx_{j+k_1}+\lambda\beta\mu+\varpi\beta^2\right]\right\}\end{aligned}$$

从式（10.1.3）~式（10.1.5）以及似然函数，得到所有参数（包括未知变点位置）的联合后验概率为：

$$\pi_1(\mu,\beta,\sigma^2,k_1,k_2)\propto L_1(\mu,\beta,\sigma^2)\,\pi_0(\sigma^2|k_1,k_2)$$

注意到

$$\begin{aligned}&\int_{-\infty}^{+\infty}(\sigma^2)^{-n/2-1}\exp\left\{-\frac{1}{2\sigma^2}\left[\sum_{i=1}^{n}(x_i-\mu)^2-2\beta\sum_{j=1}^{t}jx_{j+k_1}+\lambda\beta\mu+\varpi\beta^2\right]\right\}d\beta\\&\propto(\sigma^2)^{-(n+1)/2}\varpi^{-1/2}\exp\left\{-\frac{1}{2\sigma^2}\left[\sum_{i=1}^{n}(x_i-\mu)^2-6\left(\sum_{j=1}^{t}jx_{j+k_1}-3\lambda\mu\right)^2/(36\varpi)\right]\right\}\end{aligned} \tag{10.1.7}$$

且

$$\begin{aligned}&\int_{-\infty}^{+\infty}(\sigma^2)^{-(n+1)/2}\varpi^{-1/2}\exp\left\{-\frac{1}{2\sigma^2}\left[\sum_{i=1}^{n}(x_i-\mu)^2-6\left(\sum_{j=1}^{t}jx_{j+k_1}-3\lambda\mu\right)^2/(36\varpi)\right]\right\}d\mu\\&\propto(\sigma^2)^{-n/2}\varpi^{-1/2}\left[n-\frac{3\lambda}{2(2t+1)}\right]^{-1/2}\exp\left\{-\frac{1}{2\sigma^2}\left[\sum_{i=1}^{n}x_i^2-\frac{1}{\varpi}\left(\sum_{j=1}^{t}jx_{j+k_1}\right)^2-\kappa\right]\right\}\end{aligned} \tag{10.1.8}$$

对$\pi_1(\mu,\beta,\sigma^2,k_1,k_2)$关于$\mu$、$\beta$、$\sigma^2$积分，变点位置的后验密度为：

$$\begin{aligned}\pi_1(k_1,k_2)&\propto\int_0^{\infty}\int_{-\infty}^{\infty}\int_{-\infty}^{\infty}L_1(\mu,\beta,\sigma^2)\,\pi_0(\sigma^2|k_1,k_2)d\beta d\mu d\sigma^2\\&\propto\left\{\frac{12}{\lambda[2n(2t+1)-3\lambda]}\right\}^{1/2}\left[\sum_{i=1}^{n}x_i^2-\frac{1}{\varpi}\left(\sum_{j=1}^{t}jx_{j+k_1}\right)^2-\kappa\right]^{-(n-2)/2}\end{aligned} \tag{10.1.9}$$

令式（10.1.9）的右边为：

$$\pi_1^*(k_1, k_2) = \left\{\frac{12}{\lambda[2n(2t+1)-3\lambda]}\right\}^{1/2}\left[\sum_{i=1}^{n}x_i^2 - \frac{1}{w}\left(\sum_{j=1}^{t}jx_{j+k_1}\right)^2 - \kappa\right]^{-(n-2)/2}$$

因此，后验密度为：

$$\pi_1(k_1, k_2) = \pi_1^*(k_1, k_2) / \sum_{k_1=1}^{n-2}\sum_{k_2=k_1+1}^{n-1}\pi_1^*(k_1, k_2)$$

证毕。

由定理 10.1 可计算出所有（k_1，k_2）组合的$\pi_1(k_1, k_2)$，$1 \leqslant k_1 \leqslant n-2$，$k_1+1 \leqslant k_2 \leqslant n-1$。因此在 SACP 模型中变点的位置（$\hat{k}_1$，$\hat{k}_2$）由下式得到：

$$\pi_1(\hat{k}_1, \hat{k}_2) = \max_{k_1, k_2}\pi_1(k_1, k_2)$$

文献［1］将上述模型应用到基因表达资料的分析研究中。

10.2　指数分布的流行变点模型

本节主要介绍指数分布的基于似然比过程的变点模型和流行变点模型。

10.2.1　基于似然比过程的变点模型

令 x_1，x_2，…，x_n 是独立指数随机变量序列，密度函数为：

$$f(x_i, \theta_i) = \frac{1}{\theta_i}e^{-x_i/\theta_i}, \ i = 1, 2, \cdots, n$$

这里 θ_i 和 x_i 是正实数。检验假设问题如下：

$$H_0: \theta_i = \theta, \ i = 1, 2, \cdots, n$$

$$H_1: \theta_1 = \cdots = \theta_k \neq \theta_{k+1} = \cdots = \theta_n, \ 1 \leqslant k \leqslant n-1$$

在 H_0 下，似然函数为：

$$L_0(\theta) = \prod_{i=1}^{n}f(x_i, \theta) = \prod_{i=1}^{n}\frac{1}{\theta}e^{-x_i/\theta} = \frac{1}{\theta^n}e^{-\frac{1}{\theta}\sum_{i=1}^{n}x_i}$$

θ 的最大似然估计为：

$$\hat{\theta} = \frac{1}{n}\sum_{i=1}^{n}x_i$$

在 H_1 下，似然函数为：

$$L_1(\theta_1, \theta_n) = \prod_{i=1}^{k}\frac{1}{\theta_1}e^{-x_i/\theta_1}\prod_{i=k+1}^{n}\frac{1}{\theta_n}e^{-x_i/\theta_n} = \frac{1}{\theta_1^k}e^{-\frac{1}{\theta_1}\sum_{i=1}^{k}x_i}\frac{1}{\theta_n^{n-k}}e^{-\frac{1}{\theta_n}\sum_{i=k+1}^{n}x_i}$$

θ_1 和 θ_2 的最大似然估计分别为：

$$\hat{\theta}_1 = \frac{1}{k}\sum_{i=1}^{k}x_i, \ \hat{\theta}_2 = \frac{1}{n-k}\sum_{i=k+1}^{n}x_i$$

因此 L_0 对 L_1 的最大似然比为：

$$LPT_k = \frac{L_0(\hat{\theta})}{L_1(\hat{\theta}_1, \hat{\theta}_n)}$$

-2 倍最大似然比为：

$$L_k = -2\ln \frac{L_0(\hat{\theta})}{L_1(\hat{\theta}_1, \hat{\theta}_n)}$$

$$= 2\ln\left[\frac{n^n}{k^k(n-k)^{n-k}} \frac{\left(\sum_{i=1}^{k} x_i\right)^k \left(\sum_{i=k+1}^{n} x_i\right)^{n-k}}{\left(\sum_{i=1}^{n} x_i\right)^n}\right]$$

下面不加展开地介绍 L_k 的极限定理[1]。

对任意实数 t，有

$$\lim_{n\to\infty} p\{\max_{1\leqslant k\leqslant n-1} a(n)[L_k - b(n)] < t\} = \exp(-2e^{-t})$$

其中，$a(n) = (2\ln\ln n)^{1/2}$，$b(n) = 2\ln\ln n + \frac{1}{2}\ln\ln\ln n - \frac{1}{2}\ln\pi$。

10.2.2 流行变点模型的似然比方法

流行变点模型（Epidemic change point model）首先由 Levin 和 Kline[2]提出。流行变点模型具有极强的实用性，例如流感在某一时间点暴发，死亡率在暴发时间点开始变化，经过一段时间，流感消失后又回落到原来的常数死亡率水平。

Ramanayake 和 Gupta[3]研究了指数分布随机变量序列的流行变点模型。令 x_1，x_2，…，x_n 是独立指数随机变量序列，密度函数为：

$$f(x_i, \theta_i) = \frac{1}{\theta} e^{-x_i/\theta_i},\ i = 1,2,\cdots,n$$

这里 θ_i 和 x_i 是正实数。本节关心的检验问题如下：

$$\begin{aligned} H_0:\ & \theta_i = \theta,\ i = 1, 2, \cdots, n \\ H_A:\ & \theta_i = \theta,\ i \leqslant p \\ & \theta_i = \theta + \delta,\ p < i \leqslant q \\ & \theta_i = \theta,\ q < i \leqslant n \end{aligned}$$

这里，p，q 是未知的变点，$1\leqslant p<q\leqslant n$，$\theta$ 和 δ 是未知的参数，且 $\theta>0$，$\delta>0$。

假设变点（p，q）是固定的，在 H_0 下的似然函数为：

$$L_0(\theta, x) = \theta^{-n}\exp(-S_n/\theta)$$

在 H_A 下的似然函数为：

$$L_A(\theta, \delta, p, q, x) = \theta^{-n}\exp(-S_n/\theta)\,[\theta/(\theta+\delta)]^{q-p} \cdot \exp\{(S_q - S_p)[1/\theta - 1/(\theta+\delta)]\}$$

这里 $S_p = \sum_{i=1}^{p} x_i$，$S_q = \sum_{i=1}^{q} x_i$，$S_n = \sum_{i=1}^{n} x_i$。

变点的位置通常是未知的，则在 H_A 下的边缘似然函数（Marginal likelihood function）为：

$$f_A(\theta, \delta, x) = \theta^{-n}\exp(-S_n/\theta)\prod_{p,q}[\theta/(\theta+\delta)]^{q-p} \cdot \exp\{(S_q - S_p)[1/\theta - 1/(\theta+\delta)]\}$$

H_A 对 H_0 的对数似然比为：

$$\ln R(\theta, \delta, p, q, x) = (q-p)\ln[\theta/(\theta+\delta)] + (S_q - S_p)\cdot [1/\theta \cdot \delta/\theta](1+\delta/\theta)^{-1}$$

假设（p，q）有相同的机会落在任何可能的点 $p=1$，2，…，$n-2$ 和 $q=p+1$，$p+2$，…，$n-1$。因此当 $\delta/\theta \to 0^+$ 时，H_A 对 H_0 的对数似然比可表达成：

$$\ln L(\theta, \delta, x) = \frac{1}{N}\sum_{q=2}^{n-1}\sum_{p=1}^{q-1}\{(q-p)\ln[\theta/(\theta+\delta)] + (S_q - S_p)[1/\theta \cdot \delta/\theta](1+\delta/\theta)^{-1}\}$$

$$= \frac{1}{N}\frac{\delta}{\theta}\left\{\sum_{q=2}^{n-1}\sum_{p=1}^{q-1}[-(q-p)+(S_q-S_p)/\theta] + o_p\left(\frac{\delta}{\theta}\right)\right\}$$

这里 $N=(n-1)(n-2)/2$。因为花括号中的 $q-p$ 是已知的常数，其等价统计量如下：

$$T_0 = \sum_{q=2}^{n-1}\sum_{p=1}^{q-1}(S_q - S_p)/\theta = \frac{1}{\theta}\sum_{i=2}^{n-1}(n-i)(i-1)x_i$$

θ 在很多实际情况下是不可能知道的，建议上式中的 θ 用 H_0 下 θ 的最大似然估计来替代。即用 $\bar{x} = \frac{1}{n}\sum_{i=1}^{n} x_i$ 来代替，T_0 的修正统计量为：

$$T = \sum_{i=2}^{n-1}(n-i)(i-1)x_i / \left(M\sum_{i=1}^{n} x_i\right)$$

这里 $M = \frac{2}{n}\sum_{i=1}^{n-1}(n-i)(i-1) = \frac{1}{3}(n-1)(n-2)$。令

$$Y_i = x_i / \sum_{i=1}^{n} x_i,\ i = 1, 2, \cdots, n-1$$

在 H_0 下，(Y_1，Y_2，…，Y_{n-1})～Dirichlet 分布，即 $D_{n-1}(1/2, 1/2, \cdots, 1/2)$，因此（$Y_1$，$Y_2$，…，$Y_{n-1}$）的矩表达成：

$$\mu_{r_1,\cdots,r_{n-1}} = E(Y_1^{r_1}Y_2^{r_2}\cdots Y_{n-1}^{r_{n-1}}) = \prod_{i=1}^{n-1}\frac{1^{[r_i]}}{2} \Big/ \left(\frac{n}{2}\right)^{[\sum_{i=1}^{n-1} r_i]}$$

这里 $a^{[r]} = a(a+1)\cdots(a+r-1)$。

根据上述公式，则可得到 Y_i 的各种矩为：

$$\mu_1 = E(Y_i) = 1/n$$
$$\mu_2 = E(Y_i^2) = 3/[n(n+1)]$$
$$\mu_{11} = E(Y_iY_j) = 1/[n(n+2)]$$
$$\mu_3 = E(Y_i^3) = 1/[n(n+2)(n+4)]$$
$$\mu_{21} = E(Y_i^2Y_j) = 15/[n(n+2)(n+4)]$$
$$\mu_{111} = E(Y_iY_jY_k) = 1/[n(n+2)(n+4)]$$
$$\mu_4 = E(Y_i^4) = 105/[n(n+2)(n+4)(n+6)]$$
$$\mu_{31} = E(Y_i^3Y_j) = 15/[n(n+2)(n+4)(n+6)]$$
$$\mu_{22} = E(Y_i^2Y_j^2) = 9/[n(n+2)(n+4)(n+6)]$$
$$\mu_{211} = E(Y_i^2Y_jY_k) = 3/[n(n+2)(n+4)(n+6)]$$
$$\mu_{1111} = E(Y_iY_jY_kY_l) = 1/[n(n+2)(n+4)(n+6)]$$

因此在 H_0 下，有

$$\mu_1(T)=E(T)=1/2$$
$$\mu_2(T)=Var(T)=(n+1)/[10(n-1)(n-2)]$$
$$\begin{aligned}\beta_1(T)\text{的偏度系数}&=\mu_3^2(T)/\mu_2^3(T)\\&=160(n-4)^2/[49(n+1)(n-1)(n-2)]\\&=\frac{160}{49}n^{-1}+o(n^{-1}),\ n\to\infty\end{aligned}$$
$$\begin{aligned}\beta_2(T)\text{的峰度系数}&=\mu_4(T)/\mu_2^2(T)\\&=(3/7)\cdot(7n^3-10n^2-103n+250)/[(n+1)(n-1)(n-2)]\\&=3+\frac{12}{7}n^{-1}+o(n^{-1}),\ n\to\infty\end{aligned}$$

从 T 的分布注意到 T 取值 0 与 1 之间；同时注意到，在 H_0 下，T 的分布具有正的偏度系数和峰度系数（$\gamma_2=\beta_2-3$），且当 $n\to\infty$ 时它们趋于零。

10.2.2.1 H_0 下 T 的分布

定义统计量 T_1 如下：

$$T_1=(T-1/2)/\sqrt{Var(T)}$$

显然，相对于统计量 T，T_1 是标准化的统计量。从 Lyapouov 中心极限定理和 Slussky's 定理可以得到：在 H_0 下，T_1 服从于渐近正态分布（$n\to\infty$）。

对 H_0 下检验统计量 T_1 的累积分布函数 $F_{T_1}(x)$ 使用三项 Edegworth 展开如下：

$$\begin{aligned}F_{T_1}(x)=&\Phi(x)-\Big[\frac{\sqrt{\beta_1(T_1)}}{6}(x^2-1)+\frac{1}{24}(\beta_2(T_1)-3)(x^3-3x)+\\&\frac{1}{72}\beta_1(T_1)(x^5-10x^3+15x)\Big]\varphi(x)\\=&\Phi(x)-\Big[\frac{2}{21}\sqrt{\frac{10(n-4)^2}{(n+1)(n-1)(n-2)}}(x^2-1)+\\&\frac{1}{14}\frac{(n^2-24n+9)}{(n+1)(n-1)(n-2)}(x^3-3x)+\\&\frac{20(n-4)^2}{441(n+1)(n-1)(n-2)}(x^5-10x^3+15x)\Big]\varphi(x)\end{aligned}$$

这里 $\Phi(x)$ 和 $\varphi(x)$ 分别是标准正态分布的累积分布函数和概率密度函数。其界值可根据下式得到：

$$\int_{c_\alpha}^{\infty}f(x)\mathrm{d}x=\alpha$$

其中，概率密度函数 $f(x)$ 是由上述累积分布函数得到。表 10.1 给出了部分样本含量 n 和检验水准 α 下的界值[3]。

表 10.1 T_1 统计量的近似界值表

n	$c_{0.01}$	$c_{0.025}$	$c_{0.05}$	$c_{0.10}$	$c_{0.25}$
25	2.527	2.092	1.729	1.320	0.653

续表10.1

n	$c_{0.01}$	$c_{0.025}$	$c_{0.05}$	$c_{0.10}$	$c_{0.25}$
50	2.487	2.065	1.710	1.309	0.656
75	2.463	2.049	1.700	1.304	0.658
100	2.447	2.039	1.693	1.301	0.660
125	2.436	2.031	1.689	1.299	0.661
150	2.427	2.026	1.685	1.298	0.662
175	2.420	2.021	1.682	1.296	0.663
200	2.415	2.018	1.680	1.295	0.664
225	2.410	2.014	1.678	1.295	0.664
250	2.406	2.012	1.676	1.294	0.665
∞	2.326	1.960	1.645	1.282	0.674

10.2.2.2　似然比统计量

在 H_0 下，θ 的最大似然估计为：

$$\hat{\theta}_0 = S_n/n$$

在 H_A 下，$(\theta+\delta)$ 的最大似然估计为：

$$\widehat{\theta+\delta} = (S_q - S_p)/(q-p)$$

在 H_A 下，θ 的最大似然估计为：

$$\hat{\theta} = [S_n - (S_q - S_p)]/[n-(q-p)]$$

因此对固定的 (p, q)，H_A 对 H_0 的对数似然比为：

$$\ln\Lambda_{p,q} = n\ln\bar{x}_n - (q-p)\ln\bar{x}_{pq} - (n-q+p)\ln\bar{x}^*_{pq}$$

这里 $\bar{x}_{pq}=(S_q-S_p)/(q-p)$，$\bar{x}^*_{pq}=[S_n-(S_q-S_p)]/[n-(q-p)]$，$\bar{x}_n=S_n/n$。

因此，对未知的 (p, q)，$1\leqslant p<q<n$，似然比检验统计量表达成：

$$T_2 = \max_{1\leqslant p<q\leqslant n} \ln\Lambda_{pq}$$

令 y_i 是在无效假设下 x_i 的标准化变量，即 $y_i=(x_i-\theta)/\theta$。令 $S(k)=\sum_{i=1}^{k} y_i (i=1, 2, \cdots, n)$，则对任意 $1\leqslant p<q\leqslant n$，定义

$$Z^{*2}_{pq} = \left[S(q)-S(p)-\frac{q-p}{n}S(n)\right]^2 \Big/ \left[(q-p)\left(1-\frac{q-p}{n}\right)\right]$$

关于 $\ln\bar{x}_n$，$\ln\bar{x}_{pq}$，$\ln\bar{x}^*_{pq}$ 在 θ 处进行二阶泰勒展开，可得

$$\begin{aligned} 2\ln\Lambda_{pq} &= \frac{1}{\theta^2}[-n(\bar{x}_n-\theta)^2+(q-p)(\bar{x}_{pq}-\theta)^2+ \\ &\quad (n-q+p)(\bar{x}^*_{pq}-\theta)^2]+o_p(1) \\ &= \frac{(q-p)n}{n-q+p}\left[\left(\frac{\bar{x}_{pq}-\theta}{\theta}\right)-\left(\frac{\bar{x}_n-\theta}{\theta}\right)\right]^2+o_p(1)=Z^{*2}_{pq}+o_p(1) \end{aligned}$$

定理 10.2 给出了 H_0 下似然比统计量 T_2 的渐近分布。

定理 10.2 假设 $n\to\infty$，则对 $b=c\sqrt{n}$，$c\in(0,1)$，有

$$p\{\max_{1\leqslant p<q\leqslant n} Z_{pq}^{*}\geqslant b\}\sim\frac{1}{4}b^{3}\varphi(b)\int_{0}^{1}\left[\nu\left(\frac{c}{[t(1-t)]^{1/2}}\right)\right]^{2}/[t^{2}(1-t)]\mathrm{d}t$$

这里 $\nu(x)=2x^{-2}\exp\left[-2\sum_{n=1}^{\infty}\frac{1}{n}\Phi(-x\sqrt{n}/2)\right](x>0)$。函数 $\nu(x)$ 能近似地表达成 $\exp(-0.583x)+o(x^{2})x\to 0$，$\Phi$ 表示标准正态分布函数。

在实际应用中，根据样本数据计算统计量 $\max_{1\leqslant p<q\leqslant n} Z_{pq}^{*}$，根据显著性检验水准 α，求出 b 值 $b_{n,\alpha}$，然后做出统计推断。

Aly 和 Bouzar[3]提出了两个改进的似然比统计量：

$$T_{3}=\max_{1\leqslant p<q\leqslant n}\left[\frac{(q-p)(n-q+p)}{n^{2}}2\ln\Lambda_{pq}\right]^{1/2}$$

$$T_{4}=\frac{2}{n^{4}}\sum_{1\leqslant p<q\leqslant n}(q-p)(n-q+p)\ln\Lambda_{pq}$$

这两个统计量的渐近分布为：

$$T_{3}\xrightarrow{D}\sup_{1\leqslant t<s\leqslant n}\|B(s)-B(t)\|=E_{1}$$

$$T_{4}\xrightarrow{D}\int_{1\leqslant t<s\leqslant n}\|B(s)-B(t)\|=E_{2}$$

这里 $B(\cdot)$ 是布朗桥过程。

$$p(E_{1}>x)=2\sum_{r=1}^{\infty}(4r^{2}x^{2}-1)\exp(-2r^{2}x^{2}),\ x\geqslant 0$$

$$p(E_{2}\leqslant x)=\sqrt{\frac{8}{\pi x}}\sum_{j=0}^{\infty}\exp\left[\frac{2}{x}(j+1/2)^{2}\right],\ x>0$$

表 10.2 给出了 $\alpha=0.01$，0.025，0.05，0.10，0.25 时，E_1 和 E_2 的界值。

表 10.2 E_1 和 E_2 的界值

α	c_{α,E_1}	c_{α,E_2}
0.01	2.0009	1.0737
0.025	1.8624	0.8880
0.05	1.7473	0.7475
0.10	1.6196	0.6070
0.25	1.4205	0.4210

Ramanayake 和 Gupta[3]应用 Monte Carlo 模拟对 T_1、T_2、T_3 和 T_4 的检验效能进行了比较，建议：假如流行变点落在序列的中部，使用 T_1，其他情况可使用 T_2、T_3、T_4；当流行变点落在序列的较早或较晚段时，T_3 稍微比 T_2、T_4 优秀。

Ramanayake 和 Gupta[3]尚研究了 H_A 下统计量的渐近分布；同时应用本节方法研究了斯坦福心脏移植数据集。

10.3 指数族分布的流行变点模型

前面章节已介绍过，很多重要的分布都是指数族分布。本章上节介绍了指数分布的流行变点模型，本节仅介绍指数族分布的流行变点模型的似然比检验。

Ramanayake 和 Gupta[5]研究了指数族分布的流行变点模型。令 x_1，x_2，…，x_n 是独立指数族随机变量序列，具有单参数指数族分布的密度函数为：

$$f(x_i, \theta_i) = \exp[T(x_i)\theta_i - A(\theta_i) + S(x_i)]I\{x_i \in c\},\ i = 1, 2, \cdots, n \tag{10.3.1}$$

这里对 $i=1, 2, \cdots, n$，x_i，θ_i，$T(x_i) \in \mathbf{R}$，$c \subseteq \mathbf{R}$。本节关心的检验问题如下：

$$\begin{aligned} &\mathrm{H}_0: \theta_i = \theta_0,\ i = 1, 2, \cdots, n \\ &\mathrm{H}_A: \exists p, q \in \mathbf{Z},\ 1 \leqslant p < q \leqslant n, \text{且} \\ &\theta_i = \theta_0,\ i \leqslant p \\ &\theta_i = \theta^*,\ p < i \leqslant q \\ &\theta_i = \theta_0,\ q < i \leqslant n \end{aligned}$$

这里 θ_0，θ^* 固定，θ_0，$\theta^* \in \mathbf{R}$。

10.3.1 似然比检验统计量的导出

假设 $p=p^*$，$q=q^*$ 是已知的，检验 H_A 对 H_0 下的广义最大似然比（GMLR）为：

$$\Lambda_{p,q} = \sup_{\theta_0} \prod_{i=1}^{p} f(x_i, \theta_0) \sup_{\theta^*} \prod_{i=p+1}^{q} f(x_i, \theta^*) \sup_{\theta_0} \prod_{i=q+1}^{n} f(x_i, \theta_0) / \sup_{\theta_0} \prod_{i=1}^{n} f(x_i, \theta_0)$$

但 $p=p^*$，$q=q^*$ 是未知的，则对大的统计量

$$Q_n = \max_{1 \leqslant p < q \leqslant n} \{2\ln\Lambda_{p,q}\} \tag{10.3.2}$$

拒绝 H_0。这里用$\hat{\hat{\theta}}_0$ 表示 H_0 下 θ_0 的最大似然估计，$\hat{\theta}_0$ 和 $\hat{\theta}^*$ 分别表示 H_A 下 θ_0 和 θ^* 的最大似然估计。则对已知（p，q）时 GLR 的对数值为：

$$\begin{aligned} \ln\Lambda_{p,q} &= \sum_{i=1}^{p} \ln f(x_i, \hat{\theta}_0) + \sum_{i=p+1}^{q} \ln f(x_i, \hat{\theta}^*) + \sum_{i=q+1}^{n} \ln f(x_i, \hat{\theta}_0) - \sum_{i=1}^{n} \ln f(x_i, \hat{\hat{\theta}}_0) \\ &= \hat{\theta}_0 \sum_{i=1}^{p} T(x_i) + \sum_{i=1}^{p} S(x_i) - A(\hat{\theta}_0)p + \hat{\theta}_0 \sum_{i=q+1}^{n} T(x_i) + \sum_{i=q+1}^{n} S(x_i) - \\ &\quad A(\hat{\theta}_0)(n-q)\hat{\theta}^* \sum_{i=p+1}^{q} T(x_i) + \sum_{i=p+1}^{q} S(x_i) - A(\hat{\theta}^*)(q-p) - \\ &\quad \hat{\hat{\theta}}_0 \sum_{i=1}^{n} T(x_i) - \sum_{i=1}^{n} S(x_i) + A(\hat{\hat{\theta}}_0)n \end{aligned} \tag{10.3.3}$$

为了简化记号，置

$$B_{p,q} = \frac{1}{q-p}\sum_{i=p+1}^{q} T(x_i)$$

$$B_{p,q}^{*} = \frac{1}{n-q+p}\left[\sum_{i=1}^{p} T(x_i) + \sum_{i=q+1}^{n} T(x_i)\right],\ B_n = B_{1,n}^{*}$$

定义 $A'(\theta)=\dfrac{\partial A(\theta)}{\partial \theta}$。为了使 $\Lambda_{p,q}$ 的表达式简化，假设满足下列条件：

C_1．对每一 $\theta\in\Theta$，$A'(\theta)$ 的反函数 $invA'(\theta)$ 存在且唯一。

C_2．$\exists\varepsilon>0$，H''' 存在，H'' 为正，$T^{*}=\{\tau:|\tau-(s\tau_1+(1-s)\tau_2)|\leqslant\varepsilon$，对某一 $0\leqslant s\leqslant 1\}$。

C_3．$H'(\tau_2)(\tau_1-\tau_2)+H(\tau_2)-H(\tau_1)<0$。

C_4．$H'(\tau_1)(\tau_2-\tau_1)+H(\tau_1)-H(\tau_2)<0$。

C_5．对任何满足 $0<\varepsilon<1/2$ 的 ε，有

$$\sup_{\varepsilon\leqslant s\leqslant 1-\varepsilon}\{H(s\tau_1+(1-s)\tau_2)-sH(\tau_1)-(1-s)H(\tau_2)\}<0$$

这里 $H(x)=x\ invA'(x)-A[inv(A'(x)]$，$\tau_1=A'(\theta_0)$，$\tau_2=A'(\theta_0^{*})$，$\tau=A'(\theta)$。

在 H_A 下，$E(B_{p,q})=\tau_2$，$E(B_{p,q}^{*})=\tau_1$，则有 $\hat{\theta}_0=invA'(B_{p,q}^{*})$，$\hat{\theta}^{*}=invA'(B_{p,q})$，$\hat{\hat{\theta}}_0=inv\,A'(B_n)$。

根据新的记号，式（10.3.3）可写成：

$$\begin{aligned}\ln\Lambda_{p,q} &= \hat{\theta}_0(n-q+p)B_{p,q}^{*}-(n-q+p)A[invA'(B_{p,q}^{*})]+\hat{\theta}^{*}(q-p)B_{p,q}- \\ &\quad (q-p)A[invA'(B_{p,q})]-\hat{\hat{\theta}}_0 nB_n-nA[invA'(B_n)] \\ &= (q-p)H(B_{p,q})+(n-p+q)H(B_{p,q}^{*})-nH(B_n)\end{aligned} \tag{10.3.4}$$

10.3.2 H_0 下 Q_n 的渐近分布

定理 10.3 假设条件 $C_1\sim C_2$ 成立，则在 H_0 条件下，若 $C=b/\sqrt{n}$ 收敛于介于 0 与 1 之间的固定常数，当 $n\to\infty$，$b\to\infty$ 时有：

$$p\left\{\max_{1\leqslant p<q\leqslant n}\frac{2\ln\Lambda_{p,q}}{A''(\theta_0)H''(\theta_0)}\geqslant b^2\right\}$$

$$\sim\frac{b^3}{2\sqrt{2\pi}}(1-c^3)^{n/2-3}\int_0^1\frac{[\nu(c/(t(1-t)(1-c^2)))]^2}{t^2(1-t)}\mathrm{d}t$$

这里 $\nu(x)=2x^{-2}\exp\left[-2\sum_{n=1}^{\infty}\frac{1}{n}\Phi(-x\sqrt{n}/2)\right]$ $(x>0)$。函数 $\nu(x)$ 能近似成 $\exp(-0.583x)+o(x^2)(x\to 0)$，$\Phi$ 表示标准正态分布函数。

该定理是通过对 $\ln(\Lambda_{p,q})$ 利用二项泰勒展开、中心极限定理及弱大数定律等推导而来，有兴趣的学者可参考 Ramanayake 和 Gupta[5]。

Ramanayake 和 Gupta[5] 尚研究了 Q_n 在备择假设下的渐近分布。

10.4 Gamma 模型的变点分析

前面章节介绍了一元和多元正态分布下的变点问题，鉴于伽马分布在医学和寿命研究中有广泛的应用，本节介绍伽马分布下的变点模型[1]。

假设 x_1，x_2，…，x_n 是独立随机变量序列，服从于参数分别为（θ_1，ξ），（θ_2，ξ），…，（θ_n，ξ）的伽马分布，ξ 已知，x_i 的概率密度函数为：

$$f(x;\theta_i,\xi)=\frac{x^{\xi-1}\mathrm{e}^{-x_i/\theta_i}}{\theta_i^{\xi}\Gamma(\xi)},\ \theta_i,\ \xi>0,\ x>0,\ i=1,2,\cdots,n$$

本节关心的假设是：

$$\mathrm{H}_0:\theta_1=\theta_2=\cdots=\theta_n=\theta_0 \tag{10.4.1}$$

$$\mathrm{H}_1:\theta_1=\cdots=\theta_j=\theta_0\neq\theta_{j+1}=\cdots=\theta_n=\theta_0+\delta>0 \tag{10.4.2}$$

这里 j 是变点的未知位置，θ_0 未知，$\delta\neq0$。

本节分别介绍似然比方法途径、Informational 途径以及 Bayes 途径下的变点分析方法。

10.4.1 似然比方法途径

假设变点 j 的位置具有相同的机会落在可能的时间点 $j=1$，2，…，$n-1$，即变点的先验分布为：

$$\pi_n(j)=\begin{cases}1/(n-1),\ j=1,2,\cdots,n-1\\0,\text{其他}\end{cases} \tag{10.4.3}$$

在 H_0 下，似然函数为：

$$L_0(\theta_0)=\left[\prod_{i=1}^{n}x_i^{\xi-1}/\Gamma^n(\xi)\right]\exp\left[\sum_{i=1}^{n}(-x_i/\theta_0-\ln\theta_0^{\xi})\right]$$

在 H_1 下，似然函数为：

$$\begin{aligned}L_1(\theta_0,\delta)&=f(x_1,x_2,\cdots,x_n;\theta_0,\delta)\\&=\sum_{j=1}^{n-1}\pi_n(j)f(x_1,x_2,\cdots,x_n;\theta_0,\delta|j)\\&=\frac{1}{n-1}\sum_{j=1}^{n-1}\left\{\left[\prod_{i=1}^{j}\frac{1}{\theta_i^{\xi}\Gamma(\xi)}x_i^{\xi-1}\mathrm{e}^{-x_i/\theta_i}\right]\left[\prod_{i=j+1}^{n}\frac{1}{\theta_i^{\xi}\Gamma(\xi)}x_i^{\xi-1}\mathrm{e}^{-x_i/\theta_i}\right]\right\}\\&=\frac{1}{n-1}\left[\prod_{i=1}^{n}x_i^{\xi-1}/\Gamma^n(\xi)\right]\sum_{j=1}^{n-1}\exp\left[\sum_{i=1}^{j}\left(-\frac{x_i}{\theta_0}-\ln\theta_0^{\xi}\right)\right]\cdot\\&\quad\exp\left[\sum_{i=j+1}^{n}\left(-\frac{x_i}{\theta_0+\delta}-\ln(\theta_0+\delta)^{\xi}\right)\right]\end{aligned}$$

当 $\frac{\delta}{\theta_0}\to0$ 时，$-\frac{x_i}{\theta_0+\delta}-\ln(\theta_0+\delta)^{\xi}$ 的泰勒展式为：

$$-\frac{x_i}{\theta_0+\delta}-\ln(\theta_0+\delta)^{\xi}=-\frac{x_i}{\theta_0}-\ln(\theta_0)^{\xi}+\delta\left(\frac{x_i}{\theta_0^2}-\frac{\xi}{\theta_0}\right)+o\left(\frac{\delta}{\theta_0}\right)$$

则 $L_1(\theta_0,\delta)$ 可表达成：

$$L_1(\theta_0,\sigma)=\frac{1}{n-1}\Big[\prod_{i=1}^{n}x_i^{\xi-1}/\Gamma^n(\xi)\Big]\sum_{j=1}^{n-1}\exp\Big[\sum_{i=1}^{j}\Big(-\frac{x_i}{\theta_0}-\ln\theta_0^{\xi}\Big)\Big]\cdot$$
$$\exp\Big\{\sum_{i=j+1}^{n}\Big[-\frac{x_i}{\theta_0}-\ln(\theta_0)^{\xi}+\delta\Big(\frac{x_i}{\theta_0^2}-\frac{\xi}{\theta_0}\Big)+o\Big(\frac{\delta}{\theta_0}\Big)\Big]\Big\}$$

则 L_1 对 L_0 的比为：

$$\begin{aligned}\Lambda=\frac{L_1(\theta_0,\delta)}{L_0(\theta_0)}&=\frac{1}{n-1}\sum_{j=1}^{n-1}\exp\Big[\sum_{i=j+1}^{n}\Big(-\frac{\delta x_i}{\theta_0^2}-\frac{\xi\delta}{\theta_0}\Big)+o(\delta)\Big]\\&=\sum_{j=1}^{n-1}\frac{1}{n-1}\Big[1+\sum_{i=j+1}^{n}\Big(\frac{\delta x_i}{\theta_0^2}-\frac{\xi\delta}{\theta_0}\Big)+(n-j)o(\delta)\Big]\\&=\sum_{j=1}^{n-1}\frac{1}{n-1}\Big[1+\sum_{i=j+1}^{n}\Big(\frac{\delta x_i}{\theta_0^2}-\frac{\xi\delta}{\theta_0}\Big)+o(\delta)\Big]\\&=1+\frac{1}{n-1}\sum_{j=1}^{n-1}\sum_{i=j+1}^{n}\Big(\frac{\delta x_i}{\theta_0^2}-\frac{\xi\delta}{\theta_0}\Big)+o(\delta)\\&=1+\frac{\delta}{\theta_0}\Big[\frac{1}{(n-1)\theta_0}\sum_{j=1}^{n-1}\sum_{i=j+1}^{n}x_i-\frac{n\xi}{2}\Big]+o(\delta)\end{aligned}$$

很显然，Λ 是 $\lambda=\frac{1}{\theta_0}\sum_{j=1}^{n-1}\sum_{i=j+1}^{n}x_i$ 的单调函数，因此选择似然比统计量为：

$$\begin{aligned}\lambda&=\frac{1}{\theta_0}\sum_{j=1}^{n-1}\sum_{i=j+1}^{n}x_i=\frac{1}{\theta_0}\sum_{i=2}^{n-1}(i-1)x_i\\&=\frac{1}{\theta_0}\sum_{i=1}^{n-1}ix_{i+1}=\frac{1}{\theta_0}\sum_{i=1}^{n}(i-1)x_i\end{aligned}$$

当 θ_0 未知时，在 H_0 下，θ_0 的最大似然估计为：

$$\hat{\theta}_0=\frac{\bar{x}}{\xi}=\frac{1}{n\xi}\sum_{i=1}^{n}x_i$$

因此检验统计量变为：

$$\lambda=n\xi\sum_{i=1}^{n}(i-1)x_i/\sum_{i=1}^{n}x_i$$

为了简化，令 $n\xi=1/(n-1)$，因此检验统计量最终变成：

$$T=\sum_{i=1}^{n}(i-1)x_i/\Big[(n-1)\sum_{i=1}^{n}x_i\Big]$$

接下来介绍 T 在 H_0 下的渐近分布。在 H_0 下，x_1，x_2，…，x_n 的联合密度函数为：

$$f(x_1,x_2,\cdots,x_n)=\Big(\prod_{i=1}^{n}x_i\Big)^{\xi-1}e^{-\sum_{i=1}^{n}x_i/\theta}/[\theta_0^{n\xi}\Gamma^n(\xi)],\ x_i>0,\ \xi>0,\ \theta_0>0$$

将 x_1，x_2，…，x_n 进行下列变换：

$$y_2=x_2/\sum_{i=1}^{n}x_i,\ y_3=x_3/\sum_{i=1}^{n}x_i,\ \cdots,\ y_n=x_n/\sum_{i=1}^{n}x_i,\ z=\sum_{i=1}^{n}x_i$$

反变换为：

$$x_1=z\Big(1-\sum_{j=2}^{n}y_j\Big),\ x_2=zy_2,\ x_3=zy_3,\ \cdots,\ x_n=zy_n$$

变换的雅可比是 $J=(-1)^{n-1}z^{n-1}$。因此，y_2，y_3，…，y_n，z 的联合密度函数为：

$$g(y_2, y_3, \cdots, y_n, z) = |J| f\left[z(1-\sum_{j=2}^{n} y_j), zy_2, \cdots, zy_n\right]$$

$$= z^{n-1}\left[z^{n(\xi-1)}\left(\prod_{j=2}^{n} y_j\right)^{\xi-1}\left(1-\sum_{j=2}^{n} y_j\right)^{\xi-1}\right] e^{-\frac{z}{\theta_0}} / [\theta_0^{n\xi}\Gamma^n(\xi)]$$

$$= z^{n\xi-1}\left(\prod_{j=2}^{n} y_j\right)^{\xi-1}\left(1-\sum_{j=2}^{n} y_j\right)^{\xi-1} e^{-\frac{z}{\theta_0}} / [\theta_0^{n\xi}\Gamma^n(\xi)]$$

因此，y_2，y_3，…，y_n 的联合分布为：

$$g(y_2, y_3, \cdots, y_n) = \int_0^{\infty} g(y_2, y_3, \cdots, y_n, z)\mathrm{d}z$$

$$= \left[\Gamma(n\xi)\prod_{j=2}^{n} y_j^{\xi-1}\left(1-\sum_{j=2}^{n} y_j\right)^{\xi-1} / \Gamma^n(\xi)\right]\int_0^{\infty} z^{n\xi-1} \cdot \frac{1}{\theta_0^{n\xi}}\mathrm{d}z$$

$$= [\Gamma(n\xi)/\Gamma^n(\xi)]\prod_{j=2}^{n} y_j^{\xi-1}\left(1-\sum_{j=2}^{n} y_j\right)^{\xi-1}$$

很显然，y_2，y_3，…，y_n 的联合分布是 Dirichlet $D(\xi, \xi, \cdots, \xi)$。因此，在 H_0 下，检验统计量 T 是 Dirichlet 变量的线性组合。事实上，$T = \sum_{i=2}^{n}[(i-1)/(n-1)]y_i$，$(y_2, y_3, \cdots, y_n)$ 的混合矩由下式给出：

$$E(y_2^{r_2} y_3^{r_3} \cdots y_n^{r_n}) = \frac{\Gamma(n\xi)}{\Gamma^{(n-1)}(\xi)} \cdot \frac{\Gamma(\xi+r_2)\cdots\Gamma(\xi+r_n)}{\Gamma(n\xi+r_2+\cdots+r_n)}$$

式中，r_2，r_3，…，$r_n \geqslant 0$。由此可得到 H_0 下 T 的若干矩：

$$\mu_1(T) = E(T) = \sum_{i=2}^{n}\frac{i-1}{n-1}E(y_i)$$

$$= \sum_{i=2}^{n}\frac{i-1}{n-1}\frac{\Gamma(n\xi)}{\Gamma^{n-1}(\xi)}\frac{\Gamma^{n-2}(\xi)\Gamma(\xi+1)}{\Gamma(n\xi+1)}$$

$$= \sum_{i=2}^{n}\frac{i-1}{n-1}\cdot\frac{1}{n} = \frac{1}{2}$$

$$\mu_2(T) = Var(T) = E(T-E(T))^2$$

$$= E\left[\sum_{i=2}^{n}\frac{i-1}{n-1}(y_i-\frac{1}{2})\right]^2$$

$$= E\left[\left(\sum_{i=2}^{n}\frac{i-1}{n-1}y_i\right)^2 - \sum_{i=2}^{n}\frac{i-1}{n-1}y_i\right] + \frac{1}{4}$$

$$= E\left(\sum_{i=2}^{n}\frac{i-1}{n-1}y_i\right)^2 - \frac{1}{4}$$

$$= \sum_{i=2}^{n}\left(\frac{i-1}{n-1}\right)^2 E(y_i^2) + \sum_{i\neq j}\frac{(i-1)(j-1)}{(n-1)^2}E(y_i y_j) - \frac{1}{4}$$

$$= \sum_{i=2}^{n}\left(\frac{i-1}{n-1}\right)^2\frac{\Gamma(n\xi)\Gamma^{(n-2)}(\xi)\Gamma(\xi+2)}{\Gamma^{(n-1)}(\xi)\Gamma(n\xi+2)} +$$

$$\sum_{i\neq j}\frac{(i-1)(j-1)}{(n-1)^2}\frac{\Gamma(n\xi)\Gamma^{(n-2)}(\xi)\Gamma(\xi+1)}{\Gamma^{(n-1)}(\xi)\Gamma(n\xi+2)} - \frac{1}{4}$$

$$= \sum_{i=2}^{n}\left(\frac{i-1}{n-1}\right)^2 \frac{\xi+1}{n(n\xi+1)} + \sum_{i\neq j}\frac{(i-1)(j-1)}{(n-1)^2}\frac{\xi}{n(n\xi+1)} - \frac{1}{4}$$

$$= \frac{\xi}{n(n\xi+1)}\left[\sum_{i=2}^{n}\left(\frac{i-1}{n-1}\right)^2 + \sum_{i\neq j}\frac{(i-1)(j-1)}{(n-1)^2}\right]+$$

$$\frac{1}{n(n\xi+1)}\sum_{i=2}^{n}\left(\frac{i-1}{n-1}\right)^2 - \frac{1}{4}$$

$$= \frac{n\xi}{4(n\xi+1)} + \frac{2n-1}{6(n-1)(n\xi+1)} - \frac{1}{4}$$

$$= \frac{n+1}{12(n-1)(n\xi+1)}$$

因此，我们有

$$E(T^2) = Var(T) + (ET)^2$$

$$= \frac{3n\xi(n-1)+2(2n-1)}{12(n-1)(n\xi+1)}$$

$$\mu_3(T) = E\,(T-ET)^3 = E\,(T-\frac{1}{2})^3$$

$$= E(T^3) - \frac{3}{2}E(T^2) + \frac{3}{4}E(T) - \frac{1}{8}$$

$$= E\left[\sum_{i=2}^{n}\frac{i-1}{n-1}y_i\right]^3 - \frac{3}{2}\cdot\frac{3n\xi(n-1)+2(2n-1)}{12(n-1)(n\xi+1)} + \frac{1}{4}$$

$$= \sum_{i=2}^{n}\left(\frac{i-1}{n-1}\right)^3 E(y_i^3) + 3\sum_{i\neq k}\frac{(i-1)^2(k-1)}{(n-1)^3}E(y_i^2 y_k) +$$

$$\sum_{i\neq j\neq k}\frac{(i-1)(j-1)(k-1)}{(n-1)^3}E(y_i y_j y_k) -$$

$$\frac{3n\xi(n-1)+2(2n-1)}{8(n-1)(n\xi+1)} + \frac{1}{4}$$

$$= \sum_{i=2}^{n}\left(\frac{i-1}{n-1}\right)^3 \frac{\Gamma(n\xi)\Gamma^{(n-2)}(\xi)\Gamma(\xi+3)}{\Gamma^{(n-1)}(\xi)\Gamma(n\xi+3)} +$$

$$3\sum_{i\neq k}\frac{(i-1)^2(k-1)}{(n-1)^3}\frac{\Gamma(n\xi)\Gamma^{(n-3)}(\xi)\Gamma(\xi+2)\Gamma(\xi+1)}{\Gamma^{(n-1)}(\xi)\Gamma(n\xi+3)} +$$

$$\sum_{i\neq j\neq k}\frac{(i-1)(j-1)(k-1)}{(n-1)^3}\frac{\Gamma(n\xi)\Gamma^{(n-4)}(\xi)\Gamma^3(\xi+1)}{\Gamma^{(n-1)}(\xi)\Gamma(n\xi+3)} -$$

$$\frac{3n\xi(n-1)+2(2n-1)}{8(n-1)(n\xi+1)} + \frac{1}{4}$$

$$= \frac{\xi^2}{n(n\xi+1)(n\xi+2)}\sum_{i=2}^{n}\left(\frac{i-1}{n-1}\right)^3 + \frac{3\xi}{n(n\xi+1)(n\xi+2)}\sum_{i=2}^{n}\frac{(i-1)^2}{(n-1)^2}\sum\frac{k-1}{n-1} +$$

$$\frac{2}{n(n\xi+1)(n\xi+2)}\sum_{i=2}^{n}\frac{(i-1)^3}{(n-1)^3} - \frac{3n\xi(n-1)+2(2n-1)}{8(n-1)(n\xi+1)} + \frac{1}{4}$$

$$= \frac{\xi^2}{n(n\xi+1)(n\xi+2)}\left(\frac{n}{2}\right)^3 + \frac{3\xi}{n(n\xi+1)(n\xi+2)}\frac{1}{(n-1)^3}\cdot$$

$$\frac{1}{6}(n-1)n(2n-1)\frac{n(n-1)}{2} + \frac{2}{n(n\xi+1)(n\xi+2)}\frac{1}{(n-1)^3}\cdot$$

$$\left[\frac{1}{2}(n-1)n\right]^3 - \frac{3n\xi(n-1)+2(2n-1)}{8(n-1)(n\xi+1)} + \frac{1}{4}$$

$$= 0$$

因此，偏度系数 $\gamma_1(T)=\mu_3(T)/\sqrt{\mu_2(T)}=0$

$$\mu_4(T) = E(T-ET)^4 = E\left(T-\frac{1}{2}\right)^4$$

$$= E(T)^4 - 2E\left(T-\frac{1}{2}\right)^3 - \frac{3}{2}E(T)^2 - \frac{3}{16}$$

$$= E\left[\sum_{i=2}^{n}\frac{i-1}{n-1}y_i\right]^4 - \frac{3n\xi(n-1)+2(2n-1)}{8(n-1)(n\xi+1)} + \frac{5}{16}$$

$$= \sum_{i=2}^{n}\left(\frac{i-1}{n-1}\right)^4 E(y_i)^4 + 3\sum_{i\neq j}\frac{(i-1)^2(j-1)^2}{(n-1)^4}E(y_i^2y_j^2) +$$

$$4\sum_{i\neq j}\frac{(i-1)^3(j-1)}{(n-1)^4}E(y_i^3y_j) +$$

$$6\sum_{i\neq j\neq k}\frac{(i-1)^2(j-1)(k-1)}{(n-1)^4}E(y_i^2y_jy_k) +$$

$$\sum_{i\neq j\neq k\neq l}\frac{(i-1)(j-1)(k-1)(l-1)}{(n-1)^4}E(y_iy_jy_ky_l) -$$

$$\frac{3n\xi(n-1)+2(2n-1)}{8(n-1)(n\xi+1)} + \frac{5}{16}$$

$$= \sum_{i=2}^{n}\left(\frac{i-1}{n-1}\right)^4\frac{\Gamma(n\xi)\Gamma^{n-2}(\xi)\Gamma(\xi+4)}{\Gamma^{n-1}(\xi)\Gamma(n\xi+4)} +$$

$$3\sum_{i\neq j}\frac{(i-1)^2(j-1)^2}{(n-1)^4}\frac{\Gamma(n\xi)\Gamma^{n-3}(\xi)\Gamma^2(\xi+2)}{\Gamma^{n-1}(\xi)\Gamma(n\xi+4)} +$$

$$4\sum_{i\neq j}\frac{(i-1)^3(j-1)}{(n-1)^4}\frac{\Gamma(n\xi)\Gamma^{n-3}(\xi)\Gamma(\xi+3)\Gamma(\xi+1)}{\Gamma^{n-1}(\xi)\Gamma(n\xi+4)} +$$

$$6\sum_{i\neq j\neq k}\frac{(i-1)^2(j-1)(k-1)}{(n-1)^4}\frac{\Gamma(n\xi)\Gamma^{n-4}(\xi)\Gamma(\xi+2)\Gamma^2(\xi+1)}{\Gamma^{n-1}(\xi)\Gamma(n\xi+4)} +$$

$$\sum_{i\neq j\neq k\neq l}\frac{(i-1)(j-1)(k-1)(l-1)}{(n-1)^4}\frac{\Gamma(n\xi)\Gamma^{n-5}(\xi)^4(\xi+1)}{\Gamma^{n-1}(\xi)\Gamma(n\xi+4)} -$$

$$\frac{3n\xi(n-1)+2(2n-1)}{8(n-1)(n\xi+1)} + \frac{5}{16}$$

$$\mu_4(T) = \frac{1}{n(n-1)^4(n\xi+1)(n\xi+2)(n\xi+3)}\cdot$$

$$\Big[(\xi+1)(\xi+2)(\xi+3)\sum_{i=2}^{n}(i-1)^4 + 4\xi(\xi+1)(\xi+2)\cdot$$

$$\sum_{i\neq j}(i-1)^3(j-1) + 4\xi(\xi+1)(\xi+2)\cdot$$

$$\sum_{i\neq j}(i-1)^3(j-1) + 3\xi(\xi+1)^2\sum_{i\neq j}(i-1)^2(j-1)^2 + 6\xi^2(\xi+1)\cdot$$

$$\sum_{i\neq j\neq k}(i-1)^2(j-1)(k-1) + \xi^3\sum_{i\neq j\neq k\neq l}(i-1)(j-1)(k-1)(l-1)\Big] -$$

$$\frac{3n\xi(n-1)+2(2n-1)}{8(n-1)(n\xi+1)} + \frac{5}{16}$$

$$= \frac{3(n+1)[5\xi(n-1)n(n+1)+6(3n^2-4)]}{720(n-1)^3(n\xi+1)(n\xi+2)(n\xi+3)}$$

因此，峰度系数为：

$$\nu_2(T)=\frac{\mu_4(T)}{[\mu_2(T)]^2}-3=\frac{3(n\xi+1)[5\xi(n-1)n(n+1)+6(3n^2-4)]}{5(n-1)(n+1)(n\xi+2)(n\xi+3)}-3$$

$\nu_1(T)=0$，$\nu_2(T)\to 0$ $(n\to\infty)$，因此，在 H_0 下，当 n 足够大时，$(T-1/2)/\sqrt{Var(T)}$的分布近似为标准正态分布。

10.4.2 Informational 途径

对于伽马模型，我们关心下列检验问题：

$$H_0:\theta_1=\theta_2=\cdots=\theta_n=\theta_0$$

$$H_1:\theta_1=\cdots=\theta_k\neq\theta_{k+1}=\cdots=\theta_n$$

这里 k 为变点的未知位置，θ_0，θ_1 和 θ_n 未知。

在 H_0 下，似然函数 $L_0(\theta_0)$ 为：

$$L_0(\theta_0)=\prod_{i=1}^{n}x_i^{\xi-1}e^{-x_i/\theta_0}x_i^{\xi-1}e^{-x_i/\theta_0}/\theta_0^{\xi}\Gamma(\xi)$$

$$=\left[\prod_{i=1}^{n}x_i^{\xi-1}/\Gamma^n(\xi)\right]\exp\left[\sum_{i=1}^{n}\left(-\frac{x_i}{\theta_0}-\ln\theta_0^{\xi}\right)\right]$$

在 H_0 下，θ_0 的最大似然估计为：

$$\hat{\theta}_0=\frac{1}{n\xi}\sum_{i=1}^{n}x_i$$

在 H_0 下，SIC 用 $SIC(n)$ 表示，有

$$SIC(n)=-2\ln L_0(\hat{\theta}_0)+\ln n$$

$$=2n\xi\ln\sum_{i=1}^{n}x_i-2(\xi-1)\sum_{i=1}^{n}\ln x_i+\ln[ne^{2n\xi}\Gamma^{2n}(\xi)/(n\xi)^{2n\xi}]$$

在 H_1 下，θ_1 和 θ_n 的最大似然估计分别为：

$$\hat{\theta}_1=\frac{1}{k\xi}\sum_{i=1}^{k}x_i$$

$$\hat{\theta}_n=\frac{1}{(n-k)\xi}\sum_{i=k+1}^{n}x_i$$

在 H_1 下，SIC 用 $SIC(k)$ 表示，$1\leqslant k\leqslant n-1$，可得到

$$SIC(k)=-2\ln L_1(\hat{\theta}_1,\hat{\theta}_n)+2\ln n$$

$$=2k\xi\ln\sum_{i=1}^{k}x_i+2(n-k)\xi\ln\sum_{i=k+1}^{n}x_i-2(\xi-1)\sum_{i=1}^{n}\ln x_i+$$

$$\ln\{[n^2e^{2n\xi}\Gamma^{2n}(\xi)/(n\xi)^{2k\xi}][(n-k)\xi]^{2(n-k)\xi}\}$$

根据最小信息准则原则，当 $SIC(n)\leqslant\min\limits_{1\leqslant k\leqslant n-1}SIC(k)$ 时，则不拒绝 H_0，即可认为伽马分布的尺度参数无变点；当 $SIC(n)>\min\limits_{1\leqslant k\leqslant n-1}SIC(k)$ 时，则拒绝 H_0，可认为伽马分布的尺度参数有变点。记 $SIC(\hat{k})=\min\limits_{1\leqslant k\leqslant n-1}SIC(k)$，$\hat{k}$ 即为变点位置的估计。

10.4.3 Bayesian 途径

伽马分布的变点问题也可用 Bayesian 途径来解决。

令 x_1，x_2，…，x_n 是独立的随机变量序列，服从于Gamma分布，设 x_j 有概率密度函数 $f(x_j;\theta_2)$，$j=k+1$，$k+2$，…，n。

$$f(x;\theta)=x^{\xi-1}\mathrm{e}^{-x/\theta}/[\theta^{\xi}\Gamma(\xi)],\ \xi>0,\ \theta>0,\ x>0$$

ξ 已知，θ 未知，k 是变点的未知位置。我们关心如下假设检验问题：

$$\mathrm{H}_0: k=n$$
$$\mathrm{H}_1: 1\leqslant k\leqslant n-1$$

对 k、θ_1 和 θ_2 的先验假设如下：

$$g_0(k)=\begin{cases}p,\ k=n\\(1-p)/(n-1),\ k\neq n\end{cases}$$

p 已知，$0\leqslant p\leqslant 1$。当 $k=n$，$\theta_1=\theta_2$ 时 θ_1 的先验密度为：

$$g_1(\theta_1)=e^{1/(\theta_1\alpha_1)}/[\alpha_1^{r_1}\Gamma(r_1)\theta_1^{r_1+1}],\ \theta_1>0$$

假设 $k\neq n$，θ_1 和 θ_2 独立，θ_2 的先验密度由下式给出：

$$g_2(\theta_2)=e^{1/(\theta_2\alpha_2)}/[\alpha_2^{r_2}\Gamma(r_2)\theta_2^{r_2+1}],\ \theta_2>0$$

参数 α_1、r_1、α_2 和 r_2 是已知的正数，选择如 $g_1(\cdot)$ 和 $g_2(\cdot)$ 的原因是它们是共轭先验的。则在给定 k、θ_1 和 θ_2 的条件下，x_1，x_2，…，x_n 的联合先验密度为：

$$f(x_1,x_2,\cdots,x_n|k,\theta_1,\theta_2)=\begin{cases}\theta_1^{-n\xi}\Gamma^{-n}(\xi)\left(\prod\limits_{i=1}^{n}x_i\right)^{\xi-1}\mathrm{e}^{-\frac{1}{\theta_1}\sum\limits_{i=1}^{n}x_i},\ k=n\\ \theta_1^{-k\xi}\theta_2^{-(n-k)\xi}\Gamma^{-n}(\xi)\left(\prod\limits_{i=1}^{n}x_i\right)^{\xi-1}\mathrm{e}^{-\frac{1}{\theta_1}\sum\limits_{i=1}^{k}x_i-\frac{1}{\theta_2}\sum\limits_{i=k+1}^{n}x_i},\ 1\leqslant k\leqslant n-1\end{cases}$$

因此，k，θ_1 和 θ_2 的联合先验密度为：

$$\begin{aligned}&h_0(k,\theta_1,\theta_2|x_1,x_2,\cdots,x_n)\\&=f(x_1,x_2,\cdots,x_n|k,\theta_1,\theta_2)g(k,\theta_1,\theta_2)\\&\quad/\sum_{k=1}^{n}\iint f(x_1,x_2,\cdots,x_n|k,\theta_1,\theta_2)g(k,\theta_1,\theta_2)\mathrm{d}\theta_1\mathrm{d}\theta_2\\&=\begin{cases}h_1,\ k=n\\h_2,\ 1\leqslant k\leqslant n-1\end{cases}\end{aligned}$$

其中

$$h_1=\frac{p\theta_1\mathrm{e}^{-n\xi}\mathrm{e}^{-\frac{1}{\theta_1}\sum\limits_{i=1}^{n}x_i}\alpha_1^{-r_1}\Gamma^{-1}(r_1)\theta_1^{-r_1-1}\mathrm{e}^{-\frac{1}{\theta_1\alpha_1}}}{\int_0^{\infty}\alpha_1^{-r_1}\Gamma^{-1}(r_1)\theta_1^{-(n\xi+r_1+1)}\mathrm{e}^{-\frac{1}{\theta_1}\sum\limits_{i=1}^{n}x_i-\frac{1}{\theta_1\alpha_1}}\mathrm{d}\theta_1}$$

$$h_2=\frac{\frac{1-p}{n-1}\cdot\frac{\mathrm{e}^{-\frac{1}{\theta_1}\sum\limits_{i=1}^{k}x_i-\frac{1}{\theta_2}\sum\limits_{i=k+1}^{n}x_i}}{\theta_1^{k\xi}\theta_2^{(n-k)\xi}}\cdot\frac{\mathrm{e}^{-\frac{1}{\theta_1\alpha_1}}}{\alpha_1^{r_1}\Gamma(r_1)\theta_1^{r_1+1}}\cdot\frac{\mathrm{e}^{-\frac{1}{\theta_2\alpha_2}}}{\alpha_2^{r_2}\Gamma(r_2)\theta_2^{r_2+1}}}{\sum\limits_{k=1}^{n-1}\frac{1-p}{n-1}\int_0^{\infty}\int_0^{\infty}\frac{\mathrm{e}^{-\frac{1}{\theta_1}\sum\limits_{i=1}^{k}x_i-\frac{1}{\theta_1\alpha_1}}}{\alpha_1^{r_1}\Gamma(r_1)\theta_1^{k\xi+r_1+1}}\cdot\frac{\mathrm{e}^{-\frac{1}{\theta_2}\sum\limits_{i=k+1}^{n}x_i-\frac{1}{\theta_2\alpha_2}}}{\alpha_2^{r_2}\Gamma(r_2)\theta_2^{(n-k)\xi+r_2+1}}\mathrm{d}\theta_1\mathrm{d}\theta_2+p\int_0^{\infty}\frac{1}{\alpha_1^{r_1}\Gamma(r_1)}\cdot\frac{\mathrm{e}^{-\frac{1}{\theta_1}\sum\limits_{i=1}^{k}x_i-\frac{1}{\theta_1\alpha_1}}}{\theta_1^{k\xi+r_1+1}}\mathrm{d}\theta_1}$$

$h_0(k,\theta_1,\theta_2|x_1,x_2,\cdots,x_n)$ 简化为：

$$h_0(k,\theta_1,\theta_2|x_1,x_2,\cdots,x_n)$$

$$=\begin{cases}p\cdot \text{const}\cdot\theta_1^{-(n\xi+r_1+1)}e^{-\frac{1}{\theta_1}\sum_{t=1}^{n}x_t-\frac{1}{\theta_1\alpha}},\ k=n\\ [(1-p)/(n-1)]\cdot\text{const}\cdot\theta_1^{-(k\xi+r_1+1)}e^{-\frac{1}{\theta_1}\sum_{i=1}^{n}x_i-\frac{1}{\theta_1\alpha_1}}\cdot\theta_2^{-[(n-k)\xi+r_2+1]}\\ \alpha_2^{-r_2}\Gamma^{-1}(r_2)e^{-\frac{1}{\theta_2}\sum_{i=k+1}^{n}x_i-\frac{1}{\theta_2\alpha_2}},\ 1\leqslant k\leqslant n-1\end{cases}$$

则变点 k 的后验密度为：

$$h(k|x)=\int_0^{\infty}\int_0^{\infty}h_0(k,\theta_1,\theta_2|x_1,x_2,\cdots,x_n)\mathrm{d}\theta_1\mathrm{d}\theta_2$$

$$=\begin{cases}h_3,\ k=n\\ h_4,\ 1\leqslant k\leqslant n-1\end{cases}$$

$$h_3=p\cdot\text{const}\cdot\int_0^{\infty}\theta_1^{-(n\xi+r_1+1)}e^{-\frac{1}{\theta_1}(\sum_{t=1}^{n}x_t+\frac{1}{\theta_1})}\mathrm{d}\theta_1$$

$$=p\cdot\text{const}\cdot\left[\Gamma(n\xi+r_1)/\left(\sum_{i=1}^{n}x_i+\frac{1}{\alpha_1}\right)^{n\xi+r_1}\right]\cdot$$

$$\int_0^{\infty}\left[\left(\sum_{i=1}^{n}x_i+\frac{1}{\alpha_1}\right)^{n\xi+r_1}/\Gamma(n\xi+r_1)\right]\left(\frac{1}{\theta_1}\right)^{-(n\xi+r_1+1)}e^{-\frac{1}{\theta_1}(\sum_{i=1}^{n}x_i+\frac{1}{\alpha_1})}\mathrm{d}\left(\frac{1}{\theta_1}\right)$$

$$=p\cdot\text{const}\cdot\Gamma(n\xi+r_1)(\sum_{i=1}^{n}x_i+1/\alpha_1)^{-(n\xi+r_1)}$$

$$h_4=[(1-p)/(n-1)]\cdot\text{const}\cdot\int_0^{\infty}\theta_1^{-(k\xi+r_1+1)}e^{-\frac{1}{\theta_1}\sum_{i=1}^{n}x_i-\frac{1}{\theta_1\alpha_1}}\mathrm{d}\theta_1\cdot$$

$$\int_0^{\infty}\theta_2^{-[(n-k)\xi+r_2+1]}\alpha_2^{-r_2}\Gamma^{-1}(r_2)e^{-\frac{1}{\theta_2}\sum_{i=k+1}^{n}x_i-\frac{1}{\theta_2\alpha_2}}\mathrm{d}\theta_2$$

$$=(1-p)/(n-1)\cdot\text{const}\cdot\Gamma(k\xi+r_1)\left(\sum_{i=1}^{k}x_i+\frac{1}{\alpha_1}\right)^{-(k\xi+r_1)}\cdot$$

$$\int_0^{\infty}\left[\left(\sum_{i=1}^{k}x_i+\frac{1}{\alpha_1}\right)^{(k\xi+r_1)}/\Gamma(k\xi+r_1)\right]\left(\frac{1}{\theta_1}\right)^{k\xi+r_1+1}e^{(-\frac{1}{\theta_1})\sum_{i=1}^{n}x_i-\frac{1}{\theta_1\alpha_1}}\mathrm{d}\theta_1\,\Gamma[(n-k)\xi+r_2)]\cdot$$

$$\left(\sum_{i=k+1}^{n}x_i+\frac{1}{\alpha_2}\right)^{-[(n-k)\xi+r_2]}\left(\frac{1}{\alpha_2^{r_2}\Gamma(r_2)}\right)\int_0^{\infty}\left\{\left(\sum_{i=k+1}^{n}x_i+\frac{1}{\alpha_2}\right)^{[(n-k)\xi+r_2]}/\Gamma[(n-k)\xi+r_2]\right\}\cdot$$

$$\left(\frac{1}{\theta_2}\right)^{(n-k)\xi+r_2}e^{-\frac{1}{\theta_2}\sum_{i=k+1}^{n}x_i-\frac{1}{\theta_2\alpha_2}}\mathrm{d}\theta_2$$

$$=[(1-p)/(n-1)]\cdot\text{const}\cdot\Gamma(k\xi+r_1)\left(\sum_{i=1}^{k}x_i+1/\alpha_1\right)^{-(k\xi+r_1)}\cdot$$

$$\Gamma[(n-k)\xi+r_2)]\left(\sum_{i=k+1}^{n}x_i+1/\alpha_2\right)^{-[(n-k)\xi+r_2]}/[\alpha_2^{r_2}\Gamma(r_2)]$$

即可得到：

$$h(k \mid x_1, x_2, \cdots, x_n) \propto \begin{cases} p\Gamma(n\xi + r_1)\left(\sum_{i=1}^{n} x_i + 1/\alpha_1\right)^{-(n\xi + r_1)}, k = n \\ \dfrac{(1-p)\Gamma(k\xi + r_1)}{(n-1)\left[\sum_{i=1}^{k} x_i + 1/\alpha_1\right]^{(k\xi + r_1)}} \cdot \dfrac{\Gamma[(n-k)\xi + r_1]}{\left(\sum_{i=k+1}^{n} x_i + 1/\alpha_2\right)^{(n-k)\xi + r_2}} \cdot \dfrac{1}{\alpha_2^{r_2}\Gamma(r_2)}, 1 \leqslant k \leqslant n-1 \end{cases}$$

10.4.4 变点的其他类型

本节前面讨论的变点问题局限于随机变量的突然变化，现讨论 Gamma 分布参数的另一种变化形式。

令 x_1，x_2，…，x_n 来自 Gamma 分布的独立随机变量序列，参数分布为（θ_1，ξ），（θ_2，ξ），…，（θ_n，ξ），假定 ξ 已知。

我们考虑的检验问题是：

$$\begin{aligned} &H_0: \theta_1 = \theta_2 = \cdots = \theta_n = \theta_0 \\ &H_2: \theta_i = \theta_0 e^{\beta(i-1)}, \beta \neq 0, i = 1, 2, \cdots, n \end{aligned} \tag{10.4.4}$$

其中，$\beta>0$ 意味着参数 θ 连续指数增加，$\beta<0$ 意味着参数 θ 连续指数减少。

在 H_2 下，似然函数为：

$$L_2(\theta_0, \beta) = \left(\prod_{i=1}^{n} x_i^{\xi-1}\right) e^{-\frac{1}{\theta_0}\sum_{i=1}^{n}\left(\frac{x_i}{e^{\beta(i-1)}}\right)} / \left[\theta_0^{n\xi} e^{(n(n-1)/2)\xi\beta} \Gamma^n(\xi)\right]$$

对数似然函数为：

$$\begin{aligned} \ln L_2(\theta_0, \beta) = &-n\xi\ln\theta_0 - (n(n-1)/2)\xi\beta - \\ &n\ln\Gamma(\xi) + (\xi-1)\sum_{i=1}^{n}\ln x_i - \sum_{i=1}^{n}\left(\frac{x_i}{e^{\beta(i-1)}}\right)/\theta_0 \end{aligned}$$

$$\frac{\partial \ln L_2(\theta_0, \beta)}{\partial \beta} = -\frac{n(n-1)}{2}\xi + \frac{1}{\theta_0}\sum_{i=1}^{n}\frac{(i-1)x_i}{e^{\beta(i-1)}}$$

$$\frac{\partial \ln L_2(\theta_0, \beta)}{\partial \theta_0} = -\frac{n\xi}{\theta_0} + \frac{1}{\theta_0^2}\sum_{i=1}^{n}\frac{x_i}{e^{\beta(i-1)}}$$

令 $\dfrac{\partial \ln L_2(\theta_0, \beta)}{\partial \beta}=0$，$\dfrac{\partial \ln L_2(\theta_0, \beta)}{\partial \theta_0}=0$，可解得

$$\hat{\theta}_0 = \sum_{i=1}^{n}\frac{x_i}{e^{\beta(i-1)}}/(n\xi)$$

由于

$$\begin{aligned} \frac{\partial^2 \ln L_2(\theta_0, \beta)}{\partial \theta_0^2}\Big|_{\theta_0=\hat{\theta}_0} &= \frac{n\xi}{\hat{\theta}_0^2} - \frac{2}{\hat{\theta}_0^3}\sum_{i=1}^{n}\frac{x_i}{e^{\beta(i-1)}} \\ &= \frac{n^3\xi^3}{\left(\sum_{i=1}^{n}\frac{x_i}{e^{\beta(i-1)}}\right)^2} - \frac{2n^3\xi^3}{\left(\sum_{i=1}^{n}\frac{x_i}{e^{\beta(i-1)}}\right)^2} < 0 \end{aligned}$$

因此，$\hat{\theta}_0 = \sum_{i=1}^{n}\frac{x_i}{e^{\beta(i-1)}}/(n\xi)$ 是式（10.4.4）下 θ_0 的最大似然估计。

$$\frac{\partial \ln L_2(\theta_0, \beta)}{\partial \beta}\Big|_{\theta_0=\hat{\theta}_0,\beta=0} = -\frac{n(n-1)}{2}\xi + n\xi\sum_{i=1}^{n}(i-1)x_i/\sum_{i=1}^{n}x_i$$
$$= -n(n-1)\xi/2 + n\xi(n-1)T$$
$$= n(n-1)\xi(T-1/2)$$

这里 $T = \sum_{i=1}^{n}(i-1)x_i/\left[(n-1)\sum_{i=1}^{n}x_i\right]$。

根据 Cox 和 Hinkley[6]，似然导数检验（LDT）$\frac{\partial \ln L_2(\theta_0, \beta)}{\partial \beta}\Big|_{\theta_0=\hat{\theta}_0,\beta=0}$ 渐近地等价于似然比检验。因此，可用本章第 1 节 T 的渐近分布得到本节 H_2 对 H_0 的渐近检验，这里不再赘述。

10.5 基于几种非参数统计量的变点检测方法

在前面的章节已经介绍了非参数变点分析方法。本节介绍 Mann－Whitney，Kolmogorov－Smirrov，Cramer－von－Mises 以及 AUC 四种常见的非参数统计量用于检测序列的变点分析。

10.5.1 基于 Mann－Whitney 统计量的变点检测方法

Mann－Whitney 统计量是 pettitt[7] 基于秩提出的。可通过检验序列中位置参数变化来获取变点信息。令 x_1，x_2，…，x_n 表示序列，第 i 个数据在时刻 k 的秩定义为：

$$r(x_{k,i}) = \sum_{i\neq j}^{k} I(x_i \geqslant x_j)$$

其中，$I(\cdot)$ 是示性函数，有

$$I(x_i \geqslant x_j) = \begin{cases} 1, & x_i \geqslant x_j \\ 0, & x_i < x_j \end{cases}$$

Mann－Whitney 检验统计量 $U_{k,n}$ 定义如下：

$$U_{k,n} = \sum_{i=1}^{n}\left[r(x_{k,i}) - \frac{n+1}{2}\right]$$

其中，k 表示可能的变点，$1\leqslant k\leqslant n$。

Mann－Whitney 检验统计量是衡量实际数据的秩偏离预期秩的指标，如果 $\left|\max\limits_{1\leqslant k<n} U_{k,n}\right|$ 超过某个阈值 h_n，则拒绝 H_0，说明序列存在变点，反之则不存在变点。

下式给出了改进 Mann－Whitney 检验统计量：

$$M_{k,n} = \sum_{i=1}^{n}\left[r(x_{k,i}) - \frac{n+1}{2}\right]^2$$

这个改进的统计量 $M_{k,n}$ 与 Mann－Whitney 检验统计量一样，都是通过评估实际数据的秩偏离其预期秩的程度来检测变点的存在性。对方差变点位置的估计也可通过找到 $\max\limits_{1\leqslant k<1} M_{k,n}$ 来得到。

10.5.2 基于 KS 和 CvM 统计量的变点检测的方法

基于 Kolmogorov－Smirrov(KS) 和 Cramer－von－Mises(CvM) 统计量，通过比较变点前后样本数据经验分布函数来检测变点。定义变点前后样本数据经验数据函数为：

$$\hat{F}_S(x)=\frac{1}{k}\sum_{i=1}^{k}I(x_i\leqslant x)$$

$$\hat{F}_T(x)=\frac{1}{n-k}\sum_{i=k+1}^{N}I(x_i\leqslant x)$$

其中，$I(\cdot)$ 是示性函数，有

$$I(x_i\leqslant x)=\begin{cases}1, & x_i\leqslant x\\0, & x_i>x\end{cases}$$

KS 统计量 $D_{k,n}$ 被定义为这两个经验分布的最大偏差，

$$D_{k,n}=\sup_x|\hat{F}_S(x)-\hat{F}_T(x)|$$

该检验统计量 $D_{k,n}$ 是与某个阈值 h_n 相比较来确定变点的存在性，并把统计量最大值对应的位置认定为变点发生的时刻。

聂斌、王超霞、何耀东[8]根据可能变点前后两个序列所含观察值数量的不同，可得到 $1-\alpha$ 分位点 D_α。当观察值数量较多时，D_α 按下式计算：

$$D_\alpha=\lambda_\alpha\{n/[k(n-k)]\}^{1/2}$$

其中，λ_α 是与 α 相关的系数，当 $\alpha=0.95$ 时，$\lambda_\alpha=1.32$；当 $\alpha=0.99$ 时，$\lambda_\alpha=1.63$。

CvM 统计量 $W_{k,n}$ 是使用一种基于经验分布之间平均距离平方的度量，可表示为：

$$W_{k,n}=\int_{-\infty}^{+\infty}|\hat{F}_S(x)-\hat{F}_T(x)|^2\mathrm{d}F_t(x)$$

由于 $F_t(x)$ 是整个样本数据的经验累计分布函数，$W_{k,n}$ 可表示如下：

$$W_{k,n}=\sum_{k=1}^{n}|\hat{F}_S(x)-\hat{F}_T(x)|^2$$

该检验统计量 $W_{k,n}$ 也是与某个阈值 h_n 相比较来确定变点的存在性，并把统计量最大值对应的位置认定为变点发生的时刻。CvM 统计量 $W_{k,n}$ 很容易标准化。

10.5.3 基于 AUC 的变点检测方法

AUC 是 Area Under the Curve 的缩写，是指曲线下的面积，与 ROC 曲线关系密切，有兴趣的读者可参考相关文献。

将变点检测看成一个二分类问题：令 x_1，x_2，…，x_n 表示序列，设可能的变点位置为 $k(k=1, 2, \cdots, n-1)$，利用 AUC 作为统计量，基于秩统计量的算法对变点进行检测[9]。

$$AUC_k=\frac{1}{k(n-k)}\left[\sum_{i=1}^{k}\sum_{j=k+1}^{n}\left(I(x_i>x_j)+\frac{1}{2}I(x_i=x_j)\right)\right]$$

样本数据经上述处理后服从下列正态分布：

$$AUC_k\sim N(1/2, (n+1)/[12k(n-k)])$$

在实务中计算统计量 $|AUC_k-1/2|/\sqrt{(n+1)/(12k(n-k))}$，在给定检验水准 α 下，

当 $\max\limits_{1\leqslant k\leqslant n-1}|AUC_k-1/2|/\sqrt{(n+1)/(12k(n-k))}\geqslant u_{\alpha/2}$ 时认为有变点存在，其变点取满足 $|AUC_k-1/2|/\sqrt{(n+1)/(12k(n-k))}$ 的最小 k；当 $\max\limits_{1\leqslant k\leqslant n-1}|AUC_k-1/2|/\sqrt{(n+1)/(12k(n-k))}<u_{\alpha/2}$ 时，可认为不存在变点。特别地，$u_{0.05/2}=1.96$，$u_{0.01/2}=2.58$。

10.6 基于AUC的变点检测方法实例分析

本节仍对就诊人次数据应用AUC变点方法进行分析，见表10.3。

表10.3 就诊人次的AUC变点分析

时段	k	x_k	AUC_k	$\frac{\lvert AUC_k-1/2\rvert}{\sqrt{(n+1)/(12k(n-k))}}$
8：00—8：05	1	7	0.0851	1.4076
8：05—8：10	2	8	0.1087	1.8574
8：10—8：15	3	6	0.0741	2.4490
8：15—8：20	4	7	0.0625	2.8723
8：20—8：25	5	5	0.0349	3.3750
8：25—8：30	6	8	0.0377	3.6318
8：30—8：35	7	9	0.0436	3.8267
8：35—8：40	8	5	0.0188	4.2603
8：40—8：45	9	7	0.0057	4.5829
8：45—8：50	10	8	0.0000	4.8234
8：50—8：55	11	14	0.0233	4.7588
8：55—9：00	12	16	0.0810	4.3095
9：00—9：05	13	13	0.0824	4.4080
9：05—9：10	14	17	0.1387	3.9014
9：10—9：15	15	15	0.1657	3.6812
9：15—9：20	16	14	0.1709	3.6852
9：20—9：25	17	17	0.2163	3.2228
9：25—9：30	18	15	0.2333	3.0666
9：30—9：35	19	16	0.2604	2.7829
9：35—9：40	20	13	0.2482	2.9486
9：40—9：45	21	17	0.2848	2.5355

续表10.3

时段	k	x_k	AUC_k	$\frac{\|AUC_k-1/2\|}{\sqrt{(n+1)/(12k(n-k))}}$
9：45—9：50	22	15	0.2946	2.4313
9：50—9：55	23	14	0.2922	2.4662
9：55—10：00	24	17	0.3255	2.0723
10：00—10：05	25	15	0.3348	1.9606
10：05—10：10	26	14	0.3269	2.0485
10：10—10：15	27	16	0.3483	1.7873
10：15—10：20	28	13	0.3304	1.9867
10：20—10：25	29	17	0.3621	1.6023
10：25—10：30	30	15	0.3694	1.5014
10：30—10：35	31	14	0.3596	1.5952
10：35—10：40	32	17	0.3936	1.1919
10：40—10：45	33	15	0.4010	1.0899
10：45—10：50	34	17	0.4349	0.7032
10：50—10：55	35	15	0.4462	0.5684
10：55—11：00	36	14	0.4363	0.6548
11：00—11：05	37	16	0.4619	0.3802
11：05—11：10	38	13	0.4382	0.5966
11：10—11：15	39	17	0.4843	0.1453
11：15—11：20	40	15	0.5000	0.0000
11：20—11：25	41	14	0.4861	0.1168
11：25—11：30	42	17	0.5635	0.4988
11：30—11：35	43	15	0.6000	0.7256
11：35—11：40	44	11	0.5511	0.3357
11：40—11：45	45	12	0.4815	0.1065
11：45—11：50	46	10	0.3261	0.8255
11：50—11：55	47	14	0.0957	1.3715
11：55—12：00	48	17	—	—

给定检验水准 $\alpha=0.05$。

表10.3给出了不同的 k 对应的 AUC_k 及 $|AUC_k-1/2|/\sqrt{(n+1)/(12k(n-k))}$。为了便于理解和在实际中应用，这里以 $k=2$ 为例来说明其计算问题。

当 $k=2$ 时，实际上分成了两个样本，第一个样本包括了 x_1，x_2 两个观察值；第二个样本包含了 $n-k=48-2=46$ 个观察值 x_3，x_4，…，x_{48}。

$$AUC_2 = \frac{1}{2(48-2)}\sum_{i=1}^{2}\sum_{j=2+1}^{n}\left[I(x_i > x_j) + \frac{1}{2}I(x_i = x_j)\right]$$

当 $i=1$ 时，

$$\sum_{j=2+1}^{48}\left[I(x_1 > x_j) + \frac{1}{2}I(x_1 = x_j)\right] = 3 + \frac{1}{2}\times 2$$

当 $i=2$ 时，

$$\sum_{j=2+1}^{48}\left[I(x_2 > x_j) + \frac{1}{2}I(x_2 = x_j)\right] = 5 + \frac{1}{2}\times 2$$

$$AUC_2 = \frac{1}{2(48-2)}\left(3 + \frac{1}{2}\times 2 + 5 + \frac{1}{2}\times 2\right) = \frac{1}{2(48-2)}\times 10 = 0.1087$$

$$|AUC_2 - 1/2| / \sqrt{(48+1)/[12\times 2\times(48-2)]} = 1.8574$$

其余 k 值的计算结果见表 10.3。

从表 10.3 可以看出，$k=10$ 时其统计量最大，为 4.8234，故按 $\alpha=0.05$ 水准，认为变点存在，$k=10$ 为其变点。其变点位置结果与前面介绍的其他方法一致。

10.7 广义 Pareto 分布的变点分析

10.7.1 广义 Pareto 分布

作为有效刻画收入分配规律的 Pareto 分布（Pareto Distribution，PD），已有百余年的历史。财富收入、水文气象、金融证券、风险管理以及医学等领域的数据具有非正态性和厚尾特征。PD 能很好地拟合这些特征的数据。广义 Pareto 分布（Generlized Pareto Distribution，GPD）作为 PD 的推广形式，已引入保险精算中。

关于 GPD 的性质的详细介绍参看相关文献［10］，这里只列出经过参数变换后的 GPD 的密度函数，便于变点分析用。

（1）当形状参数 $\nu<0$ 时，$\alpha=-1/\nu$，则

$$g_1(x;\theta,\beta,\alpha) = \begin{cases}\alpha\beta(x-\theta)\alpha-1, & \theta \leqslant x \leqslant \theta + 1/\beta^{1/\alpha} \\ 0, & \text{其他}\end{cases}$$

（2）当形状参数 $\nu>0$ 时，$\alpha=1/\nu$，则

$$g_2(x;\theta,\beta,\alpha) = \begin{cases}\alpha\beta(x-\theta)\alpha-1, & \theta + 1/\beta^{1/\alpha} \leqslant x < \infty \\ 0, & \text{其他}\end{cases}$$

GPD 参数空间为 $\boldsymbol{\Phi}=\{(\alpha,\beta,\theta)^{\mathrm{T}}: \alpha>0, \beta>0, \theta\in\mathbf{R}\}$。

这里特别指出，当形状参数等于 1 时，GPD 退化成均匀分布；当形状参数等于 0 时，GPD 退化成指数分布；当形状参数大于 0 时，GPD 退化成 PD 分布。

10.7.2 GPD 的变点模型

下面分别就形状参数 $\nu<0$ 和 $\nu>0$ 两种情况分别介绍。

10.7.2.1 形状参数 $\nu<0$ 时 GPD 的变点问题

检验问题：

$$H_0: x_i \sim g_1(\theta_0, \alpha_0, \beta_0),\ i=1, 2, \cdots, n$$

H_1：存在 $k \in \{1, 2, \cdots, n-1\}$，使得

$$\begin{cases} x_i \sim g_1(\theta_1, \alpha_1, \beta_1),\ i=1, 2, \cdots, k \\ x_i \sim g_1(\theta_2, \alpha_2, \beta_2),\ i=k+1, k+2, \cdots, n \end{cases}$$

记$\boldsymbol{\varphi}_0=(\theta_0, \alpha_0, \beta_0)$，$\boldsymbol{\varphi}_1=(\theta_1, \alpha_1, \beta_1)$，$\boldsymbol{\varphi}_2=(\theta_2, \alpha_2, \beta_2)$，其中在变点发生前后$\boldsymbol{\varphi}_1$ 和$\boldsymbol{\varphi}_2$ 未知且不相等。

构造极大化似然比统计量：

$$Z_n=\sqrt{\max_{1\leqslant k\leqslant n-1}(-2\ln\Lambda_{k,n})}$$

其中

$$\Lambda_{k,n}=\sup_{\varphi_0}\prod_{i=1}^{n} f(x_i;\varphi_0)\Big/\Big[\sup_{\varphi_1}\prod_{i=1}^{k} f(x_i;\varphi_1)\sup_{\varphi_2}\prod_{i=k+1}^{n} f(x_i;\varphi_2)\Big]$$

$$\max_{1\leqslant k\leqslant n-1}(-2\ln\Lambda_{k,n})=\max_{1\leqslant k\leqslant n-1}\big[2(L_k(\hat{\varphi}_k)+L_k^*(\hat{\varphi}_k^*)-L_n(\hat{\varphi}_n)\big]$$

这里$\hat{\boldsymbol{\varphi}}_k$ 表示基于$x_1, x_2, \cdots, x_k$ 的估计值；$\hat{\boldsymbol{\varphi}}_k^*$ 表示基于$x_{k+1}, x_{k+2}, \cdots, x_n$ 的估计值；$\hat{\boldsymbol{\varphi}}_n$ 表示基于$x_1, x_2, \cdots, x_n$ 的估计值。

要真正解决上述假设检验问题，需须找到上述检验统计量 Z_n 在 H_0 下的分布，但因 Z_n 的精确分布难以得到，故转而寻找其渐近分布而获得临界值。这里不加证明地介绍渐近结果[10]：

在 H_0 下，对任意 t，$\alpha>2$（即$-1/2<\gamma<0$)），有

$$\lim_{n\to\infty}P\Big[A(\ln n)\sqrt{\max_{1\leqslant k\leqslant n-1}(-2\ln\Lambda_{k,n})}\leqslant t+D_3(\ln n)\Big]=\exp(-2e^{-t})$$

其中，$A(x)=\sqrt{2\ln x}$，$D_d(x)=2\ln x+(d/2)\ln\ln x-\ln\Gamma(d/2)$。

10.7.2.2 形状参数 $\nu>0$ 时 GPD 的变点问题

检验问题：

$$H_0: x_i \sim g_2(\theta_0, \alpha_0, \beta_0),\ i=1, 2, \cdots, n$$

H_1：存在 $k \in \{1, 2, \cdots, n-1\}$，使得

$$\begin{cases} x_i \sim g_2(\theta_1, \alpha_1, \beta_1),\ i=1, 2, \cdots, k \\ x_i \sim g_2(\theta_2, \alpha_2, \beta_2),\ i=k+1, k+2, \cdots, n \end{cases}$$

记$\boldsymbol{\varphi}_0=(\theta_0, \alpha_0, \beta_0)$，$\boldsymbol{\varphi}_1=(\theta_1, \alpha_1, \beta_1)$，$\boldsymbol{\varphi}_2=(\theta_2, \alpha_2, \beta_2)$，其中在变点发生前后$\boldsymbol{\varphi}_1$ 和$\boldsymbol{\varphi}_2$未知且不相等。

这里不加证明地介绍渐近结果[10]：

在 H_0 下，对任意 t，$\nu>0$，有

$$\lim_{n\to\infty}P\Big\{A(\ln n)\sqrt{\max_{1\leqslant k\leqslant n-1}(-2\ln\Lambda_{k,n})}\leqslant t+D_3(\ln n)\Big\}=\exp(-2e^{-t})$$

此外，当$\nu=0$ 时，GPD 退化为指数分布，上述结论对数指数分布族仍成立。这样归纳出如下定理 10.1。

定理 10.1 在 H_0 下，对任意 t，$\nu > -1/2$，有

$$\lim_{n\to\infty} P\left\{A(\ln n)\sqrt{\max_{1\leqslant k\leqslant n-1}(-2\ln\Lambda_{k,n})} \leqslant t + D_3(\ln n)\right\} = \exp(-2e^{-t})$$

其中，$A(x)=\sqrt{2\ln x}$，$D_d(x)=2\ln x+(d/2)\ln\ln x-\ln\Gamma(d/2)$。

为了更好地应用上述定理，可事先通过超额均值函数图对 γ 参数范围进行识别，然后考虑是否利用 GPD 变点方法进行进一步的分析。本节介绍的方法可用于保险精算方面的分析研究。

10.8 Weibull 分布的变点分析

令 y_1，y_2，…，y_n 是具有双参数 Weibull 分布的按时间排列的独立随机变量，其 y_i 的概率密度函数为：

$$f(y_i, \alpha_i, \beta_i) = \alpha_i\beta_i y_i^{\beta_i-1}\exp(-\alpha_i y_i^{\beta_i}),\ \alpha_i, \beta_i, y_i > 0,\ i = 1, 2, \cdots, n$$

本节关心的假设检验如下：

$$H_0: \alpha_1 = \alpha_2 = \cdots = \alpha_n,\ \beta_1 = \beta_2 = \cdots = \beta_n$$

$$H_1: \text{存在 } k,\ 1 \leqslant k \leqslant n-1,\ \alpha_1 = \cdots = \alpha_k \neq \alpha_{k+1} = \cdots = \alpha_n,$$
$$\beta_1 = \cdots = \beta_k \neq \beta_{k+1} = \cdots = \beta_n$$

这里 k 称为变点。

下面介绍广义似然比统计量及其渐近分布。

H_0 对 H_1 的广义似然比统计量为：

$$\Lambda_{k,n} = \frac{\left\{(\hat{\alpha}\hat{\beta})^n\prod_{i=1}^{n} y_i^{\hat{\beta}-1}\exp(-\hat{\alpha}y_i^{\hat{\beta}})\right\}}{\left\{(\tilde{\alpha}\tilde{\beta})^k\prod_{i=1}^{k} y_i^{\tilde{\beta}-1}\exp\left(-\sum_{i=1}^{k}\tilde{\alpha}y_i^{\tilde{\beta}}\right)\right\}\left\{(\alpha^*\beta^*)^{n-k}\prod_{i=k+1}^{n} y_i^{\beta^*-1}\exp\left(-\sum_{i=k+1}^{n}\alpha^* y_i^{\beta}\right)\right\}}$$

这里 $\hat{\alpha}$，$\hat{\beta}$ 是基于 y_1，y_2，…，y_n 的最大似然估计；$\tilde{\alpha}$，$\tilde{\beta}$ 是基于 y_1，y_2，…，y_k 的最大似然估计；α^*，β^*是基于 y_{k+1}，y_{k+2}，…，y_n 的最大似然估计。

$\hat{\alpha}$、$\hat{\beta}$ 的最大似然估计通过求解非线性似然方程组而得到：

$$\frac{1}{\hat{\alpha}} - \frac{1}{n}\sum_{i=1}^{n} y_i^{\hat{\beta}} = 0$$

$$\frac{1}{\hat{\beta}} + \frac{1}{n}\sum_{i=1}^{n}\ln y_i - \frac{\hat{\alpha}}{n}\sum_{i=1}^{n} y_i^{\hat{\beta}}\ln y_i = 0$$

对不同的 k，按照上述方法可求出 $\tilde{\alpha}$、$\tilde{\beta}$ 及 α^*、β^*。因 k 未知，其对数似然比统计量可由下式得到：

$$Q_n = \max_{1\leqslant k\leqslant n-1}(-2\ln\Lambda_{k,n})$$

当 Q_n 较大时拒绝 H_0，当 n 较小时，Q_n 的无效分布很复杂。Q_n 的无效渐近分布为[11]：

$$\lim_{n\to\infty} P\{A(\ln n)Q_n^{1/2} \leqslant x + B(\ln n)\} = \exp(-2e^{-x}),\ x \in \mathbf{R}$$

其中，$A(x)=\sqrt{2\ln x}$，$B(x)=2\ln x+\ln\ln x$。

Jandhyala，Fotopoulos 和 Evaggelopoulos[10]应用本方法对瑞典乌普萨拉 1774—1981 年间最低温度资料集进行了变点分析。

10.9　混合变点模型

假设某事件在 t 时刻发生的累积数为 $S_t(t=1, 2, \cdots, n)$，考虑模型的复杂性和合理性以及数据特点，做出如下假设：

假设 1：只存在唯一的一个显著的变点。变点个数是一个不容易确定的因素。如果选择变点个数过多，数据列被分成众多的小段，每一段的数据较少，拟合的精度可能较好，但预测性差。

假设 2：累积次数在初期随时间成指数分布的分布曲线上升，经过疾病的过程、防控等逐渐减少并趋于稳定，可认为后期符合 S 型增长曲线。

设变点的时刻为 $k(2\leqslant k\leqslant n)$，则 k 时刻前后的累计数均值函数为：

$$m(t)=\begin{cases}N[1-\exp(-bt)],\ 0\leqslant t\leqslant k\\ \alpha[1-(1+\beta t)\exp(-\beta t)],\ k<t\leqslant n\end{cases}$$

其中，N，b，α，$\beta>0$ 为未知数，N 表示 $t=k$ 时指数曲线累计数的趋势值，α 表示 $t=n$ 时 S 型增长曲线累计数的趋势值，b 表示指数分布的分布函数曲线的参数，β 表示 S 型增长曲线的参数。当 $k=n$ 时，则变点不存在。

假设 3：假设 $b=\beta$。

为了保持均值函数的连续性，即 $\lim\limits_{t\to k}m(t)=N[1-\exp(-bk)]=\alpha[1-(1+bk)\exp(-bk)]$，故均值函数可写成：

$$m(t)=\begin{cases}N[1-\exp(-bt)],\ 0\leqslant t\leqslant k\\ \dfrac{N[1-\exp(-bk)]}{1-(1+bk)\exp(-bk)}[1-(1+bt)\exp(-bt)],\ t\leqslant n\end{cases}$$

10.9.1　N、b 的最小二乘估计[12]

均值函数的最小二乘模型为：

$$f(t)=\begin{cases}N[1-\exp(-bt)]+\varepsilon_t,\ 0\leqslant t\leqslant k\\ \dfrac{N[1-\exp(-bk)]}{1-(1+bk)\exp(-bk)}[1-(1+bt)\exp(-bt)]+\varepsilon_t,\ t\leqslant n\end{cases}$$

其中，N，$b>0$ 为未知参数，ε_t 为观察误差，满足 $E\varepsilon_t=0$，$i=1, 2, \cdots, n$。

建立目标函数：

$$\begin{aligned}T(N,b,k)&=\sum_{t=1}^{n}[m(t)-S_t]^2\\&=\sum_{t=1}^{k}[N(1-\exp(-bt))-S_t]^2+\end{aligned}$$

$$\sum_{i=k+1}^{n}\left\{\frac{N(1-\exp(-bk))}{1-(1+bk)\exp(-bk)}[1-(1+bt)\exp(-bt)]-S_t\right\}^2\cdot$$

$$2\sum_{t=k+1}^{n}\left\{\frac{N(1-\exp(-bk))}{1-(1+bk)\exp(-bk)}[1-(1+bt)\exp(-bt)]-S_t\right\}\cdot$$

$$\frac{1-\exp(-bk)}{1-(1+bk)\exp(-bk)}[1-(1+bt)\exp(-bt)]=0$$

对每一个可能的变点 k，对目标函数求偏导可求出参数的最小二乘估计。

$$\frac{\partial T(N,b,k)}{\partial N}=2\sum_{t=1}^{k}[N(1-\exp(-bt))-S_t][1-\exp(-bt)]+\frac{\partial T(N,b,k)}{\partial b}$$

$$=2\sum_{t=1}^{k}[N(1-\exp(-bt))-S_t]Nt\exp(-bt)+2\sum_{t=k+1}^{n}\left\{\frac{N(1-\exp(-bk))}{1-(1+bk)\exp(-bk)}[1-(1+bt)\exp(-bt)]-S_t\right\}\cdot$$

$$\left\{\frac{Nkexp(-bk)[1-(1+bk)\exp(-bk)]-N[1-\exp(-bk)][-kexp(-bk)-(1+bk)(-k)\exp(-bk)]}{[1-(1+bk)\exp(-bk)]^2}\cdot\right.$$

$$\left.[1-(1+bt)\exp(-bt)]+\frac{N[1-\exp(-bk)]}{1-(1+bk)\exp(-bk)}[-t\exp(-bt)-(1+bt)(-t\exp(-bt))]\right\}$$

$$=2N\left\{\sum_{t=1}^{k}(N(1-\exp(-bt))-S_t)t\exp(-bt)+\sum_{t=k+1}^{n}\left[\frac{N(1-\exp(-bk))}{1-(1+bk)\exp(-bk)}(1-(1+bt)\exp(-bt))-S_t\right]\cdot\right.$$

$$\left.\left[\frac{k\exp(-bk)(1-bk-\exp(-bk))}{(1-(1+bk)\exp(-bk))^2}(1-(1+bt)\exp(-bt))+\frac{1-\exp(-bk)}{1-(1+bk)\exp(-bk)}bt^2\exp(-bt)\right]\right\}=0$$

经整理得到 N，b 的估计由以下两式解得：

$$N=\frac{[1-(1+bk)\exp(-bk)]^2A_2+[1-\exp(-bk)(1-(1+bk)\exp(-bk)]B_2}{[1-(1+bk)\exp(-bk)]^2A_1+[1-\exp(-bk)]^2B_1}$$

$$N\left\{C_1+\frac{k\exp(-bk)[1-\exp(-bk)][1-bk-\exp(-bk)]}{[1-(1+bk)\exp(-bk)]^3}B_1+\right.$$

$$\left.\left[\frac{1-\exp(-bk)}{1-(1+bk)\exp(-bk)}\right]^2D_1\right\}$$

$$=C_2+\frac{k\exp(-bk)[1-bk-\exp(-bk)]}{[1-(1+bk)\exp(-bk)]^2}B_2+\frac{1-\exp(-bk)}{1-(1+bk)\exp(-bk)}D_2$$

其中，A_1、A_2、B_1、B_2、C_1、C_2、D_1、D_2 分别由下式得到：

$$A_1=\sum_{t=1}^{k}[1-\exp(-bt)]^2$$

$$A_2=\sum_{t=k+1}^{n}[1-\exp(-bt)]S_t$$

$$B_1=\sum_{t=1}^{k}[1-(1+bt)\exp(-bt)]^2$$

$$B_2=\sum_{t=k+1}^{n}[1-(1+bt)\exp(-bt)]S_t$$

$$C_1=\sum_{t=1}^{k}[1-\exp(-bt)]t\exp(-bt)$$

$$C_2=\sum_{t=k+1}^{n}t\exp(-bt)S_t$$

$$D_1=\sum_{t=1}^{k}[1-(1+bt)\exp(-bt)]bt^2\exp(-bt)$$

$$D_2 = \sum_{t=k+1}^{n} bt^2 \exp(-bt) S_t$$

当模型无变点时，目标函数为：

$$T(N,b) = \sum_{t=1}^{n} \{N[1-\exp(-bt)] - S_t\}^2$$

对目标函数求偏导可求出参数 N、b 的最小二乘估计为：

$$N = \sum_{t=1}^{n} [1-\exp(-bt)] S_t / \sum_{t=1}^{n} [1-\exp(-bt)]^2$$

$$\sum_{t=1}^{n} \exp(-bt) t S_t = \sum_{t=1}^{n} [1-\exp(-bt)] S_t$$

$$\sum_{t=1}^{n} \{[1-\exp(-bt)] t \exp(-bt)\} / \sum_{t=1}^{n} [1-\exp(-bt)]^2$$

由于变点混合模型的形式较为复杂，其偏导的计算也极其复杂。在使用 Newton-Raphson 迭代时可使用微分的极限定义，而不必使用偏导的具体形式。

10.9.2 变点 k 的估计步骤

(1) 取 $k=2, 3, \cdots, n-1$ 求出参数 N、b 的最小二乘估计 $\hat{N}_k$、$\hat{b}_k$($k=2, 3, \cdots, n-1$)；求出无变点时参数 N、b 的最小二乘估计 $\hat{N}$、$\hat{b}$。

(2) 计算 $T_k = T(\hat{N}_k, \hat{b}_k)$($k=2, 3, \cdots, n-1$) 和 $T_n = T(\hat{N}, \hat{b})$。

(3) 记 $T_i = \min(T_2, T_3, \cdots, T_{n-1})$，当 $T_i < T_n$ 时，变点的位置为 i；当 $T_i \geq T_n$ 时，变点不存在。

10.9.3 SARS 变点混合模型实例分析

现对北京市 2003 年 4 月 20 日—6 月 7 日的累计确诊 SARS 病例进行混合模型变点分析。

表 10.4 给出了 2003 年 4 月 20 日至 6 月 7 日的累积确诊病例、日新增例数、$\hat{b}_k$、$\hat{N}_k$ 及 T_k。

表 10.4 北京市 SARS 变点混合模型结果

k	确诊病例累计（例）	日增量（例）x_k	$\hat{b}_k$	$\hat{N}_k$	T_k
1	339	—	—	—	—
2	482	143	0.182946	430.614972	491076.0885
3	588	106	0.183209	625.830193	436550.2462
4	693	105	0.183212	807.001471	350447.8870
5	774	81	0.182523	972.478505	247928.8953
6	877	103	0.180843	1120.776499	153018.3958
7	988	111	0.178177	1251.798904	82540.4100

续表10.4

k	确诊病例累计（例）	日增量（例）x_k	$\hat{b}_k$	$\hat{N}_k$	T_k
8	1114	126	0.174734	1366.818882	45077.9281
9	1199	85	0.170788	1467.870954	39989.4874
10	1347	148	0.166566	1557.031889	69284.0729
11	1440	93	0.162253	1636.299421	121067.4176
12	1553	113	0.157962	1707.281817	191678.7862
13	1636	83	0.153763	1771.316564	273507.2009
14	1741	105	0.149698	1829.470629	363151.0595
15	1803	62	0.145785	1882.618420	454055.5436
16	1897	94	0.142031	1931.463308	545296.7712
17	1960	63	0.138435	1976.590404	631905.4962
18	2049	89	0.134992	2018.483934	712646.5766
19	2136	87	0.131690	2057.554776	783503.5303
20	2177	41	0.128512	2094.157302	841019.8782
21	2227	50	0.125453	2128.595861	886233.8622
22	2265	38	0.122503	2161.136357	919064.2863
23	2304	39	0.119654	2192.010989	940269.6877
24	2347	43	0.116897	2221.425478	950292.0656
25	2370	23	0.114224	2249.566242	949100.0609
26	2388	18	0.111630	2276.594156	937992.7606
27	2405	17	0.109111	2302.648439	918369.6438
28	2420	15	0.106665	2327.849633	891463.2171
29	2434	14	0.104291	2352.300036	858436.7538
30	2437	3	0.101986	2376.084718	820343.0622
31	2444	7	0.099754	2399.260530	778734.6879
32	2444	0	0.097597	2421.867183	734763.6161
33	2456	12	0.095519	2443.913714	689838.8790
34	2465	9	0.093522	2465.401137	644598.2398
35	2490	25	0.091612	2486.304557	599763.2436
36	2499	9	0.089787	2506.605528	555185.7792
37	2504	5	0.088055	2526.239142	511475.9497
38	2512	8	0.086422	2545.106973	469360.8981

续表10.4

k	确诊病例累计（例）	日增量（例）x_k	$\hat{b}_k$	$\hat{N}_k$	T_k
39	2514	2	0.084896	2563.091547	429345.7813
40	2517	3	0.083487	2580.038214	392117.0135
41	2520	3	0.082205	2595.775230	358205.8445
42	2521	1	0.081059	2610.121149	328020.8077
43	2522	1	0.080057	2622.891663	301913.1687
44	2522	0	0.079207	2633.921291	280077.8380
45	2522	0	0.078511	2643.078265	262582.6496
46	2522	0	0.077971	2650.284870	249328.5070
47	2522	0	0.077583	2655.530455	240061.2390
48	2522	0	0.077337	2658.876888	234395.2650
49	2523	1	—	—	—

$T_9 = \min(T_2, T_3, \cdots, T_{48}) = 39989.4874$，进一步通过迭代计算，$T_{49} = 231847.249972$，$T_9 < T_{49}$，故本研究的变点 $k=9$，即 4 月 28 日是应用混合模型确定的变点。

11.9.4 讨论

混合变点模型不必拘泥于指数曲线和 S 型增长曲线的混合，也可根据事件的特点建立其它模型的混合。本书假设 $b=\beta$ 主要是为了简化运算。

本节应用指数曲线和 S 型增长曲线混合变点模型对北京市 2003 年 4—6 月的 SARS 累计确诊病例进行了分析，变点发生在 4 月 28 日。4 月 29 日日新增 148 例，是该次疫情的最高峰，接下来又达到较高水平，这是变点存在的主要原因，也是单一模型不能抓捕到的特征。经计算，$\frac{1}{49}\sum_{i=1}^{49}\varepsilon_i \Big/ \left(\frac{1}{49}\sum_{i=1}^{49}S_i\right) = 0.0777\%$，可认为满足最小二乘模型观察误差要求。

本节方法为研究突发公共卫生事件的发生发展规律提供了一种途径，其变点的确立可揭示疫情传播规律。

本节介绍的方法和推导过程是基于一个变点的情形，适合于局部时间段内单变点资料的分析；对于疫情反复，可能出现多个变点的情形，可推广本书的方法，建立多个模型混合的变点模型，找出多个变点的位置和参数。

10.10 负二项分布变点模型

负二项分布（Negative Binomial Distribution，简称 NB 分布）在医学研究中具有广泛的应用。如钉螺的分布、某些出生缺陷的分布等都可用负二项分布来拟合。

本节将简要介绍概率密度函数、参数的最大似然估计以及变点的最大对数似然比统计量。

10.10.1 概率密度函数

负二项分布的概率密度函数具有下面的形式：

$$P(X = x) = \frac{\Gamma(x + r)}{x!\Gamma(r)} p^x (1 - p)^r \tag{10.10.1}$$

其中，$x \in \{0, 1, 2, \cdots\}$，$0<p<1$，$r>0$。

注意到现在的定义不再要求 $r>0$。负二项分布可看成参数服从于伽马分布的 Poisson 分布。令 X 是服从于参数为 Λ 的 Poisson 随机变量，假设 Λ 具有形状参数（Shape parameter）$\alpha = r$ 和率参数（Rate parameter）$\beta = (1 - p)/p$ 的伽马分布，则 X 和 Λ 的联合密度函数为：

$$P(X = x | \Lambda = \lambda) P(\Lambda = \lambda) = \frac{e^{-\lambda}\lambda^x}{x!}\lambda^{r-1} \frac{e^{-\lambda(1-p)/p}}{[p/(1-p)]^r \Gamma(r)}$$

因此 X 的非条件分布可由下式得到：

$$P(X = x) = \int_0^{\infty} \frac{e^{-\lambda}\lambda^x}{x!}\lambda^{r-1} \frac{e^{-\lambda(1-p)/p}}{[p/(1-p)]^r \Gamma(r)} d\lambda$$

$$\begin{aligned} P(X = x) &= \frac{(1-p)^r}{x!p^r\Gamma(r)} \int_0^{\infty} e^{-\lambda(1+(1-p)/p)} \lambda^{(x+r-1)} d\lambda \\ &= \frac{(1-p)^r \Gamma(x+r) p^x}{x!\Gamma(r)} \int_0^{\infty} \frac{e^{-\lambda/p}\lambda^{(x+r-1)}}{p^x p^r \Gamma(x+r)} d\lambda \\ &= \frac{(1-p)^r \Gamma(x+r) p^x}{x!\Gamma(r)} \int_0^{\infty} \frac{e^{-\lambda/p}\lambda^{(x+r-1)}}{p^{x+r} \Gamma(x+r)} d\lambda \end{aligned}$$

注意到上式的积分等于 1。因此，X 的非条件分布由下式给出：

$$P(X = x) = \frac{\Gamma(x + r)}{x!\Gamma(r)} p^x (1 - p)^r$$

进一步简化上式，有：

$$\begin{aligned} P(X = x) &= \frac{\Gamma(x + r)}{x!\Gamma(r)} p^x (1 - p)^r \\ &= \frac{(x + r - 1)\cdots r\Gamma(r)}{x!\Gamma(r)} p^x (1 - p)^r \\ &= \frac{(x + r - 1)\cdots r}{x!} p^x (1 - p)^r \end{aligned}$$

其概率密度函数的对数为：

$$\ln P(X=x)=x\ln p+r\ln(1-p)+\sum_{y=0}^{x-1}\ln(y+r)-\ln(x!)$$

10.10.2 参数的最大似然估计

令 x_1，x_2，…，x_n 是来自随机变量 X_1，X_2，…，X_n 具有独立同分布随机样本，具有形式（10.10.1），则对数似然函数可表示为：

$$l(p,r)=\sum_{i=1}^{n}\left[x_i\ln p+r\ln(1-p)+\sum_{y=0}^{x_i-1}\ln(y+r)-\ln(x_i!)\right] \quad (10.10.2)$$

关于式（10.11.2）对 p 求偏导，有：

$$\frac{\partial l(p,r)}{\partial p}=\sum_{i=1}^{n}\left(\frac{x_i}{p}-\frac{r}{1-p}\right)$$

令 $\frac{\partial l(p,\ r)}{\partial p}=0$，通过简单的代数运算，可得到 p 关于 r 的估计为：

$$\hat{p}(r)=\sum_{i=1}^{n}x_i/(nr+\sum_{i=1}^{n}x_i) \quad (10.10.3)$$

这里特别指出：对固定的 $r>0$，$l(p,\ r)$ 在 $\hat{p}(r)$ 达到最大，因为

$$\frac{\partial^2 l(p,r)}{\partial p^2}=-\sum_{i=1}^{n}\left[\frac{x_i}{p^2}+\frac{r}{(1-p)^2}\right]<0,\ p\in(0,\ 1)$$

将式（10.10.3）代入式（10.10.2），则对数似然函数可表达成：

$$l(\hat{p}(r),r)=\sum_{i=1}^{n}\left\{x_i\ln\hat{p}(r)+r\ln[1-\hat{p}(r)]+\sum_{y=0}^{x_i-1}\ln(y+r)-\ln(x_i!)\right\}$$

对上式关于 r 求偏导，可得到：

$$h(r)=\frac{\partial l(\hat{p}(r),r)}{\partial r}=\frac{\hat{p}'(r)}{\hat{p}(r)}\sum_{i=1}^{n}x_i-nr\frac{\hat{p}'(r)}{1-\hat{p}(r)}+n\ln[1-\hat{p}'(r)]+\sum_{i=1}^{n}\left(\sum_{y=0}^{x_i-1}\frac{1}{y+r}\right)$$

通过简单的代数运算：

$$\frac{\hat{p}'(r)}{\hat{p}(r)}\sum_{i=1}^{n}x_i-nr\frac{\hat{p}'(r)}{1-\hat{p}(r)}=0$$

因此 $h(r)$ 简化如下：

$$h(r)=n\ln[1-\hat{p}'(r)]+\sum_{i=1}^{n}\left(\sum_{y=0}^{x_i-1}\frac{1}{y+r}\right) \quad (10.10.4)$$

将式（10.10.3）代入式（10.10.4），通过代数运算，可得到：

$$h(r)=\sum_{\nu=1}^{k}N_v(r+\nu-1)-1-n\ln\left(1+\frac{\overline{x}}{r}\right) \quad (10.10.5)$$

其中，$k=\max\limits_{1\leqslant i\leqslant n}\{x_i\}$，$N_v=\sum_{i=1}^{n}I(x_i\geqslant\nu)$。

求解 $h(r)=0$，可得到 r 的最大似然估计。当 $\hat{\sigma}^2>\overline{x}$ 时有唯一解，当 $\hat{\sigma}^2\leqslant\overline{x}$ 时无解。其中，$\hat{\sigma}^2=\frac{1}{n}\sum_{i=1}^{n}(x_i-\overline{x})^2$。

求解方程 $h(r)=0$ 可使用 Newton−Raphson 迭代方法。

10.10.3 变点的最大似然比统计量

我们只介绍"流行"变点模型。"流行"变点模型是目前公共卫生事件具有的重要特征。x_1，x_2，…，$x_{\alpha-1}$具有分布 $NB(p_0, r_0)$，x_α，$x_{\alpha+1}$，…，$x_{\beta-1}$具有分布 $NB(p_1, r_1)$，x_β，$x_{\beta+1}$，…，x_n 具有分布 $NB(p_0, r_0)$，则在这种模型下的似然函数 $L(x|p_0, r_0, p_1, r_1, \alpha, \beta)$ 由下式给出：

$$L(x|p_0, r_0, p_1, r_1, \alpha, \beta) = \prod_{i=1}^{\alpha-1} \frac{\Gamma(x_i + r_0)}{x_i!\Gamma(r_0)} p_0^{x_i}(1-p_0)^{r_0} \cdot \prod_{i=\alpha}^{\beta-1} \frac{\Gamma(x_i + r_1)}{x_i!\Gamma(r_1)} p_1^{x_i}(1-p_1)^{r_1} \cdot \prod_{i=\beta}^{n} \frac{\Gamma(x_i + r_0)}{x_i!\Gamma(r_0)} p_0^{x_i}(1-p_0)^{r_0} \tag{10.10.6}$$

则负二项分布变点模型的对数似然函数为：

$$\begin{aligned} l(p_0, r_0, p_1, r_1, \alpha, \beta) = & \sum_{i=1}^{\alpha-1}\left[x_i \ln p_0 + r_0 \ln(1-p_0) + \sum_{\nu=0}^{x_i-1}\ln(r_0+\nu) - \ln(x_i!)\right] + \\ & \sum_{i=\alpha}^{\beta-1}\left[x_i \ln p_1 + r_1 \ln(1-p_1) + \sum_{\nu=0}^{x_i-1}\ln(r_1+\nu) - \ln(x_i!)\right] + \\ & \sum_{i=\beta}^{n}\left[x_i \ln p_0 + r_0 \ln(1-p_0) + \sum_{\nu=0}^{x_i-1}\ln(\nu+r_0) - \ln(x_i!)\right] \end{aligned}$$

令

$$f_0(r, \alpha, \beta) = \sum_{\nu=1}^{k} \frac{N_{0,\nu}(\alpha, \beta)}{(n-\beta+\alpha)(r+\nu-1)} - \ln\left[1 + \frac{1}{r(n-\beta+\alpha)}\left(\sum_{i=1}^{\alpha-1}x_i + \sum_{i=\beta}^{n}x_i\right)\right]$$

$$f_1(r, \alpha, \beta) = \sum_{\nu=1}^{k} \frac{N_{1,\nu}(\alpha, \beta)}{(\beta-\alpha)(r+\nu-1)} - \ln\left[1 + \frac{1}{r(\beta-\alpha)}\sum_{i=\alpha}^{\beta-1}x_i\right]$$

其中，$k = \max\limits_{1\leqslant i\leqslant n}\{x_i\}$，$N_{0,\nu}(\alpha, \beta) = \sum_{i=1}^{\alpha-1} I(x_i \geqslant \nu) + \sum_{i=\beta+1}^{n} I(x_i \geqslant \nu)$，$N_{1,\nu}(\alpha, \beta) = \sum_{i=\alpha}^{\beta} I(x_i \geqslant \nu)$。

假设存在 $(p_0, r_0, p_1, r_1, \alpha, \beta)$ 的最大似然估计是 $(\hat{p}_0, \hat{r}_0, \hat{p}_1, \hat{r}_1, \hat{\alpha}, \hat{\beta})$，$\hat{r}_0(\alpha, \beta)$ 是 $f_0(r, \alpha, \beta)=0$ 的解，$\hat{r}_1(\alpha, \beta)$ 是 $f_1(r, \alpha, \beta)=0$ 的解，则有

$$\hat{p}_0(\alpha, \beta) = \left(\sum_{i=1}^{\alpha-1}x_i + \sum_{i=\beta}^{n}x_i\right) \Big/ \left[(n-\beta+\alpha)\hat{r}_0(\alpha, \beta) + \sum_{i=1}^{\alpha-1}x_i + \sum_{i=\beta}^{n}x_i\right]$$

$$(\hat{\alpha}, \hat{\beta}) = \underset{\alpha, \beta}{\operatorname{argmax}}\, l(\hat{p}_0(\alpha, \beta), \hat{r}_0(\alpha, \beta), \hat{p}_1(\alpha, \beta), \hat{r}_1(\alpha, \beta), \alpha, \beta)$$

$$\hat{p}_0 = \hat{p}_0(\hat{\alpha}, \hat{\beta}), \hat{r}_0 = \hat{r}_0(\hat{\alpha}, \hat{\beta}), \hat{p}_1 = \hat{p}_1(\hat{\alpha}, \hat{\beta}), \hat{r}_0 = \hat{r}_0(\hat{\alpha}, \hat{\beta})$$

下面介绍似然比检验统计量。大家都知道，当模型参数的形式已知时其标准的检验方法是（对数）似然比检验。在变点问题中，似然比统计量的统计分布是非常复杂的，从前面章节已经知道，对于 Poisson 分布和二项分布的情形可通过迭代计算似然比统计量的精确概率，但过程也极其复杂；对于正态分布的情形，目前也只能通过渐近分布的形式来求

出统计量的概率。总体说来，变点统计量的分布妨碍了变点统计分析方法的应用推广。

令Θ_0是H_0下的参数空间，Θ是H_1下的参数空间，则对数似然比统计量定义如下：

$$\Lambda(X_1, X_2, \cdots, X_n) = \ln(\sup_{\theta\in\Theta} L(\theta)/\sup_{\theta\in\Theta_0} L(\theta))$$

给定观察值（x_1，x_2，…，x_n），当$\Lambda(x_1, x_2, \cdots, x_n)$足够大时拒绝无效假设$H_0$。参数的bootstrap可用来估计$H_0$对$H_1$的检验的$p$值。可使用$H_0$下$\theta$的估计（假设为$\hat{\theta}_0$）来生成$B$个新的bootstrap样本（$x_1^{(1)}$，$x_2^{(1)}$，…，$x_n^{(1)}$），…，（$x_1^{(B)}$，$x_2^{(B)}$，…，$x_n^{(B)}$），对任意$i\in\{1, 2, \cdots, n\}$，$b\in\{1, 2, \cdots, B\}$，$X_i^{(b)}$是独立的服从于概率密度函数为$P_{\hat{\theta}_0}$的随机变量。因此，$\Lambda(X_1^{(b)}, X_2^{(b)}, \cdots, X_n^{(b)})$（$b=1, 2, \cdots, B$）是在$H_0$下来自$\Lambda$的抽样分布的一个样本。用于估计$H_0$对$H_1$的检验的$p$值由下式给出：

$$p = \frac{1}{B}\sum_{b=1}^{B} I(\Lambda(x_1^{(b)}, x_2^{(b)}, \cdots, x_n^{(b)}) \geqslant \Lambda(x_1, x_2, \cdots, x_n))$$

当$\hat{p}$值小于用于检验H_0对H_1的检验水准α时，拒绝H_0。

10.11 复合 Poisson 过程变点模型

10.11.1 问题提出

假设某个事件按照Poisson分布出现，事件发生的测量为Y_i，假设Y_i服从于独立同分布的正态分布$N(\mu, \sigma^2)$，$i=1, 2, \cdots, M$。这里M是时间段T内事件发生数。则M服从于参数为λT的Poisson分布，其中λ是事件出现的单位率。

将$[0, T]$分成l个不重叠的区间，每个区间的长度为T_j。则在每个区间有m_j个事件发生，$m_j \sim POI(\lambda T_j)$。令$M_j = \sum_{i=1}^{j} m_i$，$M_0=0$，因此$X_{t_j} = \sum_{i=M_{j-1}+1}^{M_j} Y_i$，$j=1, 2, \cdots, l$。则$X_{t_1}$，$X_{t_2}$，…，$X_{t_l}$形成了复合Poisson过程，参数为（$\lambda$，$\mu$，$\sigma^2$）。在给定$m_j$下，$X_{t_j} \sim N(m_j\mu, m_j\sigma^2)$，$X_{t_1}$，$X_{t_2}$，…，$X_{t_l}$独立。

单变点问题假设表达如下：

H_0：$X_{t_1}, X_{t_2}, \cdots, X_{t_l}$形成了复合Poisson过程，参数为$(\lambda_0, \mu_0, \sigma_0^2)$。

H_1：X_{t_1}，X_{t_2}，…，X_{t_j}形成了复合Poisson过程，参数为（λ_1，μ_1，σ_1^2）；X_{t_j+1}，…，X_{t_l}形成了复合Poisson过程，参数为（λ_2，μ_2，σ_2^2）。$(\lambda_1, \mu_1, \sigma_1^2) \neq (\lambda_2, \mu_2, \sigma_2^2)$。

下面就方差已知和未知情形分别加以介绍。

10.11.2 方差已知情形下的变点分析

10.11.2.1 似然函数

令（X，N）形成了以均值为μ，方差为σ^2的正态变量的复合Poisson过程，λ是

Poisson 过程的单位率，T 是区间长度，则（X，N）的概率密度函数为：

$$f(x,n)=\begin{cases}\dfrac{1}{\sqrt{2\pi n\sigma^2}}e^{-\frac{(x-n\mu)^2}{2n\sigma^2}}\dfrac{(T\lambda)^n e^{-T\lambda}}{n!},\ n\neq 0\\ e^{-T\lambda},\ n=0\end{cases}\qquad(10.11.1)$$

定义 $A=\{i\,|\,m_i\neq 0\}$，M_A 是 A 的基数（Cardial number），则在无效假设 H_0 下，式（10.11.1）的似然函数由下式给出：

$$L_0(\mu,\lambda)=\left[\prod_{i\in A}\frac{1}{\sqrt{2\pi m_i\sigma^2}}e^{-(x_{t_i}-m_i\mu)^2/(2m_i\sigma^2)}\right]\left[\prod_{i=1}^{l}\frac{(T_i\lambda)^{m_i}e^{-T_i\lambda}}{m_i!}\right]\cdot$$

$$=(2\pi\sigma^2)^{-M_A/2}\Big(\prod_{i\in A}m_i^{-1/2}\Big)e^{-\frac{1}{2\sigma^2}\sum\limits_{i\in A}(x_{t_i}-m_i\mu)^2/m_i}\Big(\prod_{i=1}^{l}\frac{T_i^{m_i}}{m_i!}\Big)\lambda^{\sum\limits_{i=1}^{i}m_i}e^{-\lambda\sum\limits_{i=1}^{l}T_i}$$

定义 $A_j=\{i\,|\,m_i\neq 0,\ 1\leqslant i\leqslant j\}$，$A_l=\{i\,|\,m_i\neq 0,\ j+1\leqslant i\leqslant l\}$，$M_{A_j}$ 和 M_{A_l} 分别是 A_j 和 A_l 的基数，则在备择假设 H_1 下，式（10.11.1）的似然函数由下式给出：

$$L_1(\mu_1,\mu_2,\lambda_1,\lambda_2)=\left[\prod_{i\in A_j}\frac{1}{\sqrt{2\pi m_i\sigma^2}}e^{-(x_{t_i}-m_i\mu_1)^2/(2m_i\sigma^2)}\right]\left[\prod_{i=1}^{j}\frac{(T_i\lambda_1)^{m_i}e^{-T_i\lambda_1}}{m_i!}\right]\cdot$$

$$\left[\prod_{i\in A_l}\frac{1}{\sqrt{2\pi m_i\sigma^2}}e^{-(x_{t_i}-m_i\mu_2)^2/(2m_i\sigma^2)}\right]\left[\prod_{i=j+1}^{l}\frac{(T_i\lambda_2)^{m_i}e^{-T_i\lambda_2}}{m_i!}\right]$$

$$=(2\pi\sigma^2)^{-M_{A_j}/2}\Big(\prod_{i\in A_j}m_i^{-1/2}\Big)e^{-\frac{1}{2\sigma^2}\sum\limits_{i\in A_j}(x_{t_i}-m_i\mu_1)^2/m_i}\Big(\prod_{i=1}^{j}\frac{T_i^{m_i}}{m_i!}\Big)\lambda_1^{\sum\limits_{i=1}^{j}m_i}e^{-\lambda_1\sum\limits_{i=1}^{j}T_i}\cdot$$

$$(2\pi\sigma^2)^{-M_{A_l}/2}\Big(\prod_{i\in A_l}m_i^{-1/2}\Big)e^{-\frac{1}{2\sigma^2}\sum\limits_{i\in A_l}(x_{t_i}-m_i\mu_2)^2/m_i}\Big(\prod_{i=j+1}^{l}\frac{T_i^{m_i}}{m_i!}\Big)\lambda_2^{\sum\limits_{i=j+1}^{l}m_i}e^{-\lambda_2\sum\limits_{i=j+1}^{l}T_i}$$

$$=(2\pi\sigma^2)^{-M_A/2}\Big(\prod_{i\in A}m_i^{-1/2}\Big)e^{-\frac{1}{2\sigma^2}\Big(\sum\limits_{i\in A_j}(x_{t_i}-m_i\mu_1)^2/m_i+\sum\limits_{i\in A_l}(x_{t_i}-m_i\mu_2)^2/m_i\Big)}\cdot$$

$$\Big(\prod_{i=1}^{l}\frac{T_i^{m_i}}{m_i!}\Big)\lambda_1^{\sum\limits_{i=1}^{j}m_i}\lambda_2^{\sum\limits_{i=j+1}^{l}m_i}e^{-\lambda_1\sum\limits_{i=1}^{j}T_i}e^{-\lambda_2\sum\limits_{i=j+1}^{l}T_i}$$

10.11.2.2 最大似然估计

在无效假设 H_0 下，对数似然函数由下式给出：

$$l_0=\ln(L_0)=-(M_A/2)\ln(2\pi\sigma^2)-(1/2)\sum_{i\in A}\ln(m_i)-(1/(2\sigma^2))$$

$$\sum_{i\in A}(x_{t_i}-m_i\mu)^2/m_i+\sum_{i=1}^{l}m_i\ln(T_i)-\sum_{i=1}^{l}\ln(m_i!)+$$

$$\ln(\lambda)\sum_{i=1}^{l}m_i-\lambda\sum_{i=1}^{l}T_i$$

对数似然函数 l_0 分别关于 μ 和 λ 分别求偏导数，有：

$$\frac{\partial l_0}{\partial\mu}=\frac{1}{\sigma^2}\sum_{i\in A}(x_{t_i}-m_i\mu)=\frac{1}{\sigma^2}\Big(\sum_{i\in A}x_{t_i}-\sum_{i\in A}m_i\mu\Big)$$

$$\frac{\partial l_0}{\partial\lambda}=\frac{1}{\lambda}\sum_{i=1}^{l}m_i-\sum_{i=1}^{l}T_i$$

令 $\hat{\mu}$ 和 $\hat{\lambda}$ 分别是 μ 和 λ 的最大似然估计，令 $\dfrac{\partial l_0}{\partial\mu}=0$，$\dfrac{\partial l_0}{\partial\lambda}=0$，可整理得到

$$\hat{\mu} = \sum_{i=1}^{l} x_{t_i} / \sum_{i=1}^{l} m_{t_i}, \hat{\lambda} = \sum_{i=1}^{l} m_i / \sum_{i=1}^{l} T_i$$

在备择假设 H_1 下，对数似然函数由下式给出：

$$l_1 = \ln(L_1) = -(M_A/2)\ln(2\pi\sigma^2) - (1/2)\sum_{i\in A}\ln(m_i) - (1/(2\sigma^2)) \cdot$$

$$\sum_{i\in A_j}(x_{t_i} - m_i\mu_1)^2/m_i + \sum_{i=1}^{l} m_i\ln(T_i) - \sum_{i=1}^{l}\ln(m_i!) +$$

$$\ln(\lambda_1)\sum_{i=1}^{j} m_i - \lambda_1\sum_{i=1}^{j} T_i - (1/(2\sigma^2))\sum_{i\in A_l}(x_{t_i} - m_i\mu_2)^2/m_i +$$

$$\ln(\lambda_2)\sum_{i=j+1}^{l} m_i - \lambda_2\sum_{i=j+1}^{l} T_i$$

对数似然函数 l_1 关于 μ_1、μ_2、λ_1 和 λ_2 分别求偏导数，有：

$$\frac{\partial l_1}{\partial \mu_1} = \frac{1}{\sigma^2}(\sum_{i\in A_j} x_{t_i} - \mu_1\sum_{i\in A_j} m_i), \frac{\partial l_1}{\partial \mu_2} = \frac{1}{\sigma^2}(\sum_{i\in A_l} x_{t_i} - \mu_2\sum_{i\in A_l} m_i),$$

$$\frac{\partial l_1}{\partial \lambda_1} = \frac{1}{\lambda_1}\sum_{i=1}^{j} m_i - \sum_{i=1}^{j} T_i, \frac{\partial l_1}{\partial \lambda_2} = \frac{1}{\lambda_2}\sum_{i=j+1}^{l} m_i - \sum_{i=j+1}^{l} T_i$$

令 $\hat{\mu}_{11}$、$\hat{\mu}_2$、$\hat{\lambda}_1$ 和 $\hat{\lambda}_2$ 分别是 μ_1、μ_2、λ_1 和 λ_2 的最大似然估计，并令

$$\frac{\partial l_1}{\partial \mu_1} = 0, \frac{\partial l_1}{\partial \mu_2} = 0, \frac{\partial l_1}{\partial \lambda_1} = 0, \frac{\partial l_1}{\partial \lambda_2} = 0$$

可得

$$\hat{\mu}_1 = \sum_{i=1}^{j} x_{t_i} / \sum_{i=1}^{j} m_{t_i}, \hat{\mu}_2 = \sum_{i=j+1}^{l} x_{t_i} / \sum_{i=j+1}^{l} m_{t_i},$$

$$\hat{\lambda}_1 = \sum_{i=1}^{j} m_i / \sum_{i=1}^{j} T_i, \hat{\lambda}_2 = \sum_{i=j+1}^{l} m_i / \sum_{i=j+1}^{l} T_i$$

10.11.2.3　最大似然比过程

最大似然比检验基于下列统计量：

$$\Lambda = \frac{L_0(\hat{\mu},\hat{\lambda})}{\max\limits_{1\leqslant i\leqslant l-1} L_1(\hat{\mu}_1,\hat{\mu}_2,\hat{\lambda}_1,\hat{\lambda}_2)} = \min_{1\leqslant i\leqslant l-1}\frac{L_0(\hat{\mu},\hat{\lambda})}{L_1(\hat{\mu}_1,\hat{\mu}_2,\hat{\lambda}_1,\hat{\lambda}_2)}$$

$$\Lambda = \min_{1\leqslant i\leqslant l-1}\frac{e^{-\frac{1}{2\sigma^2}\sum_{i\in A}(x_{t_i}-m_i\hat{\mu})^2/m_i}}{e^{-\frac{1}{2\sigma^2}[\sum_{i\in A_j}(x_{t_i}-m_i\hat{\mu})^2/m_i+\sum_{i\in A_l}(x_{t_i}-m_i\hat{\mu}_2)^2/m_i]}}\frac{\hat{\lambda}^{\sum_{i=1}^{l}m_i}e^{-\hat{\lambda}\sum_{i=1}^{l}T_i}}{\hat{\lambda}_1^{\sum_{i=1}^{j}m_i}\hat{\lambda}_2^{\sum_{i=j+1}^{l}m_i}e^{-\hat{\lambda}_1\sum_{i=1}^{j}T_i-\hat{\lambda}_2\sum_{i=j+1}^{i}T_i}}$$

$$= \min_{1\leqslant i\leqslant l-1}\left\{\begin{array}{l}\exp\Big[-\frac{1}{2\sigma^2}(\sum_{i\in A}(x_{t_i} - m_i\hat{\mu})^2/m_i - \sum_{i\in A_j}(x_{t_i} - m_i\hat{\mu}_1)^2/m_i - \\ \sum_{i\in A_l}(x_{t_i} - m_i\hat{\mu}_2)^2/m_i)\Big]\exp\Big[-(\hat{\lambda}\sum_{i=1}^{i}T_i - \hat{\lambda}_1\sum_{i=1}^{j}T_i - \\ \hat{\lambda}_2\sum_{i=j+1}^{i}T_i)\Big][\hat{\lambda}^{\sum_{i=1}^{l}m_i}/(\hat{\lambda}_1^{\sum_{i=1}^{j}m_i}\hat{\lambda}_2^{\sum_{i=j+1}^{l}m_i})]\end{array}\right\}$$

由于 $\hat{\lambda}\sum_{i=1}^{l}T_i = \sum_{i=1}^{l}m_i$，$\hat{\lambda}_1\sum_{i=1}^{j}T_i = \sum_{i=1}^{j}m_i$，$\hat{\lambda}_2\sum_{i=j+1}^{l}T_i = \sum_{i=j+1}^{l}m_i$，故

$$\exp\left[-\left(\hat{\lambda}\sum_{i=1}^{i}T_i-\hat{\lambda}_1\sum_{i=1}^{j}T_i-\hat{\lambda}_2\sum_{i=j+1}^{i}T_i\right)\right]=e^0=1$$

故 Λ 表达式变为：

$$\Lambda=\min_{1\leqslant i\leqslant l-1}\left\{\exp\left[-\frac{1}{2\sigma^2}\left(\sum_{i\in A}(x_{t_i}-m_i\hat{\mu})^2/m_i-\sum_{i\in A_j}(x_{t_i}-m_i\hat{\mu}_1)^2/m_i-\right.\right.\right.$$

$$\left.\left.\left.\sum_{i\in A_l}(x_{t_i}-m_i\hat{\mu}_2)^2/m_i\right)\right]\left[\hat{\lambda}^{\sum_{i=1}^{l}m_i}/\left(\hat{\lambda}_1^{\sum_{i=1}^{j}m_i}\hat{\lambda}_2^{\sum_{i=j+1}^{l}m_i}\right)\right]\right\}$$

确定变点位置通常使用 $-2\ln(\Lambda)$：

$$-2\ln(\Lambda)=\max_{1\leqslant i\leqslant l-1}\left\{\frac{1}{\sigma^2}\left[\sum_{i\in A}(x_{t_i}-m_i\hat{\mu})^2/m_i-\sum_{i\in A_j}(x_{t_i}-m_i\hat{\mu}_1)^2/m_i-\right.\right.$$

$$\left.\sum_{i\in A_l}(x_{t_i}-m_i\hat{\mu}_2)^2/m_i\right]-2\ln(\hat{\lambda})\sum_{i=1}^{l}m_i+$$

$$\left.2\ln(\hat{\lambda}_1)\sum_{i=1}^{j}m_i+2\ln(\hat{\lambda}_2)\sum_{i=j+1}^{l}m_i\right\}$$

注意到：

$$S=\sum_{i\in A}(x_{t_i}-m_i\hat{\mu})^2/m_i-\sum_{i\in A_j}(x_{t_i}-m_i\hat{\mu}_1)^2/m_i-\sum_{i\in A_l}(x_{t_i}-m_i\hat{\mu}_2)^2/m_i$$

$$=\sum_{i\in A}(x_{t_i}^2/m_i-2x_{t_i}\hat{\mu}+m_i\hat{\mu}^2)-\sum_{i\in A_j}(x_{t_i}^2/m_i-2x_{t_i}\hat{\mu}_1+m_i\hat{\mu}_1^2)-$$

$$\sum_{i\in A_l}(x_{t_i}^2/m_i-2x_{t_i}\hat{\mu}_2+m_i\hat{\mu}_2^2)$$

由于 $A=A_j\cup A_l$，上式中的三项中的第一项互相抵消，因此 S 简化为：

$$S=-2\hat{\mu}\sum_{i\in A}x_{t_i}+\hat{\mu}^2\sum_{i\in A}m_i+2\hat{\mu}_1\sum_{i\in A_j}x_{t_i}-\hat{\mu}_1^2\sum_{i\in A_j}m_i+2\hat{\mu}_2\sum_{i\in A_l}x_{t_i}-\hat{\mu}_2^2\sum_{i\in A_l}m_i$$

$$=-\hat{\mu}^2\sum_{i\in A}m_i+\hat{\mu}_1^2\sum_{i\in A_j}m_i+\hat{\mu}_2^2\sum_{i\in A_l}m_i$$

故变点位置的统计量为：

$$-2\ln(\Lambda)=\max_{1\leqslant i\leqslant l-1}\left[(1/\sigma^2)\left(-\hat{\mu}^2\sum_{i\in A}m_i+\hat{\mu}^2\sum_{i\in A_j}m_i+\hat{\mu}^2-\sum_{i\in A_l}m_i\right)-\right.$$

$$\left.2\ln(\hat{\lambda})\sum_{i=1}^{i}m_i+2\ln(\hat{\lambda}_1)\sum_{i=1}^{i}m_i+2\ln(\hat{\lambda}_2)\sum_{i=j+1}^{l}m_i\right]$$

10.11.2.4 Informational 途径[13]

在复合 Poisson 模型下，对事件发生率特别关切，使用下列复合 Poisson 分布的改进信息规则（CPIC）：

$$\left[2\dim(\theta)+1/\left(1+\sum_{i=1}^{2}|\hat{\lambda}-\hat{\lambda}_i|\right)\right]\ln(n)$$

在 H_0 条件下，$CPIC(n)$ 由下式给出：

$$\begin{aligned}CPIC(n) &= -2\ln L_0(\hat{\mu},\hat{\lambda}) + 2\ln n\\ &= M_A\ln(2\pi\sigma^2) + \sum_{i\in A}\ln(m_i) + (1/\sigma^2)\sum_{i\in A}(x_{t_i} - m_i\hat{\mu})^2/m_i -\\ &\quad 2\sum_{i=1}^{l} m_i\ln(T_i) + 2\sum_{i=1}^{l}\ln(m_i!) - 2\ln(\hat{\lambda})\sum_{i=1}^{l}m_i + 2\hat{\lambda}\sum_{i=1}^{l}T_i + 2\ln(n)\end{aligned}$$

其中，$\hat{\mu}$、$\hat{\lambda}$ 分别是μ、λ 的最大似然估计：

$$\hat{\mu} = \sum_{i=1}^{l}x_{t_i}/\sum_{i=1}^{l}m_i,\ \hat{\lambda} = \sum_{i=1}^{l}m_i/\sum_{i=1}^{l}T_i$$

在 H_1 条件下，有一个变点的假设，$CPIC$ 由 $CPIC(j)$ 确定，$j=1,\ 2,\ \cdots,\ l-1$。

$$CPIC(j) = -2\ln L_1(\hat{\mu}_1,\hat{\mu}_2,\hat{\lambda}_1,\hat{\lambda}_2) + \left[2\dim(\theta) + 1/(1 + \sum_{I=1}^{2}|\hat{\lambda} - \hat{\lambda}_i)|)\right]\ln(n)$$

$$\begin{aligned}CPIC(j) &= M_A\ln(2\pi\sigma^2) + \sum_{i\in A}\ln(m_i) + (1/\sigma^2)\sum_{i\in A_j}(x_{t_i} - m_i\hat{\mu}_1)^2/m_i -\\ &\quad 2\sum_{i=1}^{l}m_i\ln(T_i) + 2\sum_{i=1}^{l}\ln(m_i!) - 2\ln(\hat{\lambda}_1)\sum_{i=1}^{j}m_i +\\ &\quad 2\hat{\lambda}_1\sum_{i=1}^{j}T_i + (1/\sigma^2)\sum_{i\in A_l}(x_{t_i} - m_i\hat{\mu}_2)^2/m_l - 2\ln(\hat{\lambda}_2)\sum_{i=j+1}^{l}m_i +\\ &\quad 2\hat{\lambda}_2\sum_{i=j+1}^{l}T_i + \left[2\dim(\theta) + 1/(\sum_{I=1}^{2}|\hat{\lambda} - \hat{\lambda}_i)|)\right]\ln(n)\end{aligned}$$

其中，$\hat{\mu}_1$、$\hat{\mu}_2$、$\hat{\lambda}_1$ 和 $\hat{\lambda}_2$ 分别是 μ_1、μ_2、λ_1 和 λ_2 的最大似然估计：

$$\hat{\mu}_1 = \sum_{i=1}^{j}x_{t_i}/\sum_{i=1}^{j}m_{t_i},\ \hat{\mu}_2 = \sum_{i=j+1}^{l}x_{t_i}/\sum_{i=j+1}^{l}m_{t_i},$$

$$\hat{\lambda}_1 = \sum_{i=1}^{j}m_i/\sum_{i=1}^{j}T_i,\ \hat{\lambda}_2 = \sum_{i=j+1}^{l}m_i/\sum_{i=j+1}^{l}T_i$$

假如$CPIC(n) > CPIC(j)$，则拒绝 H_0；假如 $CPIC(n) \leqslant \min\limits_{1\leqslant i\leqslant l-1} CPIC(i)$，则不拒绝 H_0。

假如不拒绝 H_0，则变点位置的估计为：

$$CPIC(\hat{j}) = \min_{1\leqslant i\leqslant l-1} CPIC(i)$$

10.11.3 方差未知情形下的变点分析

考虑如下的检验假设，无效假设是：

$$H_0:(\mu_i,\ \sigma_i^2,\ \lambda_i) = (\mu,\ \sigma^2,\ \lambda),\ i = 1,2,\ \cdots,\ l$$

$$H_1:(\mu_i,\ \sigma_i^2,\ \lambda_i) = \begin{cases}(\mu_1,\ \sigma_1^2,\ \lambda_1),\ i = 1,\ 2,\ \cdots,\ j-1\\ (\delta,\sigma^2,\ \lambda),\ i = j\\ (\mu_2,\ \sigma_2^2,\ \lambda_2),\ i = j+1,\ j+2,\ \cdots,\ l\end{cases}$$

前面我们介绍了方差已知时基于似然比和 Informational 途径的方法。在方差未知的情形下，由于似然函数的性质很复杂，Bayes 途径是一个很好的方法。顺便指出：Bayes 途径对于方差已知的情形下，也是一个很好的方法。

下面不加证明地叙述计算过程和方法。

变化位置的先验分布假设为：

$$\pi_0(j) = \begin{cases} 1/(l-2),\ 2 \leqslant j \leqslant l-1 \\ 0,\ \text{其他} \end{cases}$$

方差 σ_1^2、σ_2^2、σ^2 的先验分布假设为：

$$\pi_0(\sigma_1^2, \sigma_2^2, \sigma^2) \propto 1/(\sigma_1^2\sigma_2^2\sigma^2)$$

正态分布的均数 μ_1、μ_2、δ 的先验分布假设为：

$$\pi_0(\mu_1, \mu_2, \delta \mid \sigma_1^2, \sigma_2^2, \sigma^2, j) \propto \frac{1}{\sqrt{2\pi\sigma_1^2}} e^{-\frac{1}{2\pi\sigma_1}\mu_1^2} \frac{1}{\sqrt{2\pi\sigma^2}} e^{-\frac{1}{2\pi\sigma}\delta^2} \frac{1}{\sqrt{2\pi\sigma_2^2}} e^{-\frac{1}{2\pi\sigma_2}\mu_2^2}$$

根据上述假设，变点位置 j 的后验概率分布由下式给出：

$$\pi_1^*(j) = \pi_1'(j) / \sum_{j=2}^{l-2} \pi_1'(j)$$

其中

$$\pi_1'(j) = \frac{a^{\frac{-j+1}{2}} b^{\frac{j-l}{2}} c^{-\frac{1}{2}} \Gamma(\frac{j-1}{2})}{\sqrt{1+\sum_{i=1}^{j-1} m_i}\ \sqrt{1+m_j}\ \sqrt{1+\sum_{i=j+1}^{l} m_i}} \left(\frac{\sum_{i=1}^{j-1} m_i}{\sum_{i=1}^{j-1} t_i}\right)^{\sum_{i=1}^{j-1} m_i} \left(\frac{m_j}{t_j}\right)^{m_j} \left(\frac{\sum_{i=j+1}^{l} m_i}{\sum_{i=j+1}^{l} t_i}\right)^{\sum_{i=j+1}^{l} m_i}$$

常数 a、b、c 由下式计算：

$$a = \sum_{i=1}^{j-1} x_{t_i}^2 / m_i - (\sum_{i=1}^{j-1} m_i)^2 / (1 + \sum_{i=1}^{j-1} m_i)$$

$$b = \sum_{i=j+1}^{l} x_{t_i}^2 / m_i - (\sum_{i=j+1}^{l} m_i)^2 / (1 + \sum_{i=j+1}^{l} m_i)$$

$$c = x_{t_j}^2 / [m_j(1+m_j)]$$

变点位置的估计为：

$$\pi_1^*(\hat{j}) = \min_{2 \leqslant i \leqslant l-1} \pi_1^*(j)$$

参考文献

[1] Chen J, Gupta A K. Parametric Statistical Change Point Analysis: With Application to Genetics, Medicine, and Finance [M]. 2nd ed. Berlin: Springer, 2011.

[2] Levin B, Kline J. Cusum test of homogeneity [J]. Statistics in Medicine, 1985 (4): 469－488.

[3] Ramanayake A, Gupta A K. Test for an epidemic change in a sequence of exponentially distributed random variables [J]. Biometrical Journal, 2003 (45): 94－958.

[4] Aly E E, Bouzar N. On maximum likelihood ratio tests for the changepoint problem. Proceedings of the theme － term changepoint analysis: Empirical reliability [J]. Carleton University, Ottawa, 1993: 1－11.

[5] Ramanayake A, Gupta A K. Epidemic change model for the exponential family [J]. Communications in Statistics Theory and Methods, 2004, 33 (9): 2175－2198.

[6] Cox D R, Hinkley D V. Theoretical Statistics [M]. London: Chapman and Hall, 1974.

[7] Pettitt A N. Inference for the linear model using a likelihood based on ranks [J]. J. R. Statist. Soc. B, 1982, 44 (2): 234－243.

[8] 聂斌，王超霞，何耀东．基于 K－S 检验的自由分布过程变点识别及其应用［J］．数学的实践与认识，2014，44（6）：7－18．
[9] Xu W C，Dai J S，Hung Y S，et al．Estimating the area under a receiver operating characteristic（ROC）curve：Parametric and nonparametric ways［J］．Signal Processing，2013，93（11）：3111－3123．
[10] 谌业文．广义 Pareto 分布变点问题及其应用研究［D］．贵阳：贵州大学，2016．
[11] Jandhyala V K，Fotopoulos S B，Evaggelopoulos N．Change－point methods for Weibull models with applications to detection of trends in extreme temperatures［J］．Environmetrics，1999（10）：547－564．
[12] 屈斐，张志华，王树宗．基于变点分析的软件可靠性多混合模型［J］．计算机仿真，2009，26（2）：325－328．
[13] Paul J P．Detection change－points in a compound Poisson process［D］．Kansas City：University of Missouri－Kansas City，2012．

11　我国重大公共卫生事件的变点统计分析

本章应用前面介绍的方法研究我国公共卫生历史事件的发生发展规律，11.1～11.2应用非参数变点分析方法分析了严重急性呼吸综合征（Serve Acute Respiratory Syndrome，SARS）确诊病例日增量数据，11.3～11.4节分别应用变点回归方程原理建立了二次多项式的变点分析方法和三次多项式的变点分析方法，并应用于我国公共卫生事件的分析，11.5对我国新冠肺炎日增量数据进行了多变点分析。

11.1　SARS确诊病例非参数变点统计分析

SARS是21世纪第一个世界范围内传播的传染病，SARS的暴发和蔓延给我国的经济发展和人民生活造成了一定影响。

本节主要使用非参数的变点分析方法分析发生于我国北京2003年4—6月的SARS病例日增量。其分析结果见表11.1。

表11.1　2003年4—6月北京市SARS确诊病例变点分析

序号	日期	确诊病例累计（例）	日增量（例）	$S(k)$	$\{64/[k(64-k)]\}^{1/2}\lvert S(k)-(k/64)S(64)\rvert$
0	04－20	339	—	—	—
1	04－21	482	143	143	109.7672
2	04－22	588	106	249	129.8995
3	04－23	693	105	354	148.8607
4	04－24	774	81	435	154.2093
5	04－25	877	103	538	171.1880
6	04－26	988	111	649	190.5948
7	04－27	1114	126	775	214.8062
8	04－28	1199	85	860	221.9596
9	04－29	1347	148	1008	252.1170
10	04－30	1440	93	1101	261.6631

续表11.1

序号	日期	确诊病例累计（例）	日增量（例）	$S(k)$	$\{64/[k(64-k)]\}^{1/2}\lvert S(k)-(k/64)S(64)\rvert$
11	05－01	1553	113	1214	277.9723
12	05－02	1636	83	1297	284.3476
13	05－03	1741	105	1402	297.8878
14	05－04	1803	62	1464	298.3463
15	05－05	1897	94	1558	308.8335
16	05－06	1960	63	1621	310.4701
17	05－07	2049	89	1710	319.9272
18	05－08	2136	87	1797	328.9836
19	05－09	2177	41	1838	325.6370
20	05－10	2227	50	1888	325.2677
21	05－11	2265	38	1926	322.1385
22	05－12	2304	39	1965	319.7481
23	05－13	2347	43	2008	318.8307
24	05－14	2370	23	2031	313.1307
25	05－15	2388	18	2049	306.5894
26	05－16	2405	17	2066	300.2151
27	05－17	2420	15	2081	293.7249
28	05－18	2434	14	2095	287.3475
29	05－19	2437	3	2098	278.5471
30	05－20	2444	7	2105	271.0768
31	05－21	2444	0	2105	262.1515
32	05－22	2456	12	2117	256.5000
33	05－23	2465	9	2126	250.3488
34	05－24	2490	25	2151	248.4388
35	05－25	2499	9	2160	242.7488
36	05－26	2504	5	2165	236.2593
37	05－27	2512	8	2173	230.7166
38	05－28	2514	2	2175	223.8291
39	05－29	2517	3	2178	217.3499
40	05－30	2520	3	2181	211.0130
41	05－31	2521	1	2182	204.2851

续表11.1

序号	日期	确诊病例累计（例）	日增量（例）	$S(k)$	$\{64/[k(64-k)]\}^{1/2}\lvert S(k)-(k/64)S(64)\rvert$
42	06－01	2522	1	2183	197.6651
43	06－02	2522	0	2183	190.8738
44	06－03	2522	0	2183	184.1577
45	06－04	2522	0	2183	177.5028
46	06－05	2522	0	2183	170.8949
47	06－06	2522	0	2183	164.3194
48	06－07	2523	1	2184	158.0496
49	06－08	2522	－1	2183	151.2031
50	06－09	2522	0	2183	144.6281
51	06－10	2522	0	2183	138.0162
52	06－11	2522	1	2184	131.6654
53	06－12	2522	－1	2183	124.589
54	06－13	2522	0	2183	117.7172
55	06－14	2522	0	2183	110.6924
56	06－15	2521	－1	2182	103.0898
57	06－16	2521	0	2182	95.5821
58	06－17	2521	0	2182	87.7256
59	06－18	2521	0	2182	79.4006
60	06－19	2521	0	2182	70.4237
61	06－20	2521	0	2182	60.4868
62	06－21	2521	0	2182	48.9873
63	06－22	2521	0	2182	34.3633
64	06－23	2521	0	2182	—

本例的无效假设为：

$$H_0: EX_1 = EX_2 = \cdots = X_{64}$$

备择假设为：

H_A：∃ 整数 k^*，$1 \leqslant k^* < 64$，$EX_1 = \cdots = EX_{k^*} \neq EX_{k^*+1} = \cdots = EX_{64}$

$\alpha = 0.05$

对不同的 k，其统计量 $\{64/[k(64-k)]\}^{1/2}\lvert S(k)-(k/64)S(64)\rvert$ 的计算结果已列入表11.1中。其统计量 $\{64/[k(64-k)]\}^{1/2}\lvert S(k)-(k/64)S(64)\rvert$ 的最大值为328.9836，对应的 $k=18$。

$$\hat{x}_{18} = 99.8333,\ \hat{x}_{64-18} = 8.3696$$

$$\hat{\sigma}_{18}^2 = \frac{1}{64}\left[\sum_{i=1}^{18}(x_i - \hat{x}_{18})^2 + \sum_{i=18+1}^{64}(x_i - \hat{x}_{64-18})^2\right] = 276.8628$$

$$A(\ln n)(1/\hat{\sigma}_k)\max_{1\leqslant k<n}\{n/[k(n-k)]\}^{1/2}\left|S(k)-(k/n)S(n)\right| - D(\ln n) = 30.9259$$

当 $t = 30.9259$ 时，

$$\exp(-2e^{-t}) = 1.0000$$

$$p = 1 - \exp(-2e^{-t}) = 0.0000$$

故本例 $p < \alpha = 0.05$，故拒绝 H_0，变点为 $k = 18$。即将序列 $\{x_1, x_2, \cdots, x_{64}\}$ 分成了两个片段 $\{x_1, x_2, \cdots, x_{18}\}$ 和 $\{x_{19}, x_{20}, \cdots, x_{64}\}$。继续对序列 $\{x_{19}, x_{20}, \cdots, x_{64}\}$ 进行变点分析，仿照上面的过程，$\max\limits_{1\leqslant k\leqslant 45}\{46/[k(46-k)]\}^{1/2}\cdot\left|S(k)-(k/46)S(46)\right| = 80.4596$，其对应的 $k = 6$，$p = 0.0000$，又将片段 $\{x_{19}, x_{20}, \cdots, x_{64}\}$ 分成了两个片段 $\{x_{19}, x_{20}, \cdots, x_{24}\}$ 和 $\{x_{25}, x_{20}, \cdots, x_{64}\}$；再次对序列 $\{x_{25}, x_{20}, \cdots, x_{64}\}$ 进行变点分析，仿照上面的过程，$\max\limits_{1\leqslant k\leqslant 39}\{40/[k(40-k)]\}^{1/2}\cdot\left|S(k)-(k/40)S(40)\right| = 32.5247$，其对应的 $k = 13$，$p = 0.0013$，再将片段 $\{x_{25}, x_{20}, \cdots, x_{64}\}$ 分成了两个片段 $\{x_{25}, x_{26}, \cdots, x_{38}\}$ 和 $\{x_{39}, x_{40}, \cdots, x_{64}\}$。

综合上述分析，序列 $\{x_1, x_2, \cdots, x_{64}\}$ 可划分成 4 个片段：$\{x_1, x_2, \cdots, x_{18}\}$，$\{x_{19}, x_{20}, \cdots, x_{24}\}$，$\{x_{25}, x_{26}, \cdots, x_{38}\}$ 和 $\{x_{39}, x_{40}, \cdots, x_{64}\}$。

变点的判断有助于评价疫情的进展及防控的效果。

11.2 SARS 确诊病例 AUC 变点统计分析

本节介绍北京市 SARS 确诊病例 AUC 变点分析，分析过程见表 11.2。

表 11.2 2003 年 4—6 月北京市 SARS 确诊病例 AUC 变点分析

序号	日期	确诊病例累计（例）	日增量（例）	$S(k)$	AUC_k	$\left\|AUC_k - \frac{1}{2}\right\| / \sqrt{\frac{65}{12k(64-k)}}$
0	04−20	339	—	—	—	—
1	04−21	482	143	143	0.9841	1.6511
2	04−22	588	106	249	0.9597	2.1994
3	04−23	693	105	354	0.9481	2.6045
4	04−24	774	81	435	0.9104	2.7319
5	04−25	877	103	538	0.9136	3.0520
6	04−26	988	111	649	0.9296	3.4434
7	04−27	1114	126	775	0.9486	3.8504

续表11.2

序号	日期	确诊病例累计（例）	日增量（例）	$S(k)$	AUC_k	$\left\lvert AUC_k - \frac{1}{2} \right\rvert / \sqrt{\frac{65}{12k(64-k)}}$
8	04－28	1199	85	860	0.8315	3.0145
9	04－29	1347	148	1008	0.9626	4.4225
10	04－30	1440	93	1101	0.9639	4.6317
11	05－01	1553	113	1214	0.9726	4.9025
12	05－02	1636	83	1297	0.9752	5.1000
13	05－03	1741	105	1402	0.9849	5.3649
14	05－04	1803	62	1464	0.9800	5.4566
15	05－05	1897	94	1558	0.9878	5.6817
16	05－06	1960	63	1621	0.9870	5.7986
17	05－07	2049	89	1710	0.9937	5.9966
18	05－08	2136	87	1797	1.0000	6.1819
19	05－09	2177	41	1838	0.9977	6.2525
20	05－10	2227	50	1888	0.9989	6.3585
21	05－11	2265	38	1926	0.9967	6.4129
22	05－12	2304	39	1965	0.9968	6.4880
23	05－13	2347	43	2008	1.0000	6.5972
24	05－14	2370	23	2031	0.9990	6.6425
25	05－15	2388	18	2049	0.9979	6.6807
26	05－16	2405	17	2066	0.9970	6.7118
27	05－17	2420	15	2081	0.9960	6.7359
28	05－18	2434	14	2095	0.9950	6.7531
29	05－19	2437	3	2098	0.9872	6.6691
30	05－20	2444	7	2105	0.9833	6.6326
31	05－21	2444	0	2105	0.9624	6.3541
32	05－22	2456	12	2117	0.9644	6.3846
33	05－23	2465	9	2126	0.9658	6.4012
34	05－24	2490	25	2151	0.9755	6.5249
35	05－25	2499	9	2160	0.9788	6.5545
36	05－25	2504	5	2165	0.9797	6.5434
37	05－26	2512	8	2173	0.9835	6.5660
38	05－27	2514	2	2175	0.9823	6.5136

续表11.2

序号	日期	确诊病例累计（例）	日增量（例）	$S(k)$	AUC_k	$\left\|AUC_k-\frac{1}{2}\right\|/\sqrt{\frac{65}{12k(64-k)}}$
39	05－28	2517	3	2178	0.9841	6.4949
40	05－29	2520	3	2181	0.9870	6.4831
41	05－30	2521	1	2182	0.9862	6.4153
42	05－31	2522	1	2183	0.9865	6.3537
43	06－01	2522	0	2183	0.9756	6.1412
44	06－02	2522	0	2183	0.9653	5.9313
45	06－03	2522	0	2183	0.9556	5.7235
46	06－04	2522	0	2183	0.9463	5.5174
47	06－05	2522	0	2183	0.9374	5.3126
48	06－06	2523	1	2184	0.9434	5.2792
49	06－07	2522	－1	2183	0.9218	4.9131
50	06－08	2522	0	2183	0.9136	4.7015
51	06－09	2522	0	2183	0.9072	4.5055
52	06－10	2522	1	2184	0.9183	4.4893
53	06－11	2522	－1	2183	0.8954	4.1018
54	06－12	2522	0	2183	0.8898	3.8921
55	06－13	2522	0	2183	0.8848	3.6790
56	06－14	2521	－1	2182	0.8571	3.2480
57	06－15	2521	0	2182	0.8509	3.0114
58	06－16	2521	0	2182	0.8448	2.7639
59	06－17	2521	0	2182	0.8390	2.5016
60	06－18	2521	0	2182	0.8333	2.2188
61	06－19	2521	0	2182	0.8279	1.9057
62	06－20	2521	0	2182	0.8226	1.5434
63	06－21	2521	0	2182	0.8175	1.0827
64	06－22	2521	0	2182		

对不同的 k，其统计量 AUC_k 及 $\left|AUC_k-\frac{1}{2}\right|/\sqrt{\frac{65}{12k(64-k)}}$ 的计算结果已列入表11.2中。其统计量 $\left|AUC_k-\frac{1}{2}\right|/\sqrt{\frac{65}{12k(64-k)}}$ 的最大值为6.7531，其对应的 $p<0.01$，可认为变点存在，对应的 $k=28$。

将序列 $\{x_1, x_2, \cdots, x_{64}\}$ 分成了两个片段 $\{x_1, x_2, \cdots, x_{28}\}$ 和 $\{x_{29},$

x_{30}，…，x_{64}}。继续对序列{x_1，x_2，…，x_{28}}进行变点分析，仿照上面的过程，$\max\limits_{1\leqslant k\leqslant 27}\left|AUC_k-\frac{1}{2}\right|/\sqrt{\frac{29}{12k(28-k)}}=4.3152$，其对应的 $k=18$，$p<0.01$，又将片段{x_1，x_2，…，x_{28}}分成了两个片段{x_1，x_2，…，x_{18}}和{x_{19}，x_{20}，…，x_{28}}；再次对序列{x_{29}，x_{30}，…，x_{64}}进行变点分析，仿照上面的过程，$\max\limits_{1\leqslant k\leqslant 35}\left|AUC_k-\frac{1}{2}\right|/\sqrt{\frac{37}{12k(36-k)}}=4.5917$，其对应的 $k=14$，$p<0.01$，再将片段{x_{29}，x_{30}，…，x_{64}}分成了两个片段{x_{29}，x_{30}，…，x_{42}}和{x_{43}，…，x_{64}}。

可认为序列{x_1，x_2，…，x_{64}}可划分成 4 个片段：{x_1，x_2，…，x_{18}}，{x_{19}，x_{20}，…，x_{28}}，{x_{29}，x_{30}，…，x_{42}}和{x_{43}，x_{44}，…，x_{64}}。

两种方法检测出的变点位置不全相同。

11.3 基于二次多项式回归的变点分析方法及其在公共卫生中的应用

在第 6 章里介绍了多元线性回归模型的变点分析方法：

$$\boldsymbol{y}_i=\boldsymbol{X}_i^{\mathrm{T}}\boldsymbol{\beta}+\varepsilon_i,\ i=1,2,\cdots,n$$

这里$\boldsymbol{X}_i$ 是（$p+1$）维向量变量，$\boldsymbol{X}_i^{\mathrm{T}}=(1,\ x_{1i},\ x_{2i},\ \cdots,\ x_{pi})$，$\boldsymbol{\beta}^{\mathrm{T}}=(\beta_0,\ \beta_1,\ \cdots,\ \beta_p)$ 是（$p+1$）个未知的回归变量（$i=1,\ 2,\ \cdots,\ n$），$\varepsilon_i(i=1,\ 2,\ \cdots,\ n)$ 是服从于分布为 $N(0,\ \sigma^2)$ 的随机误差，σ^2 未知，ε_i 与各观察值不相关，$y_i(i=1,\ 2,\ \cdots,\ n)$ 是服从于分布为 $N(\boldsymbol{X}_i^{\mathrm{T}}\boldsymbol{\beta},\ \sigma^2)$ 的随机变量。

我们要找出回归模型中是否存在变点位置 k，即要检验无效假设：

$$\mathrm{H}_0:\boldsymbol{\mu}_{y_i}=\boldsymbol{X}_i^{\mathrm{T}}\boldsymbol{\beta},\ i=1,2,\cdots,n$$

对备择假设：

$$\mathrm{H}_1:\boldsymbol{\mu}_{y_i}=\begin{cases}\boldsymbol{X}_i^{\mathrm{T}}\boldsymbol{\beta}_1,\ i=1,2,\cdots,k\\ \boldsymbol{X}_i^{\mathrm{T}}\boldsymbol{\beta}_2,\ i=k+1,k+2,\cdots,n\end{cases}$$

这里 $k(k=p+1,\ p+2,\ \cdots,\ n-p)$ 是变点的可能位置，β，β_1 和β_2 是未知回归系数向量。

高世泽[1]对北京 2003 年 4—6 月的累计确诊 SARS 病例的日增量曲线趋势进行了线性方程、二次曲线、三次曲线、对数曲线及逆曲线的拟合，结果显示二次曲线、三次曲线的拟合效果最好。本节给出二次多项式回归的基于 SIC 准则下的变点分析方法的过程（$p=2$），以期获得更好的拟合效果。

对多元回归模型变点问题的一种可供选择的途径是使用 SIC 准则。对于二次多项式回归方程形式为：

$$y_i=\beta_0+\beta_1x_{i1}+\beta_2x_{i2}$$

$$x_{i1}=i,\ x_{i2}=i^2,\ i=1,2,\cdots,n$$

令

$$\boldsymbol{y}=\begin{bmatrix} y_1 \\ y_2 \\ \vdots \\ y_n \end{bmatrix},\boldsymbol{X}=\begin{bmatrix} 1 & x_{1,1} & x_{1,2} \\ 1 & x_{2,1} & x_{2,2} \\ \vdots & \vdots & \vdots \\ 1 & x_{n,1} & x_{n,2} \end{bmatrix}=\begin{bmatrix} 1 & 1 & 1^2 \\ 1 & 2 & 2^2 \\ \vdots & \vdots & \vdots \\ 1 & n & n^2 \end{bmatrix},\boldsymbol{\beta}=\begin{bmatrix} \beta_0 \\ \beta_1 \\ \beta_2 \end{bmatrix}$$

在 H_0 下，对应模型的矩阵形式为：

$$\boldsymbol{\mu}_y=\boldsymbol{X\beta}$$

这里$\boldsymbol{\mu}_y=[\mu_{y_1} \quad \mu_{y_2} \quad \cdots \quad \mu_{y_n}]^{\mathrm{T}}$。

显然，在 H_0 下，似然函数的矩阵形式为：

$$\begin{aligned} L_0(\boldsymbol{\beta},\sigma^2)&=f(y_1,y_2,\cdots,y_n;\boldsymbol{\beta},\sigma^2) \\ &=(2\pi)^{-n/2}(\sigma^2)^{-n/2}\exp[-(\boldsymbol{y}-\boldsymbol{X\beta})^{\mathrm{T}}(\boldsymbol{y}-\boldsymbol{X\beta})/(2\sigma^2)] \end{aligned}$$

$\boldsymbol{\beta}$ 和σ^2 的最大似然估计分别为：

$$\boldsymbol{b}\overset{\Delta}{=}\hat{\boldsymbol{\beta}}=(\boldsymbol{X}^{\mathrm{T}}\boldsymbol{X})^{-1}\boldsymbol{X}^{\mathrm{T}}\boldsymbol{y}$$

$$\hat{\sigma}^2=(2\pi)^{-n/2}[(1/n)(\boldsymbol{y}-\boldsymbol{Xb})^{\mathrm{T}}(\boldsymbol{y}-\boldsymbol{Xb})]^{-n/2}\cdot \mathrm{e}^{-n/2}$$

下面对 $\boldsymbol{b}$ 的求法给出详细的计算过程。

$$\begin{aligned} \boldsymbol{X}^{\mathrm{T}}\boldsymbol{X}&=\begin{bmatrix} 1 & 1 & 1 & \cdots & 1 \\ 1 & 2 & 3 & \cdots & n \\ 1 & 2^2 & 3^2 & \cdots & n^2 \end{bmatrix}\begin{bmatrix} 1 & 1 & 1^2 \\ 1 & 2 & 2^2 \\ \vdots & \vdots & \vdots \\ 1 & n & n^2 \end{bmatrix} \\ &=\begin{bmatrix} n & 1+2+\cdots+n & 1^2+2^2+\cdots+n^2 \\ 1+2+\cdots+n & 1^2+2^2+\cdots n^2 & 1^3+2^3+\cdots+n^3 \\ 1^2+2^2+\cdots+n^2 & 1^3+2^3+\cdots+n^3 & 1^4+2^4+\cdots+n^4 \end{bmatrix} \end{aligned}$$

由数学归纳法不难证明：

$$\begin{aligned} 1+2+\cdots+n&=n(n+1)/2 \\ 1^2+2^2+\cdots+n^2&=n(n+1)(2n+1)/6 \\ 1^3+2^3+\cdots+n^3&=(n(n+1)/2)^2 \\ 1^4+2^4+\cdots+n^4&=n(n+1)(2n+1)(3n^2+3n-1)/30 \end{aligned}$$

故有

$$\boldsymbol{X}^{\mathrm{T}}\boldsymbol{X}=\begin{bmatrix} n & n(n+1)/2 & n(n+1)(2n+1)/6 \\ n(n+1)/2 & n(n+1)(2n+1)/6 & n^2(n+1)^2/4 \\ n(n+1)(2n+1)/6 & n^2(n+1)^2/4 & n(n+1)(2n+1)(3n^2+3n-1)/30 \end{bmatrix}$$

$$(\boldsymbol{X}^{\mathrm{T}}\boldsymbol{X})^{-1}=\frac{1}{\det(\boldsymbol{X}^{\mathrm{T}}\boldsymbol{X})}\begin{bmatrix} n^2(n+1)^2(n+2)(n-1)(3n^2+3n+2)/720 & -n^2(n+1)^2(2n+1)(n-1)(n+2)/120 & n^2(n+1)^2(n-1)(n+2)/72 \\ -n^2(n+1)^2(2n+1)(n-1)(n+2)/120 & n^2(n+1)(2n+1)(n-1)(8n+11)/180 & -n^2(n+1)^2(n-1)/12 \\ \dfrac{n^2(n+1)^2(n-1)(n+2)}{72} & -n^2(n+1)^2(n-1)/12 & n^2(n+1)(n-1)/12 \end{bmatrix}$$

$$\det(\boldsymbol{X}^{\mathrm{T}}\boldsymbol{X})=n^3(n+1)^2(n-1)^2(n-2)(n+2)/2160$$

整理得：

$$(\boldsymbol{X}^{\mathrm{T}}\boldsymbol{X})^{-1}=\begin{bmatrix} \frac{3(3n^2+3n+2)}{n(n-2)(n-1)} & -\frac{18(2n+1)}{n(n-1)(n-2)} & \frac{30}{n(n-1)(n-2)} \\ -\frac{18(2n+1)}{n(n-1)(n-2)} & \frac{12(2n+1)(8n+11)}{n(n+1)(n-1)(n-2)(n+2)} & -\frac{180}{n(n-1)(n-2)(n+2)} \\ \frac{30}{n(n-1)(n-2)} & -\frac{180}{n(n-1)(n-2)(n+2)} & \frac{180}{n(n+1)(n-1)(n-2)(n+2)} \end{bmatrix}$$

因此，回归系数的估计 $\boldsymbol{b}=(\boldsymbol{X}^{\mathrm{T}}\boldsymbol{X})^{-1}\boldsymbol{X}^{\mathrm{T}}\boldsymbol{y}$ 很容易计算出来。在 H_0 条件下，根据 SIC 准则，也可容易得到 $SIC(n)$ 如下：

$$\begin{aligned} SIC(n) &= -2\ln L_0(\boldsymbol{b},\hat{\sigma}^2)+(p+2)\ln n \\ &= n\ln[(\boldsymbol{y}-\boldsymbol{X}\boldsymbol{b})^{\mathrm{T}}(\boldsymbol{y}-\boldsymbol{X}\boldsymbol{b})]+n(\ln 2\pi+1)+(4-n)\ln n \end{aligned}$$

下面介绍有变点情形下的估计。令

$$\boldsymbol{y}_1=\begin{bmatrix} y_1 \\ y_2 \\ \vdots \\ y_k \end{bmatrix},\ \boldsymbol{y}_2=\begin{bmatrix} y_{k+1} \\ y_{k+2} \\ \vdots \\ y_n \end{bmatrix}$$

$$\boldsymbol{X}_1=\begin{bmatrix} 1 & x_1 & 1\cdots & x_{1,p} \\ 1 & x_{2,1} & \cdots & x_{2,p} \\ \vdots & \vdots & \vdots & \vdots \\ 1 & x_{k,1} & \cdots & x_{k,p} \end{bmatrix}=\begin{bmatrix} 1 & 1 & 1^2 \\ 1 & 2 & 2^2 \\ \vdots & \vdots & \vdots \\ 1 & k & k^2 \end{bmatrix}$$

$$\boldsymbol{X}_2=\begin{bmatrix} 1 & x_{k+1,1} & \cdots & x_{k+1,p} \\ 1 & x_{k+2,1} & \cdots & x_{k+2,p} \\ \vdots & \vdots & \vdots & \vdots \\ 1 & x_{n,1} & \cdots & x_{n,p} \end{bmatrix}=\begin{bmatrix} 1 & k+1 & (k+1)^2 \\ 1 & k+2 & (k+2)^2 \\ \vdots & \vdots & \vdots \\ 1 & n & n^2 \end{bmatrix}$$

$$\boldsymbol{\beta}_1=\begin{bmatrix} \beta_0 \\ \beta_1 \\ \beta_2 \end{bmatrix},\ \boldsymbol{\beta}_2=\begin{bmatrix} \beta_0^* \\ \beta_1^* \\ \beta_2^* \end{bmatrix}$$

这些式子中 $k=3,4,\cdots,n-2$，则在备择假设 H_1 下，对应的矩阵模型为：

$$\boldsymbol{\mu}_{y_1}=\boldsymbol{X}_1\boldsymbol{\beta}_1,\boldsymbol{\mu}_{y2}=\boldsymbol{X}_2\boldsymbol{\beta}_2,k=3,4,\cdots,n-2$$

这里 $\boldsymbol{\mu}_{y_1}=[\mu_{y_1}\ \ \mu_{y_2}\ \ \cdots\ \ \mu_{y_k}]^{\mathrm{T}}$，$\boldsymbol{\mu}_{y_2}=[\mu_{y_{k+1}}\ \ \mu_{y_{k+2}}\ \ \cdots\ \ \mu_{y_n}]^{\mathrm{T}}$。

在 H_1 下，似然函数为：

$$\begin{aligned} L_1(\boldsymbol{\beta}_1,\boldsymbol{\beta}_2,\sigma^2) &= f(y_1,y_2,\cdots,y_n;\boldsymbol{\beta}_1,\boldsymbol{\beta}_2,\sigma^2) \\ &= (2\pi)^{-n/2}(\sigma^2)^{-n/2}\exp[-(\boldsymbol{y}_1-\boldsymbol{X}_1\boldsymbol{\beta}_1)^{\mathrm{T}}(\boldsymbol{y}_1-\boldsymbol{X}_1\boldsymbol{\beta}_1)/(2\sigma^2)]\cdot \\ &\quad \exp[-(\boldsymbol{y}_2-\boldsymbol{X}_2\boldsymbol{\beta}_2)^{\mathrm{T}}(\boldsymbol{y}_2-\boldsymbol{X}_2\boldsymbol{\beta}_2)/(2\sigma^2)] \end{aligned}$$

参数的最大似然估计分别为：

$$\boldsymbol{b}_1\overset{\Delta}{=}\hat{\boldsymbol{\beta}}_1=(\boldsymbol{X}_1^{\mathrm{T}}\boldsymbol{X}_1)^{-1}\boldsymbol{X}_1^{\mathrm{T}}\boldsymbol{y}_1$$

$$\boldsymbol{b}_2\overset{\Delta}{=}\hat{\boldsymbol{\beta}}_2=(\boldsymbol{X}_2^{\mathrm{T}}\boldsymbol{X}_2)^{-1}\boldsymbol{X}_2^{\mathrm{T}}\boldsymbol{y}_2$$

$$\hat{\sigma}^2=(1/n)[(\boldsymbol{y}_1-\boldsymbol{X}_1\boldsymbol{\beta}_1)^{\mathrm{T}}(\boldsymbol{y}_1-\boldsymbol{X}_1\boldsymbol{b}_1)+(\boldsymbol{y}_2-\boldsymbol{X}_2\boldsymbol{b}_2)^{\mathrm{T}}(\boldsymbol{y}_2-\boldsymbol{X}_2\boldsymbol{b}_2)]$$

通过矩阵和代数运算，很容易得到：

$$(\boldsymbol{X}_1^{\mathrm{T}}\boldsymbol{X}_1)^{-1}=\begin{bmatrix}\frac{3(3k^2+3k+2)}{k(k-2)(k-1)} & -\frac{18(2k+1)}{k(k-1)(k-2)} & \frac{30}{k(k-1)(k-2)}\\ -\frac{18(2k+1)}{k(k-1)(k-2)} & \frac{12(2k+1)(8k+11)}{k(k+1)(k-1)(k-2)(k+2)} & -\frac{180}{k(k-1)(k-2)(k+2)}\\ \frac{30}{k(k-1)(k-2)} & -\frac{180}{k(k-1)(k-2)(k+2)} & \frac{180}{k(k+1)(k-1)(k-2)(k+2)}\end{bmatrix}$$

$$\boldsymbol{X}_2^{\mathrm{T}}\boldsymbol{X}_2=\begin{bmatrix} n-k & \frac{n(n+1)}{2}-\frac{k(k+1)}{2} & \frac{n(n+1)(2n+1)}{6}-\frac{k(k+1)(2k+1)}{6}\\ \frac{n(n+1)}{2}-\frac{k(k+1)}{2} & \frac{n(n+1)(2n+1)}{6}-\frac{k(k+1)(2k+1)}{6} & \frac{n2\,(n+1)^2}{4}-\frac{k2\,(k+1)^2}{4}\\ \frac{n(n+1)(2n+1)}{6}-\frac{k(k+1)(2k+1)}{6} & \frac{n2\,(n+1)^2}{4}-\frac{k2\,(k+1)^2}{4} & \frac{n(n+1)(2n+1)(3n2+3n-1)}{30}-\frac{k(k+1)(2k+1)(3k2+3k-1)}{30}\end{bmatrix}$$

$$(\boldsymbol{X}_2^{\mathrm{T}}\boldsymbol{X}_2)^{-1}=\frac{1}{\det(\boldsymbol{X}_2^{\mathrm{T}}\boldsymbol{X}_2)}(A_{ij})_{i=1,2,3,\ j=1,2,3}$$

$$A_{11}=\left[\frac{n(n+1)(2n+1)}{6}-\frac{k(k+1)(2k+1)}{6}\right]\left[\frac{n(n+1)(2n+1)(3n^2+3n-1)}{30}-\frac{k(k+1)(2k+1)(3k^2+3k-1)}{30}\right]-\left[\frac{n^2(n+1)^2}{4}-\frac{k^2(k+1)^2}{4}\right]^2$$

$$A_{12}=A_{21}=-\left[\frac{n(n+1)}{2}-\frac{k(k+1)}{2}\right]\left[\frac{n(n+1)(2n+1)(3n^2+3n-1)}{30}-\frac{k(k+1)(2k+1)(3k^2+3k-1)}{30}\right]+\left[\frac{n^2(n+1)^2}{4}-\frac{k^2(k+1)^2}{4}\right]\left[\frac{n(n+1)(2n+1)}{6}-\frac{k(k+1)(2k+1)}{6}\right]$$

$$A_{13}=A_{31}=\left[\frac{n(n+1)}{2}-\frac{k(k+1)}{2}\right]\left[\frac{n^2(n+1)^2}{4}-\frac{k^2(k+1)^2}{4}\right]-\left[\frac{n(n+1)(2n+1)}{6}-\frac{k(k+1)(2k+1)}{6}\right]^2$$

$$A_{22}=(n-k)\left[\frac{n(n+1)(2n+1)(3n^2+3n-1)}{30}-\frac{k(k+1)(2k+1)(3k^2+3k-1)}{30}\right]-\left[\frac{n(n+1)(2n+1)}{6}-\frac{k(k+1)(2k+1)}{6}\right]^2$$

$$A_{23}=A_{32}=(n-k)\left[\frac{n^2(n+1)^2}{4}-\frac{k^2(k+1)^2}{4}\right]-\left[\frac{n(n+1)}{2}-\frac{k(k+1)}{2}\right]\left[\frac{n(n+1)(2n+1)}{6}-\frac{k(k+1)(2k+1)}{6}\right]$$

$$A_{33}=(n-k)\left[\frac{n(n+1)(2n+1)}{6}-\frac{k(k+1)(2k+1)}{6}\right]-\left[\frac{n(n+1)}{2}-\frac{k(k+1)}{2}\right]^2$$

$\det(\boldsymbol{X}_2^{\mathrm{T}}\boldsymbol{X}_2)$ 也很容易计算出来，鉴于篇幅这里不再赘述。因此，$\boldsymbol{b}_1$，$\boldsymbol{b}_2$ 和 $\hat{\sigma}^2$ 也可计算出来。

在 H_1 下，最大似然估计函数为：

$$\begin{aligned}L_1(\hat{\boldsymbol{\beta}}_1,\hat{\boldsymbol{\beta}}_2,\hat{\sigma}^2)&=L_1(\boldsymbol{b}_1,\boldsymbol{b}_2,\hat{\sigma}^2)\\&=(2\pi)^{-n/2}\{(1/n)[(\boldsymbol{y}_1-\boldsymbol{X}_1\boldsymbol{b}_1)^{\mathrm{T}}(\boldsymbol{y}_1-\boldsymbol{X}_1\boldsymbol{b}_1)+\\&\quad(\boldsymbol{y}_2-\boldsymbol{X}_2\boldsymbol{b}_2)^{\mathrm{T}}(\boldsymbol{y}_2-\boldsymbol{X}_2\boldsymbol{b}_2)]\}^{-n/2}\cdot e^{-n/2}\end{aligned}$$

因此，在 H_1 条件下，在 SIC 准则下的 $SIC(k)$ 为：

$$SIC(k) = -2\ln L_1(\boldsymbol{b}_1, \boldsymbol{b}_2, \hat{\sigma}^2) + (2p+3)\ln n$$
$$= n\ln[(\boldsymbol{y}_1 - \boldsymbol{X}_1\boldsymbol{b}_1)^{\mathrm{T}}(\boldsymbol{y}_1 - \boldsymbol{X}_1\boldsymbol{b}_1) + (\boldsymbol{y}_2 - \boldsymbol{X}_2\boldsymbol{b}_2)^{\mathrm{T}}(\boldsymbol{y}_2 - \boldsymbol{X}_2\boldsymbol{b}_2)] + n(\ln 2\pi + 1) + (7-n)\ln n$$
$$k = 3, 4, \cdots, n-2$$

根据模型选择中的信息准则原理，假设 $SIC(n) \leqslant \min\limits_{3\leqslant k\leqslant n-2} SIC(k)$，则接受 H_0；假设 $SIC(n) > \min\limits_{3\leqslant k\leqslant n-2} SIC(k)$，则接受 H_1，由 $SIC(n) = \min\limits_{3\leqslant k\leqslant n-2} SIC(k)$ 确定的 $\hat{k}$ 即为变点的位置。

应用本节介绍的方法可较为直观地分析公共卫生事件增量曲线趋势进行二次多项式回归，找出其变点和事件的发生发展规律。

11.4 基于三次多项式回归的变点分析方法及其在公共卫生中的应用

11.4.1 三次多项式回归的变点分析

本节给出三次多项式回归的基于 SIC 准则下的变点分析方法的过程（$p=3$）。

令 $\boldsymbol{y} = \begin{bmatrix} y_1 \\ y_2 \\ \vdots \\ y_n \end{bmatrix}$，$\boldsymbol{X} = \begin{bmatrix} 1 & x_{1,1} & x_{1,2} & x_{1,3} \\ 1 & x_{2,1} & x_{2,2} & x_{2,3} \\ \vdots & \vdots & \vdots & \vdots \\ 1 & x_{n,1} & x_{n,,2} & x_{n,,3} \end{bmatrix} = \begin{bmatrix} 1 & 1 & 1^2 & 1^3 \\ 1 & 2 & 2^2 & 2^3 \\ \vdots & \vdots & \vdots & \vdots \\ 1 & n & n^2 & n^3 \end{bmatrix}$，$\boldsymbol{\beta} = \begin{bmatrix} \beta_0 \\ \beta_1 \\ \beta_2 \\ \beta_3 \end{bmatrix}$

在无效假设 H_0 下，对应的模型为：

$$\boldsymbol{\mu}_y = \boldsymbol{X\beta}$$

这里$\boldsymbol{\mu}_y = (\mu_{y_1} \quad \mu_{y_2} \quad \cdots \quad \mu_{y_n})^{\mathrm{T}}$。

显然，在 H_0 下，似然函数的矩阵形式为：

$$L_0(\boldsymbol{\beta}, \sigma^2) = f(y_1, y_2, \cdots, y_n; \boldsymbol{\beta}, \sigma^2)$$
$$= (2\pi)^{-n/2}(\sigma^2)^{-n/2}\exp[-(\boldsymbol{y} - \boldsymbol{X\beta})^{\mathrm{T}}(\boldsymbol{y} - \boldsymbol{X\beta})/(2\sigma^2)]$$

$\boldsymbol{\beta}$ 和 σ^2 的最大似然估计分别为：

$$\boldsymbol{b} \overset{\Delta}{=} \hat{\boldsymbol{\beta}} = (\boldsymbol{X}^{\mathrm{T}}\boldsymbol{X})^{-1}\boldsymbol{X}^{\mathrm{T}}y$$
$$\hat{\sigma}^2 = (2\pi)^{-n/2}[(1/n)(\boldsymbol{y} - \boldsymbol{Xb})^{\mathrm{T}}(\boldsymbol{y} - \boldsymbol{Xb})]^{-n/2}\mathrm{e}^{-n/2}$$

这里对 $\boldsymbol{b}$ 的求法与 11.3 类似，不给出详细的计算过程。

在 H_0 下，根据 SIC 准则，也容易得到 $SIC(n)$ 如下：

$$SIC(n) = -2\ln L_0(\boldsymbol{b}, \hat{\sigma}^2) + (p+2)\ln n$$
$$= n\ln[(\boldsymbol{y} - \boldsymbol{Xb})^{\mathrm{T}}(\boldsymbol{y} - \boldsymbol{Xb})] + n(\ln 2\pi + 1) + (5-n)\ln n$$

下面介绍有变点情形下的估计。令

$$\boldsymbol{y}_1 = \begin{bmatrix} y_1 \\ y_2 \\ \vdots \\ y_k \end{bmatrix}, \ \boldsymbol{y}_2 = \begin{bmatrix} y_{k+1} \\ y_{k+2} \\ \vdots \\ y_n \end{bmatrix}, \ \boldsymbol{X}_1 = \begin{bmatrix} 1 & x_{1,1} & \cdots & x_{p,1} \\ 1 & x_{1,2} & \cdots & x_{p,2} \\ \vdots & \vdots & \vdots & \vdots \\ 1 & x_{1,k} & \cdots & x_{p,k} \end{bmatrix} = \begin{bmatrix} 1 & 1 & 1^2 & 1^3 \\ 1 & 2 & 2^2 & 2^3 \\ \vdots & \vdots & \vdots & \vdots \\ 1 & k & k^2 & k^3 \end{bmatrix}$$

$$\boldsymbol{X}_2 = \begin{bmatrix} 1 & x_{1,k+1} & \cdots & x_{p,k+1} \\ 1 & x_{1,k+2} & \cdots & x_{p,k+2} \\ \vdots & \vdots & \vdots & \vdots \\ 1 & x_{1,n} & \cdots & x_{p,n} \end{bmatrix} = \begin{bmatrix} 1 & k+1 & (k+1)^2 & (k+1)^3 \\ 1 & k+2 & (k+2)^2 & (k+2)^3 \\ \vdots & \vdots & \vdots & \vdots \\ 1 & n & n^2 & n^3 \end{bmatrix}$$

$$\boldsymbol{\beta}_1 = \begin{bmatrix} \beta_0 \\ \beta_1 \\ \beta_2 \\ \beta_3 \end{bmatrix}, \ \boldsymbol{\beta}_2 = \begin{bmatrix} \beta_0^* \\ \beta_1^* \\ \beta_2^* \\ \beta_3^* \end{bmatrix}$$

这些式子中 $k=3,4,\cdots,n-2$。在备择假设 H_1 下，对应模型的矩阵形式为：

$$\boldsymbol{\mu}_{y_1} = \boldsymbol{X}_1 \boldsymbol{\beta}_1, \ \boldsymbol{\mu}_{y2} = \boldsymbol{X}_2 \boldsymbol{\beta}_2, \ k=3,4,\cdots,n-2$$

这里 $\boldsymbol{\mu}_{y_1}=(\mu_{y_1} \ \mu_{y_2} \ \cdots \ \mu_{y_k})^T$，$\boldsymbol{\mu}_{y_2}=(\mu_{y_{k+1}} \ \mu_{y_{k+2}} \ \cdots \ \mu_{y_n})^T$。

在 H_1 下，似然函数为：

$$\begin{aligned} L_1(\boldsymbol{\beta}_1,\boldsymbol{\beta}_2,\sigma^2) &= f(y_1,y_2,\cdots,y_n;\boldsymbol{\beta}_1,\boldsymbol{\beta}_2,\sigma^2) \\ &= (2\pi)^{-n/2}(\sigma^2)^{-n/2}\exp[-(\boldsymbol{y}_1-\boldsymbol{X}_1\boldsymbol{\beta}_1)^T(\boldsymbol{y}_1-\boldsymbol{X}_1\boldsymbol{\beta}_1)/(2\sigma^2)]\cdot \\ &\quad \exp\{-(\boldsymbol{y}_2-\boldsymbol{X}_2\boldsymbol{\beta}_2)^T(\boldsymbol{y}_2-\boldsymbol{X}_2\boldsymbol{\beta}_2)/(2\sigma^2)\} \end{aligned}$$

参数的最大似然估计分别为：

$$\boldsymbol{b}_1 \overset{\Delta}{=} \hat{\boldsymbol{\beta}}_1 = (\boldsymbol{X}_1^T\boldsymbol{X}_1)^{-1}\boldsymbol{X}_1^T\boldsymbol{y}_1$$

$$\boldsymbol{b}_2 \overset{\Delta}{=} \hat{\boldsymbol{\beta}}_2 = (\boldsymbol{X}_2^T\boldsymbol{X}_2)^{-1}\boldsymbol{X}_2^T\boldsymbol{y}_2$$

$$\hat{\sigma}^2 = (1/n)[(\boldsymbol{y}_1-\boldsymbol{X}_1\boldsymbol{b}_1)^T(\boldsymbol{y}_1-\boldsymbol{X}_1\boldsymbol{b}_1)+(\boldsymbol{y}_2-\boldsymbol{X}_2\boldsymbol{b}_2)^T(\boldsymbol{y}_2-\boldsymbol{X}_2\boldsymbol{b}_2)]$$

在 H_1 下，最大似然估计函数为：

$$\begin{aligned} L_1(\hat{\boldsymbol{\beta}}_1,\hat{\boldsymbol{\beta}}_2,\hat{\sigma}^2) &= L_1(\boldsymbol{b}_1,\boldsymbol{b}_2,\hat{\sigma}^2) \\ &= (2\pi)^{-n/2}\{(1/n)[(\boldsymbol{y}_1-\boldsymbol{X}_1\boldsymbol{b}_1)^T(\boldsymbol{y}_1-\boldsymbol{X}_1\boldsymbol{b}_1)+ \\ &\quad (\boldsymbol{y}_2-\boldsymbol{X}_2\boldsymbol{b}_2)^T(\boldsymbol{y}_2-\boldsymbol{X}_2\boldsymbol{b}_2)]\}^{-n/2}e^{-n/2} \end{aligned}$$

因此，在 H_1 条件下，在 SIC 准则下的 $SIC(k)$ 为：

$$\begin{aligned} SIC(k) &= -2\ln L_1(\boldsymbol{b}_1,\boldsymbol{b}_2,\hat{\sigma}^2)+(2p+3)\ln n \\ &= n\ln[(\boldsymbol{y}_1-\boldsymbol{X}_1\boldsymbol{b}_1)^T(\boldsymbol{y}_1-\boldsymbol{X}_1\boldsymbol{b}_1)+(\boldsymbol{y}_2-\boldsymbol{X}_2\boldsymbol{b}_2)^T(\boldsymbol{y}_2-\boldsymbol{X}_2\boldsymbol{b}_2)]+ \\ &\quad n(\ln 2\pi+1)+(9-n)\ln n, \ k=3,4,\cdots,n-2 \end{aligned}$$

根据模型选择中的信息准则原理，假设 $SIC(n)\leqslant \min\limits_{4\leqslant k\leqslant n-4} SIC(K)$，则接受 H_0；假设 $SIC(n) > \min\limits_{4\leqslant k\leqslant n-4} SIC(k)$，则接受 H_1，由 $SIC(\dot{k})=\min\limits_{4\leqslant k\leqslant n-4} SIC(k)$ 确定的 $\dot{k}$ 即为变点的位置。

11.4.2 累计确诊 SARS 病例的日增量变点分析

现对北京市 2003 年 4—6 月的累计确诊 SARS 病例的日增量曲线趋势进行了三次多项

式回归，其结果见表 11.4。

表 11.4　2003 年 4—6 月确诊 SARS 病例日增量三次多项式部分回归方程及统计量 $SIC(k)$

k	前 k 个样本回归系数	后 $n-k$ 个样本回归系数	$SIC(k)$
64	—	$137.5827-4.9645t+0.0264t^2+0.0003t^3$	540.5980
6	$190.3333-57.7606t+9.8413t^2-0.3981t^3$	$200.1975-11.2313t+0.2056t^2-0.0012t^3$	522.6132
7	$193.5714-62.1230t+11.3929t^2-0.0006t^3$	$203.8109-11.5683t+0.2149t^2-0.0013t^3$	522.3173
8	$221.7142-96.9462t+22.4794t^2-1.5505t^3$	$234.5788-14.3670t+0.2904t^2-0.0019t^3$	505.1617
9	$173.5873-41.8919t+6.6194t^2-0.2744t^3$	$216.3341-12.7467t+0.2474t^2-0.0016t^3$	516.5695
10	$193.2667-62.8190t+12.1241t^2-0.6758t^3$	$235.3942-14.4010t+0.2907t^2+0.0019t^3$	516.0036

从运算结果来看，对于全部样本，$SIC(64)=540.5980$，$\min\limits_{3\leqslant k\leqslant n-2} SIC(k)=505.1617$，因为 $SIC(64)>\min\limits_{3\leqslant k\leqslant n-2} SIC(k)$，故接受 H_0，变点存在，对应的 $\hat{k}=8$ 是变点。

表 12.5　不同 k 对应的 $SIC(k)$

k	$SIC(k)$	k	$SIC(k)$
4	534.4233	21	528.8021
5	527.7118	22	529.6962
6	522.6132	23	529.5540
7	522.3173	24	529.4029
8	505.1617	25	529.5088
9	516.5695	26	530.0029
10	516.0036	27	530.1834
11	519.5395	28	531.1834
12	515.8375	29	530.8860
13	523.6013	30	531.2130
14	515.9748	31	529.6798
15	527.3323	32	530.7927
16	525.3715	33	530.5936
17	530.8119	34	531.4223
18	526.1343	35	531.6367
19	528.6827	36	532.3520
20	528.6628	37	532.6531

三次多项式回归模型的变点发生在 4 月 28 日，即 4 月 28 日前日增量拟合的三次多项式回归方程与之后日增量拟合的三次多项式方程不同。

11.4.3 讨论

本节用三次多项回归模型的变点分析方法对北京市 2003 年 4—6 月的 SARS 确诊病例的日增量进行了分析，变点发生在 4 月 28 日。4 月 29 日日新增 149 例，是该次疫情的最高峰，接下来又达到较高水平，这是变点存在的主要原因。本节介绍的方法和推导过程是基于一个变点的情形，适合于本书分析的资料；对于多个变点的情形，可采用二元分割的原理和本书介绍的方法来分析。高世泽[1]用包括三次多项式回归模型在内的几种模型也对该资料进行了分析，结果显示，三次多项式模型拟合效果最好。

本研究应用三次多项式回归模型来分析 SARA 确诊病例日增量受高世泽[1]研究结果的影响；同时还受到“一般函数在一定条件下可用多项式逼近”数学思想的影响。尽管高阶多项式可能拟合得更好，但参数增多也可能导致过拟合之嫌；同时考虑到三次多项式较二次多项式能更好地反映曲线的弯曲程度，故本节应用三次多项式变点回归模型来分析。

本节分析的特定时间、特定地区和特定环境下 SARS 变点问题，不能用模型方程进行预测和外推。

本节为研究突发公共卫生事件的发生发展规律提供了一种途径，其变点的确立可揭示疫情传播规律。

11.5 新型冠状病毒感染疫情情况的多变点分析

本节应用局部比较原理下 SN 变点统计分析方法分析我国新型冠状病毒感染日增量。其方法在 9.5 节已做过介绍。

数据来源于国家卫健委网站（http:/www.nhc.gov.cn），时间范围是 2021 年 1 月 1 日至 2022 年 12 月 20 日。

基于我国 2021 年 1 月 1 日至 2022 年 12 月 20 日共 719 天的每日新增确诊病例建立序列，平均每日新增 416 例。2020 年 12 月 31 日累计确诊 87071 例，2022 年 12 月 20 日累计确诊病例 386276 例。

本节按照基于滑窗的 SN 检验的变点检测方法，设置滑动窗口长度 $l=30$。取检验水准 $\alpha=0.10$，其界值为 $SN_{0.10}=29.6$。共检测到 23 个变点。其变点位置、间隔范围、间隔天数、间隔期间平均新增例数及统计量见表 11.6。

表 11.6 我国 2021 年 1 月至 2022 年 12 月日新增新型冠状病毒感染确诊病例变点检测结果（基于滑窗的 SN 检验的变点检测方法）

序号	变点位置	间隔范围	间隔天数	平均新增例数	统计量
1	2021-02-01	2021-01-01—2021-02-01	32	78.84	52.16
2	2021-02-04	2021-02-02—2021-02-04	3	25.00	59.33
3	2021-04-01	2021-02-05—2021-04-01	56	9.95	65.34
4	2021-04-07	2021-04-02—2021-04-07	6	23.17	80.18

续表11.6

序号	变点位置	间隔范围	间隔天数	平均新增例数	统计量
5	2021－05－15	2021－04－08—2021－05－15	38	12.68	42.46
6	2021－05－30	2021－05－16—2021－05－30	15	16.8	72.36
7	2021－07－16	2021－05－31—2021－07－16	47	23.70	77.56
8	2021－07－30	2021－07－17—2021－07－30	14	51.21	31.56
9	2021－08－13	2021－07－31—2021－08－13	14	99.71	78.57
10	2021－10－27	2021－08－14—2021－10－27	75	34.83	32.98
11	2021－11－13	2021－10－28—2021－11－13	17	77.94	292.00
12	2021－11－28	2021－11－14—2021－11－28	15	27.27	490.54
13	2021－12－23	2021－11－29—2021－12－23	25	82.36	123.19
14	2022－01－17	2021－12－24—2022－01－17	25	181.08	66.90
15	2022－03－08	2022－01－18—2022－03－08	50	131.98	76.60
16	2022－05－04	2022－03－09—2022－05－04	57	1872.18	105.39
17	2022－05－23	2022－05－05—2022－05－23	19	258.79	88.24
18	2022－07－04	2022－05－24—2022－07－04	42	60.64	44.43
19	2022－08－03	2022－07－05—2022－08－03	30	129.27	103.65
20	2022－09－03	2022－08－04—2022－09－03	31	477.26	41.59
21	2022－11－10	2022－09－04—2022－11－10	67	358.88	95.80
22	2022－11－22	2022－11－11—2022－11－22	12	2062.75	109.72
23	2022－12－09	2022－11－23—2022－12－09 2022－12－10—2022－12－20	17 11	3939.35 2345.55	148.38

下面以第一个变点为例，说明具体计算过程，见表 11.7。

表 11.7　我国新型冠状病毒感染确诊病例日增量变点分析计算例子

日期	累计确诊	逐日增量 x_k	k	$S_{1,k}$	$S_{k+1,n}$	$T_n(k)$	$V_n(k)$	$T_n(k)^2/(n^{-2}V_n(k))$
2021－01－01	87093	22	1	22	2830	−3.30	22486182.47	0.00
2021－01－02	87117	24	2	46	2806	−6.33	23135910.69	0.01
2021－01－03	87150	33	3	79	2773	−8.21	23572277.11	0.01
2021－01－04	87183	33	4	112	2740	−10.09	24033733.57	0.02
2021－01－05	87215	32	5	144	2708	−12.09	24552539.96	0.02
2021－01－06	87278	63	6	207	2645	−10.10	24124550.59	0.02
2021－01－07	87331	53	7	260	2592	−9.39	24000454.75	0.01
2021－01－08	87364	33	8	293	2559	−11.27	24514443.50	0.02
2021－01－09	87433	69	9	362	2490	−8.49	23869380.02	0.01
2021－01－10	87536	103	10	465	2387	−1.33	22146508.30	0.00
2021－01－11	87591	55	11	520	2332	−0.37	21919938.71	0.00

续表11.7

日期	累计确诊	逐日增量 x_k	k	$S_{1,k}$	$S_{k+1,n}$	$T_n(k)$	$V_n(k)$	$T_n(k)^2/(n^{-2}V_n(k))$
2021-01-12	87706	115	12	635	2217	8.34	19862826.13	0.01
2021-01-13	87844	138	13	773	2079	20.02	17275975.13	0.08
2021-01-14	87988	144	14	917	1935	32.47	14747934.20	0.26
2021-01-15	88118	130	15	1047	1805	43.12	12742572.64	0.53
2021-01-16	88226	108	16	1155	1697	50.93	11305757.16	0.83
2021-01-17	88336	110	17	1265	1587	58.99	9909044.53	1.26
2021-01-18	88454	118	18	1383	1469	68.09	8479579.75	1.97
2021-01-19	88557	103	19	1486	1366	75.25	7368992.47	2.77
2021-01-20	88701	144	20	1630	1222	87.70	5895144.75	4.70
2021-01-21	88803	102	21	1732	1120	94.73	5021364.58	6.43
2021-01-22	88911	108	22	1840	1012	102.54	4199447.76	9.01
2021-01-23	88991	80	23	1920	932	106.73	3635888.34	11.28
2021-01-24	89115	124	24	2044	808	116.60	2956519.52	16.56
2021-01-25	89197	82	25	2126	726	121.05	2533394.73	20.82
2021-01-26	89272	75	26	2201	651	124.60	2183854.51	25.59
2021-01-27	89326	54	27	2255	597	125.43	1906572.19	29.71
2021-01-28	89378	52	28	2307	545	126.01	1673245.56	34.16
2021-01-29	89430	52	29	2359	493	126.59	1480785.84	38.96
2021-01-30	89522	92	30	2451	401	132.33	1316557.19	47.88
2021-01-31	89564	42	31	2493	359	131.61	1209401.03	51.56
2021-02-01	89594	30	32	2523	329	129.35	1154808.86	52.16
2021-02-02	89619	25	33	2548	304	126.44	1163999.74	49.44
2021-02-03	89649	30	34	2578	274	124.18	1221712.10	45.44
2021-02-04	89669	20	35	2598	254	120.62	1358196.70	38.56
2021-02-05	89681	12	36	2610	242	116.03	1590217.86	30.48
2021-02-06	89692	11	37	2621	231	111.32	1901041.88	23.47
2021-02-07	89706	14	38	2635	217	106.99	2260235.65	18.23
2021-02-08	89720	14	39	2649	203	102.66	2676845.15	14.17
2021-02-09	89734	14	40	2663	189	98.33	3146619.36	11.06
2021-02-10	89736	2	41	2665	187	92.45	3793120.11	8.11
2021-02-11	89748	12	42	2677	175	87.87	4393487.62	6.33

续表11.7

日期	累计确诊	逐日增量 x_k	k	$S_{1,k}$	$S_{k+1,n}$	$T_n(k)$	$V_n(k)$	$T_n(k)^2/(n^{-2}V_n(k))$
2021-02-12	89756	8	43	2685	167	82.76	5092017.92	4.84
2021-02-13	89763	7	44	2692	160	77.53	5856422.36	3.69
2021-02-14	89772	9	45	2701	151	72.55	6639505.61	2.85
2021-02-15	89788	16	46	2717	135	68.48	7347174.30	2.30
2021-02-16	89795	7	47	2724	128	63.25	8240580.78	1.75
2021-02-17	89806	11	48	2735	117	58.53	9100158.46	1.36
2021-02-18	89816	10	49	2745	107	53.69	10011018.48	1.04
2021-02-19	89824	8	50	2753	99	48.58	10995681.10	0.77
2021-02-20	89831	7	51	2760	92	43.35	12036539.16	0.56
2021-02-21	89842	11	52	2771	81	38.64	13017298.49	0.41
2021-02-22	89852	10	53	2781	71	33.79	14046360.85	0.29
2021-02-23	89864	12	54	2793	59	29.20	15048882.83	0.20
2021-02-24	89871	7	55	2800	52	23.97	16203209.49	0.13
2021-02-25	89877	6	56	2806	46	18.61	17413487.32	0.07
2021-02-26	89887	10	57	2816	36	13.76	18537360.57	0.04
2021-02-27	89893	6	58	2822	30	8.40	19799767.79	0.01
2021-02-28	89912	19	59	2841	11	4.72	20688370.54	0.00
2021-03-01	89923	11	60	2852	0	—	—	—

本节给出了基于滑窗的SN检验的变点检测方法的计算过程，以及相应的统计量。变点位置对应的疫情进展需要进一步确认，需要查阅大量的资料，这里不再赘述。

通过变点分析结果，我们注意到三个日新增较多的时间：2022年3月9日到2022年5月4日的连续57天里，平均日新增1872例；2022年11月11日到2022年11月22日的连续12天时间里，平均日新增2062例；2022年11月23日到2022年12月9日的连续17天时间里，平均日新增3939例。

参考文献

[1] 高世泽. SARS疫情传播的时间序列分析 [J]. 重庆师范大学学报（自然科学版），2004，21（3）：1-5.

12　Logistic 回归模型的变点问题

Logistic 回归模型作为广义线性回归模型中最常见的特殊形式，具有广泛的应用价值。本章对在医学研究中特别是流行病学研究中比较常见和重要的 Logistic 回归模型的变点问题做简单介绍。

本章简单介绍经验似然的 Logistic 回归模型的变点问题、Logistic 回归模型变点问题的得分检验方法以及基于 Bayes 途径的 Logistic 回归模型的变点分析方法。

12.1　Logistic 回归模型的经验似然变点分析

经验似然统计分析方法作为非参数方法之一，是近年来统计学研究的热点课题。本节介绍经验似然的 Logistic 回归模型的变点问题。考虑简单的 Logistic 回归模型：

$$p(Y=1\mid \boldsymbol{x}=\boldsymbol{x}_i)=\pi(\boldsymbol{x}_i^{\mathrm{T}}\boldsymbol{\beta}_1)I(i\leqslant k)+\pi(\boldsymbol{x}_i^{\mathrm{T}}\boldsymbol{\beta}_2)I(i>k),\ i=1,2,\cdots,n \tag{12.1.1}$$

其中，Y 为只取 0 或 1 的二元响应变量；$\boldsymbol{x}$ 为 d 维协变量，$\boldsymbol{x}_i\in\mathbf{R}^d$；$y_i$ 为相互独立的样本；$\boldsymbol{\beta}_1$，$\boldsymbol{\beta}_2\in\mathbf{R}^d$ 为未知参数；$1\leqslant k\leqslant n$ 为未知变点；$\pi(x)=[1+\exp(-x)]^{-1}$；$I(\cdot)$为示性函数。若存在某个 k，使得模型参数在 k 前后发生变化，即从 $\boldsymbol{\beta}_1$ 变成 $\boldsymbol{\beta}_2$，则称 k 为变点。

检验问题（12.1.1）的假设如下：

$$\mathrm{H}_0:\boldsymbol{\beta}_1=\boldsymbol{\beta}_2$$

$$\mathrm{H}_1:\boldsymbol{\beta}_1\neq\boldsymbol{\beta}_2$$

给定 k 值，对序列 x_1，x_2，…，x_k 和序列 x_{k+1}，x_{k+2}，…，x_n 分别使用最大似然估计，可得到模型的未知参数 $\boldsymbol{\beta}_1$、$\boldsymbol{\beta}_2$ 的估计值 $\hat{\boldsymbol{\beta}}_{1k}$、$\hat{\boldsymbol{\beta}}_{2k}$，且满足

$$\sum_{i=1}^{k}(y_i-\pi(\boldsymbol{x}_i^{\mathrm{T}}\boldsymbol{\beta}_{1k}))\,\boldsymbol{x}_i=0 \tag{12.1.2}$$

$$\sum_{i=k+1}^{n}(y_i-\pi(\boldsymbol{x}_i^{\mathrm{T}}\boldsymbol{\beta}_{2k}))\,\boldsymbol{x}_i=0 \tag{12.1.3}$$

由式（12.1.2）和式（12.1.3）可得到估计方程。在 H_0 成立的条件下，估计 $\hat{\boldsymbol{\beta}}_{1k}$ 应与 $\hat{\boldsymbol{\beta}}_{2k}$ 近似相等。将变换后构造方程 $\boldsymbol{Z}_i(k)$ 变为：

$$\boldsymbol{Z}_i(k)=\begin{cases}(y_i-\pi(\boldsymbol{x}_i^{\mathrm{T}}\boldsymbol{\beta}_{1k}))\,\boldsymbol{x}_i,\ i=1,2,\cdots,k\\(y_i-\pi(\boldsymbol{x}_i^{\mathrm{T}}\boldsymbol{\beta}_{2k}))\,\boldsymbol{x}_i,\ i=k+1,k+2,\cdots,n\end{cases} \tag{12.1.4}$$

由式（12.1.4）可知，当 $i \leqslant k$ 时利用$\hat{\boldsymbol{\beta}}_{1k}$来拟合 y_i；当 $i>k$ 时应用$\hat{\boldsymbol{\beta}}_{2k}$来拟合 y_i，可得估计方程 $\boldsymbol{Z}_i(k)$。在 H_0 下，$E(\boldsymbol{Z}_i(k))=\boldsymbol{0}$ 对所有 k 都成立。

根据 Owen[3]，对模型（12.1.1）构造经验似然比统计量：

$$R(k)=\sup\left\{\prod_{i=1}^{n} nw_i \,\middle|\, \sum_{i=1}^{n} w_i\boldsymbol{Z}_i(k)=\boldsymbol{0}, w_i \geqslant 0, \sum_{i=1}^{n} w_i=1\right\} \tag{12.1.5}$$

将式（12.1.5）对数化即可得到经验对数似然比统计量：

$$-2\ln R(k)=-2\sup\left\{\sum_{i=1}^{n}\ln(nw_i) \,\middle|\, \sum_{i=1}^{n} w_i\boldsymbol{Z}_i(k)=\boldsymbol{0}, w_i \geqslant 0, \sum_{i=1}^{n} w_i=1\right\} \tag{12.1.6}$$

使用下列统计量对变点 k 进行检验：

$$M_n=\max_{k_1 \leqslant k \leqslant k_2}[-2\ln R(k)] \tag{12.1.7}$$

在给定检验水准下，若检验统计量 M_n 足够大，大于检验的临界值，则拒绝 H_0，说明变点存在。此时变点 k 的估计：

$$\hat{k}=\min\{k: k=\arg\max_{k_1 \leqslant k \leqslant k_2}[-2\ln R(k)]\}$$

通过模拟可知 M_n 对于太小或太大的 k 比较敏感，不利于计算，令 $k_1=\mathrm{Int}((\ln n)^2)$，$k_2=n-k_1$。

为了得到$\sqrt{M_n}$的极限分布，需下列假设条件：

（1）令$\boldsymbol{x}_{1k}=(x_1, x_2, \cdots, x_k)$，$\boldsymbol{x}_{2k}=(x_{k+1}, x_{k+2}, \cdots, x_n)$，且 $rank(\boldsymbol{x}_{1k})=rank(\boldsymbol{x}_{2k})=s$，$d \leqslant k \leqslant n-d$。

（2）假设存在满秩正定矩阵 $\boldsymbol{J}$、$\boldsymbol{H}$，使得当 $k \rightarrow \infty$，$n-k \rightarrow \infty$时，有

$$|\boldsymbol{x}_{1k}^{\mathrm{T}}\boldsymbol{x}_{1k}/k-\boldsymbol{J}|=o(r(k)),\ |\boldsymbol{x}_{2k}^{\mathrm{T}}\boldsymbol{x}_{2k}/(n-k)-\boldsymbol{H}|=o(r(n-k))$$

其中，$r(x)=1/(\ln x)^{\nu}$，$\nu \geqslant 0$。

（3）存在某个 $\delta>0$，使得 $E|x_i|^{2+\delta}<\infty$，$E|Z_i(k)|^{2+\delta}<\infty$。

定理 12.1 设存在某个 $\nu \geqslant 0$，$\delta>0$，使得上述条件（1）～(3)成立，则在 H_0 下，对任意 t，有：

$$\lim_{n \rightarrow \infty} p[A(\ln n)\sqrt{M_n} \leqslant t+D(\ln n)]=\exp[-2\exp(-t)]$$

其中，$A(x)=(2\ln x)^{1/2}$，$D(x)=2\ln x+(d/2)\ln\ln x-\ln\Gamma(d/2)$，$\Gamma(x)$ 为伽马函数，d 为协变量维数。

在实际应用中，通常用定理 12.1 计算$\sqrt{M_n}$的 p 值，即 $t=A(\ln n)\sqrt{M_n}-D(\ln n)$，$p$ 值为 $1-\exp[-2\exp(-t)]$。当 p 小于预先给定的检验水准 α 时，认为变点存在。

李云霞、刘伟棠[1]应用本节方法分析了美国 1961—1986 年事后实际利率的季度数据的波动行为，检测到一个变点。

12.2 Logistic 回归模型变点问题的得分检验

本节介绍只有主效应的模型和带有交互作用项的模型的得分检验。

12.2.1 只有主效应的模型的最大得分检验

考虑如下的模型：

$$\operatorname{logit}\{p(Y=1)\}=\boldsymbol{\alpha}^{\mathrm{T}}\boldsymbol{z}+\beta I(x>e) \tag{12.2.1}$$

其中，Y 是二值变量，$\boldsymbol{z}$ 是协变量向量，x 是变点变量，$\boldsymbol{\alpha}$ 是与 $\boldsymbol{z}$ 相关的系数向量，β 是与变点变量相关的效应大小，e 是阈值参数（Threshold parameter）。本节关心的是在无效假设中检验 $\beta=0$。

令 L_i 表示第 i 个观察值的对数似然函数，对每个 e，关于 β 的得分在 $\beta=0$ 的值为：

$$\frac{\partial L_i}{\partial\beta}\Big|_{\beta=0}=I(x_i>e)\left\{y_i-\frac{1}{1+\exp(-\boldsymbol{\alpha}^{\mathrm{T}}z_i)}\right\}=I(x_i>e)(y_i-\mu_i)$$

$$k=\#\{x_i>e\}$$

这里 $\mu_i=\operatorname{expit}(\boldsymbol{\alpha}^{\mathrm{T}}z_i)$，$\operatorname{expit}(t)=[1+\exp(-t)]^{-1}$。对给定的 e，令 $k=\#\{x_i>e\}$。令

$$w_i(e)=\begin{cases}1/k\text{，假如 } x_i>e\\ 0\text{，其他}\end{cases}\text{，}i=1,2,\cdots,n$$

令 $\boldsymbol{w}(e)=[w_1(e),w_2(e),\cdots,w_n(e)]^{\mathrm{T}}$，则在无效假设模型下，关于 e 的得分统计量为：

$$S_1(e)=\boldsymbol{w}(e)^{\mathrm{T}}(\boldsymbol{Y}-\hat{\boldsymbol{\mu}})=\frac{1}{k}\sum_{i:x_i>e}(y_i-\hat{\mu}_i) \tag{12.2.2}$$

得分统计量是指在 x 大于阈值下所有观察值的残差和的平均。

为了得到得分统计量的最大值，在样本分位数空间取得一系列阈值 e_1，e_2，…，e_M，其中 e_1 和 e_M 分别为 10%和 90%的分位数。在无效假设模型下，$[S_1(e_1),S_1(e_2),\cdots,S_1(e_M)]^{\mathrm{T}}$ 的渐近联合分布由定理 12.2 给出[4]。

定理 12.2 令 $\boldsymbol{W}_1=[w(e_1),w(e_2),\cdots,w(e_M)]$，在无效假设下，有

$$\sqrt{n}\,[S_1(e_1),S_1(e_2),\cdots,S_1(e_M)]^{\mathrm{T}}=\sqrt{n}\,\boldsymbol{W}_1^{\mathrm{T}}(\boldsymbol{Y}-\hat{\boldsymbol{\mu}})\Rightarrow N(\boldsymbol{0},\boldsymbol{V}_1)$$

其中，$\boldsymbol{V}_1=\boldsymbol{W}_1^{\mathrm{T}}\boldsymbol{A}\boldsymbol{D}\boldsymbol{A}^{\mathrm{T}}\boldsymbol{W}_1$，$\boldsymbol{D}=\operatorname{diag}[\boldsymbol{\mu}(\boldsymbol{1}-\boldsymbol{\mu})]$，$\boldsymbol{A}=\boldsymbol{I}-\boldsymbol{DZ}(\boldsymbol{Z}^{\mathrm{T}}\boldsymbol{DZ})^{-1}\boldsymbol{Z}^{\mathrm{T}}$。

令 $\hat{\boldsymbol{\mu}}=\operatorname{expit}(\hat{\boldsymbol{\alpha}}^{\mathrm{T}}\boldsymbol{z})$，$\hat{\boldsymbol{D}}=\operatorname{diag}[\hat{\boldsymbol{\mu}}(\boldsymbol{1}-\hat{\boldsymbol{\mu}})]$。这里 $\hat{\boldsymbol{\alpha}}$ 是在无效假设下的估计，对于给定的阈值 e，定义 $\hat{\boldsymbol{V}}_1(e)=\boldsymbol{w}(e)^{\mathrm{T}}\hat{\boldsymbol{A}}\hat{\boldsymbol{D}}\hat{\boldsymbol{A}}\boldsymbol{w}(e)$，$T(e)=\sqrt{n}\,|S_1(e)|/\sqrt{\hat{\boldsymbol{V}}_1(e)}$。$T(e)$ 的分布渐近服从于均值为 0、方差为 1 的正态分布。

第一个途径是检验基于下列的得分统计量的最大值：

$$T_{\max}=\max[T(e_1),T(e_2),\cdots,T(e_M)] \tag{12.2.3}$$

$T_{\max}$ 的分布近似为均值为 0、方差为 1、相关矩阵为 $\hat{\boldsymbol{V}}_1$ 的多元正态分布的最大值，p 值通过比较来自多元正态分布的样本的 $T_{\max}$ 而得到。基于 $T_{\max}$ 的检验要求对来自已估计的相关矩阵的多元正态分布的模拟。

第二个途径是渐近理论的应用。令

$$T_{\sup}^{A}=\sup_{e}\left\{|S_1(e)|/\sqrt{\boldsymbol{1}^{\mathrm{T}}\hat{\boldsymbol{D}}_1k(e)[n-k(e)]/n}\right\}$$

其中用 $k(e)$ 代替 k 是为了明确 k 依赖于 e。根据 Antorch，Gregoire 和 Jaruskova[5]，有

$$p\Big[T_{\sup}^{A}<\sqrt{2\ln\ln n}+\ln\ln\ln n/(2\sqrt{2\ln\ln n})+(t-(\ln\pi/2))/(\sqrt{2\ln\ln n})\Big]\xrightarrow{n\to\infty}\exp(-2\exp(-t))$$

令 $t=\sqrt{2\ln\ln n}T_{\sup}^{A}-2\ln\ln n-(\ln\ln\ln n)/2+(\ln\pi)/2$，则与 $T_{\sup}^{A}$ 相关的 p 值是 $1-\exp(-2\exp(-t))$。

第三个途径也是渐近理论的应用，但不要求 Monte Carlo 抽样。令 $\boldsymbol{U}=\hat{\boldsymbol{V}}_1^{-1/2}\sqrt{n}[S_1(e_1),S_1(e_2),\cdots,S_1(e_M)]^{\mathrm{T}}$，$\boldsymbol{U}$ 的分布近似看成多元标准正态分布，则可通过比较 $\boldsymbol{U}^{\mathrm{T}}\boldsymbol{U}$ 与自由度为 M 的 χ^2 分布来确定 p 值。

12.2.2 带有交互作用项的变点的假设检验

现介绍既有主效应又有交互作用项的 Logistic 回归模型变点问题的假设检验[4]。令

$$\operatorname{logit}\{p(Y=1)\}=\boldsymbol{\alpha}^{\mathrm{T}}\boldsymbol{z}+\boldsymbol{\beta}_1 I(x>e)+\boldsymbol{\beta}_2\boldsymbol{z}_1 I(x>e) \tag{12.2.4}$$

这里 $\boldsymbol{z}_1$ 是协变量向量 $\boldsymbol{z}$ 的成分，$\boldsymbol{\beta}_1$ 是与主效应相关的变点变量的效应大小，$\boldsymbol{\beta}_2$ 是与交互作用项相关的变点变量的效应大小。令 $\boldsymbol{\beta}=[\boldsymbol{\beta}_1,\boldsymbol{\beta}_2]^{\mathrm{T}}$，我们关心的是在无效假设中检验 $\boldsymbol{\beta}=0$。

在 $\boldsymbol{\beta}_1=\boldsymbol{\beta}_2=0$ 下，评估关于 $\boldsymbol{\beta}_1$ 和 $\boldsymbol{\beta}_2$ 的得分向量为：

$$\begin{bmatrix}\dfrac{\partial L_i}{\partial\beta_1}\\ \dfrac{\partial L_i}{\partial\beta_2}\end{bmatrix}_{\boldsymbol{\beta}_1=\boldsymbol{\beta}_2=0}=\begin{bmatrix}1\\ z_{i,1}\end{bmatrix}I(x_i>e)(y_i-\mu_i)$$

得分统计量向量为 $[S_1(e),S_2(e)]$，其中 $S_1(e)$ 由式（12.2.2）给出，$S_2(e)$ 由下式给出：

$$S_2(e)=(\boldsymbol{w}*\boldsymbol{z}_1)^{\mathrm{T}}(\boldsymbol{Y}-\hat{\boldsymbol{\mu}})=\frac{1}{k}\sum_{i:x_i>e}z_{i,1}(y_i-\hat{\mu}_i) \tag{12.2.5}$$

其中，$\boldsymbol{w}*\boldsymbol{z}_1$ 是两个向量 $\boldsymbol{w}$ 和 $\boldsymbol{z}_1$ 的对应元素的乘积。对于 M 个潜在阈值的序列，则能形成长度为 $2M$ 的得分统计量向量。在无效假设 $\boldsymbol{\beta}_1=\boldsymbol{\beta}_2=0$ 下，它的渐近联合分布由定理 12.3 给出。

定理 12.3 在无效假设 $\boldsymbol{\beta}_1=\boldsymbol{\beta}_2=0$ 下，有

$$\sqrt{n}\,[S_1(e_1),S_2(e_1),\cdots,S_1(e_M),S_2(e_M)]^{\mathrm{T}}=\sqrt{n}\,\boldsymbol{W}_2^{\mathrm{T}}(\boldsymbol{Y}-\hat{\boldsymbol{\mu}})\Rightarrow N(0,\boldsymbol{V}_2)$$

其中，$\boldsymbol{W}_2=[\boldsymbol{w}(e_1)\quad \boldsymbol{w}(e_1)*\boldsymbol{z}_1\quad\cdots\quad \boldsymbol{w}(e_M)\quad \boldsymbol{w}(e_M)*\boldsymbol{z}_1]$ 是 $n\times 2M$ 矩阵，$\boldsymbol{D}=\operatorname{diag}[\boldsymbol{\mu}(\boldsymbol{1}-\boldsymbol{\mu})]$，$\boldsymbol{A}=\boldsymbol{I}-\boldsymbol{DZ}(\boldsymbol{Z}^{\mathrm{T}}\boldsymbol{DZ})^{-1}\boldsymbol{Z}^{\mathrm{T}}$，$\boldsymbol{ADA}^{\mathrm{T}}$ 是 $n\times n$ 矩阵，$\boldsymbol{V}_2=\boldsymbol{W}_2^{\mathrm{T}}(\boldsymbol{ADA}^{\mathrm{T}})\boldsymbol{W}_2$。

下面介绍两个途径来检验无效假设 $\boldsymbol{\beta}_1=\boldsymbol{\beta}_2=0$。

第一个途径采取最大似然比途径。固定阈值 e^*，则模型（12.2.4）变成：

$$\operatorname{logit}\{p(Y=1)\}=\boldsymbol{\alpha}^{\mathrm{T}}\boldsymbol{z}+\boldsymbol{\beta}_1 I(x>e^*)+\boldsymbol{\beta}_2\boldsymbol{z}_1 I(x>e^*) \tag{12.2.6}$$

令比较模型（12.2.6）与无效假设模型的似然比统计量为 $Q(e^*)$。似然比统计量的最大值为：

$$LR_{\max}=\max\{Q(e_1),Q(e_2),\cdots,Q(e_M)\}$$

在无效假设下，对给定的阈值，似然比统计量 $Q(e^*)$ 渐近地表达为：

$$Q(e^*)=[S_1(e^*),S_2(e^*)]\,\hat{\boldsymbol{I}}_{\beta\beta.\alpha}^{-1}(e^*)\begin{bmatrix}S_1(e^*)\\ S_2(e^*)\end{bmatrix}+o_p(1)$$

其中，$\hat{\boldsymbol{I}}_{\beta\beta.\alpha}^{-1}(e^*)$ 是在无效假设下对模型（12.2.6）的 $\boldsymbol{\beta}$ 的估计信息（Estimatd information），则基于 $LR_{\max}$ 的检验的 p 值由下述给出：

(1) 选取 B 个独立的随机样本，每一个样本来自均值为 0、方差为 1、相关矩阵(Correlation matrix) 为$\boldsymbol{J}^{\mathrm{T}}\boldsymbol{V}_2\boldsymbol{J}$、样本含量为 $2M$ 的多元正态分布。其中$\boldsymbol{J}$ 为 $2M\times 2M$ 的分块对角矩阵 (Block diagonal matix)，其对角线为$\hat{\boldsymbol{I}}_{\beta\beta.\alpha}^{1/2}(e^*)$。

(2) B 个样本中的每一个可看成M 个随机变量对序列，对第 b 个样本，计算 M 个随机变量对的平方和，$LR_{\max}^{b}$表示它们的最大值。

(3) 由 $\#\{LR_{\max}>LR_{\max}^{b}\}/B$ 得到 p 值。

由模拟得到显著性水平的途径记为 $LR_{\max}^{MC}$。

第二个途径基于权重得分检验统计量的最大值，有需要的读者可参考文献 [4]。

Youyi Fong，Chongzhi Di 和 Sallie Permar[4]应用 Logistic 变点回归模型研究了在监测协同人体免疫反应对 HIV−1 病毒的阈值效应。

12.3 基于 Bayes 途径的 Logistic 回归模型的变点分析

本节关心的 Logistic 阈值模型为[6]：

$$P(Y=1|\boldsymbol{X}=x,\boldsymbol{Z}=z)=G(\boldsymbol{z}^{\mathrm{T}}\boldsymbol{\beta}_{k-}+\beta_k(x-\tau)_+) \tag{12.3.1}$$

其中，$G(t)=(1+\exp(-t))^{-1}$，$\boldsymbol{\beta}\in\mathbf{R}^k$，$\boldsymbol{\beta}_{k-}=(\beta_1,\beta_2,\cdots,\beta_{k-1})^{\mathrm{T}}$，$(x-\tau)_+=\max(0,x-\tau)$。这里 Y 表示响应变量，$\boldsymbol{X}$ 表示暴露变量向量，$\boldsymbol{Z}$ 表示协变量向量，未知参数是 $\boldsymbol{\beta}$ 和 τ。

对独立同分布的样本 (y_i，z_i，x_i) ($i=1,2,\cdots,n$) 的条件似然函数为：

$$[Y|\boldsymbol{Z},\boldsymbol{X},\beta,\tau]=\prod_{i=1}^{n}\pi_i^{y_i}(1-\pi_i)^{1-y_i} \tag{12.3.2}$$

其中，$\pi_i=G(\boldsymbol{z}_i^{\mathrm{T}}\boldsymbol{\beta}_{k-}+\beta_k(x-\tau)_+)$，“[ ]”表示相关随机变量的密度（或概率）。假设阈值 τ 是在观察值数据 X 的范围，服从该范围均匀先验分布；β 假设为均衡先验。

参数的后验密度为：

$$[\beta,\tau|\boldsymbol{Y},\boldsymbol{Z},\boldsymbol{X}]=[\boldsymbol{Y}|\boldsymbol{Z},\boldsymbol{X},\beta,\tau][\beta][\tau]\Big/\int[\boldsymbol{Y}|\boldsymbol{Z},\boldsymbol{X},\beta,\tau][\beta][\tau]\mathrm{d}\mu(\beta,\tau) \tag{12.3.3}$$

虽然式 (12.3.3) 的分子确定较为容易，但分母往往不能得到分析形式，可用 Metropolis−Hastings（简称 M−H）算法来确定参数。

本节介绍两个测定误差模型。第一个模型，变量 $W=X+U$ 代替 X，这里 U 是独立于X、Y、Z 的误差测定，且服从于 $E(U)=0$，$V(U)=\sigma_u^2$ 的正态分布；第二个模型，称为 Berkson 误差模型，假设 $X=W+U$，U 是独立于 W、Y、Z，且服从于正态分布。

给定 $\boldsymbol{X}$，在 $\boldsymbol{Y}$ 和 $\boldsymbol{W}$ 条件独立的假设下，模型可划分成 3 以下个部分：

主模型：$[\boldsymbol{Y}|\boldsymbol{Z},\boldsymbol{X},\beta,\tau]$

误差模型：$[\boldsymbol{W}|\boldsymbol{X},\sigma_u^2]$ 或 $[\boldsymbol{X}|\boldsymbol{W},\sigma_u^2]$

协变量模型：$[\boldsymbol{X}|\boldsymbol{Z},\lambda]$ 或 $[\boldsymbol{W}|\boldsymbol{Z}]$

这里 β、τ、σ_u^2 和 λ 是模型参数。

进一步，应用对于 U 的独立性假设，第一个模型的全模型似然函数为：

$$[\boldsymbol{Y},\boldsymbol{W}|\boldsymbol{Z},\theta]=\prod_{i=1}^{n}\int[y_i|x,z_i,\beta,\tau][w_i|x_i,\sigma_u^2][x|z_i,\lambda]\mathrm{d}\mu(x) \quad (12.3.4)$$

第二个模型的全模型似然函数为：

$$[\boldsymbol{Y},\boldsymbol{W}|\boldsymbol{Z},\theta]=\prod_{i=1}^{n}\int[y_i|x,z_i,\beta,\tau][x|w_i,\sigma_u^2][w_i|z_i]\mathrm{d}\mu(x)$$

由于在给定 $\boldsymbol{Z}$ 下 $\boldsymbol{W}$ 的分布对参数未传递信息，故上式简化为：

$$[\boldsymbol{Y},\boldsymbol{W}|\boldsymbol{Z},\theta]=\prod_{i=1}^{n}\int[y_i|x,z_i,\beta,\tau][x|w_i,\sigma_u^2]\mathrm{d}\mu(x) \quad (12.3.5)$$

12.3.1 第一个误差模型

对于模型（12.3.1），作为测定误差模型，定义 $W|X\sim N(X,\sigma_u^2)$，$X|W\sim N(W,\sigma_u^2)$。对于第一个误差模型，假设 X 独立于 Z，有均值为 μ_x、方差为 σ_x^2 的正态分布，这些参数用 λ 表示。

假设在第一个模型中的协变量模型的参数 μ_x 和 σ_x^2 分别为具有均值为 0、很大方差 s^2 的正态分布和具有参数 1 及 0.005 的高度分散的 Inverse－Gamma 分布。

在条件独立假设下，未知参数的后验为：

$$[\beta,\tau,\mu_x,\sigma_x^2|\boldsymbol{Y},\boldsymbol{Z},\boldsymbol{W},\sigma_u^2]\propto[\boldsymbol{Y},\boldsymbol{W}|\boldsymbol{Z},\beta,\tau,\sigma_u^2,\mu_x,\sigma_x^2][\beta][\tau][\mu_x,\sigma_x^2]$$

不可能导出后验的分析解，只能应用 M－H 算法。下面介绍此解法。

假设 X 与 Z 独立，服从于正态分布 $X\sim N(X,\sigma_x^2)$。将潜在变量 X_i 作为参数，则似然函数可分解成：

$$[\boldsymbol{Y},\boldsymbol{W}|\boldsymbol{Z},\boldsymbol{X},\beta,\tau,\sigma_u^2]=[\boldsymbol{Y}|\boldsymbol{Z},\boldsymbol{X},\beta,\tau][\boldsymbol{W}|\boldsymbol{X},\sigma_u^2]$$

在上述先验假设和 $X\sim N(\mu_x,\sigma_x^2)$ 下，后验采取下列形式：

$$\begin{aligned}[\beta,\tau,\mu_x,\sigma_x^2,\boldsymbol{X}|\boldsymbol{Y},\boldsymbol{Z},\boldsymbol{W},\sigma_u^2]&\propto[\boldsymbol{Y},\boldsymbol{W}|\boldsymbol{Z},\boldsymbol{X},\beta,\tau,\sigma_u^2]\\&\quad[\boldsymbol{X}|\mu_x,\sigma_x^2][\beta][\tau][\mu_x,\sigma_x^2]\\&\propto[\boldsymbol{Y}|\boldsymbol{Z},\boldsymbol{X},\beta,\tau][\boldsymbol{W}|\boldsymbol{X},\sigma_u^2]\\&\quad[\boldsymbol{X}|\mu_x,\sigma_x^2][\beta][\tau][\mu_x,\sigma_x^2]\end{aligned}$$

根据 **M－H** 算法，满条件为：

$$[\beta_{k-}|\boldsymbol{Y},\boldsymbol{Z},\boldsymbol{W},\boldsymbol{X},\beta_k,\tau,\sigma_u^2,\mu_x,\sigma_x^2]\propto[\boldsymbol{Y}|\boldsymbol{Z},\boldsymbol{X},\beta,\tau]$$

$$[\beta_k,\tau|\boldsymbol{Y},\boldsymbol{Z},\boldsymbol{W},\boldsymbol{X},\beta_{k-},\sigma_u^2,\mu_x,\sigma_x^2]\propto[\boldsymbol{Y}|\boldsymbol{Z},\boldsymbol{X},\beta,\tau][\tau]$$

$$[x_i|y_i,z_i,w_i,\beta,\tau,\sigma_u^2,\mu_x,\sigma_x^2]\propto$$

$$[y_i|z_i,x_i,\beta,\tau][w_i|x_i,\sigma_u^2][x_i|\mu_x,\sigma_x^2],\ i=1,2,\cdots,n$$

可导出参数 μ_x、σ_x^2 的满条件为：

$$(\mu_x|\boldsymbol{X},\sigma_x^2)\sim N\left(s^2\sum_{i=1}^{n}x_i/(s^2n+\sigma_x^2),\ s^2\sigma_x^2/(s^2n+\sigma_x^2)\right)$$

$$(\sigma_x^2|\boldsymbol{X},\mu)\sim IG\left(n/2+1,\ \frac{1}{2}\sum_{i=1}^{n}(x_i-\mu_x)^2+0.005\right)$$

12.3.2 第二个误差模型

在后验计算时协变量模型消失，$X|W$ 是具有已知方差 σ_u^2 的正态分布，则后验变成

$$[\beta,\tau\,|\,\boldsymbol{Y},\ \boldsymbol{Z},\ \boldsymbol{W},\ \sigma_u^2] \propto [\boldsymbol{Y}\,|\,\boldsymbol{W},\ \boldsymbol{Z},\ \beta,\ \tau,\ \sigma_u^2][\beta][\tau]$$

通过积分有

$$[\beta,\ \tau,\ \boldsymbol{X}\,|\,\boldsymbol{Y},\ \boldsymbol{Z},\ \boldsymbol{W},\ \sigma_u^2] \propto [\boldsymbol{Y}\,|\,\boldsymbol{Z},\ \boldsymbol{X},\ \beta,\ \tau][\beta][\tau]$$

在 MCMC 算法中，采取上述关于 β 和 τ 的满条件，有

$$[x_i\,|\,y_i,\ z_i,\ w_i,\ \beta,\ \tau,\ \sigma_u^2] \propto [y_i\,|\,z_i,\ x_i,\ \beta,\ \tau][x_i\,|\,w_i,\ \sigma_u^2],\ i=1,\ 2,\ \cdots,\ n$$

文献［6］应用本节方法对 1256 名慕尼黑工人的资料分析了工作地点平均粉尘浓度与慢性支气管炎发生与否（Y）之间的关系，协变量为吸烟（SMK）和暴露时间（DUR），在计算中量 $X=\ln(1+\text{粉尘浓度})$，其模型如下：

$$p(Y=1)=G(\beta_1+\beta_2 SMK+\beta_3 DUR+\beta_4(X-\tau)_+) \qquad (12.3.6)$$

文献［6］应用两个误差模型进行了分析，其中对变量 X 用两个成分的混合正态分布来拟合。

参考文献

［1］李云霞，刘伟棠. 基于经验似然的 Logistic 回归模型的变点检验［J］. 高校应用数学学报，2015，32（3）：367－378.

［2］Csorgo M，Horvath L. Limit Theorems in Change－point analysis［M］. Hoboken：Wiley，1997.

［3］Owen A B. Empirical Likelihood［M］. New York：Chapman & Hall CRC，2001.

［4］Fong Y Y，Permars D. Change point testing in logistic regression models with interaction term［J］. Statistics in Medicine，2015（34）：1483－1494.

［5］Antorch J，Gregoire G，Jaruskova D. Detection of structural changes in generalized linear models［J］. Statitics & Probability Letters，2004，69（3）：315－332.

［6］Gossl C，Kuchenhoff H. Bayesian analysis of logistic regression with an unknown change point and covariate measurement error［J］. Statistics in Medicine，2001（20）：3109－3121.

13　Cox 比例风险模型的变点问题

在医学研究、可靠性分析和保险精算中，失效率或危险函数的变点估计问题得到广泛应用。本章将介绍危险函数的变点模型、Cox 比例风险模型变点问题、Cox 回归模型的最大得分检验和 Wald 检验以及 Cox 比例风险模型多变点检测的序贯途径。

13.1　危险函数的变点模型

令 T_1，T_2，…，T_n 来自样本含量为 n 的寿命分布随机变量，概率分布为 $F(\cdot)$，密度函数为 $f(\cdot)$，则 F 的危险函数定义如下：

$$r(t)=\frac{f(t)}{1-F(t)},\ t\geqslant 0$$

通常，我们关心的是：

$$r(t)=\begin{cases}a,\ 0\leqslant t\leqslant\tau\\ b,\ t>\tau\end{cases}\tag{13.1.1}$$

这里 τ 被定义为失效函数的变点或临界值（Threshold）。

本节介绍基于 Bayes 途径和 Informational 途径的变点模型。

13.1.1　Bayes 途径

用随机变量 T_1，T_2，…，T_n 表示取自概率密度函数 $F(\cdot)$ 和密度函数 $f(\cdot)$ 的寿命分布的顺序统计量，样本为 $t_1\leqslant t_2\leqslant\cdots\leqslant t_n$。

Ghosh，Joshi 和 Mukhopadhyay[1] 提出了用于估计变点位置 τ 的贝叶斯途径。

令样本 $\{T_1,\ T_2,\ \cdots,\ T_n\}$ 用 D 表示，$T_0=0$，$T_{n+1}=\infty$。对应于模型（13.1.1），每一个随机变量 T_i 的概率密度函数由下式给出：

$$f_{T_i}(t_i;\ a,\ b,\ \tau)=\begin{cases}a\mathrm{e}^{-at_i},\ 0\leqslant t_i\leqslant\tau\\ b\mathrm{e}^{-bt_i-(a-b)\tau},\ t_i>\tau\end{cases}\tag{13.1.2}$$

其中，$0<b<a<\infty$，$0<\tau<\infty$。

似然函数由下式给出：

$$\begin{aligned}L(a,\ b,\ \tau\,|\,D)&=\prod_{i=1}^{n}f_{T_i}(t_i;\ a,\ b,\ \tau)\\&=a^{R(\tau)}\mathrm{e}^{-aQ(\tau)}b^{n-R(\tau)}\mathrm{e}^{-b(T-Q(\tau))}\end{aligned}$$

这里

$$R(\tau) = \sum_{i=1}^{n} I_{[t_i \leqslant \tau]},\ M(\tau) = \sum_{i=1}^{n} t_i I_{[t_i \leqslant \tau]}$$

$$Q(\tau) = M(\tau) + (n - R(\tau))\tau,\ T = \sum_{i=1}^{n} t_i$$

设置先验分布如下：

$$\pi(a,\ b,\ \tau) = 1/(ab),\ 0 < b < a < \infty,\ 0 < \tau < \infty$$

$(a,\ b,\ \tau)$ 的联合后验分布$\pi(a,\ b,\ \tau|D)$ 如下：

$$\begin{aligned}\pi(a,\ b,\ \tau|D) &\propto L(a,\ b,\ \tau|D)\,\pi(a,\ b,\ \tau) \\ &= a^{R(\tau)-1}\mathrm{e}^{-aQ(\tau)}b^{n-R(\tau)-1}\mathrm{e}^{-b(\tau-Q(\tau))}\end{aligned} \tag{13.1.3}$$

对 $(b,\ \tau)$ 的联合后验分布考虑如下两种情形：

(1) 对 $0<\tau<T_1$。

$(b,\ \tau)$ 的联合后验分布为：

$$\begin{aligned}\pi(b,\tau|D) &= \int_b^{\infty} \pi(a,\ b,\ \tau|D)\mathrm{d}a \\ &\propto \int_b^{\infty} \prod_{i=1}^{n} b\mathrm{e}^{-bt_i-(a-b)\tau}a^{-1}b^{-1}\mathrm{d}a \\ &= \int_b^{\infty} b^n \mathrm{e}^{-b\sum_{i=1}^{n}t_i - an\tau + bn\tau} a^{-1}b^{-1}\mathrm{d}a \\ &= \int_b^{\infty} a^{-1}\mathrm{e}^{-an\tau}b^{n-1}\mathrm{e}^{-b(T-n\tau)}\mathrm{d}a \\ &= b^{n-1}\mathrm{e}^{-b(T-n\tau)}g(b)\end{aligned} \tag{13.1.4}$$

这里 $g(b) = \int_b^{\infty} a^{-1}\mathrm{e}^{-an\tau}\mathrm{d}a$。

(2) 对 $T_i<\tau<T_{i+1}$，$i=1,\ 2,\ \cdots,\ p$。

$(b,\ \tau)$ 的联合后验分布为：

$$\pi(b,\ \tau|D) \propto \int_b^{\infty} a^{R(\tau)-1}\mathrm{e}^{-aQ(\tau)}b^{n-R(\tau)-1}\mathrm{e}^{-b(T-Q(\tau))}\mathrm{d}a = \frac{(i-1)!}{[Q(\tau)]^i}\sum_{j=0}^{i-1}\frac{[Q(\tau)]^j}{j!}b^{n-i+j-1}\mathrm{e}^{-Tb} \tag{13.1.5}$$

对 $T_n \leqslant \tau < \infty$，式 (13.1.5) 的右边为：

$$\frac{(n-1)!}{T^n}\sum_{j=0}^{n-1}\frac{T^j}{j!}b^{j-1}\mathrm{e}^{-Tb} \tag{13.1.6}$$

对式 (13.1.6) 积分，第一项为：

$$\int_0^{\infty} b^{-1}\mathrm{e}^{-Tb}\mathrm{d}b$$

积分发散，因此对 b 做出限制，对正常数 b_0，要求 $0<b_0<b$。基于此限制，由上面得到的 $(b,\ \tau)$ 的联合后验分布$\pi(b,\ \tau|D)$，可得到 τ 的后验密度$\pi(\tau|D)$。分以下三种情形：

情形 1. 当 $0<\tau<T_1$ 时，应用式 (13.1.4)，τ 的后验分布$\pi(\tau|D)$ 由下式给出：

$$\pi(\tau|D) \propto \int_{b_0}^{\infty} b^{n-1}\mathrm{e}^{-b(T-n\tau)}g(b)\mathrm{d}b \tag{13.1.7}$$

注意到由式 (13.1.7) 给出的积分没有封闭形式，τ 的后验仅能通过数值得到。为了

确保这种情形下$\pi(\tau|D)$的存在，文献［1］提出对τ的限制：对于正常数c，$0<c<\tau$。

情形2. 当$T_i<\tau<T_{i+1}(i=1, 2, \cdots, n-1)$时，应用式（13.1.5）可得到$\tau$的后验分布$\pi(\tau|D)$由下式给出：

$$\pi(\tau|D) \propto \int_{b_0}^{\infty} \frac{(i-1)!}{[Q(\tau)]^i} \sum_{j=0}^{i-1} \frac{[Q(\tau)]^j}{j!} b^{n-i+j-1} e^{-Tb} db$$
$$= \frac{(i-1)!}{(Q(\tau))^i} e^{-Tb_0} \sum_{j=0}^{i-1} \left\{ \left[\sum_{k=0}^{n-i+j-1} \frac{(Tb_0)^k}{k!} \right] \frac{(n-i+j-1)!}{j!} \frac{(Q(\tau))^j}{T^{n-i+j}} \right\} \tag{13.1.8}$$

情形3. 当$\tau \geqslant T_n$时，τ的后验分布$\pi(\tau|D)$由下式给出：

$$\pi(\tau|D) \propto \int_{b_0}^{\infty} \frac{(n-1)!}{T^n} \sum_{j=0}^{n-1} \frac{T^j}{j!} b^{j-1} e^{-Tb} db$$
$$= \frac{(n-1)!}{T^n} \left\{ h(b_0) + e^{-Tb_0} \sum_{j=1}^{n-1} \left[\sum_{k=0}^{j-1} \frac{(Tb_0)^k}{k!} \right] \frac{1}{j!} \right\} \tag{13.1.9}$$

这里$h(b_0)=\int_{b_0}^{\infty} b^{-1} e^{-Tb} db$。

由于要求$\pi(\tau|D)$在区间$[T_n, +\infty)$上的稳健性，Ghosh，Joshi和Mukhopadhyay[1]对τ设定了第三个限制：$\tau \leqslant d < \infty$，$d$是固定常数。

基于上面的考虑，参数(a, b, τ)的先验分布完整地重置如下：

$$\pi(a, b, \tau) = 1/(ab), \ 0 < b_0 \leqslant b < a < \infty, \ 0 < c \leqslant \tau \leqslant d < \infty$$

在此先验假设下，后验分布$\pi(\tau|D)$对τ的三种情形分别由式（13.1.7）、式（13.1.8）和式（13.1.9）给出，变点τ的贝叶斯估计可由后验均数或后验众数得到。Ghosh，Joshi和Mukhopadhyay给出了由式（13.1.7）、式（13.1.8）和式（13.1.9）的估计的计算过程，计算过程非常烦琐。

13.1.2 Informational 途径

我们关心的假设问题是：

$$H_0: \tau = 0$$
$$H_1: \tau > 0$$

下面介绍由Chen和Guput[2]提出的使用SIC原理的模型选择方法。

假设寿命随机变点τ具有式（13.1.2）的危险函数，则τ的概率密度函数为：

$$f(t) = \begin{cases} a\exp(-at), & 0 \leqslant t \leqslant \tau \\ b\exp[-a\tau - b(t-\tau)], & \tau < t < \infty \end{cases} \tag{13.1.10}$$

由于随机变量T_1，T_2，…，T_n是来自寿命分布函数（13.1.2），其顺序统计量用$T_{(1)} \leqslant T_{(2)} \leqslant \cdots \leqslant T_{(n)}$表示。令$\tau_0$是满足$T_{(k)} \leqslant \tau_0 \leqslant T_{(k+1)}$中的某点，$k=1, 2, \cdots, n$。

a，b，k的似然函数由下式给出：

$$
\begin{aligned}
L(a,b,k) &= L(a,b,k \mid t_{(1)}, t_{(2)}, \cdots, t_{(n)}) \\
&= f_{T_{(1)}, T_{(2)}, \cdots, T_{(n)}}(t_{(1)}, (t_{(2)}, \cdots, t_{(n)}) \\
&= n!\left[\prod_{i=1}^{k} f(t_{(i)}) \prod_{j=k+1}^{n} f(t_{(j)})\right] \\
&= n!a^k \exp\left[-a\sum_{i=1}^{k} t_{(i)}\right] b^{n-k} \exp\left[-(n-k)a\tau_0 - b\sum_{j=k+1}^{n}(t_{(i)}-\tau_0)\right]
\end{aligned}
$$

这里 $t_{(1)}$，$t_{(2)}$，…，$t_{(n)}$ 是顺序统计量 $T_{(1)} \leqslant T_{(2)} \leqslant \cdots \leqslant T_{(n)}$ 的实际样本（Sample realizations）。其对数似然函数为：

$$
\begin{aligned}
l(a,b,k) &= \ln L(a,b,k) \\
&= \ln n! + k\ln a - a\left[\sum_{i=1}^{k} t_{(i)} + (n-k)\tau_0\right] + \\
&\quad (n-k)\ln b - b\left[\sum_{j=k+1}^{n} t_{(i)} - (n-k)\tau_0\right]
\end{aligned}
$$

对每一个 k，可得到 a、b 的最大似然估计分别为：

$$
\hat{a} = k\Big/\left[(n-k)\tau_0 + \sum_{i=1}^{k} t_{(i)}\right],\ \hat{b} = (n-k)\Big/\left[\sum_{j=k+1}^{n} t_{(j)} - (n-k)\tau_0\right]
$$

定义变点危险函数模型的 SIC 为：

$$
\begin{aligned}
SIC(k,\tau_0) &= -2l(\hat{a},\hat{b},k) + 3\ln n \\
&= -2(n-k)\ln\left\{(n-k)\Big/\left[\sum_{j=k+1}^{n} t_{(j)} - (n-k)\tau_0\right]\right\} - \\
&\quad 2k\ln\left\{k\Big/\left[\sum_{i=1}^{k} t_{(i)} + (n-k)\tau_0\right]\right\} - 2\ln n! + 2n + 3\ln n
\end{aligned}
$$

过程的下一步是找到 $\hat{k}$：

$$
SIC(\hat{k},\tau_0) = \min_{1\leqslant k\leqslant n-1} SIC(k,\tau_0) \tag{13.1.11}
$$

则危险函数的真实变点 τ 由下式估计：

$$
\hat{\tau} = \left[\hat{k}\sum_{j=\hat{k}+1}^{n} t_{(j)} - (n-\hat{k})\sum_{i=1}^{\hat{k}} t_{(i)}\right]\Big/\left[n(n-\hat{k})\right] \tag{13.1.12}
$$

当 $\tau=\hat{\tau}$ 时，$SIC(\hat{k},\tau)$ 最小化。式（13.1.12）由 $\left.\dfrac{\partial SIC(\hat{k},\tau_0)}{\partial \tau_0}\right|_{\tau_0=\hat{\tau}}=0$ 解得。

τ_0 的三个选择建议如下：

$$
\tau_{01} = t_{(k)},\ \tau_{02} = (t_{(k)} + t_{(k+1)})/2,\ \tau_{03} = 0.618t_{(k)} + 0.382t_{(k+1)}
$$

13.2 Cox 风险模型变点估计的计算方法

Cox 比例风险模型的形式如下：

$$
\lambda(t;\boldsymbol{Z}) = \lambda_0(t)\exp\{[\boldsymbol{\beta} + \boldsymbol{\theta}I(t\leqslant\tau)]\boldsymbol{Z}\} \tag{13.2.1}
$$

其中，$\lambda_0(t)$ 是未确定的基础危险函数，$\tau>0$ 是变点参数，$\boldsymbol{\beta}\in\mathbf{R}^k$ 是回归系数向量，

$\boldsymbol{\theta} \in \mathbf{R}^k$ 表示变化效应，$\mathbf{Z} \in \mathbf{R}^k$ 是协变量向量。

令 n 是临床试验中的观察个体，第 i 个个体的随机失效时间为 $\tilde{T}_i$，截尾时间为 C_i。第 i 个个体的失效时间包括两个成分 T_i 和 δ_i，其中 $T_i = \min(\tilde{T}_i, C_i)$，$\delta_i = I(\tilde{T}_i \leqslant C_i)$，假如观察到失效时间，则 $\delta_i = 1$，否则 $\delta_i = 0$。

式（13.2.1）中的危险函数可表达为：

$$\lambda(t;\mathbf{Z}) = \lambda_0(t)\exp[(\boldsymbol{\beta}+\boldsymbol{\theta})\mathbf{Z}]I(t \leqslant \tau) + \lambda_0(t)\exp[\boldsymbol{\beta}\mathbf{Z}]I(t > \tau) \tag{13.2.2}$$

相应的密度函数为：

$$\begin{aligned} f(t;\mathbf{Z}) = &\{\lambda_0(t)\exp[(\boldsymbol{\beta}+\boldsymbol{\theta})\mathbf{Z}]\exp(-t\lambda_0(t)\exp[(\boldsymbol{\beta}+\boldsymbol{\theta})\mathbf{Z}]\}I(t \leqslant \tau) + \\ &\{\lambda_0(t)\exp[\boldsymbol{\beta}\mathbf{Z}]\exp(-\tau\lambda_0(t)\exp[(\boldsymbol{\beta}+\boldsymbol{\theta})\mathbf{Z}] - \\ &(t-\tau)\lambda_0(t)\exp(\boldsymbol{\beta}\mathbf{Z}))\}I(t > \tau) \end{aligned} \tag{13.2.3}$$

由式（13.2.2）和式（13.2.3），则生存函数为：

$$\begin{aligned} S(t;\mathbf{Z}) = &\exp\{-t\lambda_0(t)\exp[(\boldsymbol{\beta}+\boldsymbol{\theta})\mathbf{Z}]\}I(t \leqslant \tau) + \\ &\exp\{-\tau\lambda_0(t)\exp[(\boldsymbol{\beta}+\boldsymbol{\theta})\mathbf{Z}] - (t-\tau)\lambda_0(t)\exp(\boldsymbol{\beta}\mathbf{Z})\}I(t > \tau) \end{aligned} \tag{13.2.4}$$

考虑数据的截尾是独立的，基于式（13.2.3）的对数似然函数为：

$$\begin{aligned} l(\boldsymbol{\theta},\boldsymbol{\beta}) = &\sum_{i=1}^{n}\{\delta_i \ln\lambda_0(t_i) + \delta_i(\boldsymbol{\beta}+\boldsymbol{\theta})\mathbf{Z}_i - t_i\lambda_0(t_i)\exp[(\boldsymbol{\beta}+\boldsymbol{\theta})\mathbf{Z}_i]\}I(t_i \leqslant \tau) + \\ &\sum_{i=1}^{n}\{\delta_i \ln\lambda_0(t_i) + \delta_i\boldsymbol{\beta}\mathbf{Z}_i - \tau\lambda_0(t_i)\exp[(\boldsymbol{\beta}+\boldsymbol{\theta})\mathbf{Z}_i] - \\ &(t_i-\tau)\lambda_0(t_i)\exp(\boldsymbol{\beta}\mathbf{Z}_i)\}I(t_i > \tau) \end{aligned} \tag{13.2.5}$$

对于式（13.2.5）的似然函数，对给定的 τ 值，当 $k=1$，$\mathbf{Z} \in \mathbf{R}$ 时，可得到得分方程为：

$$\begin{aligned} \frac{\partial l(\theta,\beta)}{\partial\theta} = &\sum_{i=1}^{n}\{\delta_i z_i - t_i\lambda_0(t_i)z_i\exp[(\beta+\theta)z_i]\}I(t_i \leqslant \tau) - \\ &\sum_{i=1}^{n}\tau\lambda_0(t_i)z_i\exp[(\beta+\theta)z_i]I(t_i > \tau) = 0 \end{aligned} \tag{13.2.6}$$

$$\begin{aligned} \frac{\partial l(\theta,\beta)}{\partial\beta} = &\sum_{i=1}^{n}\{\delta_i z_i - t_i\lambda_0(t_i)z_i\exp[(\beta+\theta)z_i]\}I(t_i \leqslant \tau) + \\ &\sum_{i=1}^{n}\{\delta_i z_i - \tau\lambda_0(t_i)z_i\exp[(\beta+\theta)z_i] - \\ &(t_i-\tau)\lambda_0(t_i)z_i\exp(\beta z_i)\}I(t_i > \tau) = 0 \end{aligned} \tag{13.2.7}$$

通常情况下，得分方程（13.2.6）和（13.2.7）可通过数值方法求解。

下面介绍变点的估计方法[3]。

观察失效时间排序为 $t_{(1)} < t_{(2)} < \cdots < t_{(n)}$，对每一个给定的 τ，可以证明：式（13.2.3)的密度的均值 μ 为：

$$\mu = [1 + (e^{\theta} - 1)e^{-\alpha\tau}]/\alpha \tag{13.2.8}$$

其中，$\lambda(t)=\lambda_0$，$\alpha=\lambda_0 e^{\theta+\beta}$。$\mu$ 是参数β、θ 和τ 的函数。令 $\tilde{\mu} = \frac{1}{n}\sum_{i=1}^{n} t_i$，则根据参数估计的矩法，$\tau$ 的估计 $\tilde{\tau}$ 使下列随机方程成立：

$$Q(\tilde{\tau}) = \hat{\alpha}\tilde{\mu} - 1 - (e^{\hat{\theta}} - 1)e^{-\hat{\alpha}\tilde{\tau}} = 0 \tag{13.2.9}$$

其中，θ 和β 的最大似然估计分别为$\hat{\theta}$、$\hat{\beta}$，以及 $\hat{\alpha}=\lambda_0 e^{\hat{\theta}+\hat{\beta}}$依赖于$\tau$。注意到，$\tau$ 属于区间 $[t_{(2)}, t_{(n-1)}]$。对每个样本 $t_{(i)}$，可得到 $Q(t_{(i)})$。通过模拟可得到 τ 的估计是 $t_{(j)}$，满足 $Q(t_{(j)}) = \min\limits_{2\leqslant i\leqslant n-1} \{Q(t_{(i)})\}$。

Arenas，Villasenor 和 Palmeros 等[3]还应用 Monte Carlo 模拟，按照均方误差估计了对 τ 的估计量的准确性；同时分析了来自英国和爱尔兰的慢性肉芽肿病患者随机进行安慰剂对照试验和伽玛干扰素干预的临床资料，响应变量是首次感染的时间（天），协变量是治疗/对照。应用 Cox 比例风险模型，检测到变点在 274，最大似然估计分别为 $\hat{\theta}=0.42$，$\hat{\beta}=-6.8$。

13.3 Cox 回归模型的最大得分检验和 Wald 检验

考虑一个观察对象为 n 的临床试验。令 T_i 表示失效时间，C_i 表示截尾时间，$\delta_i = I(T_i \leqslant C_i)$是截尾信号（Censoring indicator），$Y_i = \min(T_i, C_i)$是第 i 个观察对象的被观察事件的时间（$i=1, 2, \cdots, n$）。令$\boldsymbol{Z}_i(t)$是 p 维时依协变量向量；U_i 是与时间独立的单变量，是 Z_i 的元素；$\boldsymbol{Z}_i(t)$对响应变量的影响依靠U 中的某个变点U_i；$\boldsymbol{W}_i(t)$是q 维的时依协变量向量，其不受 U_i 影响，与对数风险函数线性关联。假设 C_i 在给定$\boldsymbol{Z}_i(t)$、U_i 和$\boldsymbol{W}_i(t)$下与 T_i 独立，则（Y_i，$\boldsymbol{Z}_i(t)$，U_i，$\boldsymbol{W}_i(t)$，δ_i）（$i=1, 2, \cdots, n$）构成了样本含量为 n 的一个随机样本。

考虑条件风险函数下的 Cox 模型：

$$\lambda(t|\boldsymbol{Z}(t), U, \boldsymbol{W}(t)) = \lambda_0(t)\exp\{\boldsymbol{\nu}^{\mathrm{T}}\boldsymbol{W}(t) + [\boldsymbol{\beta}^{\mathrm{T}} + \boldsymbol{\alpha}^{\mathrm{T}} I(U \geqslant \eta)]\boldsymbol{Z}(t)\} \tag{13.3.1}$$

这里 $\boldsymbol{\beta}$、$\boldsymbol{\alpha}$ 和 $\boldsymbol{\nu}$ 分别是回归参数的 p 维、p 维和 q 维向量，η 是未知的变点参数，取决于依赖数据的 **R** 紧子集 $\boldsymbol{B}$。特别地，$\boldsymbol{\beta}$ 表示 $\boldsymbol{Z}(t)$ 遍及 $\boldsymbol{B}$ 的基线效应，$\boldsymbol{\alpha}$ 表示对 U 超过 η 时 $\boldsymbol{Z}(t)$ 的附加效应，$\boldsymbol{\nu}$ 描述 $\boldsymbol{W}(t)$ 在对数风险函数下的常数线性效应。下面给出检验变点效应存在与否的无效假设和备择假设：

$$\begin{aligned} &H_0: \boldsymbol{\alpha} = 0 \text{ 对任意 } \boldsymbol{\eta} \in \boldsymbol{B} \\ &H_1: \boldsymbol{\alpha} \neq 0 \text{ 对某些 } \boldsymbol{\eta} \in \boldsymbol{B} \end{aligned} \tag{13.3.2}$$

为了简化，将模型（13.3.1）改写为：

$$\lambda(t|\boldsymbol{Z}(t), U, \boldsymbol{W}(t)) = \lambda_0(t)\exp[\boldsymbol{\theta}^{*\mathrm{T}} \boldsymbol{Z}^*(t;\eta)] \tag{13.3.3}$$

这里$\boldsymbol{\theta}^* = (\boldsymbol{\theta}^{\mathrm{T}}, \boldsymbol{\alpha}^{\mathrm{T}})^{\mathrm{T}}$，$\boldsymbol{Z}^*(t; \boldsymbol{\eta}) = (\boldsymbol{Z}^*(t)^{\mathrm{T}}, \boldsymbol{X}(t; \eta)^{\mathrm{T}})^{\mathrm{T}}$，$\boldsymbol{\theta} = (\boldsymbol{\beta}^{\mathrm{T}}, \boldsymbol{\nu}^{\mathrm{T}})^{\mathrm{T}}$，$\boldsymbol{Z}^*(t) = (\boldsymbol{Z}(t)^{\mathrm{T}}, \boldsymbol{W}(t)^{\mathrm{T}})^{\mathrm{T}}$，$\boldsymbol{X}(t; \eta) = I(U \geqslant \eta)\boldsymbol{Z}'(t)$。令 $N_i(t) = I(Y_i \leqslant t, \delta_i = 1)$，$t \geqslant 0$，$R_i(t) = I(Y_i \geqslant t)$ 是第 i 个个体在时间t 的危险集指示函数（Indicator）。我们限制统计推

断在时间区间 [0，τ]，其中 $\tau=\max(Y_i)$ 或者是观察期间的结束。基于观察样本，对 $\boldsymbol{\theta}^*$ 的偏似然函数采用如下形式：

$$L(\eta,\boldsymbol{\theta}^*)=\prod_{i=1}^{n}\int_0^\tau \frac{\exp[\boldsymbol{\theta}^{*\mathrm{T}}\boldsymbol{Z}_i^*(t;\eta)]}{\sum_{j=1}^{n}R_j(t)\exp[\boldsymbol{\theta}^{*\mathrm{T}}\boldsymbol{Z}_j^*(t;\eta)]}\mathrm{d}N_i(t) \tag{13.3.4}$$

下面介绍用来检验式（13.3.2）的无效假设的最大得分型统计量和最大 Wald 统计量。

13.3.1 最大得分型检验统计量

我们注意到在无效假设下，变点参数 η 是不可识别的，但可通过求解下列偏似然得分函数得到 $\boldsymbol{\theta}$ 的估计 $\hat{\boldsymbol{\theta}}$，有

$$\boldsymbol{G}_n(\boldsymbol{\theta})=\frac{1}{\sqrt{n}}\sum_{i=1}^{n}\int_0^\tau[\boldsymbol{Z}_i^*(t)-\bar{\boldsymbol{Z}}(t;\boldsymbol{\theta})]\mathrm{d}N_i(t)=0 \tag{13.3.5}$$

其中，$\bar{\boldsymbol{Z}}(t;\boldsymbol{\theta})=\boldsymbol{S}^{(1)}(t;\boldsymbol{\theta})/S^{(0)}(t;\boldsymbol{\theta})$，而

$$\boldsymbol{S}^{(k)}(t;\boldsymbol{\theta})=\frac{1}{n}\sum_{j=1}^{n}R_j(t)\boldsymbol{Z}_i^{*\otimes k}(t)\exp[\boldsymbol{\theta}^{\mathrm{T}}\boldsymbol{Z}_i^*(t)],\ k=0,1,2$$

这里 $\boldsymbol{Z}_i^{*\otimes 0}(t)=1$，$\boldsymbol{Z}_i^{*\otimes 1}(t)=\boldsymbol{Z}_i^*(t)$，$\boldsymbol{Z}_i^{*\otimes 2}(t)=\boldsymbol{Z}_i^*(t)\boldsymbol{Z}_i^*(t)^{\mathrm{T}}$。

对固定的 η 值，对无效假设 H_0：$\boldsymbol{\alpha}=0$，构建局部得分型统计量如下：

$$\boldsymbol{G}_n^*(\boldsymbol{\eta},\hat{\boldsymbol{\theta}})=\frac{1}{\sqrt{n}}\sum_{i=1}^{n}\int_0^\tau[\boldsymbol{X}_i(t;\eta)-\bar{\boldsymbol{X}}(t;\eta,\hat{\boldsymbol{\theta}})]\mathrm{d}N_i(t) \tag{13.3.6}$$

这里 $X_i(t;\eta)=I(U_i\geqslant\eta)Z_i(t)$，$\bar{X}(t;\eta,\hat{\boldsymbol{\theta}})=\bar{\boldsymbol{S}}^{(1)}(t;\eta,\boldsymbol{\theta})/\bar{\boldsymbol{S}}^{(0)}(t;\boldsymbol{\theta})$，而

$$\bar{\boldsymbol{S}}^{(1)}(t;\eta,\boldsymbol{\theta})=\frac{1}{n}\sum_{i=1}^{n}R_i(t)X_i(t;\eta)\exp[\boldsymbol{\theta}^{\mathrm{T}}\boldsymbol{Z}_i^*(t)]$$

为了检测未知变点的存在与否，搜遍所有可能的 $\eta\in\boldsymbol{B}$，定义在无效假设下，极大得分检验统计量为：

$$TS_n=\sup_{\eta\in\boldsymbol{B}}||\boldsymbol{G}_n^*(\eta,\hat{\boldsymbol{\theta}})||$$

这里 $||\cdot||$ 是欧几里得范数。

极大正态化得分检验统计量定义为：

$$TNS_n=\sup_{\eta\in\boldsymbol{B}}\{\boldsymbol{G}_n^*(\eta,\hat{\boldsymbol{\theta}})^{\mathrm{T}}[\bar{\boldsymbol{\Sigma}}^*(\eta,\eta)-\bar{\boldsymbol{\Sigma}}(\eta)\boldsymbol{\Sigma}^{-1}\bar{\boldsymbol{\Sigma}}(\eta)^{\mathrm{T}}]^{-1}\boldsymbol{G}_n^*(\eta,\hat{\boldsymbol{\theta}})\}$$

这里 $\bar{\boldsymbol{\Sigma}}^*(\eta,\eta)-\bar{\boldsymbol{\Sigma}}(\eta)\boldsymbol{\Sigma}^{-1}\bar{\boldsymbol{\Sigma}}(\eta)^{\mathrm{T}}$ 是 $\boldsymbol{G}_n^*(\eta,\hat{\boldsymbol{\theta}})$ 的限制性（Limiting）方差协方差矩阵，在 TNS_n 中的限制性方差 $\bar{\boldsymbol{\Sigma}}^*(\eta,\eta)-\bar{\boldsymbol{\Sigma}}(\eta)\boldsymbol{\Sigma}^{-1}\bar{\boldsymbol{\Sigma}}(\eta)^{\mathrm{T}}$ 能由 $\bar{\boldsymbol{\Omega}}_n^*(\eta,\hat{\boldsymbol{\theta}})-\bar{\boldsymbol{\Omega}}_n(\eta,\hat{\boldsymbol{\theta}})\boldsymbol{\Omega}_n^{-1}(\hat{\boldsymbol{\theta}})\bar{\boldsymbol{\Omega}}_n(\eta,\hat{\boldsymbol{\theta}})^{\mathrm{T}}$ 相合地估计。其中

$$\boldsymbol{\Omega}_n(\boldsymbol{\theta})=\frac{1}{n}\sum_{i=1}^{n}\int_0^\tau\left[\frac{\boldsymbol{S}^{(2)}(t,\boldsymbol{\theta})}{\boldsymbol{S}^{(0)}(t,\boldsymbol{\theta})}-\bar{\boldsymbol{Z}}(t,\boldsymbol{\theta})^{\otimes 2}\right]\mathrm{d}N_i(t)$$

$$\bar{\boldsymbol{\Omega}}_n(\eta,\boldsymbol{\theta})=\frac{1}{n}\sum_{i=1}^{n}\int_0^\tau\left[\frac{\bar{\boldsymbol{S}}^{(2)}(t,\eta,\boldsymbol{\theta})}{\boldsymbol{S}^{(0)}(t,\boldsymbol{\theta})}-\frac{\bar{\boldsymbol{S}}^{(1)}(t;\eta,\boldsymbol{\theta})[\boldsymbol{S}^{(1)}(t,\boldsymbol{\theta})]^{\mathrm{T}}}{[\boldsymbol{S}^{(0)}(t,\boldsymbol{\theta})]^2}\right]\mathrm{d}N_i(t)$$

$$\bar{\boldsymbol{\Omega}}_n^*(\eta,\boldsymbol{\theta})=\frac{1}{n}\sum_{i=1}^{n}\int_0^\tau\left[\frac{\bar{\boldsymbol{S}}^{(2)}(t;\eta,\eta,\boldsymbol{\theta})}{\boldsymbol{S}^{(0)}(t,\boldsymbol{\theta})}-\frac{[\bar{\boldsymbol{S}}^{(1)}(t;\eta,\boldsymbol{\theta})]^{\otimes 2}}{[\boldsymbol{S}^{(0)}(t,\boldsymbol{\theta})]^2}\right]\mathrm{d}N_i(t)$$

且

$$\bar{\boldsymbol{S}}^{(2)}(t;\eta,\boldsymbol{\theta})=\frac{1}{n}\sum_{i=1}^{n}R_i(t)\boldsymbol{X}_i(t;\eta)\boldsymbol{Z}_i(t)^{\mathrm{T}}\exp[\boldsymbol{\theta}^{\mathrm{T}}\boldsymbol{Z}_i^*(t)]$$

$$\bar{\boldsymbol{S}}^{(2)}(t;\eta,\eta',\boldsymbol{\theta})=\frac{1}{n}\sum_{i=1}^{n}R_i(t)\boldsymbol{X}_i(t;\eta)\boldsymbol{X}_i(t;\eta')^{\mathrm{T}}\exp[\boldsymbol{\theta}^{\mathrm{T}}\boldsymbol{Z}_i^*(t)]$$

13.3.1.1 最大得分检验统计量的渐近性质[4,5]

用 $\boldsymbol{\beta}_0$、$\boldsymbol{\alpha}_0$、$\boldsymbol{v}_0$ 和 η_0 分别表示各自参数的真实值。令 $\boldsymbol{\theta}_0=(\boldsymbol{\beta}_0^{\mathrm{T}},\boldsymbol{v}_0^{\mathrm{T}})^{\mathrm{T}}$，$\boldsymbol{\theta}_0^*=(\boldsymbol{\theta}_0^{\mathrm{T}},\boldsymbol{\alpha}_0^{\mathrm{T}})^{\mathrm{T}}$，在一定正则条件和无效假设 H_0 下，有

$$TS_n \text{ 弱收敛于} \sup_{\eta\in\boldsymbol{B}}||\boldsymbol{G}_n^*(\eta)||,\ n\to\infty$$

其中，$\boldsymbol{G}_n^*(\eta)$是均值为零，协方差函数为$\bar{\boldsymbol{\Sigma}}^*(\eta,\eta)-\bar{\boldsymbol{\Sigma}}(\eta)\boldsymbol{\Sigma}^{-1}\bar{\boldsymbol{\Sigma}}(\eta)^{\mathrm{T}}$ 的高斯过程，$\bar{\boldsymbol{\Sigma}}^*(\eta,\eta)=\lim\limits_{n\to\infty}\bar{\boldsymbol{\Omega}}_n^*(\eta,\boldsymbol{\theta}_0)$，$\boldsymbol{\Sigma}=\lim\limits_{n\to\infty}\boldsymbol{\Omega}_n(\boldsymbol{\theta}_0)$，$\bar{\boldsymbol{\Sigma}}(\eta)=\lim\limits_{n\to\infty}\bar{\boldsymbol{\Omega}}_n(\eta,\boldsymbol{\theta}_0)$。

在备择假设模型

$$\lambda(t|\boldsymbol{Z}(t),U,\boldsymbol{W}(t))=\lambda_0(t)\exp\{\boldsymbol{v}^{\mathrm{T}}\boldsymbol{W}(t)+[\boldsymbol{\beta}^{\mathrm{T}}+n^{-1/2}\boldsymbol{\alpha}^{\mathrm{T}}\boldsymbol{I}(U\geqslant\eta)]\boldsymbol{Z}(t)\}\tag{13.3.7}$$

下，最大得分统计量为：

$$TS_n \text{ 弱收敛于} \sup_{\eta\in\boldsymbol{B}}||\boldsymbol{G}_n^*(\eta)+Q(\eta,\alpha_0)||,\ n\to\infty$$

这里$\boldsymbol{Q}(\eta,\alpha_0)=-\bar{\boldsymbol{\Sigma}}(\eta)\boldsymbol{\Sigma}^{-1}\bar{\boldsymbol{\Sigma}}(\eta_0)^{\mathrm{T}}\alpha_0+\bar{\boldsymbol{\Sigma}}^*(\eta,\eta_0)\alpha_0$。

在 H_0 下，对所有 η 有 $\alpha_0=0$，$\boldsymbol{Q}(\eta,\alpha_0)=0$。然而在 H_1 下，$\boldsymbol{Q}(\eta,\alpha_0)$ 不是 η 的非零函数。因此，这里介绍的检验统计量能区分无效假设和备择假设。

在一定的正则条件下，在备择假设模型

$$\lambda(t|\boldsymbol{Z}(t),U,\boldsymbol{W}(t))=\lambda_0(t)\exp\{\boldsymbol{v}^{\mathrm{T}}\boldsymbol{W}(t)+[\boldsymbol{\beta}^{\mathrm{T}}+n^{-1/2}a_n\boldsymbol{\alpha}^{\mathrm{T}}\boldsymbol{I}(U\geqslant\eta)]\boldsymbol{Z}(t)\}$$

下，假如 $a_n=0(n^{1/2})\to\infty$，则对所有 $x>0$，有$\lim\limits_{n\to\infty}P(||TS_n||\geqslant x)=1$。

13.3.1.2 Monte Carlo 途径下的界值确定

在实际应用中，$\boldsymbol{B}$ 包括了变点变量 U_i（$i=1,2,\cdots,n$）的所有值。定义 $\boldsymbol{l}_i(\eta,\hat{\boldsymbol{\theta}})$ 为：

$$\int_0^{\tau}[X_i(t,\eta)-\bar{X}(t,\eta,\hat{\boldsymbol{\theta}})]\mathrm{d}\hat{M}_i(t)-\bar{\boldsymbol{\Omega}}_n(\eta,\hat{\boldsymbol{\theta}})\boldsymbol{\Omega}_n^{-1}(\hat{\boldsymbol{\theta}})\int_0^{\tau}[Z_i^*(t)-\bar{Z}(t,\hat{\boldsymbol{\theta}})]\mathrm{d}\hat{M}_i(t)$$

其中，$\hat{M}_i(t)=N_i(t)-\int_0^t R_i(u)\hat{\lambda}_0(u)\exp[\hat{\boldsymbol{\theta}}^{\mathrm{T}}Z_i^*(u)]\mathrm{d}u$。算法总结如下：

(1) 产生 M 个独立的标准正态分布变量集合，即 $e_i^{(j)}$（$i=1,2,\cdots,n$；$j=1,2,\cdots,M$）。M 是充分大的数，比如 $M=10000$。

(2) 对 $j=1,2,\cdots,M$，且对任何 $\eta\in\boldsymbol{B}$，计算 $\boldsymbol{L}_n^{(j)}(\eta,\hat{\boldsymbol{\theta}})=\dfrac{1}{\sqrt{n}}\sum\limits_{i=1}^{n}\boldsymbol{l}_i(\eta,\hat{\boldsymbol{\theta}})e_i^{(j)}$，$\boldsymbol{L}_n^{(j)}(\eta,\hat{\boldsymbol{\theta}})$ 服从于与$\boldsymbol{G}_n^*(\eta)$ 相同的极限分布。基于 $e_i^{(j)}$（$i=1,2,\cdots,n$；$j=1,2,\cdots,M$）计算最大得分统计量$\sup\limits_{\eta\in\boldsymbol{B}}||\boldsymbol{L}_n^{(j)}(\eta,\hat{\boldsymbol{\theta}})||$和最大正则化得分统计量：

$$\sup_{\eta\in\boldsymbol{B}}\{\boldsymbol{L}_n^{(j)}(\eta,\hat{\boldsymbol{\theta}})^{\mathrm{T}}[\bar{\boldsymbol{\Omega}}_n^*(\eta,\hat{\boldsymbol{\theta}})-\bar{\boldsymbol{\Omega}}_n(\eta,\hat{\boldsymbol{\theta}})\boldsymbol{\Omega}_n^{-1}(\hat{\boldsymbol{\theta}})\bar{\boldsymbol{\Omega}}_n(\eta,\hat{\boldsymbol{\theta}})^{\mathrm{T}}]^{-1}\boldsymbol{L}_n^{(j)}(\eta,\hat{\boldsymbol{\theta}})\}$$

(3) 对两个统计量，M 个重复抽样的统计量的经验第 $100(1-c_0)$ 百分位数提供了在检验水准 c_0 的界值。

13.3.2 最大 Wald 检验

基于式（13.3.4）的偏似然函数，相应的得分函数 $D_n(\eta, \boldsymbol{\theta}^*)$ 由下式给出：

$$D_n(\eta, \boldsymbol{\theta}^*) = \frac{1}{\sqrt{n}}\sum_{i=1}^{n}\int_0^{\tau}[Z_i^*(t; \eta) - \bar{Z}^*(t; \eta, \boldsymbol{\theta}^*)]\mathrm{d}N_i(t) \qquad (13.3.8)$$

其中，$\bar{Z}^*(t; \eta, \boldsymbol{\theta}^*) = S^{*(1)}(t; \eta, \boldsymbol{\theta}^*) / S^{*(0)}(t; \eta, \boldsymbol{\theta}^*)$，而

$$S^{*(k)}(t; \eta, \boldsymbol{\theta}^*) = \frac{1}{n}\sum_{j=1}^{n}R_j(t)Z_i^{*\otimes k}(t, \eta)\exp[\boldsymbol{\theta}^{*\mathrm{T}}Z_i^*(t; \eta)], k = 0, 1$$

对固定 η 值，求解式（13.3.8）的得分函数即能得到$\tilde{\boldsymbol{\theta}}^*(\eta)$。为了简化，省略在下式中$\tilde{\boldsymbol{\theta}}^*(\eta)$ 的 η，则用于检验无效假设 $\alpha=0$ 的 Wald 统计量为：

$$TW_n(\eta) = \tilde{\boldsymbol{\theta}}^{*\mathrm{T}}\boldsymbol{Q}^{\mathrm{T}}[\boldsymbol{QI}(\eta, \tilde{\boldsymbol{\theta}}^*)^{-1}\boldsymbol{Q}^{\mathrm{T}}]^{-1}\boldsymbol{Q}\tilde{\boldsymbol{\theta}}^*$$

这里 $\boldsymbol{Q}=(\boldsymbol{0}, \boldsymbol{I}_p)$ 是设计矩阵，$\boldsymbol{I}(\eta, \tilde{\boldsymbol{\theta}}^*)$ 是模型（13.3.3）中给定$\tilde{\boldsymbol{\theta}}^*$，固定 η 而评估的信息矩阵（Information matrix）。

搜遍所有可能的 $\eta\in\boldsymbol{B}$，选取 $TW_n(\eta)$ 的上确界，则可得最大 Wald 统计量为：

$$TW_n = \sup_{\eta\in\boldsymbol{B}}TW_n(\eta)$$

下面介绍最大 Wald 统计量的极限性质，以及界值的确定。

在 H_0 和一定正则条件下，有

$$TW_n \text{ 弱收敛于} \sup_{\eta\in\boldsymbol{B}}\frac{1}{n}[\boldsymbol{D}_n^*(\eta)^{\mathrm{T}}\boldsymbol{\Pi}^{-1}\boldsymbol{Q}^{\mathrm{T}}][\boldsymbol{QI}(\eta, \hat{\boldsymbol{\theta}}^*)^{-1}\boldsymbol{Q}^{\mathrm{T}}]^{-1}[\boldsymbol{Q\Pi}^{-1}\boldsymbol{D}_n^*(\eta)], n\to\infty$$

这里$\boldsymbol{D}_n^*(\eta)$ 的均值为 0，方差协方差阵为

$$\boldsymbol{\Pi} = \begin{bmatrix}\boldsymbol{\Sigma} & \bar{\boldsymbol{\Sigma}}(\eta)^{\mathrm{T}} \\ \bar{\boldsymbol{\Sigma}}(\eta) & \bar{\boldsymbol{\Sigma}}^*(\eta, \eta)\end{bmatrix}$$

对固定的 η，$\boldsymbol{\Pi}$ 的相合估计由下式得到：

$$\hat{\boldsymbol{\Pi}} = \begin{bmatrix}\boldsymbol{\Omega}_n(\tilde{\boldsymbol{\theta}}^*) & \bar{\boldsymbol{\Omega}}_n(\eta, \tilde{\boldsymbol{\theta}}^*)^{\mathrm{T}} \\ \bar{\boldsymbol{\Omega}}_n(\eta, \tilde{\boldsymbol{\theta}}^*) & \bar{\boldsymbol{\Omega}}_n^*(\eta, \tilde{\boldsymbol{\theta}}^*)\end{bmatrix}$$

定义 $\boldsymbol{l}_i^*(\eta, \tilde{\boldsymbol{\theta}}^*)$ 为：

$$\int_0^{\tau}[Z_i^*(t, \eta) - \bar{Z}^*(t; \eta, \tilde{\boldsymbol{\theta}}^*)]\mathrm{d}\dot{M}_i(t)$$

其中，$\dot{M}_i(t) = N_i(t) - \int_0^t R_i(u)\hat{\lambda}_0(u)\exp[\hat{\boldsymbol{\theta}}^{\mathrm{T}}Z_i^*(u)]\mathrm{d}u$。可通过 Monte Carlo 方法，在无效假设下，得到最大 Wald 统计量的近似渐近界值。算法总结如下：

(1) 产生 M 个独立的标准正态分布变量集合，即 $e_i^{(j)}$（$i=1, 2, \cdots, n$；$j=1, 2, \cdots, M$）。M 是充分大的数，比如 $M=10000$。

(2) 对 $j=1, 2, \cdots, M$，且对任何 $\eta\in\boldsymbol{B}$，计算 $\boldsymbol{L}_n^{*(j)}(\eta, \tilde{\boldsymbol{\theta}}) = \frac{1}{\sqrt{n}}\sum_{i=1}^{n}\boldsymbol{l}_i^*(\eta, \tilde{\boldsymbol{\theta}}^*)$

e_i^j，$\boldsymbol{L}_n^{*(j)}(\eta, \widetilde{\boldsymbol{\theta}})$ 服从于与$\boldsymbol{D}_n(\eta, \widetilde{\boldsymbol{\theta}}^*)$ 相同的极限分布。基于 $e_i^{(j)}(i=1, 2, \cdots, n; j=1, 2, \cdots, M)$ 计算统计量：

$$\sup_{\eta\in\boldsymbol{B}}(1/n)[\boldsymbol{L}_n^{*(j)}(\eta, \widetilde{\boldsymbol{\theta}}^*)^{\mathrm{T}}\hat{\boldsymbol{\Pi}}^{-1}\boldsymbol{Q}^{\mathrm{T}}][\boldsymbol{QI}(\eta, \widetilde{\boldsymbol{\theta}}^*)^{-1}\boldsymbol{Q}^{\mathrm{T}}]^{-1}[\boldsymbol{Q}\hat{\boldsymbol{\Pi}}^{-1}\boldsymbol{L}_n^{*(j)}(\eta, \widetilde{\boldsymbol{\theta}}^*)]$$

（3）M 个重复抽样的统计量的经验第 $100(1-c_0)$ 百分位数提供了最大 Wald 统计量在显著性水平 c_0 的界值。

Chun Yin Lee，Xuerong Chen 和 Kwok Fai Lam[5]应用本节介绍的方法分析了原发性胆汁性肝硬化和乳腺癌两个数据集。

13.4 Cox 比例风险模型多变点检测的序贯途径

对于失效时间作为结局（Endpoint）的临床试验，半参数 Cox 比例风险模型得到广泛的应用。假设有 N 个患者接受了试验处理或者对照处理，且有失效时间作为结局。假设比例风险模型 $h_1(t)=e^{\beta}h_0(t)$ 与两个处理的风险函数有联系，令 X_1，X_2，…，X_N 表示独立同分布的生存时间序列，C_1，C_2，…，C_N 是截尾时间，假设与生存时间独立，$Z_i=1$ 或 $0(i=1, 2, \cdots, N)$ 分别表示试验处理或对照处理。(T_i, δ_i) 对能被观察到 $(i=1, 2, \cdots, N)$，其中 $T_i=\min(X_i, C_i)$，$\delta_i=I(X_i\leqslant C_i)$。

对数危险比 β 的偏似然函数为：

$$L(\beta)=\prod_{i=1}^{N}\left(\frac{\mathrm{e}^{\beta Z_i}}{\sum\limits_{j:T_j\geqslant T_i}\mathrm{e}^{\beta Z_i}}\right)^{\delta_i} \tag{13.4.1}$$

β 的对数偏似然函数为：

$$l(\beta)=\sum_{i=1}^{N}\delta_i[\beta Z_i-\ln(\sum_{j:T_j\geqslant T_i}\mathrm{e}^{\beta Z_i})] \tag{13.4.2}$$

变点模型如下：

$$\beta(t)=\begin{cases}\beta_1, 0\leqslant t\leqslant\tau_1\\ \beta_2, \tau_1<t\leqslant\tau_2\\ \vdots\\ \beta_{k+1}, t>\tau_k\end{cases}$$

这里 $\beta(t)$ 是对数危险比函数，$0=\tau_0<\tau_1<\cdots<\tau_{k+1}=\infty$是变点，$k$ 是模型的变点数。β_j 是时点 τ_{j-1} 和 τ_j 间的对数危险比的值。

可通过使下列偏似然函数达到最大来得到 β_j 和 τ_j 的估计：

$$l(\beta_1, \beta_2, \cdots, \beta_{k+1}, \tau_1, \tau_2, \cdots, \tau_k)=\sum_{j=1}^{k+1}\sum_{i=1}^{N}\delta_i[\beta_jZ_i-\ln(\sum_{s:T_s\geqslant T_i}\mathrm{e}^{\beta_jZ_s})]I[\tau_{j-1}<T_i\leqslant\tau_j] \tag{13.4.3}$$

对于 τ_1，τ_2，…，τ_k 的集合，β_j 的估计 $\hat{\beta}_j$ 使下式最大化：

$$\sum_{i=1}^{N}\delta_i[\beta_jZ_i-\ln(\sum_{s:T_s\geqslant T_i}\mathrm{e}^{\beta_jZ_s})]I[\tau_{j-1}<T_i\leqslant\tau_j]$$

特别地，对 H_0：$k=0$，H_1：$k=1$，此即一个变点的情形。可以得到在 H_1 下，求得使式（13.4.3）达到最大的 $\hat{\beta}_0$、$\hat{\beta}_1$ 和 $\hat{\tau}_1$；在 H_0 下，求得使式（13.4.3）达到最大的 $\hat{\beta}$。

-2 倍极大对数似然比统计量 LR_{τ_1} 为：

$$LR_{\tau_1} = -2\ln \frac{\sup\limits_{\beta} l_{H_0}(\beta)}{\sup\limits_{\beta_1,\beta_2,\tau_1} l_{H_1}(\beta_1,\beta_2,\tau_1)} \tag{13.4.4}$$

参数可通过统计软件包运算得到。

由于在变点设置中似然比统计量渐近分布的复杂性，建议在 H_0 下使用重抽样来估计 LR_{τ_1} 的分布[6]。步骤如下：

（1）计算基线累计危险函数估计 $\hat{\Lambda}(t)$，并得到截尾分布 Kaplan－Meier 估计 $\hat{S}_c(t)$。分别通过 $\hat{S}_{SOC}(t)=\exp[-\hat{\Lambda}(t)]$和 $\hat{S}_{\exp}(t)=\hat{S}_{SOC}^{\exp(\hat{\beta})}$ 估计对照处理生存函数和试验处理生存函数。$\hat{\beta}$ 由式（14.4.3）达到最大而求得。

（2）对应于没有变点的模型产生 B（例如 $B=2000$）个生存函数为 $\hat{S}_{SOC}(t)$ 和 $\hat{S}_{\exp}(t)$ 的模拟实验。对每一个重抽样实验 $b=1, 2, \cdots, B$，可得到似然比统计量 $LR_{\tau_1}^b$。

（3）假如由实际数据计算出来的 LR_{τ_1} 大于 $\{LR_{\tau_1}^b, b=1, 2, \cdots, B\}$ 的第 $(1-\alpha^*(1))\times 100$ 分位数，则拒绝无效假设。

其中，$\alpha^*(k)=\alpha/2^{k-1}$，$k=1, 2, \cdots$。$\alpha$ 为给定的检验水准。

假如无效假设被拒绝，接下来检验第二个无效假设，即有一个变点对有两个变点的备择假设的模型。-2 倍极大对数似然比统计量变为：

$$LR_{\tau_1,\tau_2} = -2\ln \frac{\sup\limits_{\beta_1,\beta_2,\tau_1} l_{H_{01}}(\beta_1,\beta_2,\tau_1)}{\sup\limits_{\beta_1,\beta_2,\beta_3,\tau_1,\tau_2} l_{H_1}(\beta_1,\beta_2,\beta_3,\tau_1,\tau_2)} \tag{13.4.5}$$

按照在 H_0 下使用重抽样来估计 LR_{τ_1,τ_2} 的分布。步骤如下：

（1）计算基线累计危险函数估计 $\hat{\Lambda}(t)$，并得到截尾分布 Kaplan－Meier 估计 $\hat{S}_c$。估计试验处理的累计危险函数 $\hat{\Lambda}_{\exp}(t)$，对 $t\leqslant\hat{\tau}_1$，为 $\hat{\Lambda}(t)\exp(\hat{\beta}_1)$；对 $t>\hat{\tau}_1$，为 $\hat{\Lambda}(\tau_1)\exp(\hat{\beta}_1)+[\hat{\Lambda}(t)-\hat{\Lambda}(\hat{\tau}_1)]\exp(\hat{\beta}_2)$。分别通过 $\hat{S}_{SOC}(t)=\exp[-\hat{\Lambda}(t)]$和 $\hat{S}_{\exp}(t)=\exp\{-\hat{\Lambda}_{\exp}(t)\}$估计对照处理生存函数和试验处理生存函数。$\hat{\beta}_1$、$\hat{\beta}_2$ 和 $\hat{\tau}_1$ 是在 H_0 下，使式（13.4.3）最大化而得到。

（2）对应于一个变点的模型产生 B（例如 $B=2000$）个生存函数为 $\hat{S}_{SOC}(t)$ 和 $\hat{S}_{\exp}(t)$ 的模拟实验。对每一个重抽样实验 $b=1, 2, \cdots, B$，可得到似然比统计量 LR_{τ_1,τ_2}^b，$b=1, 2, \cdots, B$。

（3）假如由实际数据计算出来的 LR_{τ_1,τ_2} 大于 $\{LR_{\tau_1}^b, b=1, 2, \cdots, B\}$ 的第 $[1-\alpha^*(2)]\times 100$ 分位数，则拒绝无效假设。

上述序贯检验过程持续到不拒绝无效假设为止。

Pei He，Liang Fang 和 Zheng Su[6] 对 145 名恶性胶质瘤患者中的 72 名安排到治疗组，73 名安排到对照组。通过两组的 Kaplan－Meier 生存分布图，看出两条生存曲线在早期阶段分开，在大约 50 周后交叉，之后非常相似。

Pei He，Liang Fang 和 Zheng Su[6] 进一步应用本节介绍的方法检测了危险率的可能变点。应用似然比统计量检测到第一个变点在 $\hat{\tau}_1=29.4$ 周，在 $\hat{\tau}_1$ 前的危险率为 0.56，在 $\hat{\tau}_1$ 之后的危险率为 1.57。使用重抽样 $B=2000$ 次模拟实验得到的界值判断拒绝第一个无效假设，继续搜索 $\hat{\tau}_1$ 前后的变点，应用重复抽样方案，检验统计量都无显著性。进一步提示在 29.4 周前，使用渗透卡莫司丁聚合物治疗的患者几乎有一半死亡的机会，之后这种效果消失。

参考文献

[1] Ghosh J K，Joshi S N，Mukhopadhyay C. A bayesian approach to the estimation of change－point in a hazard rate [J]. Advances in Reliability，(A. P. Basu ed.) Elsevier Science Publishers，North－Holland，1993：141－170.

[2] Chen J，Gupta A K. Parametric Statistical Change Point Analysis with Applications to Genetics，Medicine，and Finance [M]. Bostan：Birkhauser，2000.

[3] Arenas G Y，Villasenor J A，OPalmeroso，et al. A computational methods for estimating a change point in the Cox hazard model [J]. Computational Statistics，2021，36 (4)：1－16.

[4] Mengling Liu，Wenbin Lu，Yongzhao Shao. A monte carlo approach for change－point detection in the Cox proportional hazards model [J]. Statistics in Medicine，2008，27：3894－3909.

[5] Chun Yin Lee，Xuerong Chen，Kwok Fai Lam. Testing for change－point in the covariate based on the Cox regression model [J]. Statistics in Medicine，2020，39 (10)：1473－1488.

[6] Pei He，Liang Fang，Zheng Su. A sequential testing approach to detecting multiple change points in the proportional hazards model [J]. Statistics in Medicine，2012，32 (7)，1239－1245.

14 新型冠状病毒感染的变点分析方法

新型冠状病毒感染（以下简称新冠病毒感染）是近几年在全球蔓延时间很长的传染病。本书第 9 章介绍了自正则变点统计量在我国新型冠状病毒疫情数据变点分析中的应用。本章介绍片段趋势线性模型的变点分析，以及基于整值 AR 的变点分析方法用于分析新冠病毒疫情的发生发展规律。

14.1 片段趋势线性模型的变点分析

一种简单但非常重要的非平稳时间序列模型是片段趋势线性模型。令时间序列 $\{Y_i\}$ 有如下的数学形式[1]：

$$Y_t = a_t + b_t(t/n) + u_t,\ t = 1,\ 2,\ \cdots,\ n \tag{14.1}$$

$$(a_t,\ b_t)^{\mathrm{T}} = \boldsymbol{\beta}^{(i)} = (\beta_0^{(i)},\ \beta_1^{(i)})^{\mathrm{T}},\ \tau_{i-1}+1 \leqslant t \leqslant \tau_i,\ i = 1,\ 2,\ \cdots,\ m+1$$

其中，$(a_t,\ b_t)^{\mathrm{T}}$ 是 $E(Y_t)$ 在时刻 t 的线性趋势（截距和斜率），$\{u_t\}$是弱依赖平稳误差过程（Weakly dependent stationary error process），$\tau=(\tau_1,\ \tau_2,\ \cdots,\ \tau_m)$ 表示变点（$m \geqslant 0$），$\tau_0=0$，$\tau_{m+1}=n$。我们要求$\boldsymbol{\beta}^{(i)} \neq \boldsymbol{\beta}^{(i+1)}$，$i=1,\ 2,\ \cdots,\ m$。

在本章里，$\{Y_i\}$表示新冠病毒感染日累计确诊病例或死亡病例的对数变换值，斜率 b_t 用来测度第 t 天病毒增长率（Growth rate of virus）。

本节分别介绍单变点和多变点的情形。

14.1.1 片段趋势线性模型的单变点分析

我们关心的无效假设和备择假设分别为：

$$\mathrm{H}_0: \boldsymbol{\beta}_1 = \boldsymbol{\beta}_2 \cdots = \boldsymbol{\beta}_n = \boldsymbol{\beta}$$

$$\mathrm{H}_1: \boldsymbol{\beta}_t = \begin{cases} \boldsymbol{\beta}^{(1)},\ 1 \leqslant t \leqslant \tau \\ \boldsymbol{\beta}^{(2)},\ \tau+1 \leqslant t \leqslant n \end{cases},\ \boldsymbol{\beta}^{(1)} \neq \boldsymbol{\beta}^{(2)}$$

其中，$\boldsymbol{\beta}_t=(a_t,\ b_t)^{\mathrm{T}}$，$\tau=[\kappa n]$ 是未知的变点，对某些 $0<\varepsilon<1/2$，满足 $\varepsilon<\kappa<1-\varepsilon$。$\varepsilon$ 在变点分析中通常被用来微调参数。下面介绍$\{u_t\}$的弱假设。

假设误差过程$\{u_t\}$是严格平稳的，满足 $E(u_t)=0$，$E(u_t^4)<\infty$，长链方差（Long-Run Variance，LRV）满足 $\Gamma^2 = \lim\limits_{n\to\infty} Var\left(n^{-1/2}\sum\limits_{t=1}^{n} u_t\right) \in (0,\ \infty)$。令$\{e_t\}$表示独立同分布于均值为 0、方差为 1 的随机变量序列。进一步假设$\{u_t\}$满足与 e_t 组合有关的两个条件

之一，见文献［1］。

下面介绍几个符号。给定 ε，令 $h=[\varepsilon n]$。对于向量 $\boldsymbol{\chi}$，l_2 范数用 $||\boldsymbol{\chi}||_2$ 表示，记 $\boldsymbol{\chi}^{\otimes 2}=\boldsymbol{\chi}\boldsymbol{\chi}^{\mathrm{T}}$。记 $\boldsymbol{F}(s)=(1, s)^{\mathrm{T}}$，对 $1\leqslant i<j\leqslant n$，记 $\hat{\beta}_{i,j}=\left[\sum_{t=i}^{j}\boldsymbol{F}(t/n)\boldsymbol{F}(t/n)^{\mathrm{T}}\right]^{-1}\sum_{t=i}^{j}\boldsymbol{F}(t/n)Y_t$ 作为基于 $\{Y_t\}$ 的 β 的普通最小二乘估计量。对任意的 $1\leqslant t_1<k<t_2\leqslant n$，给定子样本 $\{Y_t\}_{t=t_1}^{t_2}$ 以及潜在的变点 k，定义对比（Contrast）统计量 D_n 为：

$$\boldsymbol{D}_n(t_1, k, t_2)=\frac{(k-t_1+1)(t_2-k)}{(t_2-t_1+1)^{3/2}}(\hat{\boldsymbol{\beta}}_{t_1, k}-\hat{\boldsymbol{\beta}}_{k+1, t_2}) \tag{14.1.1}$$

注意到 $\boldsymbol{D}_n(t_1, k, t_2)$ 是 k 前样本 $\{Y_t\}_{t=t_1}^{k}$ 和 k 后样本 $\{Y_t\}_{t=k+1}^{t_2}$ 的普通最小二乘估计 $\boldsymbol{\beta}$ 之间的正则化差（Normalized difference）。直观地，一个较大的 $\max_{h\leqslant k\leqslant n-h}\|\boldsymbol{D}_n(1, k, n)\|$ 将导致拒绝 H_0，然而 $\boldsymbol{D}_n(1, k, n)$ 的渐近分布依赖于未知的 $\{u_t\}$ 的 LRV。在实际问题中对 LRV 的估计是非常困难的。

为了克服对 LRV 的估计困难，应用自正则化（Self-normalization）技术。自正则技术在变点分析中具有重要的作用。定义 $0<\delta<\varepsilon/2$ 作为微调参数，定义自正则化量 $V_{n,\delta}(t_1, k, t_2)=L_{n,\delta}(t_1, k, t_2)+R_{n,\delta}(t_1, k, t_2)$，其中

$$L_{n,\delta}(t_1, k, t_2)=\sum_{i=t_1+1+[n\delta]}^{k-2-[n\delta]}\frac{(i-t_1+1)^2(k-i)^2}{(k-t_1+1)^2(t_2-t_1+1)^2}(\hat{\boldsymbol{\beta}}_{t_1, i}-\hat{\boldsymbol{\beta}}_{i+1, k})^{\otimes 2} \tag{14.1.2}$$

$$R_{n,\delta}(t_1, k, t_2)=\sum_{i=k+3+[n\delta]}^{t_2-1-[n\delta]}\frac{(i-1-k)^2(t_2-i+1)^2}{(t_2-t_1+1)^2(t_2-k)^2}(\hat{\boldsymbol{\beta}}_{i, t_2}-\hat{\boldsymbol{\beta}}_{k+1, i-1})^{\otimes 2} \tag{14.1.3}$$

基于对比统计量 $\boldsymbol{D}_n(1, k, n)$ 和自正则化量 $V_{n,\delta}(1, k, n)$，则用于检验单变点的基于自正则技术的统计量 G_n 为：

$$G_n=\max_{k\in[h, \cdots, n-h]}T_{n,\delta}(k),\ T_{n,\delta}(k)=\boldsymbol{D}_n(1, k, n)^{\mathrm{T}}V_{n,\delta}(1, k, n)^{-1}\boldsymbol{D}_n(1, k, n) \tag{14.1.4}$$

定义 $Q(r)=\int_0^r\boldsymbol{F}(s)\boldsymbol{F}(s)^{\mathrm{T}}\mathrm{d}s$，$B_F(r)=\int_0^r\boldsymbol{F}(s)\mathrm{d}B(s)$，这里 $B(s)$ 是标准的布朗运动。定理 14.1 给出了在 H_0 下 SN 检验统计量 G_n 的渐近性质。

定理 14.1 若 u_t 满足的假设成立，G_n 由式（14.1.4）定义，在 H_0 下有：

$$G_n\xrightarrow{D}G(\varepsilon, \delta)=\sup_{\eta\in(\varepsilon, 1-\varepsilon)}\boldsymbol{D}(\eta)^{\mathrm{T}}V_\delta(\eta)\boldsymbol{D}(\eta) \tag{14.1.5}$$

其中

$$\boldsymbol{D}(\eta)=\eta(1-\eta)\{Q(\eta)^{-1}B_F(\eta)-[Q(1)-Q(\eta)]^{-1}[B_F(1)-B_F(\eta)]\}$$

$$V_\delta(\eta)=L_\delta(\eta)+R_\delta(\eta)$$

$$L_\delta(\eta)=\int_\delta^{\eta-\delta}\frac{r^2(\eta-r)^2}{\eta^2}\{Q(r)^{-1}B_F(r)-[Q(\eta)-Q(r)]^{-1}[B_F(\eta)-B_F(r)]\}^{\otimes 2}\mathrm{d}r$$

$$R_\delta(\eta)=\int_{\eta+\delta}^{1-\delta}\frac{(r-\eta)^2(1-r)^2}{(1-\eta)^2}\left\{\begin{array}{l}[Q(1)-Q(r)]^{-1}[B_F(1)-B_F(r)]-\\ [Q(r)-Q(\eta)]^{-1}[B_F(r)-B_F(\eta)]\end{array}\right\}^{\otimes 2}\mathrm{d}r$$

由于自正则（SN），在式（14.1.5）中的 $G(\varepsilon, \delta)$ 的极限分布是关键的和不变的。

相应的界值可通过模拟而得到，见表 14.1。

表 14.1 G （ε，δ）的模拟分位数

ε	δ	$1-\alpha$				
		0.90	0.95	0.99	0.995	0.999
0.1	0.01	14.963	19.284	32.168	36.145	45.354
	0.02	24.959	32.727	53.645	64.892	92.982
	0.03	38.277	50.872	83.713	107.062	137.433
	0.04	54.569	76.244	116.497	144.437	182.786
0.2	0.01	4.656	5.905	9.691	12.037	14.148
	0.02	7.217	9.404	15.486	18.389	24.079
	0.03	10.526	13.767	23.060	26.758	36.388
	0.04	14.439	19.075	33.049	37.426	49.495

若拒绝 H_0，可通过 $\hat{\tau}=\arg\max_{k\in[h,\cdots,n-h]} T_{n,\delta}(k)$ 估计变点 τ。

14.1.2 片段趋势线性模型的多变点分析

为了扩展单变点检验到多变点估计，最经典的做法是合并二元分割（Binary Segmentation，BS）的变点检验，但对检测非单调变化会降低检验效能。下面介绍合并基于自正则检验与最窄超过阈值（Narrowest Over Threshold，NOT）算法来估计多变点，称之为 SN-NOT 算法。

定义 $F_n^M=\{(s_i,e_i):i=1,2,\cdots,M\}$ 是 M 个随机区间的集合，每一对整数（s_i，e_i）都取自 $\{1,2,\cdots,n\}$，且满足 $1\leqslant s_i<e_i\leqslant n$，$e_i-s_i+1\geqslant 2h$。对每一对随机区间 $(s,e)\in F_n^M$，计算 SN 统计量：

$$G_{n,\delta}(s,e)=\max_{k\in[s+h-1,\cdots,e-h]} T_{n,\delta}(s,k,e),$$

$$T_{n,\delta}(s,k,e)=\boldsymbol{D}_n(s,k,e)V_{n,\delta}(s,k,e)^{-1}\boldsymbol{D}_n(s,k,e)^{\mathrm{T}}$$

SN-NOT 找到最窄的区间 $(s,e)\in F_n^M$，若检验统计量 $G_{n,\delta}(s,e)$ 超过给定的阈值 ζ_n，则 $\hat{\tau}=\arg\max_{k\in[s+h-1,\cdots,e-h]} T_{n,\delta}(s,k,e)$ 作为估计的变点。

详细的算法见文献 [1]。下面简单介绍阈值 ζ_n 的计算。

产生 B 个独立同分布于 $N(0,1)$ 的随机变量序列 $\{\varepsilon_t^b\}_{t=1}^n$，$b=1,2,\cdots,B$；对第 b 个样本，计算

$$\zeta_n^b=\arg\max_{i=1,2,\cdots,M} G_{n,\delta}(s_i,e_i),\ b=1,2,\cdots,B$$

则阈值 ζ_n 可设置为 $\{\zeta_n^b\}_{b=1}^B$ 的 95%（或 99%）样本分位数。

14.1.3 片段趋势线性模型的多变点分析在新冠肺炎中的应用介绍

14.1.3.1 本节方法的应用

下面介绍文献 [1] 的分析结果。表 14.2 介绍了对 8 个国家 2020 年 2 月至 5 月累计

确诊病例的模型（14.1）的估计。

表 14.2 8 个国家 2020 年累积确诊病例的模型（14.1）的估计

国家	起始时间	n	变点个数	第一个变点(S_1)	第二个变点(S_2)	最后变点(S_{n+1})	$\hat{\rho}$
美国	02—22	96	5	03—04 (0.113)	03—24 (0.292)	05—09 (0.015)	0.492
巴西	03—09	80	2	03—25 (0.301)	04—12 (0.129)	05—12 (0.066)	0.438
俄罗斯	03—12	77	4	05—05 (0.218)	05—21 (0.146)	05—17 (0.028)	0.573
英国	03—01	88	5	03—20 (0.254)	03—29 (0.181)	05—12 (0.011)	0.575
西班牙	02—28	90	5	03—14 (0.359)	03—27 (0.176)	05—01 (0.004)	0.611
意大利	02—23	95	6	03—09 (0.289)	03—22 (0.151)	05—18 (0.003)	0.616
印度	03—05	83	5	03—24 (0.159)	05—02 (0.142)	05—09 (0.052)	0.375
韩国	02—06	112	6	02—18 (0.022)	03—03 (0.360)	05—08 (0.002)	0.749

用 $\hat{b}_i$ 表示第 i 个片段的估计斜率，定义每一个片段的标准化斜率为 $S_i=\hat{b}_i/n$。从模型（14.1）可以看出，标准化斜率 S_i 测度第 i 个片段的 $E\ [Y_{t+1}-Y_t]$，可解释成“对数收益”，可用来测度累计确诊病例的日增长率。通过比较每个变点前后的斜率，可定量评估增长率的变化。特别地，可用来测度政府采取措施的效果。

表 14.2 报告了序列的起始时间、序列的长度、估计的变点数、第一个估计的变点、第二个估计的变点、最后一个估计的变点，同时报告了误差过程时滞 1 的样本自相关 $\hat{\rho}$。

从表 14.2 可以看出，8 个国家受新冠病毒疫情影响均超过两个月，两个连续变点的片段平均长度在 13～20 天，提示扩散速度相对稳定在 2～3 周的窗口期。除了巴西外的所有国家的最后变点在 5 月。在 8 个国家中，最后变点的标准化斜率（即增长率）以巴西和印度相对较大。8 个国家误差过程时滞 1 样本自相关 $\hat{\rho}$ 均大于零，说明使用 SN—NOT 方法是必要的。

14.1.3.2 片段回归模型的应用介绍

Helmut Kuchenhoff，Felix Gunther 和 Michael Huhle 等[2]提出应用片段回归模型用于分析新冠病毒感染的时间历程。令

$$E(\ln(Y_t)) = \beta_0 + \beta_1 t + \sum_{k=1}^{K} \nu_k\ (t - CP_k)_+$$

其中，Y_t 是时刻 t 感染新冠病毒的病例数，K 是变点个数，$x_+=\max(0,\ x)$。变点 $CP_k(k=1,\ 2,\ \cdots,\ K)$ 用来将流行曲线 Y_t 划分成 $K+1$ 个阶段。每一个阶段代表不同的增长参数。在第一个变点 CP_1 前的阶段的增长特征由参数 β_1 给出；在 CP_1 和 CP_2 之间的第二阶段的增长特征由参数 $\beta_2=\beta_1+\nu_1$ 给出；在 CP_2 和 CP_3 之间的第二阶段的增长特征由参数 $\beta_3=\beta_1+\nu_1+\nu_2$ 给出；……；在 CP_K 后的最后阶段的增长特征由参数 $\beta_{K+1}=\beta_1+\nu_1+\nu_2+\cdots+\nu_K$ 给出。量 $\exp(\beta_j)(j=1,\ 2,\ \cdots,\ K+1)$ 用来解释日增长因子。进一步，假设上述片段回归模型具有 $AR(1)$ 误差项。

上述模型是在给定变点下的广义线性模型，包含变点在内的模型参数通过最小化似然函数估计。模型的参数估计可使用 R 软件包的“segmented”模块。建议变点 K 的数目

可从 1 递增到 6，过大的 K 值其结果难以解释，且有过度拟合的风险。

Helmut Kuchenhoff，Felix Gunther 和 Michael Huhle 等[2]分析了巴伐利亚 2020 年 3—4 月新冠病毒疫情的时间历程，模型包含了 5 个变点、6 个阶段；同时也分析了德国 2020 年 3—4 月新冠病毒疫情的时间历程，模型包含了 4 个变点、5 个阶段。这些变点和增长因子的变化正好印证了地方政府和国家所采取的防控措施，包括关闭学校和商店、保持社交距离等。这些都为世界各国的防控带来了可以借鉴的经验。

14.2 INAR 过程的变点分析(一)

本节介绍基于整值 AR 过程（Integer-valued AR，INAR）来检测计数序列资料变点的方法。

令 $\{Y_t\}$ 表示非负整值时间序列，称 $\{Y_t\}$ 服从于 $INAR(p)$ 模型[3,4]，假如

$$Y_t = \sum_{i=1}^{p} \alpha \circ Y_{t-1} + \varepsilon_t \tag{14.2.1}$$

其中，ε_t 是独立同分布的，均值为 λ 的非负整值序列；“$\circ$”表示卷积算子（Convolution operator），由下式定义：

$$\alpha \circ X = \sum_{j=1}^{x} Z_j$$

其中，Z_j 是具有成功概率为 α 的独立 Bernoulli 变量。

假如时间序列 $\{Y_t\}$ 有 m 个转折点（Break points）或称变点，序列由此产生 $m+1$ 个范围。令 $\boldsymbol{\Gamma}_m=(\tau_1, \tau_2, \cdots, \tau_m)$ 代表未知变点向量，则称 $\{Y_t\}$ 服从于有 m 个变点的 $INAR(1)$ 模型，假如

$$Y_t = \begin{cases} \alpha_1 \circ Y_{t-1} + \varepsilon_t, & t \leqslant \tau_1 \\ \alpha_2 \circ Y_{t-1} + \varepsilon_t, & \tau_1 < t \leqslant \tau_2 \\ \vdots \\ \alpha_{m+1} \circ Y_{t-1} + \varepsilon_t, & t > \tau_m \end{cases} \tag{14.2.2}$$

令 ε_t 是独立的 Poisson 变量序列，假如 $t \leqslant \tau_1$，均值为 λ_1；假如 $t_{j-1} < t \leqslant \tau_j$，均值为 λ_j，$j=2, 3, \cdots, m$；假如 $t > \tau_m$，均值为 λ_{m+1}。记 $\boldsymbol{\theta}=(\boldsymbol{\alpha}, \boldsymbol{\lambda})$，其中 $\alpha=(\alpha_1, \alpha_2, \cdots, \alpha_{m+1})$，$\boldsymbol{\lambda}=(\lambda_1, \lambda_2, \cdots, \lambda_{m+1})$。由方程（14.2.3）定义的过程一般是非平稳的，但在每一个区域，假如 $0 \leqslant \alpha_j < 1$（$j=1, 2, \cdots, m+1$），则是平稳的。同样，有 m 个转折点的 $INAR(p)$ 模型可定义如下：

$$Y_t = \begin{cases} \sum_{i=1}^{p} \alpha_{1i} \circ Y_{t-1} + \varepsilon_t, & t \leqslant \tau_1 \\ \sum_{i=1}^{p} \alpha_{2i} \circ Y_{t-1} + \varepsilon_t, & \tau_1 < t \leqslant \tau_2 \\ \vdots \\ \sum_{i=1}^{p} \alpha_{m+1i} \circ Y_{t-1} + \varepsilon_t, & t > \tau_m \end{cases} \tag{14.2.3}$$

为了得到变点的估计，定义离散变量 s_t，其在 {1，2，…，$m+1$} 取值。随机变量 s_t 表示在时刻 t 系统的状态，即 $s_t=k$ 表示观察值 Y_t 来自第 k 个范围。因此，模型（14.2.2）是基本的状态空间模型，s_t 是具有转移概率矩阵的马尔科夫链：

$$\boldsymbol{P}=\begin{bmatrix} p_{11} & p_{12} & 0 & \cdots & 0 \\ 0 & p_{22} & p_{23} & \cdots & 0 \\ \vdots & \vdots & \vdots & \vdots & \vdots \\ 0 & 0 & \cdots & p_{m,m} & p_{m,m+1} \\ 0 & 0 & \cdots & 0 & 1 \end{bmatrix}$$

这里 $p_{ij}=P(s_t=j|s_{t-1}=i)$ 是在给定时间 $t-1$，观察值在范围 i 条件下，在时间 t，观察值在范围 j 的概率，且 $p_{i,i+1}=1-p_{i,i}$。

令 $\{\boldsymbol{Y}_n\}=\{Y_1，Y_2，\cdots，Y_n\}$ 代表时间序列资料，$\{\boldsymbol{S}_n\}=\{s_1，s_2，\cdots，s_n\}$ 表示所有观察值的状态，假设 $s_1=1$，$s_n=m+1$，即第一个观察值属于第一个范围，最后的观察值属于最后一个范围，待估计的参数是 $\boldsymbol{\theta}$ 和$\boldsymbol{\Gamma}_m$（或$\boldsymbol{S}_n$）。

在简单平稳的具有参数 λ 和 α 的 Poisson $INAR$（1）模型下，$Y_1\sim$ Poisson $[\lambda/(1-\alpha)]$。在给定 $Y_{t-1}=y_{t-1}$下，Y_t 的条件分布是两个独立随机变量之和：一个具有参数（α，y_{t-1}）的二项随机变量和一个 Poisson（λ）随机变量。由此可以得到：

$$f(Y_1|s_1=1,\boldsymbol{\theta})=\frac{e^{-\lambda_1/(1-\alpha)}[\lambda_1/(1-\alpha)]^{Y_1}}{Y_1!} \tag{14.2.4}$$

$$f(Y_t|Y_{t-1},s_t=j,\boldsymbol{\theta})=\sum_{i=0}^{\min(Y_{t-1},Y_t)}\binom{Y_{t-1}}{i}\alpha_j^i(1-\alpha_j)^{Y_{t-1}-i}\frac{e^{-\lambda_j}\lambda_j^{Y_t-i}}{(Y_t-i)!},\ t\geqslant 2 \tag{14.2.5}$$

应用式（14.2.4）和式（14.2.5），似然函数为：

$$L(\boldsymbol{\Gamma}_m,\boldsymbol{\theta}|\boldsymbol{Y}_n)=\frac{e^{-\lambda_1/(1-\alpha)}[\lambda_1/(1-\alpha)]^{Y_1}}{Y_1!}\times\prod_{j=0}^{m}\prod_{t=\tau_j+1}^{\tau_{j+1}}\sum_{i=0}^{\min(Y_{t-1},Y_t)}\binom{Y_{t-1}}{i}\alpha_j^i(1-\alpha_j)^{Y_{t-1}-i}\frac{e^{-\lambda_j}\lambda_j^{Y_t-i}}{(Y_t-i)!}$$

其中，$\tau_0=1$，$\tau_{m+1}=n$。一般地，对有 m 个转折点的 Poisson $INAR(p)$ 模型，似然函数为：

$$L(\boldsymbol{\Gamma}_m,\boldsymbol{\theta}|\boldsymbol{Y}_n)=\frac{e^{-\lambda_1/(1-\alpha)}[\lambda_1/(1-\alpha)]^{Y_1}}{Y_1!}\times\prod_{j=0}^{m}\prod_{t=\tau_j+1}^{\tau_{j+1}}\sum_{i_1,i_2,\cdots,i_p}\left[\prod_{k=1}^{p}\binom{Y_{t-k}}{i_k}\alpha_{jk}^{i_k}(1-\alpha_{jk})^{Y_{t-k}-i_k}\right]\frac{e^{-\lambda_j}\lambda_j^{Y_t-\sum_{k=1}^{p}i_k}}{(Y_t-\sum_{k=1}^{p}i_k)!}$$

这里 $\{i_1，i_2，\cdots，i_p\}$ 满足 $0\leqslant i_k\leqslant\min(Y_t，Y_{t-k})$，$\sum_{k=1}^{p}i_k\leqslant Y_t$。假如 $t\leqslant k$，取 $Y_{t-k}=0$。在这种情形下，$\boldsymbol{\Theta}=(\boldsymbol{\theta}_1，\boldsymbol{\theta}_2，\cdots，\boldsymbol{\theta}_{m+1})$，$\boldsymbol{\theta}_j=(\boldsymbol{\alpha}_j，\boldsymbol{\lambda}_j)$，$\boldsymbol{\alpha}_j=(\alpha_{j1}，\alpha_{j2}，\cdots，\alpha_{jp})$ 表示第 j 个范围的参数。

使用最大似然法估计此模型参数是不可行的。模型参数和变点参数可通过 MCMC 和

Gibbs 抽样方法实现下述三个步骤：

（1）从$(\boldsymbol{S}_n|\boldsymbol{Y}_n, \boldsymbol{\Theta}, \boldsymbol{P})$的后验质量（Posterior mass）模拟$\boldsymbol{S}_n$。

（2）从$(\boldsymbol{P}|\boldsymbol{Y}_n, \boldsymbol{\Theta}, \boldsymbol{S}_n)$的后验密度（Posterior density）模拟$\boldsymbol{P}$。

（3）从$(\boldsymbol{\Theta}|\boldsymbol{Y}_n, \boldsymbol{P}, \boldsymbol{S}_n)$的后验密度模拟$\boldsymbol{\Theta}$。

上述步骤（1）和（2）中 Gibbs 抽样模拟$\boldsymbol{S}_n$ 和$\boldsymbol{P}$ 与文献［5］相同。对步骤（3），首先假设参数的先验独立。令 $p(\boldsymbol{\Theta})$ 表示参数的先验，则

$$p(\boldsymbol{\Theta}) = \prod_{j=1}^{m+1} p(\boldsymbol{\alpha}_j) \times p(\lambda_j | a_j, b_j)$$

这里（a_j，b_j）是常数。α_j 和λ_j 的先验为：

$$p(\alpha_j) \propto \begin{cases} 1, \text{若} \sum_{i=1}^{p} \alpha_{ji} < 1, 0 \leqslant \alpha_{ji} < 1 \\ 0, \text{其他} \end{cases}$$

$$p(\lambda_j) \sim \text{Gamma}(a_j, b_j)$$

对 α_j 的先验选择确保每一个范围过程的稳定性。条件后验分布表达成：

$$p(\boldsymbol{\Theta}|\boldsymbol{Y}_n, \boldsymbol{P}, \boldsymbol{S}_n) \propto p(\boldsymbol{\Theta}) L(\boldsymbol{\Gamma}_m, \boldsymbol{\Theta}|\boldsymbol{Y}_n)$$

由于似然函数和联合后验密度的复杂性质，不可能直接从参数的条件后验分布抽样，因此可应用 Gibbs 抽样技术的 Metropolis－Hastings 算法从所有参数的条件后验密度抽样。下面给出较详细的抽样过程。

令$\boldsymbol{S}_t=(s_1, s_2, \cdots, s_t)$ 表示到达时刻 t 的状态，$\boldsymbol{S}^{t+1}=(s_{t+1}, s_{t+2}, \cdots, s_n)$ 表示系统处于时刻 t 以后的状态。同样，$\boldsymbol{Y}_t=(Y_1, Y_2, \cdots, Y_t)$ 表示到达时刻 t 的时间序列资料。

第一步：$\boldsymbol{S}_n$ 的模拟。

$\boldsymbol{S}_n$ 的模拟应用质量函数 $p(s_t|\boldsymbol{Y}_n, \boldsymbol{S}^{t+1}, \boldsymbol{\Theta}, \boldsymbol{P})$ 从 $\{1, 2, \cdots, m+1\}$ 取值的 s_t 的值的序列抽取而完成。

$$p(s_t|\boldsymbol{Y}_n, \boldsymbol{S}^{t+1}, \boldsymbol{\Theta}, \boldsymbol{P}) \propto p(s_t|\boldsymbol{Y}_n, \boldsymbol{\Theta}, \boldsymbol{P}) p(s_{t+1}|s_t, \boldsymbol{P}) \qquad (14.2.7)$$

其中的第二个概率可从转移概率矩阵得到，第一个概率可通过下列步骤对所有 t 递归地计算出来：

（1）预测步。

$$p(s_t = k|\boldsymbol{Y}_{t-1}, \boldsymbol{\Theta}, \boldsymbol{P}) = \sum_{j=k-1}^{k} p_{jk}(s_{t-1} = j|\boldsymbol{Y}_{t-1}, \boldsymbol{\Theta}, \boldsymbol{P})$$

（2）更新步。

$$p(s_t=k|\boldsymbol{Y}_t, \boldsymbol{\Theta}, \boldsymbol{P}) = p(s_t=k|\boldsymbol{Y}_{t-1}, \boldsymbol{\Theta}, \boldsymbol{P}) f(\boldsymbol{Y}_t|\boldsymbol{Y}_{t-1}, s_t=k, \boldsymbol{\Theta}) \Big/ \sum_{j=k-1}^{k} \left[p(s_t=j|\boldsymbol{Y}_{t-1}, \boldsymbol{\Theta}, \boldsymbol{P}) f(\boldsymbol{Y}_t|\boldsymbol{Y}_{t-1}, s_t=j, \boldsymbol{\Theta}) \right]$$

第二步：$\boldsymbol{P}$ 的模拟。

一旦$\boldsymbol{S}_n$ 的模拟完成，则 $\boldsymbol{P}$ 的完全后验分布 $p(\boldsymbol{P}|\boldsymbol{Y}_n, \boldsymbol{S}_n, \boldsymbol{\Theta})$ 变成独立于$(\boldsymbol{Y}_n, \boldsymbol{\Theta})$，仅依赖于$\boldsymbol{S}_n$。假设 p_{ii}的先验分布是 $Beta(a, b)$，后验密度 $p(p_{ii}|\boldsymbol{S}_n)$ 是 $Beta(a+n_{ii}, b+1)$，这里 n_{ii}是在$\boldsymbol{S}_n$ 中从i 到i 的一步转移数，在计算中 a 和b 选择成 20 和 1，转移概率很容易模拟出来。

第三步：$\boldsymbol{\Theta}$ 的模拟。

令$\boldsymbol{\Theta}_{-\alpha_{ji}}=\boldsymbol{\Theta}-\{\alpha_{ji}\}$，$\boldsymbol{\Theta}_{-\lambda_j}=\boldsymbol{\Theta}-(\lambda_j)$，$i=1, 2, \cdots, p$；$j=1, 2, \cdots, m+1$。则每一个参数的条件后验密度为：

$$p(\alpha_{ji}|\boldsymbol{\Theta}_{-\alpha_{ji}}, \boldsymbol{Y}_n, \boldsymbol{P}, \boldsymbol{S}_n) \propto p(\alpha_j|\boldsymbol{\Theta}_{-\alpha_{ji}}) \times L(\boldsymbol{Y}_n|\boldsymbol{S}_n, \boldsymbol{\Theta})$$

$$p(\lambda_j|\boldsymbol{\Theta}_{-\lambda_j}, \boldsymbol{Y}_n, \boldsymbol{P}, \boldsymbol{S}_n) \propto p(\lambda_j) \times L(\boldsymbol{Y}_n|\boldsymbol{S}_n, \boldsymbol{\Theta})$$

上述两式右边的先验和$L(\boldsymbol{Y}_n|\boldsymbol{S}_n, \boldsymbol{\Theta})$在前面已定义。参数使用单步移动Gibbs采样器抽取，步骤如下：

（1）样本α_{ji}从$p(\alpha_{ji}|\boldsymbol{\Theta}_{-\alpha_{ji}}, \boldsymbol{Y}_n, \boldsymbol{P}, \boldsymbol{S}_n)$抽取，$i=1, 2, \cdots, p$；$j=1, 2, \cdots, m+1$。

（2）样本λ_j从$p(\lambda_j|\boldsymbol{\Theta}_{-\lambda_j}, \boldsymbol{Y}_n, \boldsymbol{P}, \boldsymbol{S}_n)$抽取，$j=1, 2, \cdots, m+1$。

使用Metropolis－Hastings算法从上述条件密度抽样，过程如下：

从$\alpha_{ji}^{(k)}$开始（k是贝叶斯估计循环数），按下列步骤迭代：

（1）更新值$\alpha_{ji}^{*} \sim q(\alpha_{ji}^{(k)})$。

（2）以概率

$$\min\left[\frac{p(\alpha_{ji}^{*}|\Theta_{-\alpha_{ji}}, \boldsymbol{Y}_n, \boldsymbol{P}, \boldsymbol{S}_n)/q(\alpha_{ji}^{*})}{p(\alpha_{ji}^{(k)}|\Theta_{-\alpha_{ji}}, \boldsymbol{Y}_n, \boldsymbol{P}, \boldsymbol{S}_n)/q(\alpha_{ji}^{(k)})}, 1\right]$$

接受α_{ji}^{*}。这里$q(\cdot)$是候选生成密度。对α_{ji}可用$[0, 1]$均匀分布作为候选生成密度，对λ_j可用同样的方法，以Gamma分布作为候选生成密度来模拟。

通过上述步骤多次循环迭代，可以S_n的形式得到变点。贝叶斯的参数估计通过在马尔科夫链收敛后的大量抽样样本均值得到。

下面简单介绍m和p的选择。

本节介绍的方法假定转折点数m是已知的。然而当m未知时，可对不同的m对应的不同模型采用贝叶斯因子来选择模型及确定转折点数m。贝叶斯因子在本书第7章已做过专门介绍。

为了选择INAR模型的阶，有不同的准则。Bu和Mccabe[6]建议INAR模型的阶可使用样本自相关函数（Autocorrelation function）/样本偏自相关函数（Partial autocorrelation function）或者Akaike/Bayesian信息准则（AIC/BIC）来决定；Cardinal，Roy和Lambert[7]应用相对预测误差（Relatice Forecast Error，RFE）来测度模型的预测性能。RFE定义如下：

$$RFE=|\text{观察值}-\text{预测值}|/\text{观察值}$$

上式要求观察值非零。它既能通过比较模型的预测潜能从不同类型的模型选择理想的模型，也能用来选择INAR模型的阶。

14.3　INAR过程的变点分析（二）

14.2节介绍了INAR过程的一种变点分析方法，本节介绍一种实用的方法[3]。

令Y_t表示在时点t的活跃病例数（Number of active cases），ε_t表示在时点t每日新增病例报告数。$\{Y_t\}$服以于$INAR(1)$模型如下：

$$Y_t = \alpha \circ Y_{t-1} + \varepsilon_t \tag{14.3.1}$$

其中 α 的含义见 14.2 节。

假设 ε_t 服从于 Poisson 分布（λ_t），λ_t 具有下列形式：

$$\lambda_t = \exp\left\{\beta_0 + \beta_1 \frac{(t - t_{ch})\exp[\delta_n(t - t_{ch})]}{1 + \exp[\delta_n(t - t_{ch})]} + \beta_2 t\right\} \tag{14.3.2}$$

其中，转折参数 $\delta_n(>0)$帮助捕捉资料变化的弯曲度；t_{ch}表示资料的变点，上述模型仅定义一个变点；β_1 是包括变点在内的与时变协变量相关的回归系数。

很容易扩展到多于一个变点的模型。对两个变点的模型，λ_t 具有下列形式：

$$\lambda_t = \exp\left\{\beta_0 + \beta_1 \frac{(t - t_{ch1})\exp[\delta_n(t - t_{ch1})]}{1 + \exp[\delta_n(t - t_{ch1})]} + \beta_2 \frac{(t - t_{ch2})\exp[\delta_n(t - t_{ch2})]}{1 + \exp[\delta_n(t - t_{ch2})]} + \beta_3 t\right\} \tag{14.3.3}$$

其中，t_{ch1}和t_{ch2}是资料的两个变点；β_1、β_2 和 β_3 是包括变点在内的与时变协变量相关的回归系数。

注意：两个变点的情形可以有两个不同的转折参数δ_{1n}和δ_{2n}，但上述两个变点的模型仅使用了一个转折参数 δ_n 代替δ_{1n}和δ_{2n}，主要是简化模型的计算和简化模型的形式。

14.3.1 模型背后的思路

λ_t 模型形式的背后，来源于门限回归模型（Threshold regression model）。从门限回归模型中片段模型入手，可把一个变点下 $\ln(\lambda_t)$ 的形式写成：

$$\ln(\lambda_t) = \beta_0 + \beta_1 (t - t_{ch})_+ + \beta_2 t$$

在 $\ln(\lambda_t)$ 的片段形式下，我们能对每日新增病例曲线和每日活跃病例曲线观察到急剧变化。但是在真实的情景下，我们见不到这种急剧变化，很多时候能观察到这些资料集的变化曲率，因此试图通过拟合日新增病例资料，在日活跃病例资料捕捉变化曲率。同时我们注意到$(t - t_{ch})_+$函数在 t_{ch}不可微，因此可用下列的平滑可微最大函数

$$(t - t_{ch})_+ \approx \frac{0 \times \exp(0 \times \delta_n) + (t - t_{ch})\exp[\delta_n(t - t_{ch})]}{\exp(0 \times \delta_n) + \exp[\delta_n(t - t_{ch})]}$$

代替$(t - t_{ch})_+$(对 $\delta_n > 0$)。因此，在一个变点下，λ_t 的函数形式由下式给出：

$$\ln(\lambda_t) = \beta_0 + \beta_1 \frac{(t - t_{ch})\exp[\delta_n(t - t_{ch})]}{1 + \exp[\delta_n(t - t_{ch})]} + \beta_2 t,\ \delta_n > 0$$

即

$$\lambda_t = \exp\left\{\beta_0 + \beta_1 \frac{(t - t_{ch})\exp[\delta_n(t - t_{ch})]}{1 + \exp[\delta_n(t - t_{ch})]} + \beta_2 t\right\},\ \delta_n > 0$$

同样的思路，在两个变点下，λ_t 的函数形式由下式给出：

$$\lambda_t = \exp\left\{\beta_0 + \beta_1 \frac{(t - t_{ch1})\exp[\delta_n(t - t_{ch1})]}{1 + \exp[\delta_n(t - t_{ch1})]} + \beta_2 \frac{(t - t_{ch2})\exp[\delta_n(t - t_{ch2})]}{1 + \exp[\delta_n(t - t_{ch2})]} + \beta_3 t\right\}$$

14.3.2 β_i 满足的条件

14.3.2.1 在一个变点下，对 $\ln(\lambda_t)$ 的片段形式分析

模型 $\ln(\lambda_t)$ 形式如下：

$$\ln(\lambda_t)=\begin{cases}\beta_0+\beta_2 t,\ t\leqslant t_{ch}\\ \beta_0+\beta_1(t-t_{ch})+\beta_2 t,\ t>t_{ch}\end{cases}$$

故 $\ln(\lambda_t)$ 的导数为：

$$\frac{\mathrm{d}\ln(\lambda_t)}{\mathrm{d}t}=\begin{cases}\beta_2,\ t\leqslant t_{ch}\\ \beta_1+\beta_2,\ t>t_{ch}\end{cases}$$

对 $\beta_2>0$，$\beta_1+\beta_2<0$，当 $t<t_{ch}$ 时 $\ln(\lambda_t)$ 增加，当 $t\geqslant t_{ch}$ 时 $\ln(\lambda_t)$ 减少，即当 $t<t_{ch}$ 时 λ_t 增加，当 $t\geqslant t_{ch}$ 时 λ_t 减少。对于日新增病例，变点在第 t_{ch} 时点。因此，对于一个变点的计数时间序列资料，条件 $\{\beta_2>0,\ \beta_1+\beta_2<0\}$ 必须成立。

14.3.2.2 在两个变点下，对 $\ln(\lambda_t)$ 的片段形式分析

模型 $\ln(\lambda_t)$ 形式如下：

$$\ln(\lambda_t)=\begin{cases}\beta_0+\beta_3 t,\ t\leqslant t_{ch1}\\ \beta_0+\beta_1(t-t_{ch1})+\beta_3 t,\ t_{ch1}<t\leqslant t_{ch2}\\ \beta_0+\beta_1(t-t_{ch1})+\beta_2(t-t_{ch2})+\beta_3 t,\ t>t_{ch2}\end{cases}$$

故 $\ln(\lambda_t)$ 的导数为：

$$\frac{\mathrm{d}\ln(\lambda_t)}{\mathrm{d}t}=\begin{cases}\beta_3,\ t\leqslant t_{ch1}\\ \beta_1+\beta_3,\ t_{ch1}<t\leqslant t_{ch2}\\ \beta_1+\beta_2+\beta_3,\ t>t_{ch2}\end{cases}$$

对 $\beta_3>0$，$\beta_1+\beta_3<0$，$\beta_1+\beta_2+\beta_3>0$，当 $t\leqslant t_{ch1}$ 时 $\ln(\lambda_t)$ 增加，当 $t_{ch1}<t\leqslant t_{ch2}$ 时 $\ln(\lambda_t)$ 减少，当 $t>t_{ch2}$ 时 $\ln(\lambda_t)$ 增加。故当 $t\leqslant t_{ch1}$ 时 λ_t 增加，当 $t_{ch1}<t\leqslant t_{ch2}$ 时 λ_t 减少，当 $t>t_{ch2}$ 时 λ_t 增加。对于日新增病例，变点在第 t_{ch1} 时点和第 t_{ch2} 时点。因此对于计数时间序列资料，$\{\beta_3>0,\ \beta_1+\beta_3<0,\ \beta_1+\beta_2+\beta_3>0\}$ 必须成立。

14.3.3 转折参数 δ_n 的选择

模型转折参数 δ_n 能帮助我们捕捉资料的变化曲率，$\delta_n>0$。为了计算资料的转折参数 δ_n 的最优值，考虑网格搜索法（Grid search method）。在这种方法中，使用拟合优度方法计算 δ_n 的最优值。δ_n 的思路来自平滑最大的概念，因此随着 δ_n 的增大，变化的曲率变得急剧。一般 δ_n 从 0.05 到 1 进行变化。

14.3.4 变点的估计

为了估计变点，考虑两个连续观察值的差，即 $\Delta_t=Y_t-Y_{t-1}$，考虑差的符号，用 $S_t=\mathrm{sign}(\Delta_t)$ 表示。这里假如 $\Delta_t>0$，则 $S_t=+$，假如 $\Delta_t\leqslant 0$，则 $S_t=-$。对于有一个变点的资料集，序列 $\{S_t\}$ 给出了两个链（Run）：①+的链；②－的链。依赖于 Y_t 的增加曲线或减少曲线，则+的链与－的链交替着。一般地，第一个+的链结束的时点 t_{ch} 将给出变点

t_{ch}的估计。然而在实际情形中，只有一个变点的时间序列资料可能不是平滑的，通常存在随机波动。因此，可能有许多+的链与−的链使得过程难以找到真实的变点位置。为了使资料平滑，可应用一些统计途径，如 m 点移动平均（M−point moving average）或 p 次多项式函数。

对于有两个变点（假设为 t_{ch1}和 t_{ch2}）的资料集，序列$\{S_t\}$将产生三个链：①+的链；②−的链；③再次+的链。第一个链结束的时点将给出第一个变点 t_{ch1}的估计，第二个链结束的时点将给出第二个变点 t_{ch2}的估计。然而就像一个变点的情形一样，时间序列资料也可能不是平滑的。为了使资料平滑，也可应用一些统计途径，如 m 点移动平均（M−point moving average）或 p 次多项式函数。

14.3.5 分布的性质

14.3.5.1 条件分布

在给定 Y_{t-1}和 χ_t 下 Y_t 的条件分布可导出：

$$p(j|i) = P(Y_t = j | Y_{t-1} = i, \chi_t)$$

$$= \sum_{k=0}^{\min(i,\ j)} \binom{i}{k} \alpha^k (1-\alpha)^{i-k} \exp(-\lambda_t)\lambda_t^{j-k} [(j-k)!]^{-1} I_{[(j-k)=(0,\ 1,\ \cdots)]}$$

其中，χ_t 表示到时点 t 时所有协变量的集合，$I_{(.)}$是示性函数。这是从状态 i 到状态 j 的单步概率，其条件均值和条件方差分别为 $E(Y_t = j | Y_{t-1} = i,\ \chi_t) = \alpha Y_{t-1} + \lambda_t$，$V(Y_t | Y_{t-1},\ \chi_t) = \alpha(1-\alpha)Y_{t-1} + \lambda_t$。

14.3.5.2 边缘分布

定理 14.1 在假设 $Y_1|\chi_1 \sim \text{Poisson}(\lambda_1)$ 和 $\varepsilon_n|\chi_n \sim \text{Poisson}(\lambda_n)$ 下，$Y_n|\chi_n$ 的概率生成函数（Probability Generating Function，PGF）为：

$$\Phi_{Y_n|\chi_n}(s) = \exp[-(\alpha^{n-1}\lambda_1 + \alpha^{n-2}\lambda_2 + \cdots + \lambda_n)(1-s)]$$

即在给定 χ_n 下 Y_n 服从于均值为（$\alpha^{n-1}\lambda_1 + \alpha^{n-2}\lambda_2 + \cdots + \lambda_n$）的 Poisson 分布。

证明：

$$Y_n = \alpha \circ Y_{n-1} + \varepsilon_n = \sum_{i=1}^{Y_{n-1}} N_{1i} + \varepsilon_n$$

这里 N_{1i}是独立同分布的贝努利（α）随机变量序列，独立于 Y_{n-1}。在给定 χ_n 下，$\alpha \circ Y_{n-1}$与 ε_n 独立，故 $Y_n|\chi_n$的概率生成函数为：

$$\Phi_{Y_n|\chi_n}(s) = E[s^{\sum_{i=1}^{Y_{n-1}}(N_{1i}+\varepsilon_n)} | \chi_n]$$

$$= E_{Y_{n-1}|\chi_n} E[s^{\sum_{i=1}^{Y_{n-1}} N_{1i}} | Y_{n-1}, \chi_n] \Phi_{\varepsilon_n|\chi_n}(s)$$

$$= E_{Y_{n-1}|\chi_n} (1-\alpha+\alpha s)^{Y_{n-1}} \Phi_{\varepsilon_n|\chi_n}(s)$$

$$= \Phi_{Y_{n-1}|\chi_n}(1-\alpha+\alpha s)\Phi_{\varepsilon_n|\chi_n}(s)$$

因此，递推公式为：

$$\Phi_{Y_n|\chi_n}(s) = \Phi_{Y_{n-1}|\chi_n}(1-\alpha+\alpha s)\Phi_{\varepsilon_n|\chi_n}(s)$$

下面用数学归纳法证明结论。在上式中令 $n=2$，有

$$\begin{aligned}\Phi_{Y_2|\chi_2}(s) &= \Phi_{Y_1|\chi_2}(1-\alpha+\alpha s)\Phi_{\varepsilon_2|\chi_2}(s)\\ &= \exp[-\lambda_1(1-(1-\alpha+\alpha s))-\lambda_2(1-s)]\\ &= \exp[-\lambda_1\alpha(1-s)-\lambda_2(1-s)]\\ &= \exp[-(\alpha\lambda_1+\lambda_2)(1-s)]\end{aligned}$$

故 $Y_2|\chi_2 \sim \text{Poisson}(\alpha\lambda_1+\lambda_2)$。

又令 $n=3$，有

$$\begin{aligned}\Phi_{Y_3|\chi_3}(s) &= \Phi_{Y_2|\chi_3}(1-\alpha+\alpha s)\Phi_{\varepsilon_3|\chi_3}(s)\\ &= \exp[-(\alpha\lambda_1+\lambda_2)(1-(1-\alpha+\alpha s))-\lambda_3(1-s)]\\ &= \exp[-(\alpha^2\lambda_1+\alpha\lambda_2)(1-s)-\lambda_3(1-s)]\\ &= \exp[-(\alpha^2\lambda_1+\alpha\lambda_2+\lambda_3)(1-s)]\end{aligned}$$

因此有 $Y_3|\chi_3 \sim \text{Poisson}(\alpha^2\lambda_1+\alpha\lambda_2+\lambda_3)$。

对 $n=k-1$，假设有

$$Y_{k-1}|\chi_{k-1} \sim \text{Poisson}(\alpha^{k-2}\lambda_1+\alpha^{k-3}\lambda_2+\cdots+\lambda_{k-1})$$

则对 $n=k$，有

$$\begin{aligned}\Phi_{Y_k|\chi_k}(s) &= \Phi_{Y_{k-1}|\chi_k}(1-\alpha+\alpha s)\Phi_{\varepsilon_k|\chi_k}(s)\\ &= \exp[-(\alpha^{k-2}\lambda_1+\alpha^{k-3}\lambda_2+\cdots+\lambda_{k-1})(1-(1-\alpha+\alpha s))-\lambda_k(1-s)]\\ &= \exp[-(\alpha^{k-1}\lambda_1+\alpha^{k-2}\lambda_2+\cdots+\alpha\lambda_{k-1})(1-s)-\lambda_k(1-s)]\\ &= \exp[-(\alpha^{k-1}\lambda_1+\alpha^{k-2}\lambda_2+\cdots+\lambda_k)(1-s)]\end{aligned}$$

因此有

$$Y_k|\chi_k \sim \text{Poisson}(\alpha^{k-1}\lambda_1+\alpha^{k-2}\lambda_2+\cdots+\lambda_k)$$

证毕。

定理 14.2 在给定 χ_{n+h} 下，应用方程 $Y_{t+h}=\alpha^h\circ Y_t+\sum_{i=1}^{h}\alpha^{h-i}\circ\varepsilon_{t+i}$，$Y_t$ 的自协相关函数为：

$$\gamma_y(h)=\text{Cov}(Y_t,Y_{t+h}|\chi_{t+h})=\alpha^h(\alpha^{t-1}\lambda_1+\alpha^{t-2}\lambda_2+\cdots+\lambda_t)$$

证明：

$$\begin{aligned}\gamma_y(h) &= \text{Cov}(Y_t,Y_{t+h}|\chi_{t+h}) = E(Y_tY_{t+h}|\chi_{t+h})-E(Y_t|\chi_{t+h})E(Y_{t+h}|\chi_{t+h})\\ &= E[Y_tE(Y_{t+h}|Y_t,\chi_{t+h})|\chi_{t+h}]-E(Y_t|\chi_{t+h})E(Y_{t+h}|\chi_{t+h})\\ &= E[Y_t(\alpha^hY_t+\sum_{i=1}^{h}\alpha^{h-i}\lambda_{t+i})|\chi_{t+h}]-E(Y_t|\chi_{t+h})E(Y_{t+h}|\chi_{t+h})\\ &= \alpha^hE(Y_t^2|\chi_{t+h})-E(Y_t|\chi_{t+h})(\alpha^{t+h-1}\lambda_1+\cdots+\lambda_{t+h}-\alpha^{h-1}\lambda_{t+1}-\cdots-\lambda_{t+h})\\ &= \alpha^h[V(Y_t|\chi_{t+h})+E^2(Y_t|\chi_{t+h})]-E(Y_t|\chi_{t+h})(\alpha^{t+h-1}\lambda_1+\cdots+\alpha^h\lambda_t)\\ &= \alpha^h[(\alpha^{t-1}\lambda_1+\cdots+\lambda_t)(1+\alpha^{t-1}\lambda_1+\cdots+\lambda_t)]-\\ &\quad (\alpha^{t-1}\lambda_1+\cdots+\lambda_t)(\alpha^{t+h-1}\lambda_1+\cdots+\alpha^h\lambda_t)\\ &= \alpha^h(\alpha^{t-1}\lambda_1+\alpha^{t-2}\lambda_2+\cdots+\lambda_t)\end{aligned}$$

证毕。

14.3.6 模型的参数估计

为了应用条件最小二乘估计（Conditional Least Squares Estimation，CLS）方法，需要最小化

$$Q^*(\boldsymbol{\beta}) = \sum_{t=2}^{n} [Y_t - E(Y_t | Y_{t-1}, \chi_t)]^2$$

其中，$\boldsymbol{\beta}$ 是回归参数向量，$E(Y_t | Y_{t-1}, \chi_t) = \alpha Y_{t-1} + \lambda_t$。由于该模型没有 CLS 估计量的封闭解，可用数值解法得到模型回归参数的 CLS 估计量。

对样本含量为 n 的资料集，基于最大似然估计，参数的似然函数为 $L(\boldsymbol{\beta}) = p(Y_1, Y_2, \cdots, Y_n | \chi_n) = p(Y_1 | \chi_1) \prod_{t=2}^{n} p(Y_t | Y_{t-1}, \chi_t)$。为了得到最大似然估计，可通过最大化对数似然函数 $\ln L(\boldsymbol{\beta}) = \ln p(Y_1 | \chi_1) + \sum_{t=2}^{n} \ln p(Y_t | Y_{t-1}, \chi_t)$ 而得到。这里

$$\begin{aligned} & P(Y_t = j | Y_{t-1} = i, \chi_t) \\ = & \sum_{k=0}^{\min(i,j)} \binom{i}{k} \alpha^k (1-\alpha)^{i-k} \exp(-\lambda_t) \lambda_t^{j-k} [(j-k)!]^{-1} I_{[(j-k)=(0,1,\cdots)]} \end{aligned}$$

在实际情景中，如对于新冠肺炎资料，在时点 t 的日活跃病例数 Y_t 和时点 t 的日新增病例数 λ_t 通常是比较大的，计算困难。故资料分析中应用 CLS 方法估计参数。

14.3.7 新冠病毒疫情资料集变点分析

14.3.7.1 意大利新冠病毒疫情资料集变点分析

资料集来自意大利 2020 年 2 月 15 日到 6 月 6 日的新冠病毒疫情资料，$n=113$ 天。资料集仅观察到一个变点。虽然第一例病例可追溯到 2020 年 2 月，但从 3 月初开始急剧增加，在政府采取连续的防控措施后，活跃病例数曲线开始下降。截至 6 月 6 日，总的确诊病例数超过 23.4 万人，死亡病例数超过 3.3 万人，活跃病例数超过 35000 人。

从 Subhankar Chattopadhyay，Raju Maiti 和 Samarjit Das 等[3] 列出的日活跃病例的自相关函数（*ACF*）和偏自相关函数（*PACF*）图，似用 *AR*(1) 过程拟合较好。

使用前面介绍的方法确定的资料集变点 t_{ch} 是第 36 个时点，极大地提示病例数从 2 月 15 日到 3 月 21 日增加，之后日新增病例数急剧减少。为了确定最优值 δ_n，考虑在区间 [0.1，1] 中的点集，一般以 0.1 为增量。对属于 [0.1，1] 中的每一个 δ_n，对资料拟合一个变点的模型，对每一次拟合，计算均方误差（Root mean squared error，RMSE）作为拟合优度度量统计量，以最小的度量值作为最优 δ_n。$\delta_n=0.1$ 给出了最小的 $RMSE=949.85$，因此估计的 $\delta_n=0.1$。

对于该资料集，应用 CLS 方法下的回归参数估计是：$\hat{\beta}_{cls} = (\hat{\alpha}_{cls}, \hat{\beta}_{0cls}, \hat{\beta}_{1cls}, \hat{\beta}_{2cls}) = (0.9703, 3.5562, -0.1705, 0.1381)$。

14.3.7.2 印度喀拉拉邦新冠病毒疫情资料集变点分析

资料集来自印度喀拉拉邦 2020 年 3 月 9 日到 6 月 6 日的新冠病毒疫情资料，$n=90$

天。资料集观察到两个变点。虽然第一例病例可追溯到 2020 年 2 月，但从 3 月中旬开始急剧增加，喀拉拉邦采取了强硬的防控措施后，活跃病例数曲线下降。但从 5 月中旬开始，由于海湾被疏散者来到喀拉拉邦，其病例数又开始上升。截至 6 月 6 日，报告确诊病例数超过 1800 例，死亡病例数 15 人，活跃病例数超过 1000 人。

从 Subhankar Chattopadhyay，Raju Maiti 和 Samarjit Das 等[3]列出的日活跃病例的自相关函数（*ACF*）和偏自相关函数（*PACF*）图，似用 *AR*(1)过程拟合较好。

使用前面介绍的方法确定资料集的两个变点 t_{ch1} 和 t_{ch2}，t_{ch1} 和 t_{ch2} 分别是第 19 个时点和第 54 个时点，极大地提示病例数从 3 月 9 日到 3 月 27 日（从 3 月 9 日开始的 19 天）增加，之后日新增病例数急剧减少。但从 5 月 1 日（从 3 月 9 日开始的 54 天）开始，病例数开始增加。为了确定最优值 δ_n，按照分析意大利资料集介绍的方法，$\delta_n=0.2$ 给出了最小的 $RMSE=12.88$，因此估计的 $\delta_n=0.2$。

对于该资料集，应用 *CLS* 方法下的回归参数估计是：$\hat{\beta}_{cls}=(\hat{\alpha}_{cls}, \hat{\beta}_{0cls}, \hat{\beta}_{1cls}, \hat{\beta}_{2cls}, \hat{\beta}_{3cls})=(0.8700, -0.1156, -0.2352, 0.1269, 0.1956)$。

上述两个数据集的资料类型具有典型性，对我国新冠病毒疫情资料的分析可借鉴上述方法，评估进展模式，评价防控措施效果。

Chenhui Zhang，Dehui Wang 和 Kai Yang 等[8]研究了带有结构变化（变点）的广义 Poisson 分布整值自相关过程，该方法适合过度离散的情形；同时对匹兹堡 1991 年 1 月到 2021 年 12 月射击犯罪数资料集进行了分析，共有 132 个观察数据，样本均数和样本方差分别为 6.0895 和 13.7841，证明过度离散。

参考文献

[1] Jiang F Y，Zhao Z F，Shao X F. Time series analysis of COVID－19 infection curve：A change－point perspective [J]. Journal of econometrics，2023，232 (1)：1－17.

[2] Kuchenhoff H，Gunther F，Huhle M，et al. Analysis of early COVID－19 epidemic curve in Germany by regression models with change point [J]. Epidemiology and Infection，2021 (149)：e68，1－7.

[3] Chattopadhyay S，Maiti R，Das S，et al. Change－point analysis through INAR process with application to some COVID－19 data [J]. Statistica Neerlandica，2021，

[4] Kashikar A S，Rohan N，Ramanathan T V. Integer autoregressive models with structural breaks [J]. Journal of applied statistics，2013，40 (12)：2653－2669.

[5] Chib S. Estimation and comparison of multiple change point models [J]. Journal of Econometrics，1998，86：221－241.

[6] Bu R J，McCabe B. Model selection，estimation and forecasting in INAR (p) models：A likelihood－based Markov chain approach [J]. International Journal of Forecasting，2008，24：151－162.

[7] Cardinal M，Roy R，Lambert J. On the application of integer－valued time series models for the analysis of disease incidence [J]. Statistics in Medicine，1999，18：2025－2039.

[8] Chenhui Zhang，Dehui Wang，Kai Yang，et al. Generalized Poisson integer－valued autoregressive process with structural changes [J]. Journal of Applied Statistics，2022，49 (11)：2717－2739.

15　多变点检测方法

随着大数据时代的来临，我们面对的数据集越来越长，其结构呈现多样性[1]。如比较基因组杂交数据集，潜在的不同 DNA 序列片段的模型是不同的；在染色体的多个生物样本中，脱氧核糖核酸拷贝数的变异等。通常情况下，这些序列都包含多个变点，因此，对复杂数据集中的变点检测是医学研究中迫切需要探索和解决的问题。

与单变点检测的任务一样，多变点检测的主要任务也是估计变点的位置和数量。

本书介绍的方法大多基于单变点的传统分析方法来表述的。当然本书的前面章节已介绍了一些多变点的分析方法和实例。

在处理单个变点问题时，许多方法都取得了很不错的效果，但不能直接用于处理多变点问题[2]。Venkatraman[3]给出了一个样本含量为 100 的简单反例，说明了全局统计量在检测多变点问题上的局限性。具体实例为：

$$x_i=\begin{cases}N(0,\ 1),\ 1\leqslant i\leqslant 40\\ N(-1,\ 1),\ 41\leqslant i\leqslant 50\\ N(1,\ 1),\ 51\leqslant i\leqslant 60\\ N(0,\ 1),\ 61\leqslant i\leqslant 100\end{cases}$$

在这个序列的中间部分，出现了两个均值变点，在使用似然比检验、最小二乘法等变点方法得到的检测效果较差，原因在于中间部分两个均值在全局统计量中得到了“平均”，使得模型的局部特征未能体现出来。学者们想减少全局统计量的局限性，使得变点检测方法能运用在局部序列，从而检测到全部变点，由此启发了二元分割理论的形成。

传统的多变点估计问题首先对变点个数进行估计，得到变点估计后，对所有可能的变点位置组合进行搜索，在不考虑计算复杂度的情况下，传统的多变点估计方法有较高的准确性。但当样本含量较大时，算法可能难以实现。

本章简单介绍全局检测方法和局部检测方法，这些方法用来降低多变点检测的计算复杂度。马晓燕[1]对这两种方法进行了综述。

对多变点估计常用二元分割（Binary Segmentation，BS），首先估计序列中的第一个变点，该变点将序列分为变点前后两段，再在前后两段中分别重复该过程，直至序列不可继续分段为止。本书介绍的方法就是基于二元分割原理进行的[4]。

二元分割思想在检测多变点问题中应用极为广泛，在每个阶段可以看成是对单个变点的估计，计算较为简单，能同时估计出变点个数及位置；同时，二元分割按照顺序对每个阶段只涉及搜索单个变点，不会返回执行，这意味着 BS 可能不适用于两个相邻变点之间的间距较小的情况。Fryzlewicz[4]指出：当任意两个相邻变点之间的最小距离大于 $n^{3/4}$ 时

（n 是样本含量），二元分割才是有效的。

Fryzlewicz[4] 扩展了二元分割方法，提出了野生二元分割方法（Wild Binary Segmentation，WBS），依据一定的随机抽取机制抽取子区间，能够改善相邻变点间距较小时无法检测的情形，使得多变点检测具有自适应性。

Olshen 和 Venkatraman[5] 改进了二元分割过程，提出了环形二元分割方法（Circular Binary Segmentation，CBS），首先将序列的首尾连接为一个环，再对环形序列进行二元分割，并将其应用到染色体数据的异常基因组区域识别中。

15.1 变点全局检测方法

考虑序列 $y_{1:n}=(y_1, y_2, \cdots, y_n)$，设序列有 m 个变点 $\tau_{1:m}=(\tau_1, \tau_2, \cdots, \tau_m)$，其中每个变点 τ_i 都是 1 到 $n-1$ 中的一个整数。这 m 个变点将数据集分割成 $m+1$ 段，且第 i 段包含子样本 $y_{(\tau_{i-1}+1):\tau_i}$。序列 $y_{1:n}$ 可表达成：

$$y_i=\theta_i+\varepsilon_i, 1\leqslant i\leqslant n$$

其中，θ_i 在 $\tau_{i-1}+1$：τ_i 中是分段常数，ε_i 是随机噪声。

在全局检测算法中，根据变点个数是否已知，可分为：

（1）变点个数已知时，通过最小化下列目标函数来确定变点位置：

$$\min\sum_{i=1}^{m}\left[C(y_{(\tau_{i-1}+1):\tau_i})\right] \tag{15.1.1}$$

（2）变点个数未知时，通过最小化下列目标函数来确定变点位置：

$$\min\sum_{i=1}^{m}\left[C(y_{(\tau_{i-1}+1):\tau_i})\right]+\beta f(m) \tag{15.1.2}$$

其中，C 是一个数据段内的损失函数，最常用的损失函数是对数似然函数；$\beta f(m)$ 是防止过拟合的惩罚项，其大小取决于变点个数，如果惩罚项过大，只能检测出那些显著的变点；如果惩罚项偏小，会检测到过多的变点。惩罚项的选择没有统一的标准，常用的有 AIC 准则或 SIC 准则。在 SIC 准则中通常取 $\beta f(m)=\beta m$。

本节介绍三个算法。

15.1.1 分段邻域算法

Auger 和 Lawrence[6] 提出了分段邻域（Segment Neighbourhood，SN）算法，这种途径应用动态规划探索整个分段空间，通常设置一个最大变点数，用 Q 表示。这种方法通过计算所有可能分段的损失函数而持续。

15.1.1.1 最优分段算法

令 r_i 表示第 i 个邻域的最后一个观察值（分段邻域边界）；$F(y_1, y_2, \cdots, y_j; \theta_q)$ 表示 $y_1, y_2, \cdots, y_j$ 与模型参数 θ_q 之间的关系模型。

为了找到分段邻域参数 $\theta_1, \theta_2, \cdots, \theta_Q$ 与分段邻域边界 $r_1, r_2, \cdots, r_{Q-1}$ 的估计量，

运用下列方法拟合：

$$Z(\boldsymbol{y}, \boldsymbol{\theta}, \boldsymbol{r}, Q) = \min_{\theta, r} \sum_{q=1}^{Q} C[F(y_{r_{q-1}+1}, y_{r_{q-1}+2}, \cdots, y_{r_q}, \theta_q)]$$

其中，C 是用估计参数 θ_1，…，θ_Q 对数据 $y_{r_{q-1}+1}$，$y_{r_{q-1}+2}$，…，y_{r_q} 拟合的测度模型 F 的函数，$(r_0, r_Q) = (0, n)$，n 是序列的长度。

例如，用最小二乘误差拟合如下：

$$Z(\boldsymbol{y}, \boldsymbol{\theta}, \boldsymbol{r}, Q) = \min_{\theta, r} \sum_{q=1}^{Q} \sum_{i=r_{q-1}+1}^{r_q} (y_i - \theta_q)^2$$

定义 $C_{ij}^{q} = Z(y_i, \cdots, y_j, \boldsymbol{\theta}^{\mathrm{T}}, \boldsymbol{r}^{\mathrm{T}}, q)$，即 C_{ij}^{q} 表示序列 y_i，…，y_j 分成 q 个分段的最佳分割。$C_{1,n}^{Q} = Z(\boldsymbol{y}, \boldsymbol{\theta}, \boldsymbol{r}, Q)$。由于将长度为 n 的序列划分成 Q 个分段有 $\binom{n}{Q}$ 种划分，在上述最小化问题中找到最优解计算量极大。下面介绍效率较高的优化方法。

算法 1　最优分段算法

开始

（* 步骤 1：对每一个片段计算模型拟合的测度 *）

1. 对所有 (i, j)，$i \leqslant j$，$i, j \in [1, n]$
2. 计算 $C_{ij}^{1} \leftarrow C(F(y_i, \cdots, y_j | \theta_{ij}))$

（* 步骤 2：对 2，3，…，Q 个片段计算最优划分 *）

3. 对 $q = 2$ 到 Q
4. 对 $j = 1$ 到 n
5. 计算 $C_{1,j}^{q} \leftarrow \min_{v \in [1,j]} (C_{1,v}^{q-1} + C_{v+1,j}^{1})$

结束

Auger 和 Lawrence[6] 指出：算法 1 可计算 $C_{1,n}^{Q}$。

15.1.1.2　最优分段子集算法

前面的算法对整个序列拟合模型。下面描述识别 P 个不重叠分段的子集，不必涵盖整个序列。令 $V[F(y_1, y_2, \cdots, y_j, \boldsymbol{\theta})]$ 是对数据 y_1，y_2，…，y_j 用模型 F 来拟合的、估计的参数下向量为 $\boldsymbol{\theta}$ 的长度标准化测度。定义 $v(i, j) = V[F(y_i, \cdots, y_j, \boldsymbol{\theta})]$，例如，对于最小二乘估计，残差的无偏估计为：

$$v(i, j) = \frac{1}{j - i + 1 - l} \sum_{k=i}^{j} (y_k - \hat{y}_k(\theta))^2$$

这里 l 是估计参数的个数。

最优问题变成：

$$\min \sum_{p=1}^{P} v(s_p, r_p)$$

这里 $r_{p-1} < s_p \leqslant r_p < s_{p+1}$，且 $s_i \geqslant 1$，$r_i \leqslant j$。

用 $S_p(j)$ 表示从起始 j 个残差中的 p 个分段邻域的最优选择，算法如下：

$$S_i(1) = +\infty, 1 < i < n$$
$$S_1(j) = \min\{S_1(j-1), \min_{1<k<j} v(k, j)\}, 2 < j < n$$
$$\vdots$$
$$S_i(j) = \min\{S_i(j-1), \min_{i \leqslant k<j}[S_{i-1}(k-1) + v(k, j)\}], 2 \leqslant i \leqslant P, i < j \leqslant n$$

上述算法可计算 $S_p(n)$。

另外，分段邻域途径将任意形式的惩罚 $\beta f(m)$ 包括在内。然而，这种昂贵的搜索结果是方法有显著的计算成本 $O(Qn^2)$。假如随着观察数据的增加，变点个数线性增加，则 $Q=O(n)$，本方法有计算成本 $O(n^3)$。

15.1.2 最优分割算法

Jackson，Sargle 和 Barnes 等[7] 基于动态规划的思想提出了最优分割（Optimal Partitioning，OP）算法，通过最小化下列目标函数：

$$\sum_{i=1}^{m+1}[C(y_{(\tau_{i-1}+1):\tau_i}) + \beta] \tag{15.1.3}$$

当 $f(m)=m$ 时，式（15.1.3）与式（15.1.2）相同。

令 $F(s)$ 表示对数据 $y_{1:s}$ 使式（15.1.3）最小化的值，$\tau_s=\{\tau: 0=\tau_0<\tau_1<\cdots<\tau_m<\tau_{m+1}=s\}$ 是该资料变点的可能位置的集合，置 $F(0)=-\beta$，则

$$\begin{aligned}
F(s) &= \min_{\tau\in\tau_s}\left\{\sum_{i=1}^{m+1}[C(y_{(\tau_{i-1}+1):\tau_i}) + \beta]\right\} \\
&= \min_t\left\{\min_{\tau\in\tau_s}\sum_{i=1}^{m}[C(y_{(\tau_{i-1}+1):\tau_i}) + \beta] + C(y_{(t+1):n}) + \beta\right\} \\
&= \min_t\{F(t) + C(y_{(t+1):n}) + \beta\}
\end{aligned}$$

这个目标函数应用递归方法找到 $t<s$ 的最优分割，搜索整个样本空间得到最终的变点结果。这种穷举搜索算法可得到精确解，但计算成本高（$O(n^2)$）。

算法 2：OP 分割算法[8]

输入：形如（y_1，y_2，…，y_n）的集合，其中 $y_i\in R$。

依赖于资料的拟合 $C(\bullet)$ 的测度。

不依赖于变点个数和位置的惩罚常数 β。

初始化：令 n = 资料的长度，置 $F(0)=-\beta$，$cp(0)=NULL$。

迭代：对 $\tau^*=1, 2, \cdots, n$

1. 计算 $F(\tau^*) = \min_{0\leqslant\tau<\tau^*}[F(\tau)+C(y_{(\tau+1):\tau^*})+\beta]$。
2. 令 $\tau'=\arg\{\min_{0\leqslant\tau<\tau^*}[F(\tau)+C(y_{(\tau+1):\tau^*})+\beta]\}$。
3. 置 $cp(\tau^*)=(cp(\tau'), \tau')$。

输出：变点记录在 $cp(n)$ 中。

15.1.3 剪枝算法

为了减轻计算负担，通过改进 OP 算法，Killick，Fearnhead 和 Eckley[8] 提出了剪枝算法（Pruned Exact Linear Time，PELT），这个算法可以将 OP 算法的计算成本从二次

降低到线性。

现在考虑剪枝如何被用来增加 OP 方法的计算效率，同时确保该方法找到式（15.1.3）的损失函数的全局最小值。剪枝的本质是移除算法 1 中完成的每一次迭代不能使式（15.1.3）最小化的最小值 τ。

下面的定理给出了完成剪枝的简单条件。

定理 15.1 假设在观察值序列中引进一个变点时，损失 C 减少。更正式地，假设存在常数 K，对任意 $t<s<n$，使得

$$C(y_{(t+1):s})+C(y_{(s+1):n})+K\leqslant C(y_{(t+1):n}) \tag{15.1.4}$$

假如

$$F(t)+C(y_{(t+1):s})+K\geqslant F(s) \tag{15.1.5}$$

成立，则在未来时间 $n>s$，t 不能是先于 n 的最优最后变点。

直觉上，假如式（15.1.5）成立，则对任意 $n>s$，先于 n、最靠近 n 的变点的最好分段在 s 优于 t。

算法 3：PELT 算法

输入：形如（y_1，y_2，…，y_n）的集合，其中 $y_i\in R$。

依赖于资料的拟合 $C(\cdot)$ 的测度。

不依赖于变点个数和位置的惩罚常数 β。

满足方程（15.1.4）的常数 K。

初始化：令 n = 资料的长度，置 $F(0)=-\beta$，$cp(0)=NULL$，$R_1=\{0\}$。

迭代：对 $\tau^*=1, 2, \cdots, n$

1. 计算 $F(\tau^*)=\min\limits_{\tau\in R_{\tau^*}}[F(\tau)+C(y_{(\tau+1):\tau^*})+\beta]$。
2. 令 $\tau^1=\arg\{\min\limits_{\tau\in R_{\tau^*}}[F(\tau)+C(y_{(\tau+1):\tau^*})+\beta]\}$。
3. 置 $cp(\tau^*)=(cp(\tau^1), \tau^1)$。
4. 置 $R_{\tau^*+1}=\{\tau\cup\{\tau\in R_{\tau^*}: F(\tau)+C(y_{(\tau+1):\tau^*})+K\leqslant F(\tau^*)\}$。

输出：变点记录在 $cp(n)$ 中。

15.2 基于二元分割原理的多变点分析方法

本节主要介绍标准二元分割方法的基本思想，以及基于二元分割原理的最小二乘估计。

15.2.1 标准二元分割方法的基本思想

二元分割理论最早出现在 Sen 和 Srivastava[9] 中用于检测均值变点，之后迅速引起了学者们的关注，如今二元分割理论已广泛应用于多变点检测问题中。相对于其他变点检测方法，检测效果都要好，尤其是对于大量数据、长期性数据的多个变点检测，准确率明显高于其他方法。

对正态分布序列 x_1，x_2，…，x_n，$x_i\sim N(\mu_i, 1)$，构造广义似然比统计量为 $Z_i=$

$(iS_n/n-S_i)/\sqrt{i(1-i/n)}$，其中 $S_k=\sum_{i=1}^{k}x_i$。从变点检测角度，定义统计量 $S=\max_{1\leqslant i\leqslant n}|Z_i|$，再根据样本含量及相关极限理论确定临界值，以检验是否存在变点。

针对上述检验过程，标准二元分割理论的主要思想如下[2,3]：

给定临界值 $b_n=n^{3/8}$，设 $\hat{m}_n$ 为估计的变点个数，各个变点的位置估计值为 $\hat{\nu}_1$，$\hat{\nu}_2$，…，$\hat{\nu}_{\hat{m}_n}$（递增序列），设 m_n 为真实的变点个数，各个变点的真实位置为 ν_1，ν_2，…，ν_{m_n}（递增序列），对 $1\leqslant i\leqslant m_n$，若以下三个条件成立：

（1）相邻变点间距约束：对 $\forall n$，$\exists c>0$，及 $0<\beta<1/8$，满足 $\inf\{\nu_{i+1}-\nu_i\}\geqslant 2cn^{1-\beta}$；

（2）均值变化跃度下界约束：$\exists\delta>0$，满足 $\inf\{\mu_{i+1}-\mu_i\}\geqslant\delta$；

（3）均值上界约束：$\exists B>0$，满足 $\sup|\mu_i|\leqslant B$。

则对 $A_n=\{\hat{m}_n=m_n;\ |\hat{\nu}_j-\nu_j|\leqslant n^{3/4},\ 1\leqslant j\leqslant m_n\}$，有 $p(A_n)\to 1$。

15.2.2 基于二元分割原理的最小二乘估计

15.2.2.1 具体步骤

在 9.2 节已介绍了最小二乘估计下的变点分析方法，本节归纳二元分割具体过程。

设随机变量为 x_1，x_2，…，x_n，数据拟合的模型为：

$$x_i=a_i+e_i,\ i=1,2,\cdots,n$$

下面介绍变点的检验问题。其无效假设为：

$$\mathrm{H}_0:Ex_1=Ex_2=\cdots=Ex_n$$

（一个变点时）备择假设为：

$$\mathrm{H}_1:\text{存在某个}\ k,\ 1\leqslant k<n,\ Ex_1=\cdots=Ex_k\neq Ex_{k+1}=\cdots=Ex_n$$

令 $S=\sum_{i=1}^{n}(x_i-\bar{x})^2$，$\bar{x}=\frac{1}{n}\sum_{i=1}^{n}x_i$，将样本 x_1，x_2，…，x_n 分成两段 x_1，x_2，…，x_k 和 x_{k+1}，x_{k+2}，…，x_n，分别计算其样本方差并相加，有如下统计量：

$$\widetilde{S}_{1,n}(k)=\sum_{j=1}^{k}(x_j-\bar{x}_k)^2+\sum_{j=k+1}^{n}(x_j-\bar{x}_k{}^*)^2$$

其中，$\bar{x}_k=\frac{1}{k}\sum_{j=1}^{k}x_j$，$\bar{x}_k{}^*=\frac{1}{n-k}\sum_{j=k+1}^{n}x_j$，$2\leqslant k\leqslant n$。当 k 在变点时刻取值时，统计量有最小值，因此将统计量取得最小值时的位置作为变点位置的估计值，该变点将序列分成两段，在前后两段首先检验是否依然存在变点，若变点存在则重复上述过程，直至分段中不存在变点。

判断有无变点存在的假设检验问题以及阈值 C 的计算见 9.2 节，这里不再赘述。

二元分割具体过程如下：

第一，在样本 x_1，x_2，…，x_n 中计算 $\widetilde{S}_{1,n}(k)$，其中 $k=1$，2，…，n，使得统计量 $\widetilde{S}_{1,n}(k)$ 达到最小的 k 作为样本的估计值 $\hat{k}_1$，即 $\hat{k}_1=\arg\min_{1\leqslant k\leqslant n}|\widetilde{S}_{1,n}(k)|$。

第二，变点 $\hat{k}_1$ 将样本 x_1，x_2，…，x_n 分成两个子样本 x_1，x_2，…，$x_{\hat{k}_1}$ 和 $x_{\hat{k}_1+1}$，$x_{\hat{k}_1+2}$，…，x_n，在两个样本中首先检验是否有变点存在，若存在变点则分别计算其统计

量 $\widetilde{S}_{1,\hat{k}_1}(k)$ 和 $\widetilde{S}_{\hat{k}_1+1,n}(k)$，其中在前一个样本中 $k=1, 2, \cdots, \hat{k}_1$，使得 $\widetilde{S}_{1,\hat{k}_1}(k)$ 达到最小的 k 记为子样本的变点估计 $\hat{k}_2$，即 $\hat{k}_2=\arg\min\limits_{1\leqslant k\leqslant \hat{k}_1}|\widetilde{S}_{1,\hat{k}_1}(k)|$；在后一个样本中 $k=\hat{k}_1+1, \hat{k}_1+2, \cdots, n$，使得 $\widetilde{S}_{\hat{k}_1+1,n}(k)$ 达到最小的 k 记为子样本的变点估计 $\hat{k}_3$，即 $\hat{k}_3=\arg\min\limits_{\hat{k}_1+1\leqslant k\leqslant n}|\widetilde{S}_{\hat{k}_1+1,n}(k)|$。

第三，变点 $\hat{k}_2$，$\hat{k}_3$ 将两个子样本分成四个子样本，$x_1, \cdots, x_{\hat{k}_2} | x_{\hat{k}_2+1}, \cdots, x_{\hat{k}_1} | x_{\hat{k}_1+1}, \cdots, x_{\hat{k}_3} | x_{\hat{k}_3+1}, \cdots, x_n$，在四个子样本中重复第二步，依次进行下去，直到在每个子样本中做变点有无的假设检验时均不拒绝原假设，即认为在整个样本序列中不存在其余的变点。

第四，将得到的变点估计 $\hat{k}_1, \hat{k}_2, \cdots, \hat{k}_n$ 按照其大小顺序排列后即为样本的 $x_1, x_2, \cdots, x_n$ 的变点估计值。

本书的方法与实例分析都是按照上述步骤进行的。

15.2.2.2 统计量的渐近分布

欲研究 $x_1, x_2, \cdots, x_n$ 的一个子序列 $x_s, \cdots, x_{e-1}$ 是否包含有变点（$1\leqslant s<e-1\leqslant n$），考虑统计量 $\widetilde{S}_{s,e}(k)=\sum\limits_{j=s}^{s+k-1}(x_j-\overline{x}_{s+k})^2+\sum\limits_{j=s+k}^{e-1}(x_j-\overline{x}_{s+k}{}^*)^2$，其中 $\overline{x}_{s+k}=\dfrac{1}{k}\sum\limits_{j=s}^{s+k-1}x_j$，$\overline{x}_k^*=\dfrac{1}{e-s-k}\sum\limits_{j=s+k}^{e-1}x_j$，$2<k<n$。定义下式：

$$V_{s,e}(k)=k(\overline{x}_{s+k}-\overline{x}_{s,e})^2+(e-s+1-k)(\overline{x}_{s+k}{}^*-\overline{x}_{s,e})^2$$

其中，$\overline{x}_{s,e}=\dfrac{1}{e-s}\sum\limits_{j=s}^{e-1}x_j$。则对于该子序列，其离均差平方和 $S=\sum\limits_{j=s}^{e-1}(x_j-\overline{x}_{s,e})^2$，有 $S=\widetilde{S}_{s,e}(k)+V_{s,e}(k)$。故 $\arg\min\widetilde{S}_{e,f}(k)$ 相当于 $\arg\max V_{e,f}(k)$，记 $U=\max\limits_{s\leqslant k\leqslant e}[V_{s,e}(k)^{1/2}]$，不难得到：

$$U=\max_{s\leqslant k\leqslant e}\left|\frac{W_k}{\sqrt{k-s}}-\frac{k}{e-s}\frac{W_{e-s}}{\sqrt{e-s}}\right|\Big/\left[\frac{k}{e-s}\left(1-\frac{k}{e-s}\right)\right]$$

其中，$W_k=x_s+x_{s+1}+\cdots+x_{s+k-1}$，$W_{e-s}=x_e+x_{s+1}+\cdots+x_{e-1}$。

由 Yao 和 Davis[10]，在不存在变点的情况下，有如下的渐近分布：

$$\lim_{s-e\to\infty}p[a_{e-s}^{-1}(U-b_{e-s})\leqslant x]=\exp(-2\pi^{-1/2}\mathrm{e}^{-x})$$

其中，$a_m=(2\ln\ln m)^{-1/2}$，$b_m=a_m^{-1}+2^{-1}a_m\ln\ln\ln m$。

二元分割的多变点分析方法对子序列的样本含量也有一定的要求。

15.3 基于野生二元分割原理的多变点检测方法

15.3.1 野生二元分割原理在多变点检测中的应用

本节主要介绍 Fryzlewicz[4]的结果。考虑模型：

$$x_t = f_t + \varepsilon_t, \ t = 1, 2, \cdots, T \tag{15.3.1}$$

其中，f_t 是确定性的一维逐段常数值信号，变点个数 N 和变点位置 η_1，η_2，…，η_N 未知。

欲检验序列（x_s，…，x_e）是否包含变点，标准 BS 算法和 WBS 算法的基本成分是累计和统计量：

$$\tilde{x}_{s,e}^b = \sqrt{\frac{e-b}{n(b-s+1)}}\sum_{i=s}^{b} x_i - \sqrt{\frac{b-s+1}{n(e-b)}}\sum_{i=b+1}^{s} x_i \tag{15.3.2}$$

其中，$s \leqslant b < e$，$n = e - s + 1$。

下面介绍几个假设。

假设 1（1）随机序列 ε_t 独立同分布于均值为 0，方差为 1 的高斯分布（$t=1$，…，T）。

（2）f_t 是有界的，即对 $t=1$，2，…，T，$|f_t| < \bar{f} < \infty$。

假设 1（1）也可扩展到依赖的、和/或非高斯噪声的情形。假设 $Var(\varepsilon_t)$ 已知，主要由于在实务中通常应用绝对中位差（Median Absolute Deviation，MAD）准确地估计。

两个变点之间的间隔以及跳跃大小的假设在标准 BS 和 WBS 中是必要的。以下记 $\eta_0 = 0$，$\eta_{N+1} = T$。

假设 2（对标准 BS）两个变点之间的最小间隔满足 $\min\limits_{i=1,\cdots,N+1} |\eta_i - \eta_{i-1}| \geqslant \delta_T$，这里 $\delta_T \geqslant CT^{\Theta}(C>0, \Theta \leqslant 1)$。另外，跳跃的大小 $f_i' = |f_{\eta_i} - f_{\eta_{i-1}}|$ 满足 $\min\limits_{i=1,\cdots,N} f_i' \geqslant \underline{f}_T$，这里 $\underline{f}_T \geqslant CT^{-\tilde{\omega}}(\tilde{\omega} \geqslant 0)$。参数 Θ 和 $\tilde{\omega}$ 满足 $\Theta - \tilde{\omega}/2 > 3/4$。

假设 3（对标准 WBS）两个变点之间的最小间隔满足 $\min\limits_{i=1,\cdots,N+1} |\eta_i - \eta_{i-1}| \geqslant \delta_T$，跳跃的大小 $f_i' = |f_{\eta_i} - f_{\eta_{i-1}}|$ 满足 $\min\limits_{i=1,\cdots,N} f_i' \geqslant \underline{f}_T$，这里 δ_T 与 $\underline{f}_T$ 满足要求 $\delta_T^{1/2}\ \underline{f}_T \geqslant C\ (\ln T)^{1/2}$（$C$ 足够大）。

值得注意的是，没有假设变点个数 N 的上界，而是要求最小间隔 δ_T，换句话说，N 随 δ_T 的允许可以尽可能的大。

Fryzlewicz[4]不仅介绍了 WBS 的要求，而且对 BS 算法进行了更好的定义。

15.3.2 标准 BS 算法

Fryzlewicz[4]给出了标准 BS 算法的递归和伪代码，其主要函数如下：

函数 Binseg(s，e，ζ_T)

假如 $e - s < 1$，则停止

否则 $b_0:=\underset{b\in\{s,\cdots,e-1\}}{\operatorname{argmax}}|\tilde{x}_{s,e}^{b}|$

假如 $|\tilde{x}_{s,e}^{b_0}|>\zeta_T$，把 b_0 增加到估计的变点集合中，

$$\text{Binseg}(s,\ b_0,\ \zeta_T)$$
$$\text{Binseg}(b_0+1,\ e,\ \zeta_T)$$

否则停止。

标准的BS过程由 Binseg(1，T，ζ_T）给出，其中 ζ_T 是阈值参数。令 $\hat{N}$ 表示由 BS 算法估计的变点个数，$\hat{\eta}_1$，$\hat{\eta}_2$，…，$\hat{\eta}_N$ 表示按递增顺序排列的位置。

定理 15.2 令 x_t 服从模型（15.3.1)，假定假设 1 和假设 2 成立，令 N 和 η_1，η_2，…，η_N 分别表示变点的个数和位置，$\hat{N}$ 表示由 BS 算法估计的变点个数，$\hat{\eta}_1$，$\hat{\eta}_2$，…，$\hat{\eta}_N$ 表示按递增顺序排列的位置。对任意正常数 c_1，c_2，c_3，令阈值参数满足 $\zeta_T=c_1T^{\theta}$，其中 $\theta\in(1-\Theta,\ \Theta-1/2-\tilde{\omega})$，$\Theta\in(3/4,\ 1)$；或者 $\zeta_T\geqslant c_2(\ln T)^p(p>1/2)$，且 $\zeta_T\leqslant c_3T^{\theta}$，其中 $\theta<1/2-\tilde{\omega})$，$\Theta=1$。则存在正常数 C，C_1，满足 $p(A_T)\geqslant1-C_1T^{-1}$，这里 $A_T=\{\hat{N}=N:\max\limits_{i=1,\cdots,N}|\hat{\eta}_i-\eta_i|\leqslant C\varepsilon_T\}$，且 $\varepsilon_T=T^2\delta_T^{-2}(\underline{f}_T)^{-2}\ln T$。

15.3.3 WBS 算法

用 F_T^M 表示 M 个随机区间 $[s_m,\ e_m]$ 的集合（$m=1，2，\cdots，M$)，其起始点和结尾点从集合 {1，2，…，T} 中独立且有放回地取得。后续会介绍 M 的适当选择。

Fryzlewicz[4]给出了 WBS 算法的递归和伪代码，其主要函数如下：

函数 WildBinseg(s，e，ζ_T)

假如 $e-s<1$，则停止

否则 $M_{s,e}:=$那些标记为 m 的集合 $[s_m,\ e_m]\in F_T^M$，以致 $[s_m,\ e_m]\subseteq[s,\ e]$

（可选择性的：增大 $M_{s,e}:=M_{s,e}\cup\{0\}$，这里 $[s_0,\ e_0]=[s,\ e]$)

$(m_0,\ b_0):=\underset{m\in M_{s,e},b\in\{s_m,\cdots,e_m-1\}}{\operatorname{argmax}}|\tilde{x}_{s_m,e_m}^{b}|$

假如 if $|\tilde{x}_{s_m,e_m}^{b}|>\zeta_T$，把 b_0 增加到估计的变点集合中，则

$$\text{WildBinseg}(s,\ b_0,\ \zeta_T)$$
$$\text{WildBinseg}(b_0+1,\ e,\ \zeta_T)$$

否则停止。

WBS 过程由 WildBinseg(1，T，ζ_T）给出。令 $\hat{N}$ 表示由 WBS 算法估计的变点个数，$\hat{\eta}_1$，$\hat{\eta}_2$，…，$\hat{\eta}_N$ 表示按递增顺序排列的位置。

定理 15.3 令 x_t 服从模型（15.3.1)，假定假设 1 和假设 3 成立，令 N 和 η_1，η_2，…，η_N 分别表示变点的个数和位置，$\hat{N}$ 表示由 WBS 算法估计的变点个数，$\hat{\eta}_1$，…，$\hat{\eta}_N$ 表示按递增顺序排列的位置。则存在两个常数 $\underline{C}$，$\bar{C}$，使得假如 $\underline{C}(\ln T)^{1/2}\leqslant\zeta_T\leqslant\bar{C}\delta_T^{1/2}\underline{f}_T$，则对某些正数 C，C_1，有 $p(A_T)\geqslant1-C_1T^{-1}-T\delta_T^{-1}(1-\delta_T^2T^{-2}/9)^M$，这里 $A_T=\{\hat{N}=N:\max\limits_{i=1,\cdots,N}|\hat{\eta}_i-\eta_i|\leqslant C\ln T(\underline{f}_T)^{-2}\}$。

15.3.4 WBS 的增强 SIC 准则

估计的变点个数 $\hat{N}$ 和变点位置 $\hat{\eta}_1$，$\hat{\eta}_2$，…，$\hat{\eta}_N$ 依赖于选择的阈值 ζ_T。记

$$\hat{N}(\zeta_T) = \hat{N}, C(\zeta_T) = \{\hat{\eta}_1, \hat{\eta}_2, \cdots, \hat{\eta}_{\hat{N}(\zeta_T)}\}$$

对每一个模型 C_k，用 $\hat{f}_t^k$ 表示 f_t 的估计，定义为 $\hat{f}_t^k = (\hat{\eta}_{i+1} - \hat{\eta}_i)^{-1} \sum_{j=\hat{\eta}_i+1}^{\hat{\eta}_{i+1}} x_j (\hat{\eta}_i + 1 \leqslant t \leqslant \hat{\eta}_{i+1})$。令 $\hat{\sigma}_k^2 = T^{-1} \sum_{i=1}^{T} (x_t - \hat{f}_t^k)^2$ 是残差方差的最大似然估计量，则有

$$sSIC(k) = \frac{T}{2}\ln(\hat{\sigma}_k^2) + k\,(\ln T)^\alpha \tag{15.3.3}$$

定理 15.4 令 x_t 服从模型（15.3.1），定理 15.2 的假设成立，令 N 和 η_1，η_2，…，η_N 分别表示变点的个数和位置。令 $N \leqslant K$，这里 K 是独立于 T 的一个常数，令常数 $\alpha > 1$ 满足 $(\ln T)^\alpha = o(\delta_T \underline{f}_T^2)$，令模型 $\{C_k\}_{k=0}^K$ 由 WBS 算法产生，令 $\hat{N} = \arg\min_{k=0,1,\cdots,K} sSIC(k)$，则对某些正数 C，C_1，有 $p(A_T) \geqslant 1 - C_1 T^{-1} - T\delta_T^{-1}(1-\delta_T^2 T^{-2}/9)^M$。这里 $A_T = \{\hat{N} = N：\max_{i=1,2,\cdots,N} |\hat{\eta}_i - \eta_i| \leqslant C\ln T\,(\underline{f}_T)^{-2}\}$。

上述过程的唯一参数是常数 α。要求 $\alpha > 1$，导致比标准 SIC 更强烈的惩罚。建议 α 取 1.01[4]。

文献［4］建议 M 取 5000，C 设置为 1～1.3。

15.4 基于最窄阈值算法的多变点检测方法

Baranowski，Chen 和 Fryzlewicz[11] 提出了与 WBS 类似的最窄阈值算法（Narrowest-Over-Threshold，NOT），改进了检测精度。下面从 NOT 的框架以及增强 SIC 准则下的 NOT 来介绍。

15.4.1 NOT 方法的框架

15.4.1.1 建立

考虑模型：

$$y_t = f_t + \sigma_t \varepsilon_t,\ t = 1, 2, \cdots, T \tag{15.4.1}$$

其中，f_t 是信号（Signal），σ_t 是 t 时刻白噪声标准差，假设 ε_t 独立同服从于 $N(0, 1)$ 分布。

假设（f_t，σ_t）被划分为 $q+1$ 个片段，q 是未知的不同变点 $0 = \tau_0 < \tau_1 < \cdots < \tau_q < \tau_{q+1} = T$。$q$ 不是预先设定的，随 T 而增加。对每一个 $j = 1, 2, \cdots, q+1$，$t = \tau_{j-1}+1, \cdots \tau_j$，（$f_t$，$\sigma_t$）的结构是通过 d 维参数向量 $\boldsymbol{\Theta}_j$（$\boldsymbol{\Theta}_j \neq \boldsymbol{\Theta}_{j-1}$）的模型化参数，$d$ 是已知的，通常较小。假定每一个片段的 f_t 和 σ_t 服从多项式。另外，要求两个连续变点间的最

小间距$\geqslant b$。换句话说，(f_t，σ_t) 被分成 q 个不同的片段，每一个片段来自相同的参数族。下面列出一些共同的设想情景，其假设对每一个 $j=1$，2，…，$q+1$，在第 j 个片段内成立。

(1) 情景假设 1：常数方差，逐段常数均数，即对 $t=\tau_{j-1}+1$，…，τ_j，有 $\sigma_t=\sigma_0$，$f_t=\theta_j$。

(2) 情景假设 2：常数方差，连续和逐段线性均数，即对 $t=\tau_{j-1}+1$，…，τ_j，有 $\sigma_t=\sigma_0$，$f_t=\theta_{j,1}+\theta_{j,2}t$；同时附加约束为对 $j=1$，2，…，q，有 $\theta_{j,1}+\theta_{j,2}\tau_j=\theta_{j+1,1}+\theta_{j+1,2}\tau_j$。

(3) 情景假设 3：常数方差，逐段线性（但不必连续）均数。即对 $t=\tau_{j-1}+1$，…，τ_j，有 $\sigma_t=\sigma_0$，$f_t=\theta_{j,1}+\theta_{j,2}t$；同时对 $j=1$，2，…，q，有 $f_{\tau_j}+\theta_{j,2}\neq f_{\tau_j+1}$。

(4) 情景假设 4：逐段常数方差，逐段常数均数。即对 $t=\tau_{j-1}+1$，…，τ_j，有 $f_t=\theta_{j,1}$，$\sigma_t=\theta_{j,2}>0$。

鉴于情景假设 1～3 中有冗余参数 σ_0，为了简化，假设是已知的。假如 σ_0 未知，它能准确地用 MAD 方法来估计。

15.4.1.2 NOT 方法的主要思路

第一步，随机地抽取子样本，即向量$(y_{s+1}, \cdots, y_e)^{\mathrm{T}}$，这里 (s, e) 是从集合 $\{0, 1, \cdots, T-1\}\times\{1, 2, \cdots, T\}$ 中均匀取得的，满足 $0\leqslant s<e\leqslant T$。令 $l(y_{s+1}, \cdots, y_e; \boldsymbol{\Theta})$ 是在给定$(y_{s+1}, \cdots, y_e)^{\mathrm{T}}$ 下 $\boldsymbol{\Theta}$ 的似然函数，则对所有潜在的单变点，GLR 统计量和极大值分别为：

$$R_{(s,e]}^{b}(\boldsymbol{y})=2\ln\left[\frac{\sup\limits_{\boldsymbol{\Theta}^1,\boldsymbol{\Theta}^2}(l(y_{s+1},\cdots,y_b;\boldsymbol{\Theta}^1)l(y_{b+1},\cdots,y_e;\boldsymbol{\Theta}^2))}{\sup\limits_{\boldsymbol{\Theta}}(l(y_{s+1},\cdots,y_e;\boldsymbol{\Theta}))}\right] \tag{15.4.2}$$

$$R_{(s,e]}(\boldsymbol{y})=\max_{b\in\{s+d,\cdots,e-d\}}R_{(s,e]}^{b}(\boldsymbol{y})$$

这里要求 $e-s\geqslant 2d$，主要是至少需要 d 个观察值确定 $\boldsymbol{\Theta}^1$ 和 $\boldsymbol{\Theta}^2$。

上述过程在随机抽取的 M 个整数对 (s_1, e_1)，(s_2, e_2)，…，(s_M, e_M) 上重复进行。

第二步，与给定的阈值 ζ_T 相比检验所有的 $R_{(s_m,e_m]}^{b}(\boldsymbol{y})$ $(m=1, 2, \cdots, M)$。在那些有显著性的 $R_{(s_m,e_m]}^{b}(\boldsymbol{y})$ 中，找出相应的具有最短长度的区间 $(s_{m*}, e_{m*}]$。一旦在 $(s_{m*}, e_{m*}]$ 中找到变点（即满足 b 的函数 $R_{(s_{m*},e_{m*}]}^{b}(\boldsymbol{y})$ 取得最大值的 b^*），同样的过程对 b^* 的左边和右边递归地重复，直到没有找到显著性的 *GLRs* 为止。

估计变点的过程完成后，则可使用诸如最小二乘法或者最大似然法等标准的方法来估计每一个片段的信号。

15.4.1.3 对数似然比和对比函数

在 NOT 中的 GLR 在高斯噪声设置下，通过引进对比函数能被简化。准确地，对任何的三个整数 (s, b, e)，$0\leqslant s<b<e\leqslant T$，其目的是找到 $C_{s,e}^{b}(\boldsymbol{y})$ 满足：

(1) $\arg\max\limits_{b} C_{(s,e]}^{b}(\boldsymbol{y})=\arg\max\limits_{b} R_{s,e}^{b}(\boldsymbol{y})$。

(2) 启发性地讲，假如在 $[s, e]$ 中没有变点，则 $C_{s,e}^{b}(\boldsymbol{y})$ 相对较小。

(3) $C^b_{s,e}(\boldsymbol{y})$ 的表达方式主要包含在资料集和对比向量采取内积。

下面给出情景假设 1 和 2 对应的对比函数。

情景假设 1

f_t 逐段常数，对任何的三个整数 (s, b, e)，$0 \leqslant s < b < e \leqslant T$，定义对比向量 $\boldsymbol{\psi}^b_{s,e} = (\boldsymbol{\psi}^b_{s,e}(1), \cdots, \boldsymbol{\psi}^b_{s,e}(T))^{\mathrm{T}}$，则定义对比向量为：

$$\boldsymbol{\psi}^b_{s,e}(t) = \begin{cases} \sqrt{\dfrac{e-b}{l(b-s)}}, & t = s+1, 2, \cdots, b \\ -\sqrt{\dfrac{b-s}{l(e-b)}}, & t = b+1, b+2, \cdots, e \\ 0, & \text{其他} \end{cases} \tag{15.4.3}$$

其中，$l = e - s$。同样，假如 $b \notin \{s, s+1, \cdots, e-1\}$，则对所有 t，设置 $\boldsymbol{\psi}^b_{s,e}(t) = 0$。

对于任何向量 $\boldsymbol{v} = (v_1, v_2, \cdots, v_T)^{\mathrm{T}}$，定义对比函数为

$$C^b_{s,e}(\boldsymbol{v}) = \sqrt{\langle \boldsymbol{v}, \boldsymbol{\psi}^b_{s,e} \rangle^2} = |\langle \boldsymbol{v}, \boldsymbol{\psi}^b_{(s,e]} \rangle| \tag{15.4.4}$$

因此，假如 $s \leqslant b \leqslant e-1$，则有

$$C^b_{s,e}(\boldsymbol{v}) = \left| \sqrt{\frac{e-b}{l(b-s)}} \sum_{t=s+1}^{b} v_t - \sqrt{\frac{b-s}{l(e-b)}} \sum_{t=b+1}^{b} v_t \right|$$

否则 $C^b_{s,e}(\boldsymbol{v}) = 0$。

情景假设 2

假设 f_t 是逐段线性和连续的。对任何的三个整数 (s, b, e)，$0 \leqslant s < b < e \leqslant T$，定义对比向量 $\boldsymbol{\varphi}^b_{s,e} = (\boldsymbol{\varphi}^b_{s,e}(1), \cdots, \boldsymbol{\varphi}^b_{s,e}(T))^{\mathrm{T}}$，则

$$\boldsymbol{\varphi}^b_{(s,e]}(t) = \begin{cases} \alpha^b_{(s,e]}\beta^b_{(s,e]}\{[3(b-s)+(e-b)-1]t - [b(e-s-1)+2(s+1)(b-s)]\}, & t = s+1, \cdots, b \\ -\dfrac{\alpha^b_{(s,e]}}{\beta^b_{(s,e]}}\{[3(e-b)+(b-s)+1]t - [b(e-s-1)+2e(e-b+1)]\}, & t = b+1, \cdots, e \\ 0, & \text{其他} \end{cases} \tag{15.4.5}$$

其中，$\alpha^b_{(s,e]} = \left[\dfrac{6}{l(l^2-1)[1+(e-b+1)(b-s)+(e-b)(b-s-1)]}\right]^{1/2}$，$\beta^b_{(s,e]} = \left[\dfrac{(e-b+1)(e-b)}{(b-s-1)(b-s)}\right]^{1/2}$，$l = e - s$。假如 $b \notin \{s+2, \cdots, e-1\}$，则对任意 t，设置 $\boldsymbol{\varphi}^b_{(s,e]}(t) = 0$。对比函数定义为：

$$C^b_{(s,e]}(\boldsymbol{v}) = |\langle \boldsymbol{v}, \boldsymbol{\varphi}^b_{(s,e]} \rangle| \tag{15.4.6}$$

15.4.1.4 最窄阈值算法

NOT 过程的主要成分是对比函数 $C^b_{(s,e]}(\cdot)$，对比函数由研究者依靠数据资料中变点的假设特征选择，如按上述情景假设 1、情景假设 2 以及在文献[12]的在线补充材料中的假设情景 3、假设情景 4 选择。一些转折参数也是必需的：$\zeta_T > 0$ 是关于与对比进行检验的阈值，M 是抽取区间的个数。

概括地，输入的资料包括数据资料向量 $\boldsymbol{y}$，包含检验中随机抽取的子区间 F^M_T 的集合，估计变点集合的整体变量 S。初始 $S = \varnothing$。

下面给出 NOT 算法的主要函数。

输入：资料向量 $\boldsymbol{y}=(y_1,\ y_2,\ \cdots,\ y_T)^{\mathrm{T}}$，$F_T^M$ 是M个左开右闭区间，区间的起始点是从集合 $\{1,\ 2,\ \cdots,\ T-1\}\times\{1,\ 2,\ \cdots,\ T\}$ 中独立和均匀抽取，$S=\varnothing$

输出：估计的变点集合 $S\subset\{1,\ 2,\ \cdots,\ T\}$

开始算法：$NOT((0,\ T],\ \zeta_T)$

过程 $NOT((s,\ e],\ \zeta_T)$

　　假如 $e-s\leqslant 1$，则停止

　　否则 $M_{(s,e]}:=\{m:(s_m,\ e_m]\in F_T^M,\ (s_m,\ e_m]\subset(s,\ e]\}$

　　假如 $M_{(s,e]}=\varnothing$，则停止

　　否则 $O_{(s,e]}:=\{m\in M_{(s,e]}:\max\limits_{s_m<b\leqslant b_m}C^b_{(s_m,e_m)}(\boldsymbol{y})>\zeta_T\}$

　　假如 $O_{(s,e]}=\varnothing$，则停止

　　否则 $m^*:\in\underset{m\in O_{(s,e]}}{\operatorname{argmax}}|e_m-s_m|$

　　　$b^*:=\underset{s_{m^*}<b\leqslant e_{m^*}}{\operatorname{argmax}}C^b_{(s_{m^*},e_{m^*}]}(\boldsymbol{y})$

　　　$S:=S\cup\{b^*\}$

　　　$NOT((s,\ b^*],\ \zeta_T)$

　　　$NOT((b^*,\ e],\ \zeta_T)$

15.4.1.5 NOT 方法的理论性质

首先讨论典型的情景假设 1 的变点检测问题，信号向量 $\boldsymbol{f}=(f_1,\ f_2,\ \cdots,\ f_T)^{\mathrm{T}}$ 是逐段常数，假设 σ_0 已知，并设置 $\sigma_0=1$。

定理 15.5 在情景假设 1 中假设 y_t 服从模型（15.4.1），令 $\delta_T=\min\limits_{j=1,2,\cdots,q+1}(\tau_j-\tau_{j-1})$，$\Delta_j^f=|f_{\tau_{j+1}}-f_{\tau_j}|$，$\underline{f}_T=\min\limits_{j=1,\cdots,q}\Delta_j^f$。令 $\hat{q}$ 和 $\hat{\tau}_1$，$\hat{\tau}_2$，$\cdots$，$\hat{\tau}_q$ 分别表示变点个数和变点位置，变点位置是递增排列的，对比函数由式（15.4.4）给出。则存在不依赖于 T 的常数$\underline{C}$，C_1，C_2，$C_3>0$，使得在给定 $\delta_T^{1/2}\underline{f}_T\geqslant\underline{C}\sqrt{\ln(T)}$，$C_1\sqrt{\ln(T)}\leqslant\zeta_T<C_2\delta_T^{1/2}\underline{f}_T$，且在 $M\geqslant 36T^2\delta_T^{-2}\ln(T^2\delta_T^{-1})$ 下，当 $T\to\infty$时，有

$$p[\hat{q}=q,\ \max_{j=1,\ \cdots,\ q}(|\hat{\tau}_j-\tau_j|(\Delta_j^f)^2)\leqslant C_3\ln(T)]\to 1$$

其次讨论情景假设 2 的变点检测问题，信号向量 $\boldsymbol{f}=(f_1,\ f_2,\ \cdots,\ f_T)^{\mathrm{T}}$ 是逐段线性和连续的，假设设置 $\sigma_0=1$。

定理 15.6 在情景假设 2 中假设 y_t 服从模型（15.4.1），令 $\delta_T=\min\limits_{j=1,2,\cdots,q+1}(\tau_j-\tau_{j-1})$，$\Delta_j^f=|2f_{\tau_j}-f_{\tau_{j-1}}-f_{\tau_{j+1}}|$，$\underline{f}_T=\min\limits_{j=1,2,\cdots,q}\Delta_j^f$。令 $\hat{q}$ 和 $\hat{\tau}_1$，$\hat{\tau}_2$，$\cdots$，$\hat{\tau}_q$ 分别表示变点个数和变点的位置，变点位置是递增排列的，对比函数由式（15.4.6）给出。则存在不依赖于 T 的常数$\underline{C}$，C_1，C_2，$C_3>0$，使得在给定 $\delta_T^{3/2}\underline{f}_T\geqslant\underline{C}\sqrt{\ln(T)}$，$C_1\sqrt{\ln(T)}\leqslant\zeta_T<C_2\delta_T^{3/2}\underline{f}_T$，且在 $M\geqslant 36T^2\delta_T^{-2}\ln(T^2\delta_T^{-1})$ 下，当 $T\to\infty$时，有

$$p[\hat{q}=q,\ \max_{j=1,\ 2,\ \cdots,\ q}(|\hat{\tau}_j-\tau_j|(\Delta_j^f)^{2/3})\leqslant C_3(\ln(T))^{1/3}]\to 1$$

15.4.2　增强 SIC 准则下的 NOT 方法

15.4.2.1　动机

算法 1 的成功与否依靠阈值 ζ_T 的选择，虽然定理 15.4 与定理 15.5 表明存在 ζ_T 保证变点的一致估计，这个选择仍然通常依靠一些未发现的量。另外，对于一般性的情景，理论上要导出最优的阈值可能是困难的。

对于给定的 $\boldsymbol{y}$ 和 F_T^M，相对于每一个模型，NOT 算法产生不同的 ζ_T。选择最优阈值的任务等同于选择最优模型的求解途径。

15.4.2.2　NOT 求解途径算法：算法 2

用 $\tau(\zeta_T)=\{\hat{\tau}_1(\zeta_T),\cdots,\hat{\tau}_{q(\zeta_T)}(\zeta_T)\}$ 表示由阈值为 ζ_T 的算法 1 估计的变点位置，定义与阈值挂钩的求解途径作为集族 $\{\tau(\zeta_T)\}_{\zeta_T\geqslant 0}$。与阈值挂钩的求解途径具有下列重要的性质：首先，作为函数 $\zeta_T\to\tau(\zeta_T)$，仅在离散点改变取值，即存在 $0=\zeta_T^{(0)}<\zeta_T^{(1)}<\cdots<\zeta_T^{(N)}$，对任意 $i=0,1,\cdots,N-1$，使得 $\tau(\zeta_T^{(i)})\neq\tau(\zeta_T^{(i+1)})$，且对 $\zeta_T\in[\zeta_T^{(i)},\zeta_T^{(i+1)})$，有 $\tau(\zeta_T)=\tau(\zeta_T^{(i)})$；其次，对任意 $\zeta_T\geqslant\in\zeta_T^{(N)}$，有 $\tau(\zeta_T)=\varnothing$。

然而，阈值 ζ_T 通常是未知的，且依赖于数据集，重复应用算法 1 找到的求解途径通常不是最优的。算法 2 的主要意图是通过迭代，充分利用 $\tau(\zeta_T^{(i)})$ 的信息来计算 $\zeta_T^{(i+1)}$ 和 $\tau(\zeta_T^{(i+1)})$。文献［12］的在线补充材料给出了算法 2 的伪代码和其他的相关细节。

15.4.2.3　通过增强 SIC 准则选择 ζ_T

旨在选择 $\tau(\zeta^{(k)})$，使得下面定义的 SIC 准则下的 $sSIC$ 最小。

令 $k=1,2,\cdots,N$，$\hat{q}_k=|\tau(\zeta_T^{(k)})|$，$\Theta_1,\cdots,\Theta_{q_k+1}$ 是模型（15.4.1）中逐段参数的最大似然估计量，估计的变点 $\hat{\tau}_1,\hat{\tau}_2,\cdots,\hat{\tau}_{q_k}\in\tau(\zeta_T^{(k)})$。进一步，用 n_k 表示估计的所有参数个数，包括在 $\Theta_1,\cdots,\Theta_{q_k+1}$ 中的变点位置和自由参数，则增强 SIC 准则是：

$$sSIC(k)=-2\sum_{j=1}^{q_k+1}\ln\{l(y_{\hat{\tau}_{j-1}+1},\cdots,y_{\hat{\tau}_j};\hat{\Theta}_j)\}+n_k(\ln(T))^{\alpha}$$

事先给定 $\alpha\geqslant 1$，且 $\hat{\tau}_0=0$，$\hat{\tau}_{q_k+1}=T$。

15.4.2.4　增强 SIC 准则下 NOT 方法的性质

定理 15.7　在情景假设 1 中假设 y_t 服从模型（15.4.1），令 $\delta_T=\min\limits_{j=1,\cdots,q+1}(\tau_j-\tau_{j-1})$，$\Delta_j^f=|f_{\tau_{j+1}}-f_{\tau_j}|$，$\underline{f}_T=\min\limits_{j=1,2,\cdots,q}\Delta_j^f$。进一步，假设 q 不随 T 增加，对某些 $\underline{C}_1$，$\underline{C}_2$，$\bar{C}>0$，$\alpha'>1$，$\delta_T/\ln(T)^{\alpha'}\geqslant\underline{C}_1$，$\underline{f}_T\geqslant\underline{C}_2$，$\max\limits_{t=1,\cdots,T}|f_t|\leqslant\bar{C}$。令 $\hat{q}$ 和 $\hat{\tau}_1,\hat{\tau}_2,\cdots,\hat{\tau}_q$ 分别表示变点个数和变点位置，变点位置是递增排列的，对比函数由式（15.4.4）给出。应用 $\alpha\in(1,\alpha')$ 通过 $sSIC$ 得到 ζ_T。则存在不依赖于 T 的 C，使得在给定 $M\geqslant 36T^2\delta_T^{-2}\cdot\ln(T^2\delta_T^{-1})$ 下，当 $T\to\infty$ 时，有

$$p[\hat{q}=q,\max_{j=1,2,\cdots,q}(|\hat{\tau}_j-\tau_j|)\leqslant C\ln(T)]\to 1$$

定理 15.8 在情景假设 2 中假设 y_t 服从模型（15.4.1），令 $\delta_T = \min\limits_{j=1,2,\cdots,q+1}(\tau_j - \tau_{j-1})$，$\Delta_j^f = |2f_{\tau_j} - f_{\tau_{j-1}} - f_{\tau_{j+1}}|$，$\underline{f}_T = \min\limits_{j=1,2,\cdots,q}\Delta_j^f$。进一步，假设 q 不随 T 增加，对一些 $\underline{C}_1$，$\underline{C}_2$，$\bar{C}>0$，$\delta_T/T \geqslant \underline{C}_1$，$\underline{f}_T T \geqslant \underline{C}_2$，$\max\limits_{t=1,2,\cdots,T}|f_t| \leqslant \bar{C}$。令 $\hat{q}$ 和 $\hat{\tau}_1$，$\hat{\tau}_2$，…，$\hat{\tau}_q$ 分别表示变点个数和变点位置，变点位置是递增排列的，对比函数由式（15.4.6）给出。应用 $\alpha>1$ 通过 sSIC 得到 ζ_T，则存在不依赖于 T 的常数 C，使得在给定 $M \geqslant 36\,\underline{C}_1^{-2} \cdot \ln(\underline{C}_1^{-1}T)$ 下，当 $T \to \infty$ 时，有

$$p\left[\hat{q} = q,\ \max_{j=1,2,\cdots,q}(|\hat{\tau}_j - \tau_j|) \leqslant C\sqrt{T\ln(T)}\right] \to 1$$

15.5 种子二元分割算法的多变点检测方法

考虑模型：

$$y_t = f_t + \varepsilon_t,\ t = 1, 2, \cdots, T \tag{15.5.1}$$

其中，f_t 是固定的一维的分段常数信号（Signal)，具有 N 个未知变点，以及未知位置 $\eta_1 < \eta_2 < \cdots < \eta_N \in \{2, 3, \cdots, T-1\}$；假定噪声 ε_t 独立同分布于均值为 0，方差为 σ^2 的正态分布。

不失一般性，假设方差为 1，对时间段（l，r] 的分割点 s，应用二元分割定义的累计和统计量为：

$$T_{(l,r]}(s) = \sqrt{\frac{r-s}{n(s-l)}}\sum_{t=l+1}^{s} y_t - \sqrt{\frac{s-l}{n(r-s)}}\sum_{t=s+1}^{r} y_t \tag{15.5.2}$$

其中，$0 \leqslant l < r \leqslant T$，$n = r - l$。最大绝对值累计和统计量的位置 $\hat{s}_{(l,r]} = \arg\max\limits_{s\in\{l+1,\cdots,r-1\}}|T_{(l,r]}(s)|$ 是最优分割点。

15.5.1 二元种子分割[12]

定义 1（种子区间）令 $a \in [1/2, 1)$ 表示给定的衰变参数，对 $1 \leqslant k \leqslant INT[\ln_{1/a}(T)]$，第 k 层定义为：n_k 个区间的集合，其区间的初始长度 l_k，通过确定性的转移 s_k 而均匀变动。即

$$I_k = \bigcup_{i=1}^{n_k}\{INT((i-1)s_k),\ INT((i-1)s_k + l_k)\}$$

这里 $n_k = 2INT[(1/a)^{k-1} - 1]$，$l_k = Ta^{k-1}$，且 $s_k = (T - l_k)/(n_k - 1)$。则种子区间的总体集合为：

$$I = \bigcup_{k=1}^{INT(\ln_{1/a}(T))} I_k$$

下列算法 1 描述了种子二元分割的函数。衰变参数 a 控制权衡计算时间和期望估计性能。

算法 1：种子二元分割

要求：衰变参数 $a \in [1/2, 1)$，最小分割长度 $m \geqslant 2$，选择方法

建立：从定义1选取具有衰变参数 a 的种子区间 I，包含 $\geqslant m$ 个观察值
循环：$i=1$ to $|I|$
在区间 I 中选取第 $i-1$ 个区间，其边界为 l 和 r，按照方程（18.5.2）对 $s=l+1, \cdots, r-1$ 计算累计和统计量 $T_{(l,r]}(s)$
应用选择的方法计算 $T_{(l,r]}(\cdot)$，$(l, r]\in I$，输出最后的变点估计

15.5.2　选择方法

贪婪选择取最大化 CUSUM 值 $\max\limits_{(l,r]\in I}(|T_{(l,r]}(\hat{s}_{(e,r]})|)$ 的位置作为变点的候选位置，则从 I 的所有区间中排除包含候选变点的区间，重复这两个步骤只要还有区间留下为止。从上述所有超过一定的阈值（典型地，某个常数乘以$(\ln T)^{1/2}$）的候选变点保留下来，或者研究所有的阈值，每一个都会产生不同的分割，最后选择使某个准则最大化的分割。

最窄阈值算法选择 $|T_{(l,r]}(\hat{s}_{(e,r]})|$ 超过事先定义的阈值（典型地，某个常数乘以 $(\ln T)^{1/2}$）的所有区间 $(l, r]\in I$。从中取最短（最窄）的区间 $(l^*, r^*]$，即在最大化 CUSUM 值超过阈值的所有区间 $(l, r]$ 中满足 $l^*-e^*\leqslant r-l$。则清除那些包含发现的候选变点所有区间，重复这两个步骤，只要那些最大化 CUSUM 值超过阈值的区间不再留下。

定理 15.9　假设在模型（15.5.1）和种子二元分割（算法 1）下，完成了贪婪算法选择或者最窄阈值算法选择，同时随意地固定一个阈值。则种子二元分割的计算复杂度是 $O(T\ln T)$，内存复杂度是 $O(T)$。

定理 15.10　假设在模型（15.5.1）和种子二元分割（算法 1）下，确定一个完全解法途径（即计算与所有阈值相对应的在任何种子区间最大值的分割），然后从基于信息准则的所有解法途径选择中选择最终的模型。特别地，考虑具有形式 $PEN(\cdot)$ 惩罚的信息准则：

$$\tilde{\eta}_1<\tilde{\eta}_2<\cdots<\tilde{\eta}_m \mapsto \sum_{i=1}^{m}\sum_{t\in(\tilde{\eta}_i,\tilde{\eta}_{i+1}]}(\bar{X}_{(\tilde{\eta}_i,\tilde{\eta}_{i+1})}-X_t)^2+PEN((\tilde{\eta}_1,\tilde{\eta}_2,\cdots,\tilde{\eta}_m)) \tag{15.5.3}$$

$$\bar{X}_{(i,j)}=\sum_t X_t/(j-i),\ \tilde{\eta}_0=0, \tilde{\eta}_{m+1}=T$$

进一步假设给定 $PEN(S)$，对分割点 S 的每一个有限集合和任何随意附加的分割点 $\tilde{\eta}$，$PEN(S\cup\{\eta\})$ 的计算是 $O(\ln T)$。则当选择了式（15.5.3）的信息准则解法通道的种子时，种子二元分割的内存复杂度为 $O(T)$，计算复杂度为：

$$\begin{cases}O(T\ln T)，\text{假如执行贪婪选择}\\ O(T^2\ln T)，\text{假如执行最窄阈值选择}\end{cases}$$

定理 15.10 中信息准则（15.5.3）是相当普遍的，可以是 AIC 准则、BIC 准则或者其改进准则。

15.5.3　二元种子分割统计方法

前面定义 1 介绍的种子区间不仅加速了计算，而且随分割方法（即算法 1 中的种子二元分割）产生简化了统计分析。

定理 15.11 假设模型（15.5.1）成立，令 $\delta_* = \min_{i=1,2,\cdots,N} \delta_i$，其中 $\delta_i = |f_{\eta_i+1} - f_{\eta_i}|$，令 $\lambda = \min_{i=0,1,\cdots,N} |f_{\eta_i+1} - f_{\eta_i}|$，其中 $\eta_0 = 0$，$\eta_{N+1} = T$，同时假设存在常数 C_0，有

$$\delta_* \lambda \geqslant C_0 \ln(T) \tag{15.5.4}$$

令 $\hat{N}$ 和 $\hat{\eta}_1$，$\hat{\eta}_2$，…，$\hat{\eta}_N$ 分别表示在算法 1 中使用最窄阈值方法种子二元分割估计的变点个数和变点的位置，则存在独立于 T 的常数 C_1 和 C_2，以及定义 1 中的 a，在给定选择方法阈值 $\kappa = C_1 (\ln T)^{1/2}$ 下，当 $T \to \infty$ 时，使得

$$p\left[\hat{N} = N, \max_{j=1,2,\cdots,N} \delta_i^2 |\hat{\eta}_i - \eta_i| \leqslant C_2 \ln(T)\right] \to 1 \tag{15.5.5}$$

信号 f 和 δ_i、δ_* 以及 λ 被允许依赖于 T。

定理 15.12 应用定理 15.11 的记号，$\lambda \geqslant (\ln T)^{\theta_0}$，对某些常数 $\theta_0 > 1$，$0 < c_1 < c_2 < \infty$，有 $\delta_i (i = 1, 2, \cdots, N)$ 落在区间 (c_1, c_2)。令 $\hat{N}$ 和 $\hat{\eta}_1$，$\hat{\eta}_2$，…，$\hat{\eta}_N$ 分别表示在算法 1 中使用最窄阈值方法种子二元分割估计的变点个数和变点的位置。其阈值使用 $\theta \in (1, \theta_0)$ 通过增强 SIC 确定。则存在独立于 T 的常数 C 以及定义 1 中的 a，当 $T \to \infty$ 时，使得

$$p\left[\hat{N} = N, \max_{j=1,2,\cdots,N} \delta_i^2 |\hat{\eta}_i - \eta_i| \leqslant C \ln(T)\right] \to 1 \tag{15.5.6}$$

简洁地，联合最窄阈值方法的种子二元分割与起初的最窄阈值方法具有相同的统计保证。但要求较少的计算，由定理 15.9，最坏的情况是计算复杂度接近于线性。

15.6 非参数二元分割变点检测方法

本章前面几节介绍了二元分割法及其改进方法在参数多变点检测中的应用。本节利用样本观察值估计总体累积分布函数，结合 CUSUM 和 KS 统计量，构建 CUSUM－KS 检验统计量，选取检验表统计量的阈值 τ 以及最小间距 δ 和跳跃度 g，得到非参数二元分割（Nonparametric Binary Segmentation，NBS）变点检测算法[13,14]。

15.6.1 模型介绍

变点处分布的变化不是通过指定参数来实现，而是通过分布之间的距离的非参数度量来刻画。

令 $\{Y_{t,i}, t = 1, 2, \cdots, T; i = 1, 2, \cdots, n_t\} \subset R$ 是一个独立随机变量 Y 的集合，且

$$Y_{t,i} \sim F_t \tag{15.6.1}$$

其中，F_1，F_2，…，F_T 是累积分布函数。

经典统计推断的主要思想是利用样本来推断总体的分布。总体是未知的，因此只能通过多次试验的样本来推断得出。即产生一种通过样本分布函数来估计总体分布函数的方法，即经验分布函数。记 F_t 的经验累积分布函数为 $\hat{F}_t$，其定义参考有关文献。

令 $\{\eta_k\}_{k=0}^{K+1} \subset \{0, 1, \cdots, T\}$ 是关于变点的集合，并满足 $0 = \eta_0 < \eta_1 < \cdots < \eta_K < \eta_{K+1} = T$，使得

$$F_{\eta_0}=F_{\eta_1},\ F_{\eta_k}\neq F_{\eta_{k+1}},\ k=1,2,\cdots,K$$
$$F_{\eta_k+1}=\cdots=F_{\eta_{k+1}},\ k=0,1,\cdots,K \tag{15.6.2}$$

对于式（15.6.1）的模型，允许在每个时点 t 上收集到一个或多个观察值 n_t。如果对于所有的 t 都有 $n_t=1$，那么这就概括了单变量变点检测方法。

为了对式（15.6.1）的模型做进一步探究，给出如下假设：

（1）假设最小间距 δ 和跳跃度 g 需满足如下条件：

$$\begin{cases}\min\limits_{k=1,2,\cdots,K+1}\{\eta_k-\eta_{k-1}\}\geqslant\delta>0\\ \min\limits_{k=1,2,\cdots,K+1}\sup\limits_{z\in R}|F_{\eta_k}(z)-F_{\eta_{k-1}}(z)|=\min\limits_{k=1,2,\cdots,K+1}g_k=g>0\end{cases} \tag{15.6.3}$$

（2）对每个时间点上的观察值 n_t 作假设：$n_{\min}=\min\limits_{t=1,2,\cdots,T}n_t$，$n_{\max}=\max\limits_{t=1,2,\cdots,T}n_t$。

如式（15.6.3）所示，在此使用相邻变点分布函数之间的 KS 距离来刻画分布的变化幅度，KS 距离是单变量概率分布之间差异的常用度量。分布函数 F_t 不需要做任何特定的假设约束，它可以是连续的、离散的。

上述模型介绍及假设条件是 NBS 变点检测算法的基础。

在构造变点检测算法的检验统计量之前，介绍一般情形下 CUSUM－KS 统计量的定义，以及统计量的性质，δ，g 和统计量的关系等引理[13]。

定义 15.1 记一般情形下 CUSUM－KS 统计量的如下：

$$\Delta_{s,e}^{t}=\sup_{z\in\mathbf{R}}|\Delta_{s,e}^{t}(z)| \tag{15.6.4}$$

其中，$\Delta_{s,e}^{t}(z)=\sqrt{\dfrac{n_{s:t}n_{(t+1):e}}{n_{s:e}}}\{F_{s:t}(z)-F_{(t+1):e}(z)\}$；$n$ 表示观察值数目；z 是任意实数，且 $z\in\mathbf{R}$；F 是分布函数，且 $F_{s:e}(z)=\dfrac{1}{n_{s:e}}\sum\limits_{t=s}^{e}n_tF_t(z)$，$n_{s:e}=\sum\limits_{t=s}^{e}n_t$。

引理 15.1 在模型假设下，设变点 η_k 对于任何满足 $(s,e)\subset(1,T)$ 的区间，都有

$$\eta_{k-1}\leqslant s\leqslant\eta_k\leqslant\cdots\leqslant\eta_{k+q}\leqslant\eta_{k+q+1},q\geqslant0$$

令 $b_1\in\underset{b=s+1,\cdots,e-1}{\operatorname{argmax}}\Delta_{s,e}^{b}$，则 $b_1\in\{\eta_1,\eta_2,\cdots,\eta_K\}$。

上述引理 15.1 说明了 CUSUM－KS 统计量的最大值一定存在，并且属于变点集合中。根据引理 15.2 来验证单变点和多变点这两种情况的存在性。

引理 15.2 基于模型假设，考虑任意一个 t，令 $t\in(s,e)$，则有$\Delta_{s,e}^{t}\leqslant2\sqrt{n_{\max}}\cdot\min\{\sqrt{s-t+1},\sqrt{e-t}\}$。若 η_k 是区间 (s,e) 中的唯一变点，则$\Delta_{s,e}^{\eta_k}\leqslant g_k\sqrt{n_{\max}}\cdot\min\{\sqrt{s-\eta_k+1},\sqrt{e-\eta_k}\}$；若在区间 (s,e) 中有两个变点 η_k 和 η_{k+1}，则 $\max\limits_{t=s+1,\cdots,e-1}\Delta_{s,e}^{t}\leqslant\sqrt{n_{\max}}\sqrt{s-\eta_{k+1}g_{k+1}}+\sqrt{n_{\max}}\sqrt{\eta_k-sg_k}$。

根据模型介绍中的假设条件，引理 15.3 进一步说明 CUSUM－KS 统计量和最小间距 δ 以及跳跃度 g 这两个参数之间的关系，为 NBS 变点检测算法的参数范围设定和具体取值提供依据。

引理 15.3 基于模型假设，令 $1\leqslant s<\eta_k<e\leqslant T$ 是任意区间，并且对任意非负常数 c_1，有 $\min\{\eta_k-s,e-\eta_k\}\geqslant c_1\delta$ 成立，则有

$$\max_{t=s+1,\cdots,e-1}\Delta_{s,e}^{t}\geqslant\frac{c_1g\delta n_{\min}}{2\sqrt{(e-s)n_{\max}}}\geqslant\frac{c_1g\delta n_{\min}^{3/2}}{2\sqrt{(e-s)n_{\max}}} \tag{15.6.5}$$

15.6.2 NBS 变点估计

根据定义（15.6.1）中一般情形的 CUSUM－KS 统计量，可利用样本观察值估计总体的累积分布函数，结合考虑 CUSUM 和 KS 统计量，给出 NBS 变点估计变点检验算法的 CUSUM－KS 检验统计量。

定义 15.2 对于任意的 $1 \leqslant s < t < e \leqslant T$，定义 CUSUM－KS 检验统计量如下：

$$D_{s,e}^{t} = \sup_{z \in \mathbf{R}} |D_{s,e}^{t}(z)| \tag{15.6.6}$$

$$D_{s,e}^{t}(z) = \sqrt{\frac{n_{s:t} n_{(t+1):e}}{n_{s:e}}} \{\hat{F}_{s:t}(z) - \hat{F}_{(t+1):e}(z)\} \tag{15.6.7}$$

记 $\hat{F}_{s':e'}(z) = \dfrac{1}{n_{s':e'}} \sum_{t=s'}^{e'} \sum_{i=1}^{n_t} I_{\{Y_{t,i} \leqslant z\}}$，$n_{s':e'} = \sum_{t=s'}^{e'} n_t$。

注意：在上面介绍的 CUSUM－KS 检验统计量的定义中，$n_{s':e'}$ 是从区间 $[s', e']$ 中收集到的总观察值数量，$\hat{F}_{s':e'}$ 是利用区间 $[s', e']$ 内收集到的数据估计而得的经验累积分布函数。$D_{s,e}^{t}$ 是检验原假设的 KS 统计量，即在一段区间 $[s, e]$ 内收集到的数据是具有相同的分布，而不是说 t 是 $[s, e]$ 中的变点。因此可得到假设检验问题：

H_0：$[s, e]$ 中无变点

H_1：t 是 $[s, e]$ 中的变点

文献［13］和［14］正证明了 CUSUM－KS 检验统计量的收敛性。

从引理 15.1、15.2 及 15.3，可以进一步确定 NBS 变点检测算法中有关的参数设定，得到非参数二元分割变点检测步骤。

基于 CUSUM－KS 检验统计量，下面介绍 NBS 变点检测算法的主要思想和检测步骤。

非参数二元分割：$NBS((s, e), \tau)$

Step1. 对于 $\{Y_{t,i}, t=1, 2, \cdots, T; i=1, 2, \cdots, n_t\} \subset R$，$\tau > 0$，若 $e - s > 2$，则计算式（15.6.6）中 $D_{s,e}^{t}$ 统计量的最大值，记为 a。

Step2. 如果 $a \leqslant \tau$，则缩小区间范围并继续 Step1 的操作。

Step3. 如果 $a > \tau$，则找到统计量达到最大的位置（对应时间点），令其为 b，并把 b 加入变点估计的集合中。

Step4. b 为分割点，将整个数据序列分成两个子段。

Step5. 在分割小区间上继续进行 $NBS((s, b-1), \tau)$ 和 $NBS((b, e), \tau)$ 变点检测算法，直到所有的统计量的值都小于指定的阈值 τ 时，算法终止。

文献［13］和［14］尚证明了真实变点估计值的相合性。

15.7 非参数野生二元分割变点检测方法

本章前面几节介绍了野生二元分割变点检测方法以及非参数二元分割方法，本节介绍非参数野生二元分割（Nonparametric Wild Binary Segmentation，NWBS）变点检测

方法。

15.7.1 模型介绍

令 $\{Y_{t,i},\ t=1,\ 2,\ \cdots,\ T;\ i=1,\ 2,\ \cdots,\ n_t\}\subset R$ 是一个独立随机变量 Y 的集合，且 $Y_{t,i}\sim F_t$，其中 F_1，F_2，…，F_T 是累积分布函数。进一步假设：

令$\{\eta_k\}_{k=1}^{K+1}\subset\{0,\ 1,\ \cdots,\ T\}$ 是关于变点的集合，并满足 $0=\eta_0<\eta_1<\cdots<\eta_K<\eta_{K+1}=T$。那么累积分布函数满足

$$\begin{aligned}&F_{\eta_0}=F_{\eta_1},\ F_{\eta_k}\neq F_{\eta_{k+1}},\ k=1,\ 2,\ \cdots,\ K\\&F_{\eta_k+1}=\cdots=F_{\eta_{k+1}},\ k=0,\ 1,\ \cdots,\ K\end{aligned}\tag{15.7.1}$$

为了研究基于上述模型的变点估计问题，给出如下假设：

（1）假设最小间距 δ 和跳跃度 g 需满足如下条件：

$$\begin{cases}\min\limits_{k=1,\ 2,\ \cdots,\ K+1}\{\eta_k-\eta_{k-1}\}\geqslant\delta>0\\\min\limits_{k=1,\ 2,\ \cdots,\ K+1}\sup\limits_{z\in\mathbf{R}}|F_{\eta_k}(z)-F_{\eta_{k-1}}(z)|=\min\limits_{k=1,\ 2,\ \cdots,\ K+1}g_k=g>0\end{cases}\tag{15.7.2}$$

（2）对每个时间点上的观察值 n_t 作假设：$n_{\min}=n_{\max}$，$n_{\min}=\min\limits_{t=1,2,\cdots T}n_t$，$n_{\max}=\max\limits_{t=1,2,\cdots,T}n_t$。

（3）假设存在一个绝对常数 $C_\alpha>0$，使得对于 $\Theta\in(9/10,\ 1]$ 有 $g\delta\geqslant C_\alpha T^\Theta$ 成立。

（4）假设存在常数 $C_s>0$，使得$\sqrt{\ln(n_{1:T})}M<C_s\sqrt{\delta}g\sqrt{n}$成立。

15.7.2 NWBS 变点估计

NWBS 变点检测算法的 CUSUM－KS 统计量定义与上节相同，下面介绍 NWBS 变点检测算法的变点思想及算法的具体步骤[13,14]。

非参数野生二元分割：$NWBS((s,\ e),\ \{(\alpha_m,\ \beta_m)\}_{m=1}^{M},\ \tau)$

Step1．设定野生区间长度为 M，构建集合$\{(\alpha_m,\ \beta_m)\}_{m=1}^{M}$，寻找野生区间与 $(s,\ e)$ 的交集，记为 $(s_m,\ e_m)$。

Step2．在每个 $(s_m,\ e_m)$ 上进行 NBS 变点检测的步骤，若 $e_m-s_m>2$，则计算上节式（15.6.6）中统计量的最大值为 a_m，再找到最大值对应的位置（时间点）记为 b_m；否则记 $a_m=-1$。

Step3．找到所有 a_m 中最大值对应的位置，记为 m^*。

Step4．如果 $a_{m^*}>\tau$，则把 b_{m*} 加入变点估计集合中，b_{m^*} 为分割点，将区间分为两个小区间。

Step5．在分割的两个小区间上继续进行 $NWBS((s,\ b_{m^*}),\ \{(\alpha_m,\ \beta_m)\}_{m=1}^{M},\ \tau)$ 变点检测算法和 $NWBS((b_{m^*}+1,\ e),\ \{(\alpha_m,\ \beta_m)\}_{m=1}^{M},\ \tau)$ 变点检测算法，直到所有的统计量的值都小于指定的阈值 τ 时，算法终止。

与经典的 BS 变点检测算法不同，该算法不是从整个时间区间开始，而是构建关于野生区间的一个集合，然后对每个小区间进行检测，找到其对应的统计量的最大值，在此把最大值选择为所有区间运行结果中的最大值 CUSUM－KS 检验统计量，然后再与指定的阈值 τ 做比较，进而判断是否把对应的时间点添加到估计的变点集合中去。

文献［13］和［14］正证明了 NWBS 变点检测算法的相合性。

15.7.3 阈值 τ 的选取

无论是本节的 NWBS 变点检测算法还是上节的 NBS 变点检测算法，阈值 τ 这一调节参数的选取极其重要。它的取值决定了估计的变点个数。通常情况下，τ 值越大，对应算法得到的变点估值个数就越小。

对于 NWBS 变点检测算法来说，如果在∞到 0 的范围内不断改变阈值 τ 的取值，就会有越来越多的变点。根据 t 的奇数和偶数两种不同取值，将数据分成两个大小大致相同的时间序列 $\{Y_t, i\}$ 和 $\{W_t, i\}$。特别地，如果将其他所有的输入保持不变，即把序列 $\{Y_t, i\}$ 和 $\{W_t, i\}$ 固定，则对于任意满足 $\tau_1 \geqslant \tau_2$ 的阈值，有 $B(\tau_1) \subseteq B(\tau_2)$。其中 $B(\tau)$是 NWBS 变点检测算法输入阈值 τ 后的输出。此外，$\{W_{t,i}\}$ 是 NWBS 变点检测算法所依赖的样本序列，序列 $\{Y_{t,i}\}$ 决定了 CUSUM−KS 统计量的计算，则有

$$\lambda > \max_{s=1, \cdots, S} \sup_{z \in \mathbf{R}} \left| D^{\eta}_{a_s, b_s}(z, \{Y_{t,i}\}) \right|^2 \tag{15.7.3}$$

其中，$\{\hat{\eta}_k\}_{k=1}^{K}$是 NWBS 变点检测算法对应的输出。$(a_s, b_s) = (\hat{\eta}_k, \hat{\eta}_{k+1}) \cap (\alpha_s, \beta_s)$，$s=1, 2, \cdots, S$；$S$ 是选定的随机区间数目。$\hat{F}^{Y}_{s:e}(z)$ 是来自观察值 $\{Y_{t,i}\}$ 的估计经验分布函数。定理 15.13 给出了阈值 τ 的选取方法[13,14]。

定理 15.13　假设下列几个条件成立：

（1）序列 $\{Y_{t,i}\}(t=1, 2, \cdots, T, i=1, 2, \cdots, n^t)$ 和 $\{W_{t,i}\}(s=1, 2, \cdots, S)$ 是独立的，且都满足条件 $C_1 \sim C_4$。

（2）有数据点 $\{1, 2, \cdots, T\}$ 独立并一致刻画而得的区间集合$\{(\alpha_s, \beta_s)\}_{s=1}^{S} \subset \{1, 2, \cdots, T\}$，对于一个绝对常数 $C_S > 1$，满足 $\max\limits_{s=1,2,\cdots,S} (\beta_s - \alpha_s) \leqslant C_S \delta$。

（3）调节参数$\{\tau_j\}_{j=1}^{J}$满足：

$$\tau_J > \cdots > c_{\tau,2} g \delta^{1/2} \frac{n_{\min}^{3/2}}{n_{\max}} > \cdots > \tau_{j*} > \cdots > c_{\tau,1} \sqrt{\ln(n_{1:T})} > \cdots > \tau_1 \tag{15.7.4}$$

其中，$c_{\tau,1}$，$c_{\tau,2}$都是正常数。

那么对于足够大的常数 C，如果 $\lambda = C\ln(n_{1:T})$，则有

$$P\{\hat{k} = K, \varepsilon_k \leqslant C_{\varepsilon} g_k^{-2} \ln(n_{1:T}) n_{\max}^{9} n_{\min}^{-10}, \forall k = 1, 2, \cdots, K\}$$
$$\geqslant 1 - \frac{24\ln(n_{1:T})}{T^3 n_{1:T}} - \frac{48T}{n_{1:T}\ln(n_{1:T})\delta} - \exp\left\{\ln\left(\frac{T}{\delta}\right) - \frac{S\delta^2}{16T^2}\right\}$$

其中，$\varepsilon_k = |\hat{\eta}_k - \eta_k|$，$\forall k = 1, 2, \cdots, K$，$c_{\varepsilon}$ 是非负常数。

参考文献

［1］马晓燕. 降秩回归模型的多变点检测［D］. 天津：南开大学，2021.

［2］李艳鹏. 基于二元分割的多变点检测及其在金融中的应用［D］. 哈尔滨：哈尔滨工业大学，2018.

［3］Venkatraman E S. Consistency results in multiple change−point problemd［D］. Stanford：Stanford University Ph. D. Dissertation，1992.

［4］Piotr Fryzlewicz. Wild binary segmentation for multiple change−point detection［J］. The annuals of statistics，2014，42（6）：2243−2281.

[5] Olshen A B, Venkatraman E S. Circular binary segmentation for the analysis of array-based DNA copy number data [J]. Biostatistics, 2004, 5 (4): 557-572.

[6] Auger I E, Lawrence C E. Algorithm for the optimal identification of segment neighbourhoods [J]. Bulletin of Mathematical Biology, 1989, 51 (1): 39-54.

[7] Jackson B, Sargle J D, Barnes, D, et al. An algorithm of optimal paitioning of data on an interval [J]. IEEE Signal Processing Letters, 2005 (12): 105-108.

[8] Killick R, Fearnhead P, Eckley I A. Optimal detection of changepoints with a linear computational cost [J]. Journal of the American Royal Statistical association, 2012 (107): 1590-1598.

[9] Sen A, Srivastava M S. On tests for detecting change in mean [J]. The annals of statistics, 1975, 27 (1): 98-108.

[10] Yao Y C, Davis R A. The asymptotic behavior of the likelihood ratio statistic for testing a shift in mean in a sequence of independent normal variable [J]. The Indian Journal of statistics, 1986, 48 (3): 339-353.

[11] Baranowski R, Chen Y, Fryzlewicz P. Narrowest-over-threshold detection of multiple change points and change-point-like features [J]. Journal of the Royal Statistical Society, Series B., 2019, 81: 649-672.

[12] Solt Kovács, Housen Li, Peter Bühlmann, et al. Seeded binary segmentation: A general methodology for fast and optimal change point detection [J]. Biometrika, 2023, 110 (1): 249-256.

[13] Oscar Hernan Madrid Padilla, Yi Yu, Daren Wang, et al. Optimal nonparametric change point detection and localization [J]. arXIV: 1905.10019V1.

[14] 胡倩. 基于二元分割的非参数变点估计及其应用 [D]. 贵阳：贵州大学，2021.